Manual do Residente de
Cirurgia

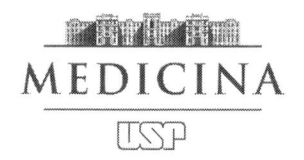 

Hospital
das Clínicas
Fmusp

Manual do Residente de
Cirurgia

Joel Faintuch
editor

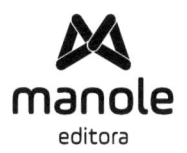

manole
editora

Copyright © 2023 Editora Manole, por meio de contrato com o editor.
Logotipos: ©Hospital das Clínicas da Universidade de São Paulo e Faculdade de Medicina da Universidade de São Paulo.

Produção editorial: Paris Serviços Editoriais e Educacionais
Projeto gráfico: Departamento de Arte da Editora Manole
Diagramação e ilustrações: Lira Editorial
Capa: Ricardo Yoshiaki Nitta Rodrigues
Imagem da capa: istockphoto.com

CIP-BRASIL. CATALOGAÇÃO NA PUBLICAÇÃO
SINDICATO NACIONAL DOS EDITORES DE LIVROS, RJ

M251

Manual do residente de cirurgia / editor Joel Faintuch. – 1. ed. – Santana de Parnaíba
[SP] : Manole, 2023.

Inclui bibliografia e índice
ISBN 9786555768657

1. Cirurgia – Estudo e ensino (Residência). 2. Residentes (Medicina) – Manuais,
guias, etc. I. Faintuch, Joel.

CDD: 610.7
22-81592   CDU: 614.253.4

Meri Gleice Rodrigues de Souza – Bibliotecária – CRB-7/6439

Edição – 2023

Editora Manole Ltda.
Alameda América, 876 – Tamboré
06543-315 – Santana de Parnaíba – SP – Brasil
Tel.: (11) 4196-6000
www.manole.com.br | https://atendimento.manole.com.br/
Impresso no Brasil | *Printed in Brazil*

SOBRE OS AUTORES

SOBRE O EDITOR

Joel Faintuch
Professor sênior do Departamento de Gastroenterologia da Faculdade de Medicina da Universidade de São Paulo (FMUSP).

SOBRE OS COLABORADORES

Adam Stright
Departamento de Cirurgia da Escola de Medicina da New York University (Long Island) e do Hospital NYU Langone (Long Island, Nova York, EUA).

Adriano Carneiro da Costa
Cirurgião Oncológico do Hospital das Clínicas da Universidade Federal de Pernambuco (HCUFPE).

Amanda Maria da Silva
Cirurgiã do Serviço de Transplante de Órgãos do Aparelho Digestivo do Hospital das Clínicas da Faculdade de Medicina da Universidade de São Paulo (HCFMUSP).

Ana Lívia de Oliveira
Doutora em Saúde pela Universidade Federal de Juiz de Fora (UFJF). Professora adjunta do Departamento de Nutrição do Instituto de Ciências Biológicas (ICB) da UFJF.

Ana Paula Boroni Moreira
Doutora em Ciência da Nutrição pela Universidade Federal de Viçosa (UFV). Professora adjunta do Departamento de Nutrição do Instituto de Ciências Biológicas da Universidade Federal de Juiz de Fora (ICB-UFJF).

Andrea Craus-Miguel
Serviço de Cirurgia Geral e do Aparelho Digestivo do Hospital Universitário Son Espases (Ilhas Baleares, Palma de Mallorca, Espanha). Grupo de Investigação em Cirurgia Oncológica Avançada, m-health e Investigação Tecnológica Cirúrgica do Instituto de Investigação Sanitária das Ilhas Baleares (IdISBa), Faculdade de Medicina da Universidade das Ilhas Baleares.

André Dong Won Lee
Doutor em Cirurgia do Aparelho Digestivo pela Faculdade de Medicina da Universidade de São Paulo (FMUSP). Membro da Câmara Técnica Nacional sobre Transplante do Intestino Delgado.

André Luiz Vilela Galvão
Pós-graduando na Unidade de Cirurgia Bariátrica e Metabólica da disciplina de Cirurgia do Aparelho Digestivo do Hospital das Clínicas da Faculdade de Medicina da Universidade de São Paulo (HCFMUSP).

André Silva Franco
Médico preceptor da disciplina de Reumatologia da Faculdade de Medicina da Universidade de São Paulo (FMUSP).

Andrew Ukleja
Divisão de Gastroenterologia e Hepatologia do Beth Israel Deaconess Medical Center, Harvard Medical School (Boston, Massachusetts, EUA).

Anna María Capielo Fornerino
Departamento de Anestesiologia e Reanimação do Consórcio do Alt Penedès-Garraf (Barcelona, Espanha).

Antero do Vale Fernandes
Serviço de Medicina Intensiva do Hospital Garcia de Orta (Almada, Portugal).

Antonio Carlos Cerqueira Oliveira
Médico anestesiologista do Hospital de Clínicas da Universidade Federal da Bahia (UFBA).

Antonio Fioccola
Departamento de Ciências da Saúde, Seção de Anestesiologia, Terapia Intensiva e Medicina da Dor, da Universidade de Florença (Itália).

Antonio M. Puppo Moreno
Serviço de Cuidados Intensivos do Hospital Universitário Virgen del Rocío (Sevilha, Espanha).

Arkaitz Galbete Jiménez
Hospital Público de Navarra (Espanha).

Asher Mishaly
Acadêmico interno da Faculdade de Medicina da Universidade Nove de Julho, São Paulo.

Beatriz Fernandez Velilla
Hospital Santa Bárbara de Soria (Espanha).

Bianca Maria Orlandi
Grupo de estudos Repliccar, São Paulo.

Bluma Linkowski Faintuch
Pesquisadora doutora do Centro de Radiofarmácia do Instituto de Pesquisas Energéticas e Nucleares/Comissão Nacional de Energia Nuclear (Ipen/CNEN-SP).

Camila Perez de Souza Arthur
Programa de Especialização Médica em Cirurgia Cardiovascular da Beneficência Portuguesa de São Paulo – Equipe Dr. Sérgio Almeida de Oliveira. Grupo de estudos Repliccar, São Paulo.

Carlos Ferrando Ortolá
Departamento de Anestesia e Cuidados Intensivos. Unidade de Cuidados Intensivos Cirúrgicos (UCI-Q), Hospital Clinic de Barcelona, Espanha.

Carmelo José Espinosa Almanza
Médico especialista em Medicina Interna da Universidade Nacional da Colômbia e da Pontifícia Universidade Javeriana (Colômbia). Mestre em Epidemiologia Clínica pela Universidade Nacional da Colômbia.

Catharine Conceição Martinez Garcia
Bacharela em Saúde e graduanda em Medicina pela Universidade Federal da Bahia (UFBA).

D'Andrea K. Joseph
Departamento de Cirurgia da Escola de Medicina da New York University (Long Island) e do Hospital NYU Langone (Long Island, Nova York, EUA).

Daniel Moreira-Gonçalves
Centro de Investigação em Atividade Física, Saúde e Lazer da Faculdade de Desporto da Universidade do Porto (Ciafel-Fadeup), Portugal.

Daniel Reis Waisberg
Doutorando do Programa de Pós-Graduação do Departamento de Gastroenterologia da Faculdade de Medicina da Universidade de São Paulo (FMUSP). Médico assistente e cirurgião do Serviço de Transplante de Órgãos do Aparelho Digestivo do Hospital das Clínicas da FMUSP (HCFMUSP).

Daniel Riccioppo
Doutor em Ciências. Cirurgião da Unidade de Cirurgia Bariátrica e Metabólica da Disciplina de Cirurgia do Aparelho Digestivo do Hospital das Clínicas da Faculdade de Medicina da Universidade de São Paulo (HCFMUSP).

David Feder
Doutor em Pneumologia pela Universidade Federal de São Paulo (Unifesp). Professor titular da disciplina de Farmacologia e professor titular da disciplina de Clínica Médica do Centro Universitário Faculdade de Medicina do ABC (FMABC).

Deanette Michelle Rosemary Aling
Centro Hiperbárico do Hospital Siloam (Manado, Indonésia).

Denis Pajecki
Professor livre-docente. Doutor em Ciências. Cirurgião da Unidade de Cirurgia Bariátrica e Metabólica da Disciplina de Cirurgia do Aparelho Digestivo do Hospital das Clínicas da Faculdade de Medicina da Universidade de São Paulo (HCFMUSP).

Diego Laurentino Lima
Department of Surgery, Montefiore Medical Center, The Bronx (Nova York, EUA).

Dimas André Milcheski
Médico assistente, responsável pelo Grupo de Feridas, disciplina de Cirurgia Plástica, do Hospital das Clínicas da Faculdade de Medicina da Universidade de São Paulo (HCFMUSP). Professor livre-docente pela FMUSP.

Édina C. Ternus Ribeiro
Hospital de Clínicas de Porto Alegre, Programa de Pós-Graduação em Ciências da Saúde: Cardiologia e Ciências Cardiovasculares da Faculdade de Medicina da Universidade Federal do Rio Grande do Sul (UFRGS).

Elena Manzo
Departamento de Cirurgia Geral do Hospital Fatebenefratelli e Oftalmico (Milão, Itália).

Fábio Luiz de Menezes Montenegro

Professor colaborador médico da disciplina de Cirurgia de Cabeça e Pescoço do Hospital das Clínicas da Faculdade de Medicina da Universidade de São Paulo (HCFMUSP). Membro titular da Comissão de Ética em Pesquisa/CapPesq do HCFMUSP.

Felipe Ferraz Magnabosco

Médico preceptor da disciplina de Cirurgia de Cabeça e Pescoço do Hospital das Clínicas da Faculdade de Medicina da Universidade de São Paulo (HCFMUSP).

Fernando Louzada Strufaldi

Médico preceptor da disciplina de Nefrologia do Hospital das Clínicas da Faculdade de Medicina da Universidade de São Paulo (HCFMUSP).

Fernando N. Bellicieri

Preceptor do Programa de Residência Médica em Anestesiologia do Instituto D'Or de Ensino e Pesquisa. Diretoria da CMA Anestesia. MBA em Gestão em Saúde pelo Instituto de Ensino e Pesquisa Einstein.

Flávio Abrão Neto

Programa de Especialização Médica em Cirurgia Cardiovascular da Beneficência Portuguesa de São Paulo – Equipe Dr. Sérgio Almeida de Oliveira.

G. Voulgaridou

Departamento de Ciências Nutricionais e Dietética da Universidade Internacional Helênica (Thessaloniki, Grécia).

Gabriela Corrêa Souza

Hospital de Clínicas de Porto Alegre, Programa de Pós-Graduação em Alimentação, Nutrição e Saúde da Faculdade de Medicina da Universidade Federal do Rio Grande do Sul (UFRGS).

Gemma Gutiérrez-Cañadas

Serviço de Cirurgia Geral e do Aparelho Digestivo do Hospital Universitário Son Espases (Ilhas Baleares, Palma de Mallorca, Espanha).

Gerard A. Baltazar

Departamento de Cirurgia da Escola de Medicina da New York University (Long Island) e do Hospital NYU Langone (Long Island, Nova York, EUA).

Giulia Carrara

Departamento de Cirurgia Geral do Hospital Fatebenefratelli e Oftalmico (Milão, Itália).

Gustavo Gomes Ribeiro Monteiro
Médico assistente do Grupo de Feridas, disciplina de Cirurgia Plástica, do Hospital das Clínicas da Faculdade de Medicina da Universidade de São Paulo (HCFMUSP).

Harla T. Dalferth
Residente de Nutrologia do Hospital das Clínicas da Faculdade de Medicina da Universidade de São Paulo (HCFMUSP).

Hazim Hakmi
Departamento de Cirurgia da Escola de Medicina da New York University (Long Island) e do Hospital NYU Langone (Long Island, Nova York, EUA).

Inés Eguaras Córdoba
Área de Cirurgia Geral do Hospital Universitário de Navarra (Espanha).

Isaac José Felippe Corrêa Neto
Médico assistente colaborador da disciplina de Coloproctologia. Doutor em Gastroenterologia pela Faculdade de Medicina da Universidade de São Paulo (FMUSP).

Jacob Jehuda Faintuch
Professor doutor do Departamento de Clínica Médica do Hospital das Clínicas da Faculdade de Medicina da Universidade de São Paulo (HCFMUSP).

João Manoel Silva Junior
Doutor e mestre em Ciências Médicas pela Faculdade de Medicina da Universidade de São Paulo (FMUSP). Diretor do Serviço de Anestesiologia do Hospital do Servidor Público Estadual, São Paulo. Coordenador da Unidade de Terapia Intensiva do Instituto do Câncer do Estado de São Paulo (Icesp).

José María López Sánchez
Serviço de Cuidados Intensivos do Hospital Universitário Virgen del Rocío (Sevilha, Espanha).

Juan Benalcázar Freire
Cirurgião especialista em Cirurgia Vascular (Quito, Equador).

Juan José Segura-Sampedro
Serviço de Cirurgia Geral e do Aparelho Digestivo do Hospital Universitário Son Espases (Ilhas Baleares, Palma de Mallorca, Espanha). Grupo de Investigação em Cirurgia Oncológica Avançada, m-health e Investigação Tecnológica Cirúrgica, Instituto de Investigação Sanitária das Ilhas Baleares (IdISBa), Faculdade de Medicina da Universidade das Ilhas Baleares.

Juan Sebastian Benalcázar Robalino
Médico interno da Universidade das Américas (Quito, Equador).

Julie Aultman
Colégio de Estudos Graduados da Faculdade de Medicina da Universidade Médica do Noroeste de Ohio (Rootstown, Ohio, EUA).

Júlio Cesar de Oliveira
Coordenador do Centro Perioperatório do Hospital das Clínicas da Faculdade de Medicina da Universidade de São Paulo (HCFMUSP).

Leopoldo Muniz da Silva
Doutor em Anestesiologia pela Universidade Estadual Paulista (Unesp). Coordenador do Programa de Residência Médica em Anestesiologia do Instituto D'Or de Ensino e Pesquisa. Gestor de Práticas Médicas do Hospital São Luiz Itaim – Rede D'Or. Diretoria de Qualidade Assistencial CMA Anestesia.

Lilia de Souza Nogueira
Mestre em Enfermagem e doutora em Ciências pelo Programa de Pós-Graduação em Enfermagem na Saúde do Adulto (Proesa) da Escola de Enfermagem da Universidade de São Paulo (EEUSP). Professora associada do Departamento de Enfermagem Médico--Cirúrgica da EEUSP.

Lucas Archanjo dos Santos
Médico anestesiologista da Santa Casa da Bahia.

Luciana Gil Lutf
Médica preceptora da disciplina de Nefrologia do Hospital das Clínicas da Faculdade de Medicina da Universidade de São Paulo (HCFMUSP).

Lúcio Lara Santos
Grupo de Patologia e Terapêutica Experimental do Departamento de Cirurgia Oncológica e Unidade de Cuidados Intermédios, Instituto Português de Oncologia (Porto, Portugal).

Luigi Zattera
Departamento de Anestesia e Cuidados Intensivos. Unidade de Cuidados Intensivos Cirúrgicos (UCI-Q), Hospital Clinic de Barcelona, Espanha.

Luiz Augusto Carneiro D'Albuquerque
Chefe do Departamento de Gastroenterologia da Faculdade de Medicina da Universidade de São Paulo (FMUSP). Professor do Programa de Pós-Graduação do Departamento de

Gastroenterologia da FMUSP. Professor titular do Serviço de Transplante de Órgãos do Aparelho Digestivo do Hospital das Clínicas da FMUSP (HCFMUSP).

Luiz Eduardo Correia Miranda
Departamento de Cirurgia Geral do Hospital Universitário Oswaldo Cruz da Universidade de Pernambuco (UPE).

Luiz Paulo Kowalski
Professor titular da disciplina de Cirurgia de Cabeça e Pescoço do Hospital das Clínicas da Faculdade de Medicina da Universidade de São Paulo (HCFMUSP).

Macarena Barbero
Serviço de Anestesiologia, Reanimação e Terapêutica da Dor do Hospital Universitário Puerta de Hierro Majadahonda (Madrid, Espanha).

Manuel Fernández Caro
Serviço de Cuidados Intensivos do Hospital Universitário Virgen del Rocío (Sevilha, Espanha).

Marcelo Kalil Di Santo
Membro da International Society for Endovascular Specialists (ISES) e da Society for Vascular Surgery (SVS). Médico assistente em Urgências Vasculares no Hospital e Maternidade São Luiz, Unidade Itaim – Rede D'Or. Membro do corpo clínico do Hospital Vila Nova Star – Rede D'Or, São Paulo.

Marcio Borges
Unidade de Sepse do Hospital Son Llatzer (Ilhas Baleares, Palma de Mallorca, Espanha). Grupo Multidisciplinar de Sepse do Instituto de Investigação Sanitária das Ilhas Baleares (IdISBa), Faculdade de Medicina da Universidade das Ilhas Baleares.

Marco Antonio Zappa
Departamento de Cirurgia Geral do Hospital Fatebenefratelli e Oftalmico (Milão, Itália).

Marco Aurelio Santo
Professor livre-docente. Chefe da Unidade de Cirurgia Bariátrica e Metabólica da Disciplina de Cirurgia do Aparelho Digestivo do Hospital das Clínicas da Faculdade de Medicina da Universidade de São Paulo (HCFMUSP).

Marco Lotti
Departamento de Cirurgia Geral do Hospital Fatebenefratelli e Oftalmico (Milão, Itália).

Maria Chiara Ranucci

Estagiária de Cirurgia Geral do Departamento de Cirurgia Digestiva e Emergencial, Instituição Hospitalar de Terni, Universidade da Perugia (Itália).

Mariana Hollanda Martins da Rocha

Especialista em Nutrologia Médica pelo Hospital das Clínicas da Faculdade de Medicina da Universidade de São Paulo (HCFMUSP).

Mariana Yumi Miyaoka

Médica chefe e coordenadora do pronto atendimento do Hospital e Maternidade Brasil – Rede D'Or. Médica assistente em Urgências Vasculares no Hospital e Maternidade São Luiz, Unidade Itaim – Rede D'Or. Membro do corpo clínico do Hospital Vila Nova Star – Rede D'Or, São Paulo.

Mark Bernstein

Divisão de Neurocirurgia do Toronto Western Hospital (Toronto, Canadá). Divisão de Neurocirurgia do Departamento de Cirurgia da Universidade de Toronto.

Mauricio Polanco-García

Departamento de Anestesiologia, Reanimação e Tratamento da Dor, Consórcio Sanitário Integral (Barcelona, Espanha).

Maximilian Christian Oley

Faculdade de Medicina da Universidade Sam Ratulangi (Manado, Indonésia). Hospital Prof. R. D. Kandou, Hospital Siloam e Centro Hiperbárico (Manado, Indonésia).

Mendy Hatibie Oley

Faculdade de Medicina da Universidade Sam Ratulangi (Manado, Indonésia). Hospital Prof. R. D. Kandou, Hospital Siloam e Centro Hiperbárico (Manado, Indonésia).

Michael S. Firstenberg

Colégio de Estudos Graduados da Faculdade de Medicina da Universidade Médica do Noroeste de Ohio (Rootstown, Ohio, EUA).

Michela Giulii Capponi

Departamento de Cirurgia Geral e de Emergência do Hospital Santo Spirito in Sassia (Roma, Itália).

Michel Ribeiro Fernandes

Fellow do Serviço de Transplante de Órgãos do Aparelho Digestivo do Hospital das Clínicas da Faculdade de Medicina da Universidade de São Paulo (HCFMUSP).

Narinder P. Grewal
Departamento de Cirurgia da Escola de Medicina da New York University (Long Island) e do Hospital NYU Langone (Long Island, Nova York, EUA).

Nebras M. Warsi
Divisão de Neurocirurgia do Toronto Western Hospital (Toronto, Canadá). Divisão de Neurocirurgia do Departamento de Cirurgia da Universidade de Toronto.

Patrizio Petrone
Departamento de Cirurgia da Escola de Medicina da New York University (Long Island) e do Hospital NYU Langone (Long Island, Nova York, EUA).

Paula Duarte D'Ambrosio
Grupo de Cirurgia Torácica, Instituto do Câncer do Estado de São Paulo (Icesp) e Serviço de Cirurgia Torácica, Instituto do Coração do Hospital das Clínicas da Faculdade de Medicina da Universidade de São Paulo (HSCFMUSP).

Plínio Augusto Moreira Fonseca
Médico residente de Nutrologia do Hospital das Clínicas da Faculdade de Medicina da Universidade de São Paulo (HCFMUSP).

Rafael Eike Tekemura
Médico residente, disciplina de Cirurgia Plástica do Hospital das Clínicas da Faculdade de Medicina da Universidade de São Paulo (HCFMUSP).

Rafael Fava
Preceptor do Programa de Residência Médica em Anestesiologia do Instituto D'Or de Ensino e Pesquisa. Coordenador de Qualidade CMA Anestesia/Hospital Vila Nova Star, São Paulo.

Rafael Morales Soriano
Serviço de Cirurgia Geral e do Aparelho Digestivo do Hospital Universitário Son Espases (Ilhas Baleares, Palma de Mallorca, Espanha).

Raquel Nogueira C. L. Lima
Faculdade Pernambucana de Saúde (Recife).

Ricard Mellado Artigas
Departamento de Anestesia e Cuidados Intensivos. Unidade de Cuidados Intensivos Cirúrgicos (UCI-Q), Hospital Clinic de Barcelona, Espanha.

Ricardo Jacquez
Departamento de Cirurgia da Escola de Medicina da New York University (Long Island) e do Hospital NYU Langone (Long Island, Nova York, EUA).

Ricardo Mingarini Terra
Professor livre-docente e associado da Faculdade de Medicina da Universidade de São Paulo (FMUSP). Chefe dos Serviços de Cirurgia Torácica do Instituto do Coração do Hospital das Clínicas da FMUSP e do Instituto do Câncer do Estado de São Paulo (Icesp).

Rodrigo Ambar Pinto
Professor livre-docente da disciplina de Coloproctologia do Departamento de Gastroenterologia do Hospital das Clínicas da Faculdade de Medicina da Universidade de São Paulo (HCFMUSP).

Rosa Maria Rodrigues Pereira (*in memoriam*)
Professora titular da disciplina de Reumatologia da Faculdade de Medicina da Universidade de São Paulo (FMUSP). Diretora do Serviço de Reumatologia do Hospital das Clínicas da FMUSP (HCFMUSP).

S. K. Papadopoulou
Departamento de Ciências Nutricionais e Dietética da Universidade Internacional Helênica (Thessaloniki, Grécia).

Sabina Tipantaxi Flores
Cirurgiã especialista em Cirurgia Vascular (Quito, Equador).

Salomão Faintuch
Diretor clínico de Radiologia Vascular e Intervencionista do Beth Israel Deaconess Medical Center, Harvard Medical School (Boston, Massachusetts, EUA).

Salomone Di Saverio
Diretor do Departamento de Cirurgia Geral do Hospital de San Benedetto del Tronto (San Benedetto del Tronto, Itália). Cirurgião consultor da Unidade Colorretal do Hospital Addenbrooke, Universidade de Cambridge (Reino Unido).

Sara Saeidi
Departamento de Cirurgia Geral e Endocrinológica da Universidade da Insúbria (Varese, Itália).

Saullo Queiroz Silveira
Preceptor do Programa de Residência Médica em Anestesiologia do Instituto D'Or de Ensino e Pesquisa. Coordenador de Qualidade CMA Anestesia/Hospital Vila Nova Star, São Paulo.

Silvana Alves dos Santos Franzotti
Residência de Enfermagem em Cardiopneumologia de Alta Complexidade da Escola de Enfermagem da Universidade de São Paulo/Instituto do Coração (EEUSP/InCor). Enfermeira plena na Unidade Semi-intensiva do Hospital Sírio-Libanês (São Paulo).

Stefano Romagnoli
Departamento de Ciências da Saúde, Seção de Anestesiologia, Terapia Intensiva e Medicina da Dor, da Universidade de Florença (Itália).

Suena Medeiros Parahiba
Hospital de Clínicas de Porto Alegre, Programa de Pós-Graduação em Ciências da Saúde: Cardiologia e Ciências Cardiovasculares da Faculdade de Medicina da Universidade Federal do Rio Grande do Sul (UFRGS).

Todd Hultman
Presbyterian Palliative Care do Norte de New Mexico (Santa Fe, New Mexico, EUA).

Wellington Andraus
Livre-docente do Departamento de Gastroenterologia da Faculdade de Medicina da Universidade de São Paulo (FMUSP). Professor do Programa de Pós-Graduação do Departamento de Gastroenterologia da FMUSP. Coordenador do Serviço de Transplante de Órgãos do Aparelho Digestivo do Hospital das Clínicas da FMUSP (HCFMUSP).

William Macedo Faria
Médico residente de Nutrologia do Hospital das Clínicas da Faculdade de Medicina da Universidade de São Paulo (HCFMUSP).

Yesha Maniar
Departamento de Cirurgia da Escola de Medicina da New York University (Long Island) e do Hospital NYU Langone (Long Island, Nova York, EUA).

SUMÁRIO

PREFÁCIO

Toda obra se beneficia de um prefácio. Para a comunidade, trata-se de uma certidão de nascimento; para o editor, um atestado de paternidade. Caso contrário o livro permanece um tanto órfão, um tanto desprovido de alma. Preferencialmente, não tão curto que apenas reproduza o pensamento icônico de um grande autor do passado. Por exemplo, o de Guy de Chauliac, cirurgião francês (1300-1368), que numa de suas obras, datada de 1360, pontificou: "Um bom cirurgião deve possuir olhos de águia, coração de leão e mãos de moça". E nem com uma centena de páginas, quase um livro dentro de outro livro, como o de Rui Barbosa em 1921 para a coletânea "Ano 1889 – Queda do Império" (*Obras completas de Rui Barbosa* em 7 volumes, Ministério da Educação, 1949).

Quando há pouco menos de 50 anos lançamos o *Manual de pré e pós-operatório*, pela Editora Manole, tratava-se de tema inédito no país e muito raro pelo mundo afora, posto que mesmo nos países avançados a avaliação e o manejo pré e pós--cirúrgicos eram bisonhos. Efetivamente, era questionado se um residente cirúrgico necessitava de um lastro adicional amplo para seu desempenho, e se o encaminhamento rotineiro dos casos ambulatoriais, ao lado de um manejo técnico dos procedimentos intraoperatórios, não seriam tudo que se esperaria dele.

De fato, muitos viviam na era do "médico operador". Antes de indicar a cirurgia o paciente era despachado para o clínico que assumia quase tudo e, após, cabia ao anestesista assistido pelo clínico desincumbir-se das tarefas necessárias. O operador atuava na mesa cirúrgica e não muito mais.

Mesmo os poucos residentes que se envolviam na assistência de forma global e abrangente fundamentavam-se mais no olho clínico e na prática adotada por cada serviço que numa avaliação e interpretação metódica e crítica de órgãos e sistemas. Era a época do *magister dixit*: foi assim que aprendi dos meus mestres, é assim que me conduzo. Tampouco havia muitas normas ou roteiros fundamentando a abordagem das complicações. Funcionava o *curbside consultation*, a consulta de corredor. Buscava-se um colega mais velho e mais experiente e indagava-se como agir na situação. Não que haja algo de intrinsecamente sórdido em pedir auxílio quando se enfrentam dúvidas. É que essas orientações descompromissadas e em cima do joelho, mesmo quando bem-intencionadas, dificilmente correspondiam ao nível de excelência que as instituições preconizam e os pacientes esperam.

Tecnicamente, estava-se a anos-luz de distância dos materiais de curativo e de acesso venoso industrializados, empacotados e esterilizados. Imperavam o tradicional carrinho de curativos, as dissecções venosas abertas e os drenos improvisados com qualquer tubo plástico ou borracha disponível, empregando técnicas, antissépticos e dispositivos que mais agrediam os tecidos do que protegiam dos germes, servindo de fonte inesgotável de infecções. Unidades de cuidados intensivos eram inexistentes na vasta maioria dos nosocômios, que dirá equipes de emergência para acesso respiratório, embolia pulmonar ou parada cardíaca.

A inconsciente defesa dos cirurgiões era fugir das intervenções de alto risco e dos pacientes complicados, concentrando-se em operações rotineiras, bem dominadas e de evolução previsível. Diante de emergências em que era impraticável "esperar em cima do muro" ou transferir o problema para outra instituição, optava-se por meio tratamento apenas, para que o paciente pelo menos sobrevivesse algum tempo e não sucumbisse na sala de admissão ou em plena mesa cirúrgica, a temida e comprometedora *morte in tavola*. Como assopravam na orelha os preceptores americanos para seus residentes na entrada do plantão cirúrgico, *keep this guy alive till next shift* (mantenha este paciente vivo até a passagem do próximo plantão). *In extremis* abria-se e fechava-se o abdome, e declarava-se o caso inoperável. A família era avisada do próximo desfecho e *fait accompli*, o assunto era encerrado. Este autor teve informações de ilustre profissional da saúde com trombose mesentérica, ainda relativamente jovem, em que a conduta foi exatamente esta.

Um exemplo um tanto antigo, todavia emblemático, da mentalidade prevalente sucedeu com Dwight Eisenhower, o 34º presidente norte-americano. Diagnosticado com moléstia de Crohn do íleo terminal, em 1956, enfrentou grave quadro inflamatório e suboclusivo, em pleno mandato na Casa Branca. Foi operado com urgência em Washington (Walter Reed Army Medical Center), por um cirurgião militar de alta patente chamado Heaton. O assistente e real orientador da intervenção foi Isidor Ravdin, eminente professor da Universidade da Pensilvânia. Com seu discípulo de carreira também brilhante, Jonathan Rhoads, Ravdin havia publicado na Filadélfia alguns dos primeiros casos de tratamento cirúrgico da enfermidade de Crohn, descrita por Burrill Crohn em 1932 na instituição judaica Mount Sinai Hospital de Nova York, sendo muito respeitado nos círculos acadêmicos.

Todo cirurgião sabe que enfrentar um abdome agudo inflamatório com alças e mesentério edemaciados, hiperemiados e aderidos num grande "plastrão" é preocupante desafio. Os planos anatômicos coalescem e se tornam irreconhecíveis, e todos os tecidos ficam com consistência friável, rompendo-se ao toque. A dissecção necessita ser paciente e tediosa, com maior sangramento que de hábito. Todavia é proibido apressar-se sob pena de lacerações múltiplas do intestino ou, pior ainda, de precipitar a síndrome do intestino curto, seja ressecando mais alças do que planejado, seja por lesão dos vasos do mesentério. Existia na época o *bypass* íleo-transverso, uma intervenção simples e rápida que poderia aliviar transitoriamente a inflamação e solucionar a obstrução, por derivar os alimentos para longe da área danificada. Todavia, já se sabia que não só não removeria o foco flogístico da enfermidade de base (Crohn) como também acarretaria complicações próprias bastante significativas, tais como síndrome de má-absorção e depleção crônica de sais biliares. Seria de se esperar a subsequente contaminação maciça do delgado e a síndrome do supercrescimento bacteriano nesse território, com mais efeitos adversos.

Pois foi essa a orientação paliativa e sabidamente frágil adotada por Ravdin, obviamente para fugir de um procedimento de ressecção de maior envergadura, todavia mais eficiente e segura em longo prazo, o que foi muito criticado em congressos cirúrgicos subsequentes. A alegação dele foi de que "para o presidente da nação, esta seria a melhor opção". Quiseram as circunstâncias que Eisenhower sofresse um acidente vascular cerebral (AVC) um ano depois, uma intercorrência a que os portadores de Crohn também são mais propensos. Ainda permaneceu na presidência por quatro anos, até o início de 1961, e sobreviveu fora dela até 1969, contudo pouco ativo e longe dos holofotes. Se houve síndrome de má-absorção ou supercrescimento bacteriano do delgado, isso foi ofuscado por outros problemas, como a afasia resultante do AVC e sequelas de infartos do miocárdio que também sucederam.

Alguém poderia concluir que na atualidade, com excelentes instalações diagnósticas e centros de cuidado de emergência nos grandes hospitais, além de equipes endoscópicas, nutricionais, anestésicas e de radiologia intervencionista bem capacitadas, a rotina do residente cirúrgico igualmente dispensaria um manual com informações sobre choque, sepse, nutrição, sangramento e coagulação, drogas e seu impacto cirúrgico, fístulas de alto débito e numerosos temas correlatos. Protocolos de abordagem pré e pós-operatória seriam supérfluos, o mesmo se passando com procedimentos de acesso venoso, nutrição, estomias ou drenagem pleural. Bastaria um texto geral de clínica cirúrgica e um bom treinamento de técnica. Caso algo falhasse, sempre haveria especialistas à mão para solucionar a intercorrência (ou para passar adiante o caso).

Trata-se de raciocínio vicioso e que detrata a formação de um cirurgião completo e bem informado. Os plantonistas de UTI, ainda que porventura dotados de base cirúrgica, não conhecem de perto o paciente. O mesmo se passará com endoscopistas, anestesistas, radiologistas, nutrólogos e outros que vierem a ser envolvidos. Por consequência, adotarão protocolos usuais, não necessariamente os melhores para aquela eventualidade. Outrossim, muitas intercorrências que precipitam substancial sofrimento, hospitalizações prolongadas e elevação de custos seriam totalmente evitáveis e nem eclodiriam caso o residente houvesse avaliado, conduzido e acompanhado de modo correto o caso.

Ademais, a formação do residente não pode depender exclusivamente de grandes instituições dotadas de opulenta retaguarda; nem de enfermos abonados capazes de acessar tal retaguarda, posto que em muitas eventualidades não há cobertura financeira da rede pública de saúde. Num país com as conhecidas limitações nacionais é imperativo solucionar sozinho muitas ocorrências, notadamente em hospitais menores e menos equipados. São as lacunas que o presente manual dispõe-se a preencher.

Não se trata de competir com os tratados usuais de clínica ou técnica cirúrgica. Estes merecidamente conquistaram seu espaço e não serão desalojados. Tampouco de cingir-se ao período perioperatório, como sucedeu na primeira edição, embora muito do que sucede de inusitado e imprevisto seja apanágio dessa fase. A meta é embasar a formação do residente com os temas gerais, os procedimentos à beira do leito, as avaliações indispensáveis e as condutas rotineiras ou emergentes que figuram escassamente ou são omitidas nas obras clássicas. E não obstante são frequentes e angustiantes, gerando desnecessariamente incertezas e estresse para o profissional, ao lado de resultados aquém do desejável para o paciente e a instituição.

O editor foi afortunado em contar com colaboradores altamente experientes do complexo do Hospital das Clínicas da Faculdade de Medicina da Universidade de São Paulo, e de todo o país. Mais ainda, autoridades de grandes entidades acadêmicas internacionais não se furtaram a colaborar, enriquecendo sobremaneira o texto. O editor não tem palavras para agradecer tão valiosas contribuições.

Cordialmente,
Joel Faintuch

SEÇÃO 1

RECURSOS PARA AFERIÇÃO PRÉ-OPERATÓRIA

CAPÍTULO 1

AVALIAÇÃO PRÉ-OPERATÓRIA

Jacob Jehuda Faintuch
Júlio Cesar de Oliveira

RESUMO

A avaliação pré-operatória deve ser personalizada para cada paciente, tipo de cirurgia e grau de urgência. A anamnese e o exame físico, incluindo a capacidade funcional, permitirão a solicitação de exames apropriados. Muitos pacientes que serão submetidos a cirurgias de baixo risco poderão realizá-las apenas com avaliação clínica. Em circunstâncias menos propícias, uma investigação não poderá ser dispensada.

INTRODUÇÃO

Pré-operatório em 1990
Dr. D. entra no consultório no HCFMUSP, observa uma pilha de prontuários de candidatos a cirurgia, olha em volta e não vê esfigmomanômetro; chama a enfermeira e pede um aparelho; a enfermeira, indignada, responde: "Dr. A. atendia e nunca pediu isso...".

A importância da avaliação perioperatória aumentou com o envelhecimento da população, o desenvolvimento de novas técnicas cirúrgicas e, sobretudo, a prevalência crescente de comorbidades; as complicações cardíacas respondem por quase metade da morbidade perioperatória. O risco de complicações depende de: 1) tipo, urgência e duração da cirurgia e 2) risco do paciente, incluindo a condição perioperatória e as comorbidades. Os objetivos da avaliação pré-operatória são: 1) estratificação do risco e 2) proposição de medidas protetoras — pré-habilitação.[1]

A mortalidade intraoperatória média dos procedimentos eletivos chega a ser um centésimo do que era há 100 anos, e fatalidades durante a cirurgia em grandes hospitais são atualmente raras. Entretanto, a mortalidade no primeiro mês de pós-operatório continua expressiva para certas populações. É frequentemente associada a complicações, incluindo danos miocárdicos e renais agudos. O risco de ocorrência dessas anormalidades é determinado, principalmente, por fatores basais. Entretanto, a hipotensão intraoperatória ou pós-operatória pode se associar à injúria miocárdica/renal e é potencialmente modificável[2] (Quadro 1).

QUADRO 1   Classificação das operações de acordo com as taxas de complicações cardíacas perioperatórias ESC/ESA 2014

Risco cardíaco > 5% (elevado)	Extensas e complexas ressecções por enfermidades benignas e, precipuamente, malignas; intervenções arteriais de grande envergadura; emergências, notadamente em idosos. Grandes perdas sanguíneas. Transplante hepático e pulmonar
Risco 1-5% (médio)	Cirurgias eletivas de porte médio ou grande; endarterectomia de carótida
Risco < 1% (reduzido)	Procedimentos sem penetração de cavidade torácica ou abdominal; intervenções de mama, oftalmológicas, endoscópicas

ESC: European Society of Cardiology; ESA: European Society of Anaesthesiology.
Fonte: Kristensen et al.[3]

RISCO DE CIRURGIA CARDÍACA

Atualmente, o risco de cirurgia cardíaca é baixo, apesar de variar de acordo com a condição de saúde geral de cada paciente; a mortalidade da cirurgia de revascularização miocárdica é de cerca de 1,4%; quanto pior a contratilidade miocárdica, maior é o risco.

CAPACIDADE FUNCIONAL

A avaliação da capacidade funcional é um item importante na avaliação pré-operatória e pode ser aferida por meio do questionário sobre atividades diárias ou de métodos mais objetivos. Uma caminhada a 5 a 6 km por hora equivale a quatro equivalentes metabólicos de esforço, ou MET. O paciente que refere incapacidade para essa atividade sofre de baixa capacidade funcional e prognóstico desfavorável após ressecções pulmonares e cirurgias de grande porte em geral. A incapacidade de subir dois lances de escada mostra baixa aptidão física; no nosso serviço, observamos que a média dos nossos pacientes não ultrapassava dois lances de escada (trabalho não publicado). Os pacientes com elevada aptidão física exibem bom prognóstico para cirurgias, mesmo quando são portadores de coronariopatia estável ou outros fatores de risco.

AVALIAÇÃO DE RISCO CARDÍACO

O índice de risco cardíaco revisado (IRCR), ou índice de Lee,[4] continua entre os mais usados, ainda que relativamente antigo (1999), para prever infarto do miocárdio, edema pulmonar, fibrilação ventricular ou parada cardíaca, além de bloqueio atrioventricular completo. O Quadro 2 assinala seus escores, em comparação com os mais recentes da Canadian Cardiovascular Society.[5]

QUADRO 2   Índice de risco cardíaco revisado – Lee

Operação intraperitoneal, intratorácica ou vascular suprainguinal

Doença arterial coronariana (ondas Q, sintomas de isquemia, teste+, uso de nitrato)

Insuficiência cardíaca congestiva (clínica, raio X de tórax com congestão)

Doença cerebrovascular

Diabetes com insulinoterapia

Creatinina pré-operatória > 2,0 mg/dL

Classes de risco	Risco – Lee[4]	CCS 2017[5]
I (nenhuma variável)	0,4%	3,9%
II (uma variável)	0,9%	6,0%
III (duas variáveis)	7,0%	10,1%
IV (≥ 3 variáveis)	11%	15,0%

Fonte: Lee et al.;[4] Duceppe et al.[5]

BIOMARCADORES

Os mais relevantes para idosos, notadamente com antecedentes cardiovasculares, são apontados a seguir:

* Troponinas cardíacas para isquemia e injúria miocárdica.
* Peptídeo natriurético B e fração terminal do pró-peptídeo natriurético B.

TESTES NÃO INVASIVOS E INVASIVOS

A isquemia miocárdica, as valvopatias cardíacas e a disfunção ventricular são importantes determinantes do risco cirúrgico e podem mudar a conduta cirúrgica. Relatos sugestivos dessas condições demandam uma investigação especializada.

ESTRATÉGIAS PARA REDUÇÃO DO RISCO – TERAPIA FARMACOLÓGICA

Betabloqueadores

O uso profilático de betabloqueadores (propranolol e outros da mesma família) reduz o número de eventos cardíacos, porém não reduz a mortalidade cirúrgica. A prescrição dessas drogas no pré-operatório associou-se a hipotensão arterial, bradicardia e acidente vascular encefálico (AVE). Consequentemente, sua adoção deverá ser seletiva.

* Pacientes em pré-operatório, em uso crônico de betabloqueadores, devem continuar usando.
* Para pacientes com risco intermediário ou alto de desenvolverem isquemia miocárdica, ou com três ou mais fatores presentes no escore de risco, poderá ser razoável iniciar betabloqueador no período pré-operatório. Atenolol ou bisoprolol podem ser consideradas como drogas de primeira escolha.

Estatinas

As estatinas, além do efeito nos lípides, induzem estabilização dos depósitos gordurosos por meio de efeitos pleiotrópicos. Isso poderá prevenir ruptura da placa e subsequente infarto do miocárdio no período perioperatório.

* Pacientes que serão submetidos à cirurgia, em uso crônico de estatina, devem manter a prescrição.
* O uso inicial de estatina em pré-operatório poderá ser razoável em pacientes que serão submetidos a cirurgia vascular ou naqueles com indicações clínicas para essa terapêutica, que serão submetidos a procedimentos de alto risco.
* Idealmente, a introdução de estatina no pré-operatório deverá ser feita pelo menos 2 semanas antes da cirurgia, para detectar possíveis efeitos adversos da droga antes da cirurgia.

Inibidores da enzima conversora de angiotensina e bloqueadores de receptor de angiotensina II

O uso perioperatório dessas duas categorias farmacológicas (respectivamente, captopril ou similares, e losartana ou similares) aumenta o risco de hipotensão arterial, e a interrupção do uso antes da cirurgia reduz elevação da mortalidade, AVE e injúria miocárdica. A descontinuação na manhã antes da cirurgia é suficiente, e o agente pode ser reintroduzido após a cirurgia assim que a volemia e a pressão arterial se estabilizarem.

Inibidores de agregação plaquetária (aspirina, clopidogrel e outros)

Em pacientes com *stents* coronários ou naqueles que sofreram síndrome coronariana aguda, a descontinuação precoce da terapia dupla antiplaquetária aumenta de forma significante o risco de trombose e, consequentemente, de eventos coronarianos agudos. Em pacientes com doença cardiovascular confirmada ou com alto risco de desenvolvê-la, mesmo sem *stents*, a retirada de terapia antiplaquetária poderá estar associada ao aparecimento de novos eventos cardíacos. Por outro lado, o risco de sangramento perioperatório é maior em pacientes que continuam recebendo aspirina, e maior ainda nos que recebem dupla terapia antiplaquetária. Portanto, são formuladas as seguintes recomendações:

- Se possível, em pacientes com *stent* coronário, sem síndrome coronariana aguda no último ano, a cirurgia deverá ser planejada para que o paciente receba previamente dupla antiagregação plaquetária por 6 semanas para *stent* metálico, e por 6 meses para *stent* farmacológico; todos os pacientes devem continuar com aspirina e voltar à dupla antiagregação plaquetária após a cirurgia, assim que possível.
- Cirurgias eletivas devem ser adiadas por pelo menos 12 meses em pacientes que sofreram uma síndrome coronariana aguda.
- A iniciação de terapia com aspirina, dentro de 4 horas antes de cirurgia não cardíaca, com continuação durante o período perioperatório, em pacientes que não estavam recebendo o medicamento e nos quais se implantou *stent* (há mais de 6 semanas para *stent* metálico e mais que 1 ano para *stent* farmacológico), reduz o risco de morte e de infarto do miocárdio, mas aumenta o risco de sangramento.
- A interrupção da aspirina, por pelo menos 1 semana antes do procedimento, é recomendada em pacientes sem doença cardiovascular, que se submetem a cirurgia não cardíaca, exceto quando o risco de eventos ultrapassa o risco de sangramento.
- Para pacientes que necessitam de interrupção de terapia antiplaquetária, os prazos aconselhados são: *5 dias para clopidogrel ou ticagrelor e 7 dias para aspirina ou prasugrel.*

Anticoagulantes

Em casos de alto risco tromboembólico, com pequeno risco de sangramento (p. ex., cirurgia dermatológica), a terapia anticoagulante preexistente não precisa ser interrompida; quando há grande risco de sangramento, o anticoagulante deverá ser dosado para que o efeito permaneça até poucas horas antes da cirurgia.

REVASCULARIZAÇÃO CORONARIANA

As indicações para revascularização coronariana cirúrgica ou endovascular no pré-operatório são as mesmas das condições não cirúrgicas. Se necessário, uma avaliação cardiológica deverá ser providenciada.

INTERVENÇÕES EM PORTADORES DE TRANSTORNOS DAS VALVAS CARDÍACAS

As enfermidades valvares não são raras (acima de 13% na faixa etária > 75 anos) e ocasionam expressiva morbidade. Entretanto, a população não está alerta para o problema, e mesmo no meio médico o diagnóstico é tipicamente tardio.[6] As precauções a seguir são as mais pertinentes.

* Estenose aórtica: em pacientes sintomáticos com estenose aórtica severa, que necessitam de cirurgia não cardíaca eletiva, a troca valvar é prioritária. Neste grupo de pacientes, considerar a implantação de valva aórtica transcateter (técnica microinvasiva).
* Estenose mitral: na estenose mitral severa, sintomáticos ou com pressão arterial sistólica pulmonar maior que 50 mmHg deverão submeter-se à cirurgia valvar ou comissurotomia mitral percutânea, antes da cirurgia não cardíaca.
* Regurgitação aórtica e mitral: em casos sintomáticos ou com disfunção ventricular, a cirurgia valvar é prioritária.[1]

TROMBOEMBOLISMO VENOSO

O tromboembolismo pulmonar (TEP) é a causa de morte evitável mais comum no paciente hospitalizado. A embolia pulmonar pode estar associada a 5 a 10% das mortes de pacientes hospitalizados. Complicações tardias do tromboembolismo venoso (TEV) são a trombose venosa recorrente, a hipertensão venosa crônica e a síndrome pós-trombótica, quadros clínicos incapacitantes cujas frequências são incertas. À medida que houve aumento de adesão às recomendações de profilaxia de TEV, sua incidência diminuiu e as taxas de adesão a essas recomendações encontram-se em 70%, segundo a literatura internacional.[5-8]

Com a perspectiva do aumento da internação de pacientes de alto risco e em faixa etária mais elevada, o objetivo da diminuição da incidência de TEV deve ser perseguido continuamente. A avaliação de risco de TEV deverá ocorrer não apenas no pré-operatório como também ser refeita após o procedimento cirúrgico, contemplando possíveis mudanças decorrentes de alterações inesperadas no tempo e no porte cirúrgico, bem como nos fatores de risco adicionais que poderão contribuir para o desenvolvimento da intercorrência.

O risco de desenvolvimento de TEV depende da idade, do tipo de cirurgia e da presença de fatores associados. Pacientes jovens, sem riscos adicionais e submetidos a procedimentos de pequeno porte não necessitam de profilaxia específica para TEV. Já idosos, particularmente na presença de fatores de risco, submetidos a procedimentos considerados por si sós como de alta propensão, tais como artroplastias de quadril ou joelho, apresentam probabilidade elevada para essa complicação.

Outras circunstâncias a valorizar incluem câncer, história prévia ou familiar de TEV, doença inflamatória intestinal, doença reumatológica ativa, tabagismo, varizes, obesidade e reposição hormonal da menopausa. Todas requerem uma avaliação individualizada (Quadro 3).

QUADRO 3   Condições que justificam um enfoque dirigido para tromboembolismo venoso

Alto risco	Risco moderado	Pequeno risco
Artroplastia total ou fratura grave de quadril/joelho	Idade 40-60 anos, cirurgia de médio/grande porte	Operação de curta duração
Cirurgia oncológica ou bariátrica	Abaixo de 40 anos, porém com risco importante	Internação até 48 h
Politraumatizado		Capacidade de deambulação mantida
Idosos ou com mais fatores de risco		Sem os riscos das categorias superiores

Fonte: Anônimo;[7] Weitz et al.[8]

Pacientes com risco intermediário devem ser submetidos à profilaxia com heparina de baixo peso molecular (HBPM) ou heparina não fracionada (HNF) subcutânea nas doses profiláticas baixas:

- Heparina não fracionada (HNF) 5.000 UI a cada 12 horas.
- Enoxaparina 20 mg 1 × ao dia.
- Dalteparina, nadroparina ou fondaparina em doses similares.

Pacientes com risco alto devem ser submetidos à profilaxia nas doses altas:

- HNF 5.000 UI a cada 8 horas.
- Enoxaparina 40 mg 1 × ao dia.
- Dalteparina, nadroparina ou fondaparina em doses similares.

Profilaxia mecânica, por pelo menos 18 horas por dia, associada à medicamentosa é aconselhada. São considerados métodos mecânicos de profilaxia para TEV:

* Meia elástica de compressão gradual.
* Compressor pneumático intermitente.
* Bomba plantar.

Embora a eficácia dos métodos físicos não tenha sido comparada com a da quimioprofilaxia, eles devem ser utilizados isoladamente apenas se houver contraindicação à profilaxia medicamentosa. Reitera-se que pacientes considerados de alto risco e sem contraindicação parecem se beneficiar da associação dos dois métodos. A profilaxia deve ser mantida por 7 a 10 dias, mesmo que o paciente tenha alta ou volte a deambular.

SITUAÇÕES ESPECIAIS DE ALTO RISCO

Artroplastia de quadril e de joelho

A profilaxia pode ser realizada com HBPM, todavia os novos anticoagulantes orais podem ser usados:

* Dabigatrana 220 mg VO, iniciando 1 a 4 horas após o término da cirurgia.
* Rivaroxabana 10 mg VO, iniciando 6 a 8 horas após a cirurgia.
* Apixabana 2,5 mg VO, 2 vezes ao dia, iniciando 6 a 8 horas após a cirurgia.

Para esses pacientes preconiza-se manter a profilaxia por 5 semanas.

Cirurgia oncológica curativa

Entende-se por cirurgia oncológica curativa apenas aquelas realizadas em sítio abdominal e torácico (cavidade) que resultem em ressecção tumoral completa com perspectiva de cura de doença. Excluem-se, portanto, mastectomias, tireoidectomias e outras cirurgias em sítios externos a essas cavidades. Recomenda-se o uso de HBPM, tanto por efeitos adicionais relacionados ao câncer quanto pela facilidade posológica e de administração fora do ambiente hospitalar. Nesse caso, recomenda-se ainda manter a profilaxia por 4 semanas.

Cirurgia bariátrica

Pacientes obesos parecem necessitar de doses adicionais de anticoagulantes para profilaxia efetiva. Recomenda-se HBPM 40 mg, SC, 2 vezes ao dia. Muitos grupos adotam 2 semanas de prescrição, em vez dos 7 a 10 dias habituais.

QUANDO INICIAR A PROFILAXIA QUÍMICA

A profilaxia química deve ser iniciada em até 24 horas após o término da cirurgia.

Contraindicações à quimioprofilaxia

* Sangramento ativo.
* Diátese de sangramento acentuada.
* Cirurgias em que sangramentos podem ter consequências especialmente danosas: craniectomia, cirurgias de coluna, trauma de coluna, reconstruções plásticas ou ortopédicas envolvendo retalhos.
* Hipersensibilidade às heparinas (alergia ao anticoagulante).
* Plaquetopenia induzida por heparina (TIH): a suspeita ocorre quando observada queda de plaquetas concomitante ao uso de heparinas, sobretudo nos primeiros 7 a 10 dias. Tanto para HNF quanto para HBPM já foi descrita. A tipo I é menos grave e mais frequente, ocorrendo em 20 a 25% dos pacientes tratados com heparina. Tem início nos primeiros dias de uso e dificilmente as plaquetas atingem níveis inferiores a 100.000/mm^3. É decorrente de um efeito direto da heparina na plaqueta, havendo regressão com a suspensão da medicação. A TIH tipo II ocorre em 2 a 5% dos pacientes e caracteriza-se por plaquetopenia mais intensa, frequentemente inferior a 100.000/mm^3, e costuma ocorrer após 4 a 14 dias. Cerca de 10% dos pacientes desenvolverão eventos trombóticos. É secundária a mecanismo imunológico, e, na sua investigação, recomenda-se a dosagem de anticorpos antifator plaquetário 4/heparina.

Durante a utilização de heparinas, recomenda-se a realização de contagem de plaquetas pelo menos 2 vezes por semana.

Contraindicações relativas ao uso de heparina

* Cirurgia intracraniana ou ocular recente.
* Coleta de LCR (líquor) nas últimas 24 horas.
* Diátese hemorrágica (alteração de plaquetas ou coagulograma).
* Contagens de plaquetas abaixo de 50 mil costumam ser limitantes na prescrição de anticoagulantes.
  Coagulograma: observar sempre os valores de INR (tempo de protrombina padronizado) e de R (tempo de tromboplastina parcial ativado também referenciado). Quando acima de 1,5, a introdução de anticoagulantes é ponderada com cautela.
* Hipertensão arterial não controlada (maior que 18 × 11 mmHg).
* Não se recomenda profilaxia com enoxaparina para pacientes com *clearance* de creatinina inferior a 30 mL/min.[7-9]

NOVA CLASSE DE AGENTE ANTITROMBÓTICO

O fator XI da cascata de coagulação tornou-se alvo para novas drogas anticoagulantes, potencialmente mais seguras. Milvexian é uma pequena molécula inibidora do fator XIa que previne e trata eventos trombóticos. Ainda não está disponível em nosso meio.[8]

RISCO DE DELÍRIO E DISTÚRBIOS NEUROCOGNITIVOS PÓS-OPERATÓRIOS

São as complicações perioperatórias mais comuns em pacientes com mais de 65 anos, com consequências potenciais em longo prazo para a saúde cerebral. Ocorrem com maior frequência em pacientes com comorbidades e comprometimento cognitivo, funcional, visual ou auditivo preexistente. Pacientes que apresentam delírio requerem permanência hospitalar aumentada, com morbidade e mortalidade após 1 ano cerca de 40% mais elevadas. Há uma forte associação de delírio com fragilidade, sendo mais comum em cirurgias ortopédicas. A manifestação dos sintomas no delírio ocorre entre 24 e 48 horas após a cirurgia, com exacerbação dos sintomas no período noturno.

Essa complicação é subdiagnosticada e não valorizada por muitos profissionais. O reconhecimento é um elemento-chave no delírio; pacientes com delírio apresentam risco de autoagressão física ou ataque à equipe médica. Eles podem arrancar seus curativos e retirar suas linhas intravenosas, apresentando alto risco de quedas e fraturas.

Estratégias simples podem reduzir a incidência de delírio em 40%, em pacientes cirúrgicos. Devem-se reduzir medicações potencialmente deliriogênicas, como os diazepínicos; detectar precocemente hipóxia, hipotensão, hipoglicemia e sepse; pré-habilitação, incluindo diálogos sobre os pormenores da internação e do pós--operatório (orientação e comunicação), e reorientação constante no tempo e no espaço, com a ajuda de parentes e amigos, quando disponíveis, devem ser utilizadas. Assim que possível, reintroduzir óculos, aparelho auditivo e dentadura.[9,10]

Subtipos de delírio

* Delírio hiporreativo: nesses pacientes o quadro permanece dissimulado ou parcialmente oculto. Eles são diagnosticados de forma errônea e minimamente tratados, expondo-se ao pior prognóstico.
* Delírio hiper-reativo: apresentam possibilidade de autoextubação e usualmente são tratados com opiáceos e sedativos, o que mascara o quadro e também pode contribuir para a piora clínica desses pacientes.
* Delírio misto: flutuação do estado mental, que varia entre os dois subtipos; é o subtipo mais comum.

Controle da dor

A analgesia adequada pós-operatória associa-se com redução de delírio. Adultos idosos são sensíveis a opioides; e pacientes com alto risco pré-operatório para delírio e que recebem doses elevadas de opioides pagam ônus elevado à complicação. O controle da dor com abordagem multimodal deve ser usado, incluindo paracetamol, anti-inflamatórios, bloqueios anestésicos locais e infiltração, quando possível.

Fatores de risco para delírio

* Pré-operatórios: idade avançada, doenças do sistema nervoso central, administração de múltiplos fármacos e interações medicamentosas, retirada abrupta do álcool (síndrome de abstinência), doenças endócrino-metabólicas descompensadas, depressão/ansiedade.

* Intraoperatórios: pacientes submetidos a cirurgia cardíaca parecem estar em alto risco de desenvolver delírio, possivelmente em razão de: hipoperfusão, microembolismos e circulação extracorpórea; certos procedimentos ortopédicos podem associar-se a embolia gordurosa, cujas manifestações neurológicas podem abranger delírio. Alguns procedimentos oftalmológicos podem ser associados à perda temporária de visão bilateral, o que pode favorecer o delírio.

* Tratamento: quando os delírios requerem abordagem farmacológica, os antipsicóticos são os fármacos de escolha, sendo o haloperidol em baixas doses o de melhores resultados. Os benzodiazepínicos mostram boa resposta apenas em casos de delírio relacionados à abstinência alcóolica.[10]

LESÃO RENAL NO PERIOPERATÓRIO

Dentre os órgãos mais afetados durante o período intraoperatório, o rim é o que sofre maiores injúrias e é responsável pela maior parte das complicações pós-operatórias. A lesão renal não tem diagnóstico preciso.

A doença renal crônica preexistente é, talvez, o fator de risco mais importante. Idade avançada, cirurgia de emergência, obesidade, hipotensão transoperatória e hipovolemia também são condições associadas a elevado risco de lesão renal.[11]

A lesão renal no período perioperatório atinge até 40% dos indivíduos. Uma pressão arterial média de 65 mmHg é aceita como limite inferior para a maioria dos pacientes, exceto para idosos ou hipertensos, que têm alvos maiores.[2] O uso de vasopressores deve ser associado à fluidoterapia no paciente com lesão renal aguda; a glicemia deve ser mantida entre 110 e 149 mg/dL. A cistatina-C plasmática, quando disponível, tem demonstrado aumento mais precoce do que a creatinina plasmática, podendo prestar-se para a monitorização em casos de risco.[11]

COMPLICAÇÕES PULMONARES PÓS-OPERATÓRIAS

Incluem atelectasia, pneumonia, fístula broncopleural, empiema, embolia pulmonar e insuficiência respiratória; a insuficiência respiratória é definida como saturação de oxi-hemoglobina arterial medida com oxímetro de pulso menor que 90% e necessitando de oxigenioterapia.

A má aptidão física pré-operatória e a fraqueza muscular respiratória listam-se entre os fatores predisponentes, que resultam em tempo prolongado de internação hospitalar e aumento da mortalidade. A doença pulmonar obstrutiva crônica (Dpoc) é uma condição comumente presente em idosos e confere risco aumentado de complicações. A prevalência de Dpoc em pacientes em perioperatório é maior que em grupos populacionais pareados por idade.

Na rotina hospitalar, a capacidade física relatada e os testes de capacidade funcional (distância caminhada em 6 minutos) costumam ser melhores que os testes de função pulmonar clássicos (espirometria, métodos de imagem) para prever a gravidade da doença respiratória e a taxa de complicações perioperatórias. A reabilitação pulmonar pré-operatória mediante fisioterapia especializada, ao lado de certas drogas, quando apropriadas, diminui o tempo de permanência hospitalar.

OUTRAS VARIÁVEIS DE RELEVÂNCIA

O índice de massa corporal (IMC) baixo em pacientes com Dpoc é um preditor independente significativo para aumento da mortalidade.

O ganho de peso de 2 kg pode melhorar o estado funcional do paciente com Dpoc; pré-tratamento com 20 mg de prednisolona oral reduz as taxas de reintubação traqueal e a duração da internação; broncodilatador inalatório e esteroides por 10 dias antes do dia da cirurgia igualmente tendem a abreviar o tempo de permanência pós-operatória.

O sítio operatório é um dos principais fatores determinantes da restrição pulmonar e dos riscos de complicações. Cirurgia prolongada, notadamente torácica ou abdominal alta, com mais de 3 a 4 horas de duração, é um fator de risco independente; quanto mais avançada a idade, maior a chance de complicações.[12]

PRÉ-HABILITAÇÃO DO CANDIDATO CIRÚRGICO

Consiste em conceito relativamente recente. Inclui exercícios aeróbicos, treinamento da musculatura respiratória, cessação do tabagismo, redução do consumo de álcool, melhora do padrão de sono, controle do peso, suporte psicossocial e educação. A importância da pré-habilitação está aumentando com o envelhecimento da população, o reconhecimento da fragilidade e a maior prevalência de comorbidades. A duração ótima da pré-habilitação é de 6 a 8 semanas.[9]

O PRÉ-OPERATÓRIO É UMA OPORTUNIDADE EXTRAORDINÁRIA PARA PROMOÇÃO DE SAÚDE

O paciente anseia por bom resultado e quase sempre se dispõe a colaborar mediante suspensão do tabagismo, dieta, atividade física e uso correto de medicamentos. Uma chance única que, se bem aproveitada, mimetizará o desempenho e o sucesso de uma Ferrari. Lamentavelmente, muitas vezes o médico usa o carro apenas para tomar um cafezinho na esquina...

REFERÊNCIAS

1. Bonaccorsi HA, Burns B. Perioperative cardiac management. Disponível em: ncbi.nlm.nih.gov/books/ NBK493196. Acesso em: 21 fev. 2022.
2. Saugel B, Sessler DI. Perioperative Blood Pressure Management. Anesthesiol. 2021;134:250-61.
3. Kristensen SD, Knuuti J, Saraste A, Anker S, Bøtker HE, Hert SD et al. 2014 ESC/ESA Guidelines on non-cardiac surgery: cardiovascular assessment and management: The Joint Task Force on non-cardiac surgery: cardiovascular assessment and management of the European Society of Cardiology (ESC) and the European Society of Anaesthesiology (ESA). Eur Heart J. 2014;35(35):2383-431.
4. Lee TH, Marcantonio ER, Mangione CM. Derivation and prospective validation of a simple index for prediction of cardiac risk of major noncardiac surgery. Circulation. 1999;100:1043-9.
5. Duceppe E, Parlow J, MacDonald P, Lyons K, McMullen M, Srinathan S et al. Canadian Cardiovascular Society Guidelines on Perioperative Cardiac Risk Assessment and Management for Patients Who Undergo Noncardiac Surgery. Can J Cardiol. 2017;33(1):17-32.
6. Gaede L, Aarberge L, Bruinsma GBB, Macarthy P, Musumeci F, Zamorano P et al. Heart Valve Disease Awareness Survey 2017: what did we achieve since 2015? Clin Res Cardiol. 2019;108(1):61-7.
7. Anônimo. Protocolo TEV: Tromboembolismo venoso. Documentação operacional. HSL-Prot-Corp-006/ REV.09. Disponível em: hospitalsiriolibanes.org.br. Acesso em: 21 fev. 2022.
8. Weitz JI, Strony J, Ageno W, Gailani D, Hylek EM, Lassen MR et al. Milvexian for the prevention of venous thromboembolism. N Eng J Med. 2021;385(23)2161-72.
9. Peden CJ, Miller TR, Deiner SG, Eckenhoff RG, Fleisher LA. Improving perioperative brain health: an expert consensus review of key actions for the perioperative care team. Br J Anesth. 2021;126(2):423-32.
10. Lorentz MN, Mesquita RF. Delírio pós-operatório. Rev Med Minas Gerais. 2012;22(suppl4):3-11.
11. Lopes IF, Januário H, Amorim CG, Ruzi RA, Mandim BLS. Lesão renal após anestesia: o que há de evidências. Rev Med Minas Gerais. 2017;27(suppl 2):74-82.
12. Assouline B, Cools E, Schorer R, Kayser B, Elia N, Licker M. Preoperative exercise training to prevent postoperative pulmonary complications in adults undergoing major surgery. A systematic review and meta-analysis with trial sequential analysis. Ann Am Thorac Soc. 2021;18(4):678-88.

CAPÍTULO 2

AVALIAÇÃO CARDIOLÓGICA NO CANDIDATO À CIRURGIA NÃO CARDÍACA

Antonio Carlos Cerqueira Oliveira
Lucas Archanjo dos Santos
Catharine Conceição Martinez Garcia

RESUMO

Estudos epidemiológicos, baseados em grandes bases de dados, têm apontado os eventos cardiovasculares como a principal causa de óbito no período perioperatório, seja em cirurgias cardíacas ou não cardíacas. Avaliar previamente a condição cardiológica do paciente, a fim de estimar o risco cirúrgico, proporciona uma importante oportunidade para os profissionais envolvidos planejarem e intervirem de forma mais segura no procedimento proposto e, consequentemente, reduzirem as taxas de morbimortalidade. Este capítulo tem por objetivo apresentar, de forma sucinta e prática, um modelo de avaliação proposto por diretrizes internacionais de instituições cientificamente eminentes sobre como direcionar e manejar a avaliação cardíaca do candidato à cirurgia não cardíaca.

INTRODUÇÃO

A avaliação pré-anestésica é componente obrigatório na abordagem clínica de pacientes programados para procedimentos cirúrgicos e diagnósticos, e dessa forma constitui-se em potencial instrumento para mensuração de prováveis riscos.[1] Em conjunto com os demais parâmetros constitutivos dessa avaliação, a condição cardiológica do paciente deve ser consistentemente investigada, sobretudo diante da significativa prevalência hodierna de portadores de doenças crônicas não transmissíveis (DCNT).[2] Estatísticas mundiais apontam a intrínseca relação das DCNT com a ocorrência de eventos cardíacos adversos maiores e revelam que estes (infarto do miocárdio, acidente vascular encefálico e morte), no contexto perioperatório, acometem cerca de 10 milhões a cada 200 milhões de pacientes anualmente e são responsáveis por cerca de 45% dos óbitos, com incidência entre 0,5 e 1,5% até 30 dias após a cirurgia não cardíaca.[2-5] Além disso, complicações não fatais variam entre 2 e 3,5%, prolongando o tempo de internamento.[4,5]

Portanto, o anestesiologista, assim como cirurgiões e cardiologistas, devem estar cada vez mais atentos a todos os níveis de cuidados (pré, intra e pós-operatórios), mantendo-se conscientes quanto à necessidade de adequar suas condutas às recomendações dispostas em protocolos e diretrizes institucionais validados, ajustando-os a cada paciente, a fim de assegurar menores taxas de morbimortalidade. Para tanto, este capítulo traz um resumo prático de como realizar uma avaliação cardiológica no candidato à cirurgia não cardíaca.

EM QUEM, QUANDO E COMO REALIZAR A AVALIAÇÃO CARDIOLÓGICA

Avaliação pré-operatória inicial

Despiciendo citar que práticas propedêuticas como anamnese e exame físico ajudam sobremaneira a avaliar os riscos e benefícios dos procedimentos que serão empregados.[1] No entanto, partindo da grande heterogeneidade dos riscos cardíacos e visando obter dados baseados em avaliações objetivas, foram desenvolvidos modelos para pontuações de riscos e preconizadas condutas e estratégias direcionadas a uma avaliação tanto mais proveitosa quanto específica.[3,4]

Exceto casos de urgência e emergência, todos os pacientes devem ser avaliados com antecedência para que sejam identificadas condições clínicas específicas que possam evoluir para complicações perioperatórias.[3,4]

Fatores de risco

Os riscos de eventos cardiovasculares associam-se, essencialmente, ao estado de saúde prévio do paciente, que inclui a presença de comorbidades àquela cirurgia e sua gravidade, porém incluem, ainda, a capacidade funcional deste, assim como o tipo e duração da cirurgia.[1] A cirurgia em si é um fator de risco importante para a ocorrência desses eventos em virtude da própria resposta metabólica ao estresse cirúrgico que será adicionada aos potenciais efeitos adversos da anestesia.[1]

Durante a avaliação deve-se buscar a presença dos seguintes fatores de risco comumente associados à ocorrência de eventos cardiovasculares.[2,6,7]

- História pregressa ou ativa de doenças cardiovasculares, incluindo hipertensão arterial sistêmica (HAS), infarto agudo do miocárdio (IAM), acidente vascular encefálico (AVE), angina, insuficiência cardíaca (IC), cardiopatia congênita (CC), arritmias cardíacas (AC) e miocardites.
- Doenças respiratórias.
- Síndrome da apneia obstrutiva do sono (Saos).
- Insuficiência renal (creatinina > 2 mg/dL).
- Diabetes *mellitus* insulino-dependente (DM).

* Tabagismo e alcoolismo.
* Senilidade.
* Obesidade.
* Distúrbios da coagulação.
* Alergias.

ETAPAS CONSTITUTIVAS DA AVALIAÇÃO CARDIOLÓGICA[3-5]

Etapa 1: Trata-se de um caso de urgência/emergência?

Deve-se iniciar a avaliação identificando a eventual necessidade de encaminhamento imediato do paciente ao centro cirúrgico, ou seja, investigando se possui risco iminente de morte ou não (emergência/urgência). Não se recomenda atrasar o início da cirurgia em razão de uma avaliação de risco cardíaco no caso de emergência, embora seja recomendado avaliar rapidamente fatores de risco para doença arterial coronariana (DAC) a fim de realizar uma monitorização e uma gestão perioperatórias adequadas. Entretanto, em casos de urgência, é importante sondar os antecedentes médicos do paciente e realizar um exame físico detalhado se houver suspeita de doenças cardíacas (p. ex., anomalias estruturais graves, hipertensão pulmonar grave ou hipertensão arterial descompensada).[5] Neste tópico, é importante recordar que eventos críticos à saúde, em si, já predispõem o paciente a um risco cardiovascular elevado, independentemente de seu basal individual.[1] Não sendo esse o caso, passar à etapa seguinte.

Etapa 2: Investigação de doenças cardiovasculares

No contexto de uma cirurgia eletiva, este passo constitui-se na identificação de doenças cardíacas ativas ou situações de instabilidade naquelas sob controle clínico (Quadro 1) que tenham ocorrido nos últimos 30 dias para que sejam efetivadas medidas saneadoras específicas antes da abordagem cirúrgica. São exemplos de condições ativas que requerem uma avaliação mais aprofundada:

* Síndromes coronarianas instáveis (angina instável ou grave e infarto agudo do miocárdio recente [dentro de 30 dias]).
* Insuficiência cardíaca descompensada.
* Doença valvar grave (estenose aórtica grave/crítica com gradiente de pressão média $\geq 40 \geq 40$ mmHg e área valvar ≤ 1 cm^2 ou sintomática e estenose mitral sintomática).
* Arritmias (fibrilação atrial com resposta ventricular rápida e taquicardia ventricular sustentada, bloqueio atrioventricular [BAV] de alto grau e bradicardia sintomática).
* Suspeita de hipertensão pulmonar significativa.

Se identificada alguma dessas condições, o paciente deve ser encaminhado para o cardiologista para realizar a avaliação minuciosa do caso e tratamento possível antes da abordagem cirúrgica, que seguirão protocolos e *guidelines* específicos de acordo com a condição clínica do paciente.[3,8] A seguir algumas considerações gerais inerentes a grupos de pacientes portadores de alguma dessas patologias:

* O procedimento cirúrgico previsto pode ser reconsiderado a depender do risco-benefício.
* É necessário ter uma atenção maior para história de IAM nos últimos 60 dias, visto que as evidências apontam para maior risco de reinfarto e morte nos 30 dias subsequentes à cirurgia. Assim, recomenda-se adiá-la por 60 dias após o evento.
* Deve-se manter a prescrição perioperatória de betabloqueadores ou estatinas se o paciente já estiver fazendo uso no momento da avaliação (Quadro 1).

QUADRO 1   Condições de instabilidade cardíaca

Angina *pectoris* instável
Insuficiência cardíaca aguda
Arritmias cardíacas significativas
Doença valvar cardíaca sintomática
História de infarto agudo do miocárdio (IAM) < 30 dias

Fonte: adaptação de Hoeks e Poldermans.[6]

Etapa 3: Avaliação do risco cirúrgico

Os riscos cardíacos dependem de três aspectos independentes: o estado clínico do paciente, o risco intrínseco ao procedimento cirúrgico e a capacidade funcional do paciente.

Índices de risco cirúrgico relacionados à clínica do paciente

Atualmente existem diferentes instrumentos que mensuram, em percentuais, o risco de o paciente submetido a uma cirurgia não cardíaca evoluir com complicações gerais ou cardiovasculares. São eles: o índice do American College of Physicians (ACP) de 1997, que estima bem o risco cardiovascular isquêmico,[9] o índice de risco cardíaco revisado (IRCR), conhecido como Escore de Lee de 1999, que estima bem o risco cardiovascular (IAM, edema agudo de pulmão, BAV total, fibrilação ventricular e óbito cardíaco),[10] o índice de risco do estudo multicêntrico de avaliação perioperatória (Emapo) da Sociedade de Cardiologia do Estado de São Paulo (Socesp) de 2007, que estima bem o risco cardiovascular,[11] o índice de risco VSGNE (*Vascular Study Group of New England*) de 2010, conhecido como *Lee Vasc*, que avalia bem o risco cardiovascular em cirurgias vasculares,[12] o índice de risco Mica (*myocardial infarction and cardiac arrest*) de Gupta de 2011,[13] o índice de risco cardíaco VQI (*Vascular Quality Initiative*) de 2016, que estima o risco cardiovascular em cirurgias vasculares,[14] e o índice de risco de NSQIP (*National Surgical Quality Improvement Program from American College of Surgeons*) de 2013, que avalia bem as complicações cirúrgicas gerais e a mortalidade cirúrgica,[15] entre outros índices. As diretrizes do ACC/AHA[3] e da ESC/ESA[4] preconizam a utilização do índice de risco cardíaco revisado de Lee, pois se trata de um índice simples, prático e bem validado.[9] O Quadro 2 apresenta os fatores que são pontuados no IRCR.

QUADRO 2 Componentes do índice de risco cardíaco revisado (IRCR)

	Pontos
Cirurgia de alto risco (procedimento intraperitoneal, intratorácico ou vascular suprainguinal)	1
Doença isquêmica do coração	1
História de insuficiência cardíaca congestiva	1
História de doença cerebrovascular	1
Diabetes *mellitus* insulino-dependente	1
Creatinina > 2 mg/dL (176,8 mcmol/L)	1
Escore do índice de risco cardíaco revisado	**Mortalidade**
0	0,4%
1	0,9%
2	6,6%
Maior ou igual a 3	11%

Fonte: adaptação de Lee et al.[10]

Quanto aos procedimentos cirúrgicos

São classificados como de baixo risco (< 1%), de risco intermediário (1 a 5%) e de alto risco (> 5%) quanto à predição de desenvolvimento de eventos cardíacos adversos perioperatórios no período de 30 dias após a cirurgia.[3-7] No Quadro 3 encontram-se estratificadas as estimativas para o risco cirúrgico quanto ao tipo de procedimento.

QUADRO 3 Estimativa de mortalidade por especialidade

Baixa (< 1%)
Mama
Odontológica
Endócrina

(Continua)

QUADRO 3   Estimativa de mortalidade por especialidade (*continuação*)

Baixa (< 1%)
Oftálmica
Ginecológica
Reconstrutiva
Ortopédica – menor (cirurgia no joelho)
Urológica – menor
Intermediária (1-5%)
Abdominal
Endarterectomia carotídea
Angioplastia arterial periférica
Reparo endovascular de aneurisma
Cirurgia de cabeça e pescoço
Neurológica/ortopédica – maior (coluna vertebral e quadril)
Urológico – maior
Alto (> 5%)
Cirurgia de aorta e grande cirurgia vascular
Cirurgia vascular periférica

Fonte: adaptação de Hoeks e Poldermans.[6]

Quanto às condições clínicas dos pacientes

Disponíveis a partir da avaliação clínica do paciente. Após descartar história prévia de eventos cardiovasculares e obter um valor de risco inferior a 1%, os pacientes podem ser agrupados em baixo risco, não sendo necessários testes cardiovasculares adicionais.[3-5] Já em pacientes com história prévia de doenças cardiovasculares e se o risco calculado de evento cardíaco adverso, conforme o índice de risco utilizado, for maior que 1%, atitudes adicionais podem ser aventadas conforme o tipo de cirurgia, como teste de estresse cardíaco farmacológico, ecocardiograma e interconsulta com a cardiologia, em pacientes de risco intermediário, e indispensáveis naqueles de alto risco (> 10 a 15%, conforme o índice utilizado).[3-6] Segundo o índice cardíaco revisado de Lee, baixo risco (até 1 fator), 0,9% de complicações cardiovasculares; médio risco (2 fatores), 6,6% de complicações cardiovasculares; e alto risco (3 fatores ou mais), 11%.

Etapa 4: Avaliar a capacidade funcional dos pacientes

Se o paciente tiver um risco baixo (< 1%), não é necessário realizar testes adicionais e ele pode prosseguir com a cirurgia proposta. No entanto, se o paciente tiver um elevado risco perioperatório com base no risco clínico/cirúrgico, deve-se avaliar a capacidade funcional. Segundo a ACC/AHA, a capacidade funcional pode ser calculada em equivalentes metabólicos (MET), o que é definido como o consumo de oxigênio em mL por kg de massa por minuto de determinada atividade, dividido por aquele basal de 3,5 mL de consumo de O_2/kg/min, que é o consumo de oxigênio em repouso na posição sentada. No bojo dessa avaliação os pacientes são classificados em três grupos: baixa, intermediária e boa capacidade funcional.

Estudos revelam que pacientes com baixa capacidade funcional (MET < 4) apresentam probabilidade maior de eventos cardiovasculares pós-operatórios, o que indica a necessidade de testes cardíacos adicionais, como os de estresse (físico ou farmacológico) ou anatômicos. Caso se observe alguma anormalidade no resultado desses testes, pode ser necessário indicar uma angiografia coronariana percutânea e, provavelmente, uma revascularização posterior. Naqueles que apresentam capacidade funcional moderada (4 a 10 MET) pode ser necessária a realização de exames funcionais de estresse ou anatômicos a depender da sua condição clínica de base e do tipo de cirurgia. Pacientes com boa capacidade funcional (MET > 10) têm um bom prognóstico e pontuam positivamente quanto ao prosseguimento da cirurgia programada. Ademais, é importante destacar que o ACC/AHA recomenda, principalmente para os doentes com risco cardíaco muito elevado, alternativas de tratamento menos invasivas. As atividades avaliadas para a classificação da capacidade funcional estão relacionadas no Quadro 4.

Na prática clínica, tal avaliação é concretizada por meio de perguntas direcionadas às atividades físicas diárias capazes de serem desenvolvidas pelos pacientes. Considerando que esse modelo de avaliação pode fornecer dados subjetivos, o que tende a não estimar com precisão complicações cardíacas pós-operatórias, o ACC/AHA sugere que, na prática clínica, o avaliador esteie essa estimativa no questionário de *Duke Activity Status Index* (Dasi) (Quadro 5),[16] que tem uma boa correlação com as medidas obtidas em exames físicos de estresse.

QUADRO 4 Capacidade funcional em equivalentes metabólicos (MET)

Itens	Atividades
1	Alimentar-se, trabalhar no computador ou vestir-se
2	Descer escadas, caminhar em casa ou cozinhar
3	Andar um ou dois quarteirões em terreno plano

(Continua)

QUADRO 4   Capacidade funcional em equivalentes metabólicos (MET) (*continuação*)

Itens	Atividades
4	Recolher folhas ou jardinagem
5	Subir um lance de escadas, dançar ou andar de bicicleta
6	Jogar golfe ou carregar os tacos
7	Jogar tênis no paredão
8	Subir escadas rapidamente ou correr em velocidade baixa
9	Pular corda lentamente ou ciclismo moderadamente
10	Nadar rapidamente, correr ou movimentar-se bruscamente
11	Esquiar *cross-country* ou jogar basquete em quadra profissional
12	Correr rapidamente em distâncias moderadas a longas

*MET: equivalente metabólico (1 MET corresponde ao consumo de oxigênio de 3,5 mL/kg/min de peso corporal).
Fonte: adaptação de Jetté et al.[20]

QUADRO 5   Questionário *Duke Activity Status Index* (Dasi)

Atividades	Sim	Não
1. Você consegue cuidar de si mesmo (comer, vestir-se, tomar banho ou utilizar o vaso sanitário)?	2,75	0
2. Você consegue andar dentro de casa?	1,75	0
3. Você consegue andar um ou dois quarteirões em terreno plano?	2,75	0
4. Você consegue subir uma escada ou uma ladeira?	5,50	0
5. Você consegue correr uma distância curta?	8,00	0
6. Você consegue realizar tarefas leves de casa, como tirar o pó ou lavar a louça?	2,70	0
7. Você consegue fazer trabalho moderado em casa como aspirar, varrer o chão ou guardar as compras?	3,50	0
8. Você consegue fazer trabalho pesado em casa, como esfregar o piso ou levantar e movimentar móveis pesados?	8,00	0
9. Você consegue realizar tarefas como apanhar folhas caídas ou cortar a grama?	4,50	0
10. Você consegue ter relações sexuais?	5,25	0
11. Você consegue participar de atividades de lazer moderadas (boliche, dança, tênis ou chutar uma bola?)	6,00	0
12. Você consegue participar de esportes vigorosos (natação, futebol ou voleibol)?	7,50	0

Notas: Índice de atividade de Duke: soma de todos os 12 itens; interpretação: valor máximo = 58,2; valor mínimo = 0; estimativa de pico de oxigênio (em mL/min: 0,43 × (índice de atividade de Duke) + 9,6).
Fonte: adaptação de Hlatky et al.;[16] Yonekura e Kamei.[21]

Etapa 5: Identificação de fatores de risco cardíaco e manejo

Esta etapa consiste na aplicação prática do manejo de pacientes em consonância com os fatores de risco cardíaco previamente identificados. Se não há fatores de risco clínico, orienta-se proceder à cirurgia. Quando há um ou até dois fatores de risco clínico e a cirurgia é considerada de risco intermediário ou alto, deve-se preceder à cirurgia com a prescrição de medicamentos que modificam o curso de alguns eventos patológicos, como estatinas, titulação em baixa dose de betabloqueadores e, para aqueles com disfunção sistólica, inibidores da enzima conversora de angiotensina (ECA), ou considerar a solicitação de testes não invasivos que serão abordados na etapa seguinte. Para pacientes com três ou mais fatores de risco clínico e que serão submetidos à cirurgia de alto risco (já destacados na etapa 3), também será recomendada a realização de exames específicos de imagem ou estresse cardíacos, ou angiografia coronariana percutânea e uso de medicamentos antes da realização da cirurgia.

Etapa 6: Solicitar testes adicionais não invasivos e interpretar

Caso o paciente tenha capacidade funcional desconhecida ou baixa (< 4 MET), risco clínico intermediário e risco cirúrgico moderado, o médico deverá consultar a equipe e ponderar a necessidade de realização de uma avaliação mais minuciosa, que, provavelmente, influenciará a tomada de decisões referentes à cirurgia. Assim, a realização de testes não invasivos pode se tornar essencial na avaliação do risco perioperatório, visto que permite indicar a necessidade de terapias medicamentosas antes do procedimento cirúrgico, entretanto possui indicações específicas. Os testes mais utilizados são o eletrocardiograma (ECG), o ecocardiograma, a ultrassonografia (USG) vascular e os exames funcionais cardíacos de estresse físico ou farmacológico e, em raros casos, a angiografia coronariana percutânea.[3,4,17] Esse passo vai depender da soma dos fatores de risco cardíaco e do tipo da cirurgia proposta, assim como da capacidade funcional do paciente.

Eletrocardiograma

É considerado um teste eficaz na identificação de doenças cardíacas e instrumento indispensável na monitorização do paciente durante as práticas anestésicas. É obrigatoriamente indicado em todos os pacientes de alto risco, ou seja, que possuam história de DAC ou outras patologias estruturais ou de condução conhecidas. Porém, não é necessário em pacientes assintomáticos e que possuam baixo risco cardiovascular, exceto para cirurgias de alto risco.

Ultrassonografia cardíaca (ecocardiograma)

Apresenta-se como um método que contribui para a exclusão de doenças estruturais cardíacas, ao avaliar os dois estágios do ciclo cardíaco (sístole e diástole), assim como função e estado valvar. Esse teste é indicado apenas em casos de novos sinais e sintomas cardíacos ou agravamento dos preexistentes. Já a USG vascular pode ser apropriada quando o paciente tem doenças neurológicas ou vasculares conhecidas (AVE prévio e aterosclerose periférica).

Testes físicos ou farmacológicos de estresse

Serão recomendados quando o paciente apresentar três ou mais fatores de risco (p. ex., DAC conhecida, doença cerebrovascular e capacidade funcional prejudicada) e se a cirurgia for considerada de alto risco. O mais comum é o teste de ECG de exercício, que avalia capacidade funcional, ritmo cardíaco, pressão sanguínea e alterações do segmento ST. Se durante o teste não for verificada isquemia miocárdica induzida por estresse, não é recomendado solicitar testes adicionais, e pode-se indicar a prescrição de estatinas e de baixa dose de betabloqueadores antes da cirurgia, assim como inibidores da ECA para aqueles com disfunção sistólica. Entretanto, esses medicamentos não oferecem benefícios adicionais em casos de isquemia miocárdica induzida por estresse extenso e se o risco do procedimento cirúrgico for elevado. Se o teste revelar isquemia induzida por estresse, é recomendado individualizar o manejo perioperatório com terapia medicamentosa e considerar revascularização coronariana.

A Canadian Cardiovascular Society (CCS)[5] resume esta etapa recomendando que esse teste deve ser considerado para pacientes submetidos a procedimentos de risco elevado e/ou com capacidade funcional baixa ou desconhecida, mas não será útil quando o candidato possuir excelente capacidade funcional e houver um risco cirúrgico baixo, e neste último caso se deve proceder à cirurgia. Em relação a pacientes com risco elevado e capacidade funcional desconhecida, a solicitação do teste pode ser razoável se for modificar a gestão de riscos.

Avaliação da função ventricular esquerda

Não deve ser realizada de rotina na avaliação pré-operatória. Recomenda-se em pacientes que apresentam dispneia de origem desconhecida. Ademais, é considerada necessária em portadores de insuficiência cardíaca que apresentem dispneia agravada ou outra condição clínica associada.

Todas as etapas apresentam-se resumidas na Figura 1.

BIOMARCADORES

A mensuração, no período pré-operatório, de biomarcadores cardíacos (peptídeo natriurético cerebral [BNP, do inglês *brain natriuretic peptide*], N-terminal pró-hormônio peptídeo natriurético cerebral [NT-ProBNP] e troponina) tem sido apontada como um dos métodos para prever riscos cardíacos durante e após a cirurgia, na medida em que podem estar elevados em muitas condições patológicas.[4,5,17-19]

Os *guidelines* mais atuais[3-5] não recomendam testar de forma rotineira os níveis sanguíneos de peptídeo natriurético tipo B e, quando o médico considerar sua

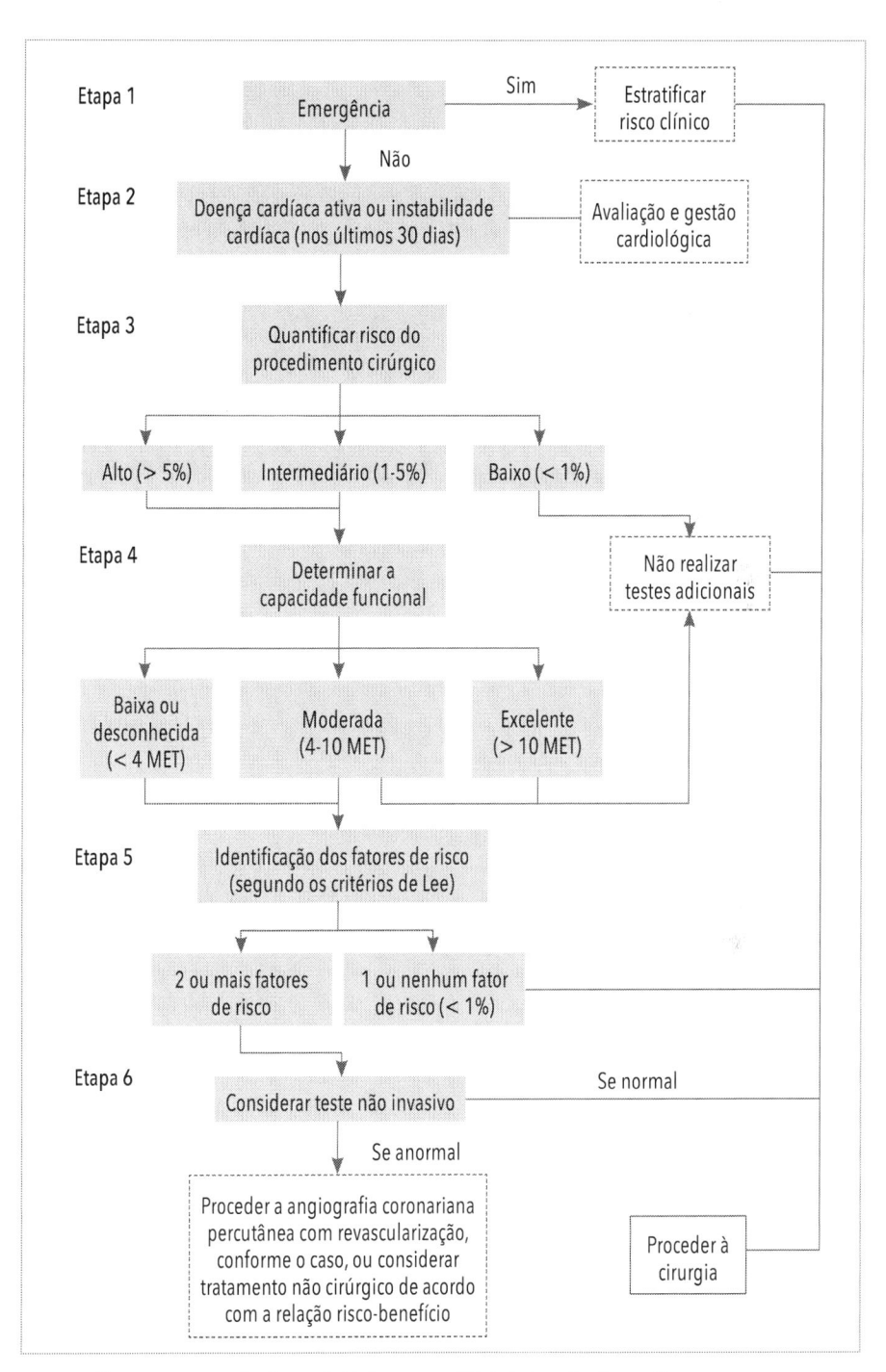

Figura 1   Etapas para a avaliação cardiológica no candidato à cirurgia não cardíaca.
Fonte: adaptação de Fleisher et al.[3]

necessidade, deve ser utilizado em conjunto com outros métodos estimadores de risco, como os supracitados, especificamente para os pacientes classificados como de alto risco (aqueles com insuficiência cardíaca, doença coronariana conhecida ou vascular arterial e fraca capacidade funcional (MET ≤ 4) etc.), desestimulando sua utilização em condições cardíacas estáveis.[9,17]

Pacientes com concentrações plasmáticas de BNP ou NT-ProBNP inferiores a 100 ng/L ou entre 100 e 300 ng/L possuem um risco cardíaco perioperatório muito baixo. Já níveis acima de 900 ng/L indicam um elevado risco cardíaco.[3,4,17]

Quanto à troponina, ainda não há um consenso estabelecido em razão da possibilidade de testes falso-positivos, que podem contribuir para a realização de angiografia coronariana percutânea desnecessária e maior permanência do paciente no ambiente hospitalar.[3-5] Contudo, há evidências de que sua medida pode ser útil na avaliação de alto risco pré-operatório, seja diante de uma suspeita de evento isquêmico agudo do miocárdio ou quando há chances de lesão miocárdica pós-cirúrgica. A CCS[5] recomenda a vigilância de rotina da medida de troponina por 48 a 72 horas após a cirurgia naqueles pacientes com BNP pré-operatório elevado (≥ 92 ng/L) ou NT-ProBNP ≥ 300 ng/L. Na Tabela 1 estão dispostos os valores que representam proporções de risco de morte miocárdica baseadas nos biomarcadores BNP e NT-ProBNP.

TABELA 1   Risco de morte ou infarto do miocárdio após cirurgia não cardíaca baseada no peptídeo natriurético cerebral (BNP) pré-operatório ou concentrações de NT-proBNP

Concentração (ng/L) de BNP pré-operatório	*Likelihood ratio* para morte e IM	Concentração (ng/L) de NT-proBNP	*Likelihood ratio* para morte e IM
0-99	0,6	0-300	0,4
100-250	1,4	301-900	1,5
> 250	3,9	901-3.000	2,7
		> 3.000	5,0

* Resultados positivos do teste devem ter *Likelihood ratio* > 2 para fornecer informação clinicamente significativa, enquanto resultados negativos do teste devem ter *Likelihood ratio* de < 0,5.
BNP: peptídeo natriurético cerebral; NT-proBNP: N-terminal do peptídeo natriurético tipo B; IM: infarto do miocárdio.
Fonte: adaptação de Miller.[1]

CONSIDERAÇÕES FINAIS

A boa avaliação pré-operatória deve abranger harmonicamente todos os aspectos clínicos capazes de influir no resultado cirúrgico. Dentro dessa perspectiva, a avaliação cardiológica deve ser objetiva e baseada em evidências, no sentido de afastar exames complementares e procedimentos desnecessários e possivelmente deletérios, assim como postergação inútil do procedimento cirúrgico. Nesse diapasão, recomenda-se a utilização de diretrizes propostas por instituições de lastro que propõem protocolos objetivos de avaliação e gerenciamento de comorbidades, habitualmente se esteando em condição clínica prévia, risco cirúrgico e capacidade funcional atual, além de bons modelos de estratificação de risco, ou seja, melhores que o acaso mas longe da perfeição, fato que, ao passo que nos faz reconhecer sua importância, alerta-nos acerca de seu caráter probabilístico, de maneira que liberar para o procedimento cirúrgico não é sinônimo de autorizá-lo com ausência de complicações, mas propiciar um paciente nas melhores condições possíveis e com uma estimativa de risco capaz de satisfazer a clássica e desafiadora questão cotidiana da prática médica, a saber, a relação risco-benefício.

REFERÊNCIAS

1. Miller RD. Miller's anesthesia. 9.ed. Philadelphia: Elsevier Churchill Livingstone; 2020.
2. World Health Organization. Global status report on noncommunicable diseases 2014. Disponível em: https://apps.who.int/iris/bitstream/handle/10665/148114/9789241564854_eng.pdf. Acesso em: 10 abr. 2022.
3. Fleisher LA, Fleischmann KE, Auerbach AD, Barnason SA, Beckman JA, Bozkurt B et al. ACC/AHA guideline on perioperative cardiovascular evaluation and management of patients undergoing noncardiac surgery: a report of the American College of Cardiology/American Heart Association Task Force on practice guidelines. Circulation. 2014;130:e278-e333.
4. Kristensen SD, Knuuti J, Saraste A, Anker S, Bøtker HE, Hert SD et al. ESC/ESA guidelines on non-cardiac surgery: cardiovascular assessment and management. Eur Heart J. 2014;35:2383-431.
5. Duceppe E, Parlow J, MacDonald P, Lyons K, McMullen M, Srinathan S et al. Canadian Cardiovascular Society guidelines on perioperative cardiac risk assessment and management for patients who undergo noncardiac surgery. Can J Cardiol. 2017;33(1):17-32.
6. Hoeks SE, Poldermans D. European Society of Cardiology 2009 guidelines for preoperative cardiac risk assessment and perioperative cardiac management in noncardiac surgery: key messages for clinical practice. Pol Arch Med Wewn. 2010;120:294-9.
7. De Hert S, Imberger G, Carlisle J, Diemunsch P, Fritsch G, Moppett I et al. Preoperative evaluation of the adult patient undergoing non-cardiac surgery: guidelines from the European Society of Anaesthesiology. Eur J Anaesthesiol. 2011;28(10):684-722.
8. Kusumoto FM, Schoenfeld MH, Barrett C, Edgerton JR, Ellenbogen KA, Gold MR et al. 2018 ACC/AHA/HRS guideline on the evaluation and management of patients with bradycardia and cardiac conduction delay: a report of the American College of Cardiology/American Heart Association Task Force on Clinical Practice Guidelines and the Heart Rhythm Society. J Am Coll Cardiol. 2019;74(7):e51-e156.
9. Palda, VA. Guidelines for assessing and managing the perioperative risk from coronary artery disease associated with major noncardiac surgery. Ann Intern Med. 1997;127:309-12.
10. Lee TH, Marcantonio ER, Mangione CM, Thomas EJ, Polanczyk EF, Sugarbaker DJ et al. Derivation and prospective validation of a simple index for prediction of cardiac risk of major noncardiac surgery. Circulation. 1999;100(10):1043-9.
11. Pinho C, Grandini PC, Gualandro DM, Calderaro D, Monachini M, Caramelli B. Multicenter study of perioperative evaluation for noncardiac surgeries in Brazil (EMAPO). Clinics. 2007;62(1):17-22.
12. Bertges DJ, Goodney PP, Zhao Y, Schanzer A, Nolan BW, Likosky DS et al. The Vascular Study Group of New England Cardiac Risk Index (VSG-CRI) predicts cardiac complications more accurately than the Revised Cardiac Risk Index in vascular surgery patients. J Vasc Surg. 2010; 52(3):674-83.
13. Gupta PK, Gupta H, Sundaram A, Kaushik M, Fang X, Miller WJ et al. Development and validation of a risk calculator for prediction of cardiac risk after surgery. Circulation. 2011;124(4):381-7.

14. Bertges DJ, Neal D, Schanzer A, Scali ST, Goodney PP, Eldrup-Jorgensen J et al. The Vascular Quality Initiative Cardiac Risk Index for prediction of myocardial infarction after vascular surgery. J Vasc Surg. 2016;64(5):1411-21.

15. Bilimoria KY, Liu Y, Paruch JL, Zhou L, Kmiecik TE, Ko CY et al. Development and evaluation of the universal ACS NSQIP surgical risk calculator: a decision aid and informed consent tool for patients and surgeons. J Am Coll Surg. 2013;217(5):833-42.

16. Hlatky MA, Boineau RE, Higginbotham MB, Lee KL, Mark DB, Califf RM et al. A brief self-administered questionnaire to determine functional capacity (the Duke Activity Status Index). Am J Cardiol. 1989;64(10):651-4.

17. Suc G, Estagnasie P, Brusset A, Procopi N, Squara P, Nguyen LS. Effect of BNP on risk assessment in cardiac surgery patients, in addition to EuroScore II. Sci Rep. 2020;10:10865.

18. Gragnano F, Cattano D, Calabrò P. Perioperative care of cardiac patient's candidate for non-cardiac surgery: a critical appraisal of emergent evidence and international guidelines. Intern Emerg Med. 2018;13:1185-90.

19. Rodseth RN, Biccard BM, Le Manach Y, Sessler DI, Buse GAL, Thabane L et al. O valor prognóstico dos peptídeos natriuréticos tipo B pré e pós-operatórios em pacientes submetidos à cirurgia não cardíaca: peptídeo natriurético tipo B e fragmento N-terminal de peptídeo natriurético tipo B: uma revisão sistemática e metanálise de dados individuais de paciente. J Am Coll Cardiol. 2014;63(2):170-80.

20. Jetté M, Sidney K, Blümchen G. Metabolic equivalents (METS) in exercise testing, exercise prescription, and evaluation of functional capacity. Clin Cardiol. 1990;13(8):555-65.

21. Yonekura H, Kamei M. Clinical utility of Duke Activity Status Index for preoperative risk assessment. Br J Anaesth. 2020:S0007-0912(20):30013-1.

CAPÍTULO 3

AVALIAÇÃO PRÉ-OPERATÓRIA DE IDOSOS

Bluma Linkowski Faintuch
Salomão Faintuch

RESUMO

Pacientes mais velhos geralmente requerem um nível de cuidado mais amplo e meticuloso do que os jovens durante o período perioperatório, por serem mais frágeis, com multimorbidade significativa, e não raro fazendo uso de polifarmácia. Eles são propensos a desenvolver complicações pós-operatórias, declínio funcional e perda de independência. As comorbidades e incapacidades ou dependências, associadas a desnutrição e depressão, podem, na presença de estresse cirúrgico, acelerar o catabolismo, com impacto significativo nos aspectos de curto e longo prazos de recuperação e qualidade de vida.

INTRODUÇÃO

Os desafios globais do envelhecimento da população são bem conhecidos, com o crescimento econômico e os avanços nos tratamentos médicos.[1]

Com o aumento da expectativa de vida, tem aumentado também a quantidade de cirurgias a que são submetidas pessoas com mais de 65 anos, havendo experiência até com centenários.[2] A fim de fornecer o cuidado ideal para o paciente cirúrgico idoso, uma avaliação pré-operatória diferenciada é essencial.[3]

A AVALIAÇÃO GERIÁTRICA ABRANGENTE (CGA)

A CGA (do inglês, *comprehensive geriatric assessment*) surgiu como estratégia para minimizar os resultados adversos em pacientes mais velhos.[1] Nove focos de avaliação foram definidos correspondentes a transtornos cognitivos/comportamentais, avaliação cardíaca, estado fisiológico, pulmonar, estado funcional/desempenho, fragilidade, condições nutricionais, gerenciamento de medicamentos (polifarmácia) e orientações e aconselhamentos para o paciente, ao lado de testes laboratoriais, de imagem e outros presididos pela natureza da enfermidade de base.

A RESERVA FUNCIONAL

Esta deve ser avaliada dentro do processo específico da doença e de cada sistema orgânico, e inclui componentes físicos, nutricionais, metabólicos e mentais. Sabe-se que, após os 70 anos, em média 50% do desempenho dos principais órgãos e sistemas foi perdido, a saber: cardiocirculatório, respiratório, renal ou imunológico. É óbvio que há amplas oscilações individuais, que justamente serão aferidas nesta etapa de investigação. A reserva funcional representa uma margem de segurança que pode ser necessária para atender às demandas crescentes de débito cardíaco, excreção de dióxido de carbono, cicatrização de tecidos e capacidade de resposta a agressões microbianas.[4]

ESTRATIFICAÇÃO E FATORES DE RISCO

Idosos fisicamente ativos, em bom estado nutricional e com função mental adequada parecem exibir taxas de complicações pós-operatórias não diferentes de outros adultos, mesmo enfrentando intervenções de porte avantajado.[4]

O declínio acentuado nas taxas de sobrevida após os 70 anos para a maioria dos cânceres é atribuído precisamente a alterações fisiológicas, degenerativas e cardiovasculares que retardam ou impedem o acesso à cirurgia curativa, ou ainda tumultuam o ciclo perioperatório.

SARCOPENIA E OSTEOPOROSE

Estes são transtornos frequentes e significativos nos gerontes, impactando, senão a intervenção cirúrgica propriamente dita, certamente a mobilização e a alta precoce no pós-operatório. Atelectasias e pneumonias são atribuídas à debilidade muscular e a tosse ineficiente da sarcopenia, ao passo que dores ósseas subordinadas à osteoporose obstaculizam a saída do leito.

ALTERAÇÕES CARDIOVASCULARES

Muitos associam a idade biológica de um indivíduo ao estado funcional do seu sistema cardiovascular. Diferentemente da idade cronológica, que é imutável, quanto mais envelhecidos o coração e as artérias, mais disfunções gerais para órgãos e sistemas são esperadas. Incluem-se aqui endurecimento e espessamento da parede ventricular e das válvulas cardíacas, menor frequência cardíaca em repouso ou induzida, sopros, aumento progressivo da pressão arterial, rigidez vascular e aterosclerose.

SISTEMA RESPIRATÓRIO

Este tipicamente acompanha deformidades da caixa torácica, perda da retração elástica dos pulmões e da capacidade respiratória de trocas gasosas, reflexo de tosse atenuado e ineficiente, lado a lado com função ciliar dos bronquíolos reduzida, favorecendo o acúmulo de muco e bactérias.[5]

ALTERAÇÕES DIGESTIVAS

É esperado que o idoso padeça de algum grau de atrofia da mucosa gástrica, pela degeneração senil e também por infecção por *Helicobacter pylori,* associada à hipocloridria. O uso de inibidores de bomba de próton, relativamente comum nessa idade por conta de refluxo gastroesofágico, ou ainda de medicação reumatológica irritante gástrica, agrava o quadro. Uma das consequências é a disbiose intestinal, por colonizações espúrias a partir de patógenos ingeridos, que não são mais retidos pela barreira ácida. Esta última, associada ao emprego de antibióticos, pode favorecer infecções oportunistas pós-operatórias por bactérias Gram-negativas, ao lado da grave colite pseudomembranosa (diarreia por *Clostridioides difficile*).

O transplante de microbioma está sendo cogitado em algumas dessas circunstâncias, para germes multirresistentes e não apenas para o *C. difficile,* em que o emprego já se revela consolidado. Meia dúzia de ensaios clínicos podem ser encontrados no portal clinicaltrials.gov, em diferentes etapas de execução.[6]

A anemia megaloblástica por má absorção de vitamina B12, e sobretudo a ferropriva, muitas vezes precipitadas por dieta pouco balanceada ou com baixo teor de carne e vísceras, tendem a se agravar, respectivamente, por menor produção de fator intrínseco e dificuldade de absorção de ferro em ambiente insuficientemente acidificado. Também o metabolismo do cálcio parece se alterar, com maior propensão à osteoporose.[7]

A idade avançada confere risco adicional de tromboembolismo venoso (TEV). É importante que os pacientes idosos sejam regularmente submetidos à estratificação de risco de TEV, mesmo em cirurgias não oncológicas, ortopédicas ou neurológicas, mediante ferramenta de pontuação.

Medicamentos profiláticos devem ser administrados conforme os protocolos (antibióticos, anticoagulantes), e as listas de medicamentos devem ser revisadas, removendo os não essenciais e inadequados, bem como ajustando os obrigatórios, sobretudo os diabéticos.[8]

JEJUM PRÉ-OPERATÓRIO

Os protocolos de recuperação acelerada pós-cirurgia (esquema Eras, do inglês *Enhanced Recovery After Surgery*), bastante divulgados em décadas recentes, têm contribuído para a atenuação dos padrões de privação de alimentos em cirurgias eletivas de médio e grande portes. Ainda que a experiência em idosos seja escassa e haja necessidade de cuidados adicionais em casos de gastroparesia, diabetes e refluxo gastroesofágico, são trazidas aqui sugestões gerais:

* Para adultos submetidos a procedimentos cirúrgicos não emergentes, recomenda-se jejum absoluto de 2 horas apenas antes de procedimentos eletivos que requeiram anestesia geral, anestesia regional ou sedação/analgesia.
* Líquidos claros como água, sucos de frutas sem polpa, bebidas carbonatadas, chá e café preto podem ser consumidos até então.
* Refeição leve ou leite devem ser suspensos com 6 horas de antecedência, e alimentos mais consistentes, 8 horas antes.[9]

GERENCIAMENTO DA POLIFARMÁCIA

Como regra, medicamentos não essenciais como suplementos vitamínicos e minerais, probióticos ou fibras devem ser interrompidos nos dias que antecedem a cirurgia. O mesmo é válido para inibidores de bomba de próton em pacientes sem risco atual de hemorragia digestiva. Os medicamentos com potencial de abstinência ou com indicação médica durante o período perioperatório (drogas cardiovasculares em geral, nitratos, betabloqueadores) devem ser continuados. Antidiabéticos usualmente são convertidos para formas injetáveis, de mais rápido ajuste ou supressão, caso necessário. A maioria dos grupos não suprime estatinas tampouco. Para mais pormenores sobre diabetes *mellitus* e enfermidades reumatológicas, capítulos específicos estão disponíveis.[8]

MEDICAMENTOS POTENCIALMENTE INADEQUADOS

Consoante os critérios Beers da American Geriatrics Society (AGS), os medicamentos a seguir, sempre que possível, devem ser evitados nos idosos. São eles: barbitúricos, benzodiazepínicos, outros hipnóticos não diazepínicos (eszopiclona, zolpidem, zaleplon), pentazocina, o opioide meperidina, relaxantes musculares (carisoprodol, clorzoxazona, metocarbamol, orfenadrina) e anti-inflamatórios não esteroides (Aine).[8]

Outrossim, no tocante a opioides, uma restrição ampla é aconselhada, devendo-se buscar outros fármacos ou técnicas anestesiológicas para substituí-los.

DELÍRIO E CONFUSÃO MENTAL

Um rebaixamento mental transitório, ou mesmo mais prolongado, não é incomum após procedimentos com anestesia geral nos idosos. O delírio e a confusão mental tampouco são raros, assustando conhecidos e familiares, bem como dificultando a comunicação e a avaliação clínica diária. Comorbidades em geral, senilidade, drogas anestésicas e a simples remoção para ambientes estranhos já podem funcionar como gatilhos.[8]

Evidentemente, complicações pós-operatórias graves como sepse, choque ou insuficiência respiratória, podem iniciar-se com quadros confusionais, de modo que uma investigação é indispensável, a fim de distinguir quadros benignos dos sinais de grandes adversidades.

Como medidas profiláticas simples, aconselha-se, sempre que possível, não privar o idoso de seus dispositivos e objetos pessoais: óculos, aparelho de surdez, bengala, relógio de pulso ou de cabeceira, calendário e outros porventura requisitados, desde que compatíveis com o ambiente hospitalar. Em quadros mais persistentes de delírio, afastadas causas orgânicas, preconizam-se pequenas doses de antipsicóticos, como haloperidol (0,5 a 1,0 mg/dia VO ou IM) ou risperidona (também 0,5 a 1,0 mg/dia).

HIPOTERMIA

Em regiões frias, nos meses de inverno, hipotermia é uma forte possibilidade em virtude da inadequada termorregulação dos idosos. Providências intra e pós-operatórias, incluindo aquecedores, ar-condicionado e cobertores térmicos, são, portanto, aconselhadas.

COMPLICAÇÕES RESPIRATÓRIAS

Seja por conta da imunodepressão da idade, seja ainda pela sarcopenia e pelo reflexo de tosse pouco eficiente, o idoso paga maior tributo à atelectasia e à pneumonia pós-cirúrgica. Exercícios respiratórios e monitorização clínica e radiológica são aconselhados (ver mais adiante a seção Vacina anti-pneumocócica).

Outro evento adverso altamente indesejável é o refluxo gástrico e aspiração pulmonar, notadamente naqueles com histórico de hérnia de hiato esofágico. Decúbito elevado, prevenção da distensão abdominal e uso (ou reintrodução) de sonda nasogástrica devem ser considerados.

ÚLCERAS DE PRESSÃO (ESCARAS)

Estas podem se instalar em qualquer idade, mormente após intervenções neurológicas e ortopédicas complexas, por conta de redução prolongada da consciência ou da mobilidade. No entanto, o idoso é mais suscetível e poderá padecer dessa intercorrência após qualquer modalidade cirúrgica, sempre que a hospitalização exceder um par de dias. É válido lembrar que em poucas entidades vale tanto o adágio de que prevenir é melhor que curar. Quando uma área de pele nas proximidades de proeminência óssea exibe eritema, infiltração ou dolorimento, isto é, indício de que o esfacelo e a ulceração são iminentes, significa que dias preciosos foram desperdiçados.

Colchões e almofadas especiais ("casca de ovo", inflável, de espuma, de gel) são úteis, entretanto não são suficientes, tampouco cremes e pomadas à base de silicone e outros ingredientes. É mandatória a mobilização precoce para fora do leito quando factível, e a troca de decúbito naqueles imobilizados, a intervalos frequentes. Trata-se de procedimentos onerosos que consomem algum material de higiene e cuidados locais, e mais marcadamente elevado tempo de enfermagem.[10] No entanto, uma úlcera de pressão poderá retardar a alta hospitalar e ocasionar custos muito mais significativos, além de prolongado sofrimento.

Cumpre assinalar que a mesma retirada iterativa do leito serve de profilaxia para acúmulo de secreções respiratórias e, portanto, de atelectasias e pneumonias. Sem contar o benefício para circulação sanguínea e os fenômenos tromboembólicos decorrentes da imobilidade, de não menor impacto prático.

FISIOTERAPIA PERIOPERATÓRIA

São clássicos os exercícios respiratórios, tais como espirometria de incentivo e manobras de higiene brônquica, em candidatos a cirurgia pulmonar ou que recebem ventilação mecânica. Nos idosos, naturalmente, a ênfase é maior, dada a frequência de fragilidade e atrofia muscular. Contudo, a fisioterapia orientada por profissionais da área não se restringe a esse âmbito, encontrando aplicações mais amplas (Quadro 1).

QUADRO 1   Indicações usuais de fisioterapia perioperatória no idoso

| Cirurgia pulmonar ou pneumopatia crônica (bronquite crônica, Dpoc) |
| Sarcopenia ou caquexia |
| Pacientes longamente acamados (neurológicos, ortopédicos, obesos graves) |
| Risco de úlcera de pressão (mesmas condições) |
| Internação em UTI e/ou ventilação mecânica |
| Obesos moderados ou graves com síndrome da hipoventilação |
| Atelectasia significativa pós-operatória |

Dpoc: doença pulmonar obstrutiva crônica; UTI: unidade de terapia intensiva.
Fonte: Rogerson et al.;[1] Thillainadesan et al.;[3] Carli e Baldini.[4]

PROCEDIMENTOS OPERATÓRIOS REDIMENSIONADOS

Há poucas décadas era corriqueiro os cirurgiões, sumariamente, contraindicarem intervenções de grande porte, por conta da "idade" ou do "risco anestésico". Com o avanço das técnicas e dos cuidados intensivos, tal prática se tornou excepcional.

Mesmo pacientes centenários com estado funcional razoável têm sido operados com sucesso, cicatrizando perfeitamente suas feridas cirúrgicas. Não obstante, é de bom alvitre apelar para planejamentos menos agressivos ou em dois tempos, assim como para anestesias loco-regionais com menores repercussões sistêmicas, sempre que houver comorbidades significativas e de difícil compensação.

Naturalmente, devem-se cotejar os riscos da intervenção reduzida ou alterada com os eventuais inconvenientes de retardar ou pôr em risco a solução da enfermidade de base, sobretudo em situações de câncer e outras afecções ameaçadoras da vida.

CIRURGIA RADIOGUIADA

A cirurgia radioguiada é um exemplo representativo de abordagem menos invasiva mediante dispositivo elétrico de termocoagulação e termorressecção percutânea, particularmente em idosos, com incisões menores, portanto menos traumáticas, necessitando de menos anestésico. Aplica-se a entidades malignas, todavia também a algumas não cancerosas. Outra vantagem é a redução no tempo necessário para a localização de certas lesões, assim como no trauma a tecidos adjacentes, em áreas de anatomia complexa.

Indicações características abrangem biópsia de linfonodo sentinela em várias modalidades de câncer, hiperparatireoidismo primário, ressecção de alguns tumores de fígado primitivos ou metastáticos, ao lado de neuroendócrinos, como o paraganglioma. O *roll-off* (ressecamento da área cauterizada, no decurso do próprio procedimento, impedindo a propagação subsequente da energia eletrotérmica) pode dificultar a destruição de lesões de maior volume, no entanto já há estratégias para minimizar o problema expandindo a abrangência do procedimento.[11]

A detecção intraoperatória dessas estruturas é realizada com detector portátil de radiação conhecido como Gama Probe, quando o radiotraçador é administrado antes da cirurgia ao paciente, por meio de um radioisótopo emissor de energia gama.

A radiação emitida pelo traçador permite reconhecer áreas de alta captação da molécula no sítio de interesse.[12]

Os radiofármacos utilizados podem ser injetados diretamente na estrutura a ser removida ou ser injetados por diferentes vias, caso o radiotraçador tenha afinidade ou transite pela estrutura que deve ser identificada.

O mais comum desses procedimentos é a biopsia do linfonodo sentinela, realizada em alguns tipos de tumores, como parte do processo de estadiamento da doença, com a vantagem de permitir a localização precisa da estrutura (linfonodo), por meio de uma cirurgia menos invasiva/mutilante. Esse procedimento é mais frequentemente utilizado nos casos de câncer de mama, melanoma maligno e câncer de orofaringe.[13]

A metodologia também pode dar suporte às cirurgias de algumas doenças benignas, como a ressecção de osteoma osteoide (lesão óssea) e de adenomas ou hiperplasias das glândulas paratireoides.

ELENCO DE MARCADORES

O número de radiotraçadores aplicados em cirurgia radioguiada varia do isótopo não acoplado a pequenas moléculas, peptídeos, anticorpos e coloides marcados. A escolha do radionuclídeo depende de vários fatores, como meia-vida, tipo de radiação desejada e energia, além da facilidade para anexá-lo a uma molécula ativa.

Durante décadas, a preferência recaiu sobre radioisótopos emissores de energia gama, em sua maioria derivados de tecnécio-99m (ver Quadro 2). Traçadores como iodo 123 ligados a metaiodobenzilguanidina também mereceram atenção para tumores neuroendócrinos, assim como índio-111 pentetreotídeo. Mais recentemente, a ênfase tem recaído sobre emissores de pósitron, que penetram menos no organismo, preservando o tecido saudável próximo. Um deles é o gálio 68 ligado ao PSMA (antígeno de membrana específico para próstata) (Quadro 2).

QUADRO 2   Radiofármacos mais usados em cirurgia radioguiada

Tumor de pulmão	^{99m}Tc-MAA, intranodular
Hiperparatireoidismo	^{99m}Tc-MIBI, endovenoso
Paraganglioma	^{123}I-MIBI, endovenoso
Câncer de mama	^{99m}Tc- nanocoloide-intratumoral
Câncer de pênis, próstata, endometrial, cervical, tireoide	^{99m}Tc-nanocoloide
Tumores neuroendócrinos	^{111}In-pentetreotídeo, ^{99m}Tc-EDDA-HYNIC-TOC ou HYNIC-TATE, ^{68}Ga-DOTA-peptídeos

Fonte: Bowles et al.;[12] van Leeuwen et al.[13]

COMPLICAÇÕES PÓS-OPERATÓRIAS

É sabido que o curso pós-cirúrgico no idoso tende a ser mais tumultuado, mesmo quando a intervenção foi conduzida com êxito. Complicações incluem delírio, íleo, deficiências nutricionais, crises hipertensivas, artérias obstruídas, tromboembolismo (tanto arterial quanto venoso) e retenção urinária no sexo masculino.

O delírio, ainda que usualmente benigno e de curta duração (até 1 semana), tende a deixar o paciente confuso, desorientado e não cooperativo, com problemas de memória e atenção. Mais excepcionalmente, instala-se a disfunção cognitiva pós-operatória (DCPO), condição mais séria que pode levar à perda de memória de longo prazo e dificultar o aprendizado, a concentração e o raciocínio. Alguns dos afetados já eram portadores de déficit cognitivo prévio, que apenas se exacerbou com o tratamento operatório.[8]

INFECÇÕES

Como decorrência da imunidade deficiente, da cicatrização das feridas mais vagarosa e das barreiras para deixar o leito de modo precoce, os idosos são substancialmente propensos a todas as infecções desencadeadas pelo procedimento cirúrgico. Cabe nomear, em particular, pneumonias, incluindo a pneumonite aspirativa naqueles com disfunção motora da orofaringe ou refluxo gastroesofágico, infecções urinárias e complicações da ferida e da cavidade, sem contar as úlceras de pressão (escaras) nos que permanecem mais tempo no hospital, e que também se infectam com facilidade.

Convém adotar um roteiro de avaliações diárias, possibilitando sua identificação e atuação precoce antes que quadros mais graves se configurem (Quadro 3).

QUADRO 3   Avaliação diária pré e pós-operatória

Estado geral e funcional	Inatividade física, risco de quedas Desnutrição e sarcopenia Medicamentos (polifarmácia) Transtornos cognitivos/comportamentais
Complicações pós-operatórias	Delírio, vômitos, íleo paralítico Intercorrências respiratórias (incluindo embolia pulmonar) Quadros cardiovasculares (arritmias, isquemia cardíaca, isquemia cerebral) Retenção e infecção urinárias Condições da ferida cirúrgica Profilaxia de úlceras de pressão

Fonte: Thillainadesan et al.;[3] Carli e Baldini;[4] Antonelli Incalzi et al.[14]

AGENTES PROFILÁTICOS

Antibióticos e anticoagulantes são objeto de capítulos autônomos. Vale ressaltar aqui a necessidade de redução da dose dos primeiros, em virtude de função renal eventualmente comprometida, e, em ocasiões mais raras, para os segundos, consoante as comorbidades porventura presentes.

VACINA ANTI-PNEUMOCÓCICA

Ela é tradicional para pacientes esplenectomizados de qualquer idade. De fato, infecções bacterianas por germes encapsulados tornam-se mais frequentes após a remoção do baço. Cumpre ressaltar que após os 65 anos, por conta da imunodepressão própria da idade, alguns países a aconselham para todos os indivíduos, independentemente da presença do baço ou não. A vacina 13-valente (PCV 13), mais fácil de encontrar em nosso meio, demanda doses sequenciais. A mais recente 23-valente (PPSV 23, que cobre 23 sorotipos do pneumococo), também disponível em alguns centros nacionais, não exige mais que uma dose.[14]

OUTROS MICRORGANISMOS ENCAPSULADOS

As vacinas contra meningococos e *Haemophilus influenzae* tipo B também estariam indicadas para idosos, todavia apenas se uma esplenectomia estiver sendo contemplada. As vacinas HIB, para *Haemophilus influenzae* tipo B, e a antimeningocócica conjugada, fazem parte do programa nacional de vacinação e estão disponíveis na rede pública. Entretanto, só são recomendadas na rotina para crianças, tornando necessária sua aquisição privada. Os produtos disponíveis em clínicas particulares para *Haemophilus influenzae* tipo B incluem a forma isolada, e também aquela acoplada à vacina contra poliomielite e hepatite B. Esta última os objetivos, contudo não seria obrigatória nas circunstâncias. No tocante ao meningococo, a vacina privada mais utilizada é a MCV4 (tetravalente). Entretanto, a bula restringe a aplicação até os 55 anos, o que gera um conflito de indicação.

VACINA ANTIZÓSTER

É fortemente aconselhada após os 65 anos (no Brasil, a partir dos 50), mesmo em casos sem imunodepressão flagrante por câncer, quimioterapia ou uso crônico de corticosteroides. O zóster não é muito raro nessa idade, e a neuralgia pós-herpética, quando se instala, é um verdadeiro tormento. A modalidade viva da vacina é a mais utilizada (Zostavax, Merck), contudo já se conta no exterior com uma liofilizada, que pode ser administrada mesmo para transplantados ou em imunossupressão.[14]

INFLUENZA (GRIPE)

Independentemente da pandemia por coronavírus, o vírus da influenza continua circulando e causando seus problemas usuais, que não são negligenciáveis no idoso. As Secretarias de Saúde usualmente dispõem da vacina, que é elaborada anualmente em função dos sorotipos mais prevalentes, devendo-se encorajar a vacinação daqueles que porventura não adotaram essa providência.[14]

REFERÊNCIAS

1. Rogerson A, Partridge JSL, Dhesi JK. Perioperative medicine for older people. Ann Acad Med Singapore. 2019;48:376-81.
2. Oliveira DF, Nakajima GS, Byk J. Cirurgia em pacientes idosos: revisão sistemática da literatura. Rev Bioética. 2019;27(2).
3. Thillainadesan J, Jansen J, Close J, Hilmer S, Naganathan V. Geriatrician perspectives on perioperative care: a qualitative study. BMC Geriatrics. 2021;21(1):68.
4. Carli F, Baldini G. From preoperative assessment to preoperative optimization of frail older patients. Eur J Surg Oncol. 2021;47(3 Pt A):519-23.
5. Knight J, Nigam Y. Anatomy and physiology of ageing 2: the respiratory system. Nursing Times. 2017;113(3):53-5.
6. Skonieczna-Żydecka K, Janda K, Kaczmarczyk M, Marlicz W, Łoniewski I, Łoniewska B. The effect of probiotics on symptoms, gut microbiota and inflammatory markers in infantile colic: a systematic review, meta-analysis and meta-regression of randomized controlled trials. J Clin Med. 2020;9(4):999.
7. Parrish CR. Chronic atrophic gastritis: don't miss these nutritional deficiencies. Disponível em: med. virginia.edu/ginutrition/wpcontent/uploads/sites/199/2020/04/April-2020-Chronic-Atrophic-Gastritis. pdf. Acesso em: 1 fev. 2022.
8. Mohanty S, Rosenthal RA, Russell MM, Neuman MD, Ko CY, Esnaola NF. Optimal perioperative management of the geriatric patient: a best practices guideline from the American College of Surgeons NSQIP and the American Geriatrics Society – practice guideline. J Am Coll Surg. 2016;222(5):930-47.
9. Friedrich S, Meybohm P, Kranke P. Nulla Per Os (NPO) guidelines: time to revisit? Curr Opin Anaesthesiol. 2020;33(6):740-5.
10. Lima AFC, Castilho V. Body mobilization for prevention of pressure ulcers: direct labor costs. Rev Bras Enferm. 2015;68(5):647-52.
11. Castro-Lopez DL, Berjano E, Romero-Mendez R. Radiofrequency ablation combined with conductive fluid-based dopants (saline normal and colloidal gold): computer modeling and ex vivo experiments. Biomed Eng OnLine. 2021;20:4.
12. Bowles H, Sánchez N, Tapias A, Paredes P, Campos F, Bluemel C et al. Radioguided surgery and the GOSTT concept: from pre-operative image and intraoperative navigation to image-assisted excision. Rev Esp Med Nucl Imagen Mol. 2017;36(3):175-84.
13. van Leeuwen FW, Valdés-Olmos R, Buckle T, Vidal-Sicart S. Hybrid surgical guidance based on the integration of radionuclear and optical technologies. Br J Radiol. 2016;89(1062):20150797.
14. Antonelli Incalzi R, Bernabei R, Bonanni P, Conversano M, Ecarnot F, Gabutti G et al. Vaccines in older age: moving from current practice to optimal coverage: a multidisciplinary consensus conference. Aging Clin Exp Res. 2020;32(8):1405-15.

CAPÍTULO 4

DIAGNÓSTICO E TRATAMENTO DA SARCOPENIA NO IDOSO

S. K. Papadopoulou
G. Voulgaridou

RESUMO

A sarcopenia se caracteriza por perda progressiva de massa e da função da musculatura esquelética. Imobilidade, má nutrição global ou déficits proteicos, alterações metabólicas e hormonais, envelhecimento neuromuscular e inflamação sistêmica são os mecanismos potenciais invocados. Sua prevalência nos idosos oscila substancialmente em função de idade e etnia, enfermidades crônicas como cardíacas, renais e oncológicas, ambiente de vida (independentes, hospitalizados, asilados) e, sobretudo, critérios diagnósticos (massa, resistência, desempenho muscular). As sociedades internacionais concordam que a definição deve abarcar tanto aspectos de massa como de função da musculatura. As abordagens terapêuticas mais efetivas transitam pela atividade física, especialmente treinamento de resistência, lado a lado com a nutrição.

INTRODUÇÃO

A sarcopenia, derivada do grego *sarx* (carne) e *penia* (escassez), afeta mais a população geriátrica, caracterizando-se por perda de massa e da função muscular.[1] É comum e eleva o risco de fragilidade, quedas e traumatismos, hospitalização, perda de independência e mortalidade.[2] Além do envelhecimento, prende-se a situações de inatividade física, má nutrição e comorbidades em qualquer faixa etária.[3]

A sarcopenia é, em certo grau, natural nos idosos,[1] distinguindo-se daquela deflagrada por outras condições, em especial câncer, insuficiência cardíaca e renal, e que para alguns já deve ser designada como caquexia. O denominador comum seria a condição catabólica que mobiliza aminoácidos da massa muscular.[4] Entretanto, a caquexia envolve hipercatabolismo, além de inflamação, o que não a superpõe à sarcopenia. Na realidade, há várias conceituações de sarcopenia,[5,6] que, em conjunto com o tipo de população avaliada, implicam grandes oscilações nos achados de prevalência.[6]

PREVALÊNCIA

Como se aludiu, interferem na estimativa dessa condição as circunstâncias de vida (independentes *versus* institucionalizados), dados demográficos e étnicos, além das técnicas utilizadas e dos pontos de corte adotados. Em 2019, ela foi anunciada como de 10% naqueles > 60 anos.[7] Em 2020, reiterou-se a média para idosos de vida comunitária (independentes), correspondendo a 11% em homens e 9% em mulheres. Em asilos ela salta para 51 e 31%, considerando os mesmos gêneros, e um pouco menos em casos hospitalizados (23 e 24%, respectivamente). Indivíduos institucionalizados em qualquer contexto permanecem mais tempo acamados e sem se exercitar, ademais consumindo apenas a dieta fornecida, sem opção de selecionar os próprios alimentos.[8]

Em asiáticos a sarcopenia parece ocorrer menos que nos originários de outros países, sendo os pontos de corte para asiáticos mais baixos do que para outros grupos. Jovens de etnicidade análoga são a referência.[9]

A bioimpedância (BIA), bastante utilizada no diagnóstico, é um possível fator de confusão, pois tende a subestimar a gordura corporal e a inflacionar os valores da musculatura.[7,8,10] Por outro lado, em uma comparação com a absorciometria de raios X de dupla energia (Dexa), a prevalência de sarcopenia mediante BIA revelou-se aumentada.[11] Analogamente, os critérios endossados por entidades como European Working Group on Sarcopenia in Older People (EWGSOP), Asian Working Group for Sarcopenia (AWGS) e International Working Group on Sarcopenia (IWGS) divergem. São inferiores às taxas de prevalência para esta última organização,[12] talvez porque ela omita força e desempenho muscular.[9,13]

DIAGNÓSTICO

A pesquisa da sarcopenia não é irrelevante, posto que se trata de sinalizador de dependência física, qualidade de vida, morbidade e mortalidade.[14] As ferramentas diagnósticas distinguem-se conforme o grau de mobilidade do indivíduo e o objetivo, qual seja, de triagem inicial ou de acompanhamento.[14-16] A avaliação se torna mais imperiosa quando ocorrem desordens como fraqueza, quedas, marcha vagarosa, dificuldade de se levantar da cadeira, emagrecimento ou atrofia muscular.[17]

Questionário Sarc-F

Proposto por Malmström e Morley, em 2013,[18] é endossado no EWGSOP 2[15] e tornou-se o mais popular.[19] É simples, preenchido pelo próprio indivíduo, e presta-se para uso ambulatorial.[20] Enfoca força, capacidade de levantar-se da cadeira, caminhar sem ajuda, subir escadas, e ainda a ocorrência de quedas. Cada item recebe 0 a 2 pontos, o que perfaz 0 a 10 na pontuação total. O diagnóstico baseia-se em escore igual ou menor que 4. Sua especificidade é elevada, porém não a sensibilidade. Ainda assim, auxilia no rastreamento de possíveis candidatos para tratamento.[20,21]

A versão incrementada Sarc-F (Sarc-CalF) acrescenta a circunferência da panturrilha e modifica a pontuação, de modo que valores altos (≥ 11) é que apontam para sarcopenia.[22] O teste torna-se mais preciso, contudo permanece a baixa sensibilidade. Ainda assim, consiste em alternativa de interesse.[21]

Avaliação de risco pelo *Mini sarcopenia* (MSRA)

Na versão curta (MSRA-5) ou longa (MSRA-7), o questionário revela melhor sensibilidade que o Sarc-F, tanto para idosos de vida livre como para enfermos hospitalizados com insuficiência cardíaca crônica.[23] O formato completo debruça-se sobre idade, hospitalização recente, grau de atividade física, frequência de refeições, consumo de laticínios, ingestão de proteína e emagrecimento involuntário > 2 kg no último ano. O MSRA-5 omite os itens de laticínios e proteína, e os pontos de corte para sarcopenia são, respectivamente, ≤ 30 e ≤ 45. Há sugestões de que o MSRA-5 seja mais efetivo,[24] entretanto as evidências para ambos ainda são escassas.

Métodos de imagem

Além da Dexa já referida, fazem parte das opções a ressonância magnética (RM) e a tomografia computadorizada (TC).[25] A Dexa mensura a musculatura no contexto da avaliação da composição corpórea[26] e desfruta de boa reputação científica, sendo bem-aceita pelos idosos.[27] Dependendo da metodologia, quantifica globalmente massa magra (MM), gordura corporal ou massa gorda (MG), mineralização óssea (MO) e também achados regionais para estes (musculatura apendicular).[25] Tem como pontos positivos a rapidez (< 20 minutos) e o custo mais acessível.[26] Uma limitação é a de que a qualidade da massa magra/muscular não é avaliada,[25,26] notadamente em casos de músculo infiltrado por tecido adiposo (esteatose muscular). O estado de hidratação poderá interferir nos resultados,[25] e diferentes fabricantes se valem de metodologias e equações distintas, o que dificulta a comparação de achados.[25,26] Tal como os outros métodos de imagem, não é portátil, o que impede estudos de consultório ou ambulatório.[11,28]

O padrão-ouro na atualidade é RM ou TC,[27] pela capacidade de distinguir claramente a gordura,[28] quantificando, portanto, a qualidade da musculatura.[26] A TC expõe o paciente à radiação ionizante, o que limita sua utilidade no rastreamento de casos de enfermidades crônicas como câncer.[9,25] Ainda que seja padrão-ouro, cumpre ressaltar que os pontos de corte para diagnóstico de ambos ainda suscitam dúvidas.[15] Como sabido, são métodos dispendiosos que demandam equipamento não portátil e técnicos especializados.[26]

Bioimpedância (BIA)

A técnica popularizou-se pela disponibilidade, portabilidade e custo comparativamente modesto.[15] Já a precisão se ressente do fato de que as medições são duplamente indiretas, valendo-se da condutância bioelétrica dos tecidos para deduzir sua composição.[26] Esta sofre impacto de idade, etnia, enfermidade principal e comorbidades, bem como da ingestão recente de alimentos ou da prática de exercício.[29] Parece superestimar a massa magra (MM), em detrimento da massa gorda (MG). Em que pesem essas limitações, tem sido inserida em normativas de sarcopenia, tanto europeias como asiáticas.[15,16]

Na prática, a Dexa tende a ser utilizada em atenção primária à saúde, geriatria e enfermidades metabólicas, contrapondo-se à preferência por TC e RM nas moléstias crônicas.[9] A BIA é inferior, no entanto continua a ser adotada para exames iniciais.[30]

Função muscular e testes mais comuns

Os dinamômetros (ou vigorímetros) para documentar a força de preensão manual (FPM) existem na rotina há mais de meio século, revelando-se portáteis e de modesto custo.[31] Embora a relação com força de outros membros não seja confiável, o método é bem-aceito para avaliação inicial.[16,32] O Jamar é um dos mais prestigiados, ainda que haja outros modelos disponíveis.[33] Uma limitação é justamente não refletir com precisão o desempenho dos membros inferiores, crucial para atividades como caminhar, levantar-se da cadeira e subir escadas.[34,35] Seria um dos motivos para valorizar o *teste dos músculos extensores do joelho*, que inclusive parecem se deteriorar mais depressa no idoso, prestando-se melhor, portanto, para um diagnóstico precoce da sarcopenia.[36] O exame mostrou-se superior à força de preensão manual no rastreamento funcional de idosos em instituições semiassistidas.[37]

O teste de levantar-se da cadeira é valorizado pela normativa EWGSOP 2 como adequado para refletir o desempenho muscular da metade inferior do corpo, destacando-se, nomeadamente, para triagem de sarcopenia em mulheres idosas.[38] Consiste em cronometrar o tempo necessário para passar da posição sentada para em pé e novamente sentar-se, sem usar os braços, durante cinco vezes seguidas. A crítica é que tal habilidade se prenderia mais ao estado funcional do indivíduo que à sua massa muscular, e detecta menos casos de sarcopenia que o dinamômetro manual.[39]

DESEMPENHO DE ATIVIDADE FÍSICA

Bateria curta de desempenho físico (SPPB)

O teste mensura objetivamente o estado funcional da musculatura dos membros inferiores, mediante a cronometragem de três atividades: o teste de levantar-se da cadeira, a que já se aludiu; a velocidade de marcha usual, em que 4 m são percorridos; e ainda o teste de equilíbrio em pé, que abrange três manobras: ficar em pé com os pés juntos por 10 segundos, colocar o dorso de um pé em contato com o hálux (dedão) do outro pé por 10 segundos, e finalmente alinhar um pé encostado atrás do outro por mais 10 segundos.[40] A pontuação varia de 0 a 12, e < 8 sinaliza mau desempenho.[15] O SPPB pode ser completado em relativamente pouco tempo e é endossado pela EWGSOP.[28]

A velocidade de marcha usual integra a bateria anterior, contudo tem sido utilizada isoladamente para prever desfechos clínicos.[28,41] Nenhum equipamento é exigido, exceto o cronômetro e um piso liso horizontal de 4 m. Velocidade inferior a 0,8 m/s, tanto para homens como para mulheres, evidencia má função física.[15,16]

Teste TUG (*Timed up and go*)

Consiste em levantar-se da cadeira, caminhar 3 m na velocidade usual, virar-se, retornar e sentar-se de novo. Usado para triagem de sarcopenia, também se revela útil para prever risco de quedas.[42] Em idosos, ≥ 13,5 segundos de duração total indica risco clínico elevado de quedas.[43]

Outros testes de desempenho

Há quem defenda o teste da caminhada de 400 m, o da caminhada de 6 minutos e também a força para subir degraus.[6,28,44] Na rotina, prefere-se documentar a velocidade da marcha, conforme já relatado.[45]

Biomarcadores

Na sarcopenia podem suceder desvios hormonais e da sensibilidade neuromuscular, padrões de estado pró-inflamatório nas proteínas musculares e estresse oxidativo. Um só biomarcador seria o ideal,[15] entretanto se recomenda apelar para um conjunto de indicadores complementares (métodos de imagem, testes funcionais e dosagens bioquímicas).[46] No que tange a variáveis plasmáticas, há experiência com citocinas como TNF-alfa e interleucina 6, além de testosterona e hormônio do crescimento.[47]

CONSENSOS DIAGNÓSTICOS

Além das organizações já citadas (EWGSOP, IWGS, AWGS), há padronizações advogadas pela American Foundation for the National Institutes of Health (FNIH) e pelo Sarcopenia Definition and Outcomes Consortium (SDOC) (Quadro 1). Note-se que, em relação às propostas de 2010,[28] a atual categorização europeia (EWGSOP 2) reconhece a fraqueza muscular como provável sarcopenia; esta última, combinada com quantidade insuficiente de musculatura, como sarcopenia confirmada; e ambas, somadas ao desempenho físico comprometido, como sarcopenia grave.[15] Os algoritmos EWSGOP e EWGSOP 2 são sintetizados nos Quadros 2 e 3. No guia EWSGOP original os pontos de corte adotados eram de dois desvios padrões abaixo da média de controles adultos sadios.[28] Na versão mais recente, valores específicos são inseridos. Note-se que os limites de força manual de preensão no EWSGOP 2 subestimam a prevalência de sarcopenia, o que poderia acarretar subdiagnóstico desse fenótipo.[48]

QUADRO 1   Análise crítica dos critérios diagnósticos da sarcopenia

Entidade e critérios	Observações
EWGSOP 2010 Redução de massa, força e desempenho muscular	Admite pré-sarcopenia, sarcopenia e sarcopenia grave
IWGS 2011 Redução de massa e desempenho muscular	Os acamados, os que não se levantam sem auxílio da cadeira ou com velocidade de marcha < 1 m/s necessitam de Dexa
FNIH 2014 Redução de massa, força e desempenho muscular	Vale-se de duas métricas básicas, a massa muscular apendicular (Dexa) relativamente ao IMC (opção 1) e esta acrescida da força de preensão manual
AWGS 2014 Redução de massa, força e desempenho muscular	Similar à EWGSOP, porém com pontos de corte próprios para asiáticos e descendentes
EWGSOP 2 2019 Redução de massa, força e desempenho muscular	Critérios para sarcopenia provável, confirmada e grave são oferecidos
SDOC 2020 Redução de força e desempenho muscular	A sarcopenia dependeria de lentidão e fraqueza muscular, sem Dexa, pois esta não se correlaciona robustamente com quedas, mobilidade e mortalidade

AWGS: Asian Working Group for Sarcopenia; Dexa: absorciometria de raios X de dupla energia; EWGSOP: European Working Group on Sarcopenia in Older People; FNIH: American Foundation for the National Institutes of Health; IMC: índice de massa corporal; IWGS: International Working Group on Sarcopenia; SDOC: Sarcopenia Definition and Outcomes Consortium.
Fonte: Cruz-Jentoft et al.[15]

QUADRO 2   Rotina prática do European Working Group on Sarcopenia in Older People (EWGSOP)

Marcha no idoso > 65 anos	
> 0,8 m/s: medir preensão manual	< 0,8 m/s: solicitar Dexa ou BIA
Força > 30 kg/homens ou > 20 kg/mulheres: não há sarcopenia	Dexa > 7,25 kg/m² músculo (homens) ou > 5,5 kg/m² (mulheres): sem sarcopenia
Valores inferiores: risco de sarcopenia – investigação com Dexa ou BIA	BIA > 8,87 kg/m² músculo (homens) ou > 6,42 kg/m² (mulheres): sem sarcopenia
	Valores inferiores para Dexa ou BIA: sarcopenia confirmada

BIA: análise de bioimpedância; Dexa: absorciometria de raios X de dupla energia.
Fonte: Cruz-Jentoft et al.[28]

QUADRO 3   Rotina prática do European Working Group on Sarcopenia in Older People (EWGSOP 2)

Questionário Sarc-F ≤ 4: possível sarcopenia Testar força de preensão manual (FPM), tempo de levantar-se da cadeira (LC)	Questionário Sarc > 5: sem sarcopenia
FPM e LC inadequados: sarcopenia provável – solicitar Dexa (BIA, TC, RM) - considerar tratamento	FPM > 27 kg (homens), > 16 kg (mulheres), LC < 15 s: sem sarcopenia
Dexa inadequado: com sarcopenia – documentar velocidade de marcha, SPPB, TUG – considerar tratamento	Dexa > 7 kg/m^2 (homens) > 6 kg/m^2 (mulheres): sem sarcopenia
Velocidade de marcha < 0,8 m/s, SPPB ≤ 8, TUG > 20 s: sarcopenia grave	

BIA: análise de bioimpedância; Dexa: absorciometria de raios X de dupla energia; RM: ressonância magnética; SPPB: bateria curta de desempenho físico; TC: tomografia computadorizada; TUG: teste Timed Up and Go.
Fonte: Cruz-Jentoft et al.[15]

Para o IWGS a sarcopenia se resume à redução da massa e do desempenho muscular, sem que a força seja contemplada. A sarcopenia é enfatizada em indivíduos acamados, nos que não se levantam sozinhos da cadeira e nos que caminham vagarosamente. Estes seriam candidatos para avaliação subsequente da composição corpórea.[13] Há na padronização IWGS pontos de corte para velocidade da marcha e massa muscular (Quadro 4).

Para o grupo asiático AWGS (2014), queda de massa e força muscular e/ou desempenho físico configuram sarcopenia.[16] Seus pontos de corte são mais baixos que os da EWGSOP e IWGS.[13,16,28] A Dexa é a tecnologia mais prestigiada, e a BIA é sugerida para estudos comunitários, dada sua praticidade, segurança e baixo custo. Os pontos de corte menos rígidos talvez justifiquem a baixa prevalência de sarcopenia nos asiáticos, devendo-se ter em mente possíveis divergências também concernentes a condições socioeconômicas, cultura e estilo de vida.[16,19,49]

As padronizações do FNIH[50] não se afastam muito da EWGSOP, iniciando-se com velocidade da caminhada, seguida da força de preensão manual e mais adiante Dexa. Sua métrica para Dexa é única, a saber: massa muscular apendicular (MMA) dividida pelo índice de massa corporal (IMC), rejeitando como denominador o quadrado da altura adotada em outras categorizações.[13,15,16,28,51,52]

Mais um colegiado, o Sarcopenia Definition and Outcomes Consortium (SDOC), divulgou sua ótica em 2020. A definição de sarcopenia foge do usual e se alicerça unicamente em fraqueza muscular e lentidão de marcha,[50] conforme pontos de corte listados no Quadro 4. Racional seria a melhor correlação desses parâmetros com desfechos clinicamente relevantes, abrangendo incapacidade geral e de mobilidade, quedas, fraturas de quadril e mortalidade. Nesse diapasão, omitem a massa corporal magra de seus referenciais e reforçam a velocidade da caminhada como o melhor preditor de lentidão muscular em idosos não institucionalizados.[50] Seus pontos de corte são mais elevados, talvez para não deixar escapar casos de sarcopenia, posto que eliminaram a variável MM.[28,52,53]

	IWGS	FNIH	AWGS	EWGSOP 2	SDOC
Massa	Dexa: (MMA/altura^2) < 7,23 kg/m^2, homens; < 5,67 kg/m^2, mulheres	Dexa: (MMA/IMC) < 0,789 kg/IMC, homens; < 0,512 kg/IMC, mulheres (FPM < 26 kg)	Dexa: (MMA/altura^2) < 7 kg/m^2, homens; < 5,4 kg/m^2, mulheres ou BIA: ≤ 7 kg/m^2, homens; < 5,7 kg/m^2, mulheres	Dexa: (MMA/IMC^2) < 7 kg/m^2, homens, < 6 kg/m^2, mulheres ou BIA, TC, RM	Não consta
Força	Não consta	FPM < 26 kg, homens; < 16 kg, mulheres	FPM < 26 kg, homens; < 18 kg, mulheres	FPM < 27 kg, homens; < 16 kg, mulheres; ou levantar-se da cadeira > 15 s	FPM < 35,5 kg, homens; < 20 kg, mulheres
Ação	4MGS: < 1 m/s ou levantar-se da cadeira sem ajuda	4MGS, 6MGS: < 0,8 m/s	6MGS: < 0,8 m/s	4MGS, 6MGS: < 0,8 m/s ou SPPB: ≤ 8 TUG: ≥ 20 s 400 MGS: > 6 min	4MGS, 6MGS: < 0,8 m/s

4MGS: velocidade da marcha em 4 m; 6MGS: velocidade da marcha em 6 m; 400MGS: velocidade da marcha em 400 m; AWGS: Asian Working Group for Sarcopenia; BIA: análise de bio-impedância; Dexa: absorciometria de raios X de dupla energia; EWGSOP: European Working Group on Sarcopenia in Older People; FNIH: American Foundation for the National Institutes of Health; FPM: força de preensão manual; IMC: índice de massa corporal; IWGS: International Working Group on Sarcopenia; MMA: massa muscular apendicular (definida por Dexa); RM: ressonância magnética; SDOC: Sarcopenia Definition and Outcomes Consortium; SPPB: bateria curta de desempenho físico; TC: tomografia computadorizada; TUG: teste Timed Up and Go.
Fonte: Cruz-Jentoft et al.[15]

TRATAMENTO

Exercício e atividades físicas

São universalmente recomendados para enfermidades crônicas e degenerativas, assim como para as comorbidades do idoso, nomeadamente cardiovasculares, neurológicas, câncer, psiquiátricas, pulmonares, obesidade e diabetes.[54] Especificamente, a inatividade física vincula-se à redução da massa e da força muscular, representando uma pedra angular na abordagem da sarcopenia (Figura 1).

Treinamento resistido progressivo

O treinamento resistido progressivo (TRP) tem sido empregado para incrementar massa, força e desempenho muscular, por exemplo, em casos de atrofia muscular, reduzindo a duração da hospitalização e elevando tanto a área muscular quanto a FPM em idosos. Comparado com outras modalidades de exercício em indivíduos de meia-idade e idosos, sinalizou o maior impacto na força isocinética e na FPM. O TRP de elevada intensidade é ótimo em casos de sarcopenia para gerar ganhos de força. Nesse sentido, grandes grupos musculares deveriam ser mo-

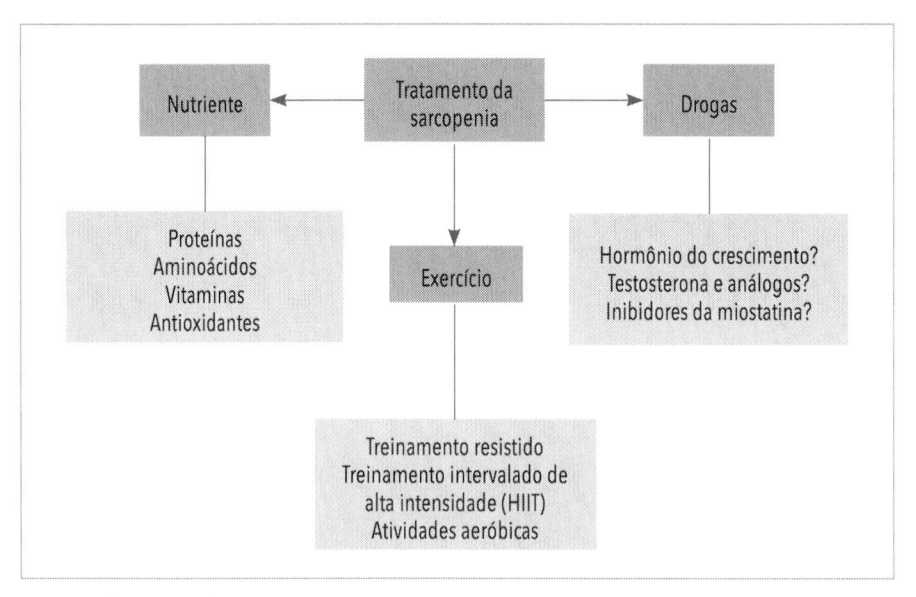

Figura 1   Tratamento da sarcopenia.
Fonte: Cruz-Jentoft et al.[15]

bilizados, com 2 a 3 treinamentos por semana, cada um com 1 a 4 sessões de 8 a 15 repetições.

Uma variante possível é o exercício excêntrico, no qual o músculo é contraído e, ao mesmo tempo, estirado. Ocorre aumento de força enquanto o consumo de energia diminui, o que o torna ideal para indivíduos com baixos requisitos e utilizações de energia.

Treinamento intervalado de alta intensidade (HIIT)

Consiste em períodos de forte intensidade intercalados com outros mais suaves, incluindo descansos curtos, o que parece prover benefícios fisiológicos em menos tempo que os regimes tradicionais. Tal afirmação é embasada pela elevação no músculo de PGC-1 (coativador do receptor ativado por proliferadores de peroxissoma gama), o qual preside a biogênese mitocondrial no músculo. Em consequência, melhora a captação de glicose, a capacidade oxidativa, a proteção antioxidante e a sarcopenia. Há evidências de que idosos são capazes de aderir a duas sessões tipo HIIT de resistência excêntrica isocinética, mesmo em se tratando de atividades de máxima intensidade, potencialmente desencadeando lesões musculares, sem impactos negativos sobre a função e a adaptação muscular.

Exercícios aeróbicos

Caracterizam-se por estimular a capacidade aeróbica, a regulação metabólica e a função cardiovascular mediante a indução da síntese de adenosina trifosfato nas mitocôndrias. Promovem analogamente a biogênese e a dinâmica mitocondrial, reduzindo a expressão de genes catabólicos e elevando a síntese proteica muscular. Também a expressão de RNA mensageiro (mRNA) da miostatina é regulada.[53] Todas essas variáveis parecem imbricadas na patogênese da sarcopenia, razão por que uma ação protetora é postulada. O ciclismo confirmou-se capaz de aumentar a massa e a força muscular tanto aos 20 anos quanto aos 74,[55] reiterando os benefícios estimados para funções mitocondriais e musculares.

Dieta e suplementos

Entre 40 e 75 anos o consumo de alimentos reduz-se em cerca de 25%, podendo infligir déficits de macro e micronutrientes. Vitamina D, cálcio e antioxidantes são alguns dos nutrientes contextualizados na sarcopenia,[56] ao lado do metabolismo proteico.

Proteína e aminoácidos

Discute-se se a reposição muscular é satisfatória no idoso, e se ingestões mais elevadas de proteína seriam aconselháveis.[57] De fato, nessa faixa etária o apetite poderá encontrar-se alterado, as preferências dietéticas poderão não ser equilibradas e transtornos gastrointestinais são assíduos. Há razões para crer que o aproveitamento da proteína tampouco seja eficiente, com maior utilização hepática e intestinal acoplada à menor síntese ao lado de resistência à insulina.[58] Os gastos poderão se revelar elevados por conta de processos inflamatórios, enfermidades agudas e crônicas, além de maior oxidação proteica.[59] Estima-se que um mínimo de 25 a 30 g diários de proteína de alto valor biológico, dentro da cota geral da dieta, sejam indispensáveis para a máxima ativação da síntese proteica muscular.[60] Em consequência, as propostas para proteínas oscilam entre o usual de 1 a 1,2 g/kg/dia até megaprescrições de 1,6 a 2,5 g/kg dia, no intuito de maximizar a síntese muscular.[58,61]

Individualização da prescrição proteica

Para máxima resposta sugerem-se 4 a 6 refeições ao dia, contendo até 20 a 35 g de proteína cada, preferindo-se as fontes ricas no aminoácido essencial leucina (2,5 a 3 g).[58] A Sociedade Europeia de Nutrição Clínica e Metabolismo (Espen) em princípio endossa tal prescrição, acrescida de 2,5 g de leucina.[62] Naturalmente, os patamares mais robustos de ingestão aqui assinalados envolvem riscos e não podem ser inseridos na rotina, devendo ser ponderados à luz das funções orgânicas, em especial renal e hepática, bem como do estado nutricional prévio e da frequência e intensidade dos exercícios contemplados. São mais apropriados para esportistas em fase de treinamento e ganho de musculação que para prevenção e manejo da sarcopenia no idoso. De todo modo, estima-se que a distribuição dos ganhos ao longo do dia e início da noite (bebida proteica de caseína 30 minutos antes de deitar) fortaleça em até 25% a síntese proteica do organismo.[63]

O aminoácido leucina

Há estudos atribuindo aos aminoácidos essenciais de cadeia ramificada, em particular à leucina, o papel de ativar as vias de biossíntese proteica. A leucina está presente na carne, proteína do soro do leite, laticínios em geral, amendoim, lentilhas e feijão-preto.[62] Um protocolo sugere que fortalecer proteína pura com 2,5 g de leucina incentiva o anabolismo em homens idosos. Baixas concentrações de leucina circulantes sinalizam depressão de índices de musculatura esquelética, força de preensão manual e desempenho muscular.[62]

Parte da popularidade da proteína do soro do leite (*whey*) se deve ao fato de que, comparativamente à caseína e mesmo à caseína hidrolisada, sua digestão e absorção parecem mais rápidas e o teor de aminoácidos essenciais, notadamente leucina, é superior.[64] O impacto clínico não é muito claro, pois a caseína, como outras proteínas da alimentação, continua a ser digerida durante o sono, de modo que acaba igualmente aproveitada. Na realidade, laticínios em geral costumam ser bem--vindos na terceira idade,[65] com melhoras na musculatura e mineralização óssea em mulheres idosas, graças também ao teor de cálcio que veiculam.[66]

Vitaminas e antioxidantes

A vitamina D tem sido associada a sarcopenia e fragilidade,[67] e polimorfismos genéticos relativos ao seu metabolismo parecem correlacionar-se com a força muscular.[68] Em pessoas com > 65 anos, suplementações de 400 a 4.000 UI/dia por 1 a 60 meses resultaram em maior força muscular, conforme uma metanálise.[69]

Os antioxidantes caroteno e vitamina C correlacionaram-se com massa e desempenho muscular no estudo populacional InChianti.[27] O betacaroteno também parece ter balizado a velocidade da marcha em idosos.[31] A vitamina D ocorre naturalmente em certos peixes (sardinha, salmão, atum), com ofertas menores em ovos e carne vermelha. Em algumas partes do mundo, laticínios, margarina e cereais matinais são fortificados com vitamina D, porém no Brasil isso não é requerido. Os antioxidantes são significativos em legumes, verduras e frutas frescos ou congelados.

Ácidos graxos ômega-3

Metanálise desvenda achados compatíveis com modestos incrementos na massa e desempenho muscular, quando ácidos graxos ômega-3 são suplementados para idosos. Os resultados aparentemente são mais convincentes com doses de > 2 g/dia por > 6 meses.[70]

Vitamina B12

Há protocolos sobre possível papel da vitamina B12 na fragilidade e na sarcopenia.[71] Concentrações plasmáticas abaixo de 400 pg/mL associam-se com queda de índices como MM e musculatura esquelética total, assim como incidência de sarcopenia.[72] Evidências limitadas sugerem correlação do seu consumo com o teste de levantar-se da cadeira,[71] entretanto falta respaldo para sua prescrição rotineira. Nesse mesmo diapasão, o resveratrol associado ao exercício tende a reverter a disfunção mitocondrial e o estresse oxidativo, revestindo-se de efeito antissarcopenia em idosos[73] e talvez também na obesidade sarcopênica. Contudo, mais estudos sobre o tema são necessários antes que tal suplementação seja implementada.

Hormônio do crescimento e testosterona

Há experiência relativamente abundante sobre prescrição de hormônio do crescimento (GH) e elevação da massa muscular, mas não da força ou função. A testosterona em homens utilizada há mais de meio século parece vantajosa, na medida em que tanto massa como força são beneficiadas. Entretanto, poderá precipitar transtornos cardiovasculares. Ambos os fármacos predispõem ao câncer, e são considerados por entidades internacionais como *doping* durante competições.

Outras drogas

Não faltam iniciativas visando estimular farmacologicamente a reversão da sarcopenia, podendo-se elencar moduladores seletivos do receptor androgênico,[66] inibidores da miostatina, inibidores da enzima conversora da angiotensina, talidomida, celecoxibe, grelina e seus análogos, ruxolitinibe, além de agentes experimentais como OHR/AVR118, VT-122, BYM338 e MT-102. Em que pesem tais iniciativas, as sociedades científicas não sancionam correntemente nenhum medicamento ou hormônio para manejo da sarcopenia.

REFERÊNCIAS

1. Rosenberg IH. Sarcopenia: origins and clinical relevance. Clin Geriatr Med. 2011;27(3):337-9.
2. Senior HE, Henwood TR, Beller EM, Mitchell GK, Keogh JWL. Prevalence and risk factors of sarcopenia among adults living in nursing homes. Maturitas. 2015;82(4):418-23.
3. Peterson SJ, Mozer M. Differentiating sarcopenia and cachexia among patients with cancer. Nutrition in Clinical Practice. 2017;32(1):30-9.
4. Sanders KJC, Kneppers AEM, vande Bool C, Langen RCJ, Schols AMWJ. Cachexia in chronic obstructive pulmonary disease: new insights and therapeutic perspective. J Cachexia Sarcopenia Muscle. 2016;7(1):5-22.
5. Santilli V. Clinical definition of sarcopenia. ccmbm [Internet]. 2014. Disponível em: http://www.ccmbm. com/common/php/portiere.php?ID=d72823d3ad9c0d17bdc17462dd840eaf. Acesso em: 14 jun. 2021.
6. Beaudart C, McCloskey E, Bruyère O, Cesari M, Rolland Y, Rizzoli R et al. Sarcopenia in daily practice: assessment and management. BMC Geriatr. 2016;16(1):170.
7. Shafiee G, Keshtkar A, Soltani A, Ahadi Z, Larijani B, Heshmat R. Prevalence of sarcopenia in the world: a systematic review and meta-analysis of general population studies. J Diabetes Metab Disord. 2017;16(1):212.
8. Hai S, Wang H, Cao L, Liu P, Zhou J, Yang Y et al. Association between sarcopenia with lifestyle and family function among community-dwelling Chinese aged 60 years and older. BMC Geriatrics. 2017;17(1):189.
9. Lee K, Shin Y, Huh J, Sung YS, Lee I-S, Yoon K-H et al. Recent issues on body composition imaging for sarcopenia evaluation. Korean J Radiol. 2019;20(2):210.
10. Jansen WJ, Ossenkoppele R, Knol DL, Tijms BM, Scheltens P, Verhey FRJ et al. Prevalence of cerebral amyloid pathology in persons without dementia. JAMA. 2015;313(19):1924-311.
11. Chien M-Y, Huang T-Y, Wu Y-T. Prevalence of sarcopenia estimated using a bioelectrical impedance analysis prediction equation in community-dwelling elderly people in Taiwan. J Am Geriatr Soc. 2008;56(9):1710-5.
12. Papadopoulou SK, Tsintavis P, Potsaki G, Papandreou D. Differences in the prevalence of sarcopenia in community-dwelling, nursing home and hospitalized individuals. A systematic review and meta-analysis. J Nutr Health Aging. 2020;24(1):83-98.
13. Fielding RA, Vellas B, Evans WJ, Bhasin S, Morley JE, Newman AB et al. Sarcopenia: an undiagnosed condition in older adults. Current consensus definition: prevalence, etiology, and consequences. International Working Group on Sarcopenia. Journal of the American Medical Directors Association. 2011;12(4):249-56.
14. Goodpaster BH, Park SW, Harris TB, Kritchevsky SB, Nevitt M, Schwartz AV et al. The loss of skeletal muscle strength, mass, and quality in older adults: the health, aging and body composition study. J Gerontol A Biol Sci Med Sci. 2006;61(10):1059-64.

15. Cruz-Jentoft AJ, Bahat G, Bauer J, Boirie Y, Bruyère O, Cederholm T et al. Sarcopenia: revised European consensus on definition and diagnosis. Age and Ageing. 2019;48(1):16-31.
16. Chen L-K, Liu L-K, Woo J, Assantachai P, Auyeung T-W, Bahyah KS et al. Sarcopenia in Asia: Consensus Report of the Asian Working Group for Sarcopenia. Journal of the American Medical Directors Association. 2014;15(2):95-101.
17. Morley JE, Abbatecola AM, Argiles JM, Baracos V, Bauer J, Bhasin S et al. Sarcopenia with limited mobility: an international consensus. J Am Med Dir Assoc. 2011;12(6):403-9.
18. Malmström TK, Morley JE. SARC-F: a simple questionnaire to rapidly diagnose sarcopenia. Journal of the American Medical Directors Association. 2013;14(8):531-2.
19. Krzymińska-Siemaszko R, Tobis S, Lewandowicz M, Wieczorowska-Tobis K. Comparison of four sarcopenia screening questionnaires in community-dwelling older adults from Poland using six sets of international diagnostic criteria of sarcopenia. PLoS One. 2020;15(4):e0231847.
20. Malmstrom TK, Miller DK, Simonsick EM, Ferrucci L, Morley JE. SARC-F: a symptom score to predict persons with sarcopenia at risk for poor functional outcomes: SARC-F. Journal of Cachexia, Sarcopenia and Muscle. 2016;7(1):28-36.
21. Bahat G, Oren MM, Yilmaz O, Kılıç C, Aydin K, Karan MA. Comparing SARC-F with SARC-CalF to screen sarcopenia in community living older adults. J Nutr Health Aging. 2018;22(9):1034-8.
22. Barbosa-Silva TG, Menezes AMB, Bielemann RM, Malmstrom TK, Gonzalez MC, Grupo de Estudos em Composição Corporal e Nutrição (Coconut). Enhancing SARC-F: improving sarcopenia screening in the clinical practice. J Am Med Dir Assoc. 2016;17(12):1136-41.
23. Rossi AP, Micciolo R, Rubele S, Fantin F, Caliari C, Zoico E et al. Assessing the risk of sarcopenia in the elderly: The Mini Sarcopenia Risk Assessment (MSRA) questionnaire. J Nutr Health Aging. 2017;21(6):743-9.
24. Yang M, Hu X, Xie L, Zhang L, Zhou J, Lin J et al. Validation of the Chinese version of the Mini Sarcopenia Risk Assessment questionnaire in community-dwelling older adults. Medicine (Baltimore). 2018;97(37):e12426.
25. Albano D, Messina C, Vitale J, Sconfienza LM. Imaging of sarcopenia: old evidence and new insights. Eur Radiol. 2020;30(4):2199-208.
26. Tosato M, Marzetti E, Cesari M, Savera G, Miller RR, Bernabei R et al. Measurement of muscle mass in sarcopenia: from imaging to biochemical markers. Aging Clin Exp Res. 2017;29(1):19-27.
27. Cesari M, Fielding RA, Pahor M, Goodpaster B, Hellerstein M, Van Kan GA et al. Biomarkers of sarcopenia in clinical trials-recommendations from the International Working Group on Sarcopenia. J Cachexia Sarcopenia Muscle. 2012;3(3):181-90.
28. Cruz-Jentoft AJ, Baeyens JP, Bauer JM, Boirie Y, Cederholm T, Landi F et al. Sarcopenia: European consensus on definition and diagnosis: Report of the European Working Group on Sarcopenia in Older People. Age and Ageing. 2010;39(4):412-23.
29. Gonzalez MC, Heymsfield SB. Bioelectrical impedance analysis for diagnosing sarcopenia and cachexia: what are we really estimating? Editorial. Journal of Cachexia, Sarcopenia and Muscle. 2017;8(2):187-9.
30. Buckinx F, Landi F, Cesari M, Fielding RA, Visser M, Engelke K et al. Pitfalls in the measurement of muscle mass: a need for a reference standard: Measurement of muscle mass. Journal of Cachexia, Sarcopenia and Muscle. 2018;9(2):269-78.
31. Lauretani F, Semba RD, Bandinelli S, Dayhoff-Brannigan M, Lauretani F, Corsi AM et al. Carotenoids as protection against disability in older persons. Rejuvenation Res. 2008;11(3):557-63.
32. Roberts HC, Denison HJ, Martin HJ, Patel HP, Syddall H, Cooper C et al. A review of the measurement of grip strength in clinical and epidemiological studies: towards a standardised approach. Age and Ageing. 2011;40(4):423-9.
33. Sipers WMWH, Verdijk LB, Sipers SJE, Schols JMGA, van Loon LJC. The Martin Vigorimeter represents a reliable and more practical tool than the jamar dynamometer to assess handgrip strength in the geriatric patient. J Am Med Dir Assoc. 2016;17(5):466.e1-7.
34. Bohannon RW, Magasi SR, Bubela DJ, Wang Y-C, Gershon RC. Grip and knee extension muscle strength reflect a common construct among adults. Muscle Nerve. 2012;46(4):555-8.
35. Ploutz-Snyder LL, Manini T, Ploutz-Snyder RJ, Wolf DA. Functionally relevant thresholds of quadriceps femoris strength. J Gerontol A Biol Sci Med Sci. 2002;57(4):B144-52.

36. Samuel D, Wilson K, Martin HJ, Allen R, Sayer AA, Stokes M. Age-associated changes in hand grip and quadriceps muscle strength ratios in healthy adults. Aging Clin Exp Res. 2012;24(3):245-50.
37. Martien S, Delecluse C, Boen F, Seghers J, Pelssers J, Van Hoecke A-S et al. Is knee extension strength a better predictor of functional performance than handgrip strength among older adults in three different settings? Archives of Gerontology and Geriatrics. 2015;60(2):252-8.
38. Pinheiro PA, Passos TD-RO, Coqueiro R da S, Fernandes MH, Barbosa AR. Motor performance of the elderly in northeast Brazil: differences with age and sex. Rev Esc Enferm USP. 2013;47(1):128-36.
39. Yee XS, Ng YS, Allen JC, Latib A, Tay EL, Abu Bakar HM et al. Performance on sit-to-stand tests in relation to measures of functional fitness and sarcopenia diagnosis in community-dwelling older adults. European Review of Aging and Physical Activity. 2021;18(1):1.
40. Guralnik JM, Simonsick EM, Ferrucci L, Glynn RJ, Berkman LF, Blazer DG et al. A Short Physical Performance Battery Assessing Lower Extremity Function: Association With Self-Reported Disability and Prediction of Mortality and Nursing Home Admission. Journal of Gerontology. 1994;49(2):M85-94.
41. Peel NM, Kuys SS, Klein K. Gait speed as a measure in geriatric assessment in clinical settings: a systematic review. J Gerontol A Biol Sci Med Sci. 2013;68(1):39-46.
42. Podsiadlo D, Richardson S. The Timed "Up & Go": a test of basic functional mobility for frail elderly persons. J Am Geriatr Soc. 1991;39(2):142-8.
43. Rose DJ, Jones CJ, Lucchese N. Predicting the probability of falls in community-residing older adults using the 8-Foot Up-and-Go: a new measure of functional mobility. Journal of Aging and Physical Activity. 2002;10(4):466-75.
44. Martone AM, Marzetti E, Calvani R, Picca A, Tosato M, Bernabei R et al. Assessment of sarcopenia: from clinical practice to research. Journal of Gerontology and Geriatrics. 2019;67:39-45.
45. Bruyère O, Beaudart C, Reginster J-Y, Buckinx F, Schoene D, Hirani V et al. Assessment of muscle mass, muscle strength and physical performance in clinical practice: An international survey. European Geriatric Medicine. 2016;7(3):243-6.
46. Calvani R, Picca A, Marini F, Biancolillo A, Gervasoni J, Persichilli S et al. Identification of biomarkers for physical frailty and sarcopenia through a new multi-marker approach: results from the BIOSPHERE study. GeroScience. 2021;43(2):727-40.
47. Curcio F, Ferro G, Basile C, Liguori I, Parrella P, Pirozzi F et al. Biomarkers in sarcopenia: A multifactorial approach. Experimental Gerontology. 2016;85:1-8.
48. Stuck AK, Mäder NC, Bertschi D, Limacher A, Kressig RW. Performance of the EWGSOP2 cut-points of low grip strength for identifying sarcopenia and frailty phenotype: a cross-sectional study in older inpatients. IJERPH. 2021;18(7):3498.
49. Wang H, Hai S, Cao L, Zhou J, Liu P, Dong B-R. Estimation of prevalence of sarcopenia by using a new bioelectrical impedance analysis in Chinese community-dwelling elderly people. BMC Geriatr. 2016;16:2151
50. Bhasin S, Travison TG, Manini TM, Patel S, Pencina KM, Fielding RA et al. Sarcopenia definition: the position statements of the Sarcopenia Definition and Outcomes Consortium. J Am Geriatr Soc. 2020;68(7):1410-8.
51. Studenski SA, Peters KW, Alley DE, Cawthon PM, McLean RR, Harris TB et al. The FNIH sarcopenia project: rationale, study description, conference recommendations, and final estimates. J Gerontol A Biol Sci Med Sci. 2014;69(5):547-552
52. Cawthon PM, Manini T, Patel SM, Newman A, Travison T, Kiel DP et al. Putative cut-points in sarcopenia components and incident adverse health outcomes: An SDOC analysis. J Am Geriatr Soc. 2020;68(7):1429-350.
53. Ko IG, Jeong JW, Kim YH, Jee YS, Kim SE, Kim SH et al. Aerobic exercise affects myostatin expression in aged rat skeletal muscles: a possibility of antiaging effects of aerobic exercise related with pelvic floor muscle and urethral rhabdosphincter. Int Neurourol J. 2014;18(2):77-85.
54. Pedersen BK, Saltin B. Exercise as medicine – evidence for prescribing exercise as therapy in 26 different chronic diseases. Scand J Med Sci Sports. 2015;25(Suppl 3):1-72.
55. Harber MP, Konopka AR, Undem MK, Hinkley JM, Minchev K, Kaminsky LA et al. Aerobic exercise training induces skeletal muscle hypertrophy and age-dependent adaptations in myofiber function in young and older men. J Appl Physiol (1985). 2012;113(9):1495-504.

56. Papadopoulou SK. Sarcopenia: a contemporary health problem among older adult populations. Nutrients. 2020;12(5):1293.
57. Bianchi L, Ferrucci L, Cherubini A, Maggio M, Bandinelli S, Savino E et al. The predictive value of the EWGSOP definition of sarcopenia: results from the InCHIANTI Study. J Gerontol A Biol Sci Med Sci. 2016;71(2):259-64.
58. Wall BT, Morton JP, van Loon LJC. Strategies to maintain skeletal muscle mass in the injured athlete: nutritional considerations and exercise mimetics. Eur J Sport Sci. 2015;15(1):53-62.
59. Reidy PT, Rasmussen BB. Role of ingested amino acids and protein in the promotion of resistance exercise-induced muscle protein anabolism. J Nutr. 2016;146(2):155-83.
60. Martone AM, Marzetti E, Calvani R, Picca A, Tosato M, Santoro L et al. Exercise and protein intake: a synergistic approach against sarcopenia. BioMed Research International. 2017;2017:e2672435.
61. Bauer J, Biolo G, Cederholm T, Cesari M, Cruz-Jentoft AJ, Morley JE et al. Evidence-based recommendations for optimal dietary protein intake in older people: a position paper from the PROT-AGE Study Group. J Am Med Dir Assoc. 2013;14(8):542-59.
62. Rondanelli M, Nichetti M, Peroni G, Faliva MA, Naso M, Gasparri C et al. Where to find leucine in food and how to feed elderly with sarcopenia in order to counteract loss of muscle mass: practical advice. Front Nutr. 2021;7:622391.
63. Kerksick CM, Arent S, Schoenfeld BJ, Stout JR, Campbell B, Wilborn CD et al. International society of sports nutrition position stand: nutrient timing. Journal of the International Society of Sports Nutrition. 2017;14(1):33.
64. Phillips SM, Van Loon LJC. Dietary protein for athletes: from requirements to optimum adaptation. J Sports Sci. 2011;29(Suppl 1):S29-38.
65. Phillips SM, Martinson W. Nutrient-rich, high-quality, protein-containing dairy foods in combination with exercise in aging persons to mitigate sarcopenia. Nutr Rev. 2019;77(4):216-29.
66. Radavelli-Bagatini S, Zhu K, Lewis JR, Prince RL. Dairy food intake, peripheral bone structure, and muscle mass in elderly ambulatory women. J Bone Miner Res. 2014;29(7):1691-700.
67. Bosdou JK, Konstantinidou E, Anagnostis P, Kolibianakis EM, Goulis DG. Vitamin D and obesity: two interacting players in the field of infertility. Nutrients. 2019;11(7):E1455.
68. Wilhelm-Leen ER, Hall YN, Deboer IH, Chertow GM. Vitamin D deficiency and frailty in older Americans. J Intern Med. 2010;268(2):171-80.
69. Beaudart C, Buckinx F, Rabenda V, Gillain S, Cavalier E, Slomian J et al. The effects of vitamin D on skeletal muscle strength, muscle mass, and muscle power: a systematic review and meta-analysis of randomized controlled trials. J Clin Endocrinol Metab. 2014;99(11):4336-45.
70. Huang YH, Chiu WC, Hsu YP, Lo YL, Wang YH. Effects of omega-3 fatty acids on muscle mass, muscle strength and muscle performance among the elderly: a meta-analysis. Nutrients. 2020;12(12):373.
71. Behrouzi P, Grootswagers P, Keizer PLC, Smeets ETHC, Feskens EJM, de Groot LCPGM et al. Dietary intakes of vegetable protein, folate, and vitamins b-6 and b-12 are partially correlated with physical functioning of dutch older adults using copula graphical models. J Nutr. 2020;150(3):634-43.
72. Ates Bulut E, Soysal P, Aydin AE, Dokuzlar O, Kocyigit SE, Isik AT. Vitamin B12 deficiency might be related to sarcopenia in older adults. Exp Gerontol. 2017;95:136-40.
73. Denison HJ, Cooper C, Sayer AA, Robinson SM. Prevention and optimal management of sarcopenia: a review of combined exercise and nutrition interventions to improve muscle outcomes in older people. Clin Interv Aging. 2015;10:859-69.

ÍNDICES PROGNÓSTICOS NO PACIENTE CIRÚRGICO E CRÍTICO

INTERESSE DOS INSTRUMENTOS DE PREVISÃO DO RISCO CIRÚRGICO NA MITIGAÇÃO DE COMPLICAÇÕES CIRÚRGICAS

Lúcio Lara Santos
Antero do Vale Fernandes
Daniel Moreira-Gonçalves

RESUMO

Os instrumentos de previsão do risco cirúrgico só têm utilidade quando possibilitam a diminuição das complicações. Para isso é crucial que os serviços de cirurgia desenvolvam unidades funcionais multidisciplinares dedicadas à documentação e à mitigação de complicações cirúrgicas. Isso representará uma grande mudança na estratificação e previsão de risco. Após uma avaliação compreensiva, se a decisão for proceder para cirurgia, a equipe multidisciplinar deve planejar e implementar (o mais rápido possível) um programa de otimização pré-operatória personalizado (pré-habilitação). Isso permite diminuir o risco de complicações e aumenta o sucesso da terapêutica cirúrgica.

INTRODUÇÃO

Cerca de 30% da nosologia mundial pode ser atribuída a doenças de índole cirúrgica que são tratáveis. O acesso em tempo útil a cuidados cirúrgicos é essencial para reduzir o número de mortes e incapacidades causadas pela patologia cirúrgica. Caso contrário, situações facilmente tratáveis transformam-se em patologias com elevada taxa de mortalidade.

Apesar das melhorias observadas nos últimos anos em termos de anestesia, técnicas cirúrgicas e cuidados perioperatórios, o tratamento cirúrgico, em termos gerais, continua a estar associado a um importante risco de morbidade e mortalidade, em grande parte devido ao desenvolvimento de complicações pós-operatórias (CPO).[1]

As CPO são definidas como uma segunda doença, inesperada, que ocorre até os 30 dias após o procedimento, ou a exacerbação de uma mesma doença preexistente em decorrência da cirurgia.[2] Estima-se que cerca de 50% das CPO poderão ser prevenidas,[3] pelo que o estudo das CPO (perfil, causas, prevenção e redução do seu impacto no prognóstico) ocupa um lugar de destaque. Ressalta-se, outrossim, a importância que as CPO assumem como métrica de qualidade e segurança, distinguindo os centros de excelência (escassas complicações) dos serviços de menor qualidade (intercorrências frequentes).

Em 1992, Clavien et al.[4] apresentaram uma proposta preliminar de classificação das complicações cirúrgicas. A terapêutica utilizada para as complicações cirúrgicas tem sido a referência para a definição da gravidade. Dindo et al., em 2004, apresentaram uma versão aprimorada que é atualmente utilizada por grande parte dos serviços de cirurgia para graduar as CPO.[5]

Existem limitações, pois apenas a complicação mais grave é referenciada, desconsiderando-se o eventual contributo cumulativo de outras, e entre 44 e 51,5% dos doentes com morbidade pós-operatória apresentam duas ou mais complicações menores.[6] O *Comprehensive Complication Index* (CCI) integra todas as complicações, bem como sua gravidade, em uma escala linear que varia de 0 (sem complicações) a 100 (morte).[7] No entanto, o sistema de Clavien-Dindo ainda é o mais utilizado,[2] sendo recomendado por diversas sociedades internacionais.[8]

Operações eletivas

A incidência global das CPO aos 30 dias situa-se entre 5 e 45% para a cirurgia eletiva.[9,10] Essas variações refletem as características do doente (idade, reserva fisiológica, tipo e estádio da doença oncológica subjacente, presença concomitante de comorbidades e fatores de risco), o procedimento cirúrgico,[11] o volume de cirurgias realizadas no serviço,[12] os recursos humanos, técnicos e estruturais disponíveis,[13] mas também a variabilidade inerente à utilização de diferentes critérios para descrição e classificação das CPO.[14]

Grandes eventos

As complicações pulmonares, a infecção do local cirúrgico e as deiscências da anastomose são as complicações mais prevalentes, bem como as que maior impacto exercem sobre a mortalidade pós-cirúrgica, o tempo de internamento e a necessidade de reoperação.[11,15] A ocorrência de complicações no período pós-operatório limita de forma marcada o prognóstico do doente cirúrgico. Em nível global, a mortalidade pós-operatória varia entre 1 e 4% para a cirurgia eletiva.[9,10,16]

FATORES DE PREDISPOSIÇÃO PARA A MORBIDADE E A MORTALIDADE PÓS-OPERATÓRIA

São incluídas neste contexto variáveis relacionadas com o próprio indivíduo (idade, características anatômicas, reserva fisiológica dos principais órgãos e sistemas, presença concomitante de comorbidades, fatores de risco e síndromes geriátricos),[17-23] com a doença (localização e estádio), com a cirurgia (conhecimento e capacidade técnica, experiência da equipe cirúrgica, volume de cirurgias realizadas, tipo e complexidade cirúrgicos)[11,12] e com o sistema de saúde (recursos técnicos e estruturais disponíveis).[24]

As alterações estruturais e funcionais dos sistemas fisiológicos ocorrem a velocidades distintas entre indivíduos com a mesma idade, motivo pelo qual o impacto da idade cronológica deve ser sempre ponderado juntamente com outras características (idade biológica).

O candidato idoso sarcopênico e frágil

Fragilidade é um dos termos utilizados para definir esse estado de diminuição da reserva funcional e de maior vulnerabilidade a agentes agressores como a cirurgia.[25-27] Estima-se que mais de 50% dos doentes geriátricos cirúrgicos sejam classificados como frágeis ou pré-frágeis.[28] Apesar de não haver consenso sobre a ferramenta mais adequada para avaliar a fragilidade,[29] de modo geral apresentam maior risco de complicações,[25,30] incluindo pulmonares (reintubação, pneumonia, ventilação prolongada),[31] declínio funcional e perda de qualidade de vida,[32] assim como maior risco de mortalidade a 30 dias[33] ou a 1 ano.[26] Destaca-se que a fragilidade é reversível, com evidência preliminar a indicar que a otimização pré-cirúrgica de doentes oncológicos frágeis, por meio de programas de pré-habilitação, diminuiu a incidência de complicações severas e reduziu a mortalidade a 30 dias.[34]

RISCO CIRÚRGICO

O risco operatório é definido como um risco cumulativo de morte, desenvolvimento de uma nova doença ou condição médica, ou deterioração de uma condição médica previamente existente que se desenvolve ou agrava no período pós-operatório imediato ou tardio e que pode estar diretamente associada à cirurgia.[35]

Sua identificação precoce permite orientar a individualização dos cuidados pré-operatórios no sentido de diminuir o risco, definir o peroperatório[36,37] e antecipar e planejar o pós-operatório (p. ex., necessidade de cuidados intermédios, intensivos, ventilação não invasiva, entre outros).[38,39] As operações de alto risco foram definidas como aquelas com mortalidade $\geq$ 5%. Isso pode ser devido a um procedimento que intrinsecamente se associa a mortalidade geral > 5% ou relacionado a patologias individuais preexistentes conduzindo à situação de > 5%.[21]

Evolução cronológica

Historicamente, o primeiro instrumento de avaliação de risco cirúrgico, denominado *Operative Risk,* foi proposto por Meyer em 1940 e tinha como objetivo uma avaliação estatística da atividade cirúrgica.[40] Contemplava seis classes: I – sem patologia orgânica conhecida; II – patologia moderada mas definitiva; III – patologia sistêmica severa; IV – patologia extrema sistêmica; V – cirurgia de emergência envolvendo doentes das classes I e II; e VI – cirurgia de emergência envolvendo doentes das classes III e IV. Foi revista em 1963, sendo o número de classes reduzido para cinco e a operação de emergência anotada com a colocação de um "E". Posteriormente, foi adotada pela American Society of Anesthesiology e é hoje conhecida como a classificação ASA.[41]

Copeland et al. desenvolveram um instrumento que incluiu, também, a complexidade cirúrgica como variável e é conhecido como POSSUM score.[42] Mais tarde, Klein desenvolveu o *Intraoperative Therapeutic Intervention Score.*[43] Esse índice de intervenção terapêutica intraoperatória (I-TIS) foi desenvolvido usando um esquema de pontuação semelhante ao de intervenções terapêuticas gerais conhecido como TISS e introduzido por Keene e Cullen.[44]

O índice de risco cardíaco descrito por Goldman et al., em 1977, foi o primeiro modelo multifatorial específico para complicações cardíacas perioperatórias.[45] Abrange avaliação clínica, eletrocardiograma e o tipo de cirurgia (intra-abdominal, intratorácica, aórtica ou de emergência), estratificando o doente em classes (de I a IV) quanto ao risco de apresentar complicações cardiovasculares ou evoluir para óbito.

Complicações pulmonares no pós-operatório (CPPO)

Em dois importantes estudos europeus, utilizando o Ariscat *risk score* e a Avaliação Prospectiva de um escore de risco para complicações pulmonares na Europa (Periscope), são referenciadas taxas de incidência de 5 e 7,9% em doentes submetidos a cirurgia não cardíaca, respectivamente.[46,47] Porém, vários estudos sugerem que os instrumentos preditivos de avaliação de CPPO podem não ser aplicáveis a todas as populações.[48,49] Apesar dessa limitação, o escore Ariscat conseguiu identificar doentes de risco baixo, intermédio e alto com alguma confiabilidade,[48,50] endossando sua adoção.[47,49,51,52]

POSSUM e P-POSSUM

Em 1991, Copeland et al. desenvolveram o *Physiological and Operation Severity Score for the EnUmeration of Mortality and Morbidity* (Possum) para ajustar o risco às intervenções cirúrgicas.[42] Esse instrumento revelou ter maior acuidade na previsão da morbidade do que da mortalidade.[48] A versão modificada denominada

P (Portsmouth) — Possum *score*, construída mais tarde, prevê o risco de complicações e mortalidade nos 30 dias após a cirurgia[48-50] e tem sido amplamente recomendada para previsão da mortalidade.[48,53-56] O P-Possum ressente-se de modesta precisão em doentes com baixo risco de complicações e mortalidade, uma vez que superestima o risco nesse grupo. Quanto mais complexo for o procedimento cirúrgico, mais preciso é o risco calculado.[50,57-59] Em outros estudos, o escore P-Possum foi capaz de prever a morbidade e a mortalidade de maneira confiável quando realizado por categorias específicas de doentes.[13,60-63]

ACS NSQIP (*National Surgical Quality Improvement Program from American College of Surgeons*)

Vários investigadores têm criticado a acuidade deste instrumento em determinados procedimentos cirúrgicos. Por exemplo, um estudo sobre cirurgia colorretal mostrou que a ferramenta subestimou a infecção do local cirúrgico e as taxas globais de complicações. Um problema importante é que os autores não revelam o algoritmo utilizado no ACS NSQIP, o que limita sua compreensão. A acuidade, no entanto, sustenta-se como uma calculadora de risco para uso geral, aplicável em muitos domínios cirúrgicos, usando facilmente informações preditivas e em geral disponíveis.[64] Sendo considerado um dos instrumentos mais robustos,[35] é utilizado com muita frequência pela comunidade cirúrgica e encontra-se disponível para utilização *on-line*.[64] Acresce-se ainda a vantagem de que o modelo subjacente é constantemente revisto e atualizado, e estimula-se a comunidade científica e médica à identificação de novas variáveis críticas específicas (do procedimento cirúrgico ou do doente) que possam ser utilizadas.

Análise crítica

Apesar da utilização generalizada das ferramentas ASA, P-Possum, ACS NSQIP *Surgical Risk Calculator* e Ariscat,[43,44,46,47] há limitações e nem sempre sua performance preditiva é adequada ou concordante, tal como revisto recentemente pelo National Institute for Health and Care Excellence (Nice).[65] Vários autores, incluindo o grupo de investigação dos autores deste livro, têm desenvolvido estudos no sentido de adaptar os instrumentos clássicos às realidades locais ou a contextos específicos menos estudados, por exemplo, a doentes oncológicos, ou de associar variáveis obtidas por meio de instrumentos distintos para melhorar a capacidade de predição do risco.[66] Observa-se atualmente uma crescente utilização da inteligência artificial para melhorar a sensibilidade, especificidade, acuidade e utilidade desses instrumentos de previsão.[67-69]

CONSELHOS PRÁTICOS

Na prática clínica dos autores utilizam-se os seguintes instrumentos de estratificação de risco: P-Possum e ACS NSQIP, que estão disponíveis *on-line*. Após estudos de validação interna, chegou-se à conclusão de que, para sua realidade, a utilização de algumas variáveis específicas avaliadas por esses diferentes instrumentos permitia melhorar a acurácia na predição de complicações. Nestes, as variáveis mais importantes são:

1. No P-Possum, a variável *Physiology Score* para determinar risco de complicações, e o nosso ponto de corte é um valor > 26.
2. No ACS NSQUIP, a variável mais importante é *Serious Complications*, e o nosso ponto de corte é um valor > 41.
3. No P-Possum, a variável é *Operative Severity Score* para definir complexidade cirúrgica, e o nosso ponto de corte é > 15.

Adicionalmente, sempre que se verifica que na história clínica há patologia ou disfunção respiratória, calcula-se o ARISCAT. Naqueles doentes que refiram perda de peso ou aparentem estar clinicamente desnutridos, avalia-se o risco nutricional utilizando o *Nutritional Risk Index* (NRI). Doentes obesos devem ser também preparados de forma diferenciada para a cirurgia.[70] Aqueles com risco são submetidos a um programa de pré-habilitação.

MITIGAÇÃO DO RISCO POR MEIO DA PRÉ-HABILITAÇÃO

As evidências atuais sustentam que a pré-habilitação é segura, aceitável e viável,[71-78] pode ter impacto positivo nos desfechos pós-operatórios em múltiplas especialidades[79,80] e economizar custos.[81,82] O exercício físico desempenha uma função fundamental, mas a combinação com cuidados nutricionais e psicológicos, além da otimização médica, parece produzir melhores resultados,[83] o que enfatiza a importância do trabalho colaborativo. A composição da intervenção mais eficaz é desconhecida, sendo recomendável uma abordagem centrada no doente (intervenção personalizada). As evidências atuais sugerem que deve ser implementada durante as 4 a 6 semanas antes da cirurgia. Em doentes com perfil de alto risco (p. ex., frágeis), adiar a cirurgia para implementar um programa de pré-habilitação pode até ser cogitado, sem comprometer os resultados terapêuticos, embora isso mereça uma avaliação mais aprofundada.[84] A pré-habilitação pode ser primordial para doentes debilitados, como alguns cancerosos, nomeadamente aqueles submetidos à quimioterapia neoadjuvante, com evidências preliminares mostrando manutenção da capacidade funcional e massa muscular, maior taxa de conclusão da terapia neoadjuvante em dose plena[85] e associação com maior regressão tumoral no momento da cirurgia.[86]

ORGANIZAÇÃO DOS CUIDADOS PERIOPERATÓRIOS

O *Perioperative Surgical Home* (PSH) é proposto pela American Society of Anesthesiology visando proporcionar melhores resultados clínicos com menores custos.[87,88] O fluxograma (Figura 1) inclui:

1. A unidade de pré-habilitação, que promove a avaliação de risco pré-operatório, incluindo a identificação de doentes com fragilidade, mau estado funcional, desnutrição, ansiedade e depressão, ou aqueles com controle médico deficiente de fatores de risco como álcool, tabagismo e anemia. O encaminhamento precoce desses doentes para um atendimento especializado é fundamental e deve envolver otimização das condições clínicas, programa de exercício físico estruturado, serviços psicológicos e de nutricionista.
2. A atenção intraoperatória, em que o programa de cirurgia segura está aliado a uma equipe especializada. A utilização dos protocolos Eras (*Enhanced Recovery After Surgery*) é aconselhada (disponível para consulta em: encare.net/protocols/).
3. O cuidado pós-operatório, em que as unidades de cuidados intermédios de cirurgia ou as unidades de terapia intensiva (UTI) são importantes. Devemos utilizar protocolos de otimização hemodinâmica pós-operatória para orientar o gerenciamento de fluidos e pressão arterial com recurso a equipamentos avançados de monitoramento cardíaco, mas também o diagnóstico precoce de disfunções, complicações e seu manejo, bem como o controle da dor e a vigilância ativa são essenciais.

AGRADECIMENTOS

Ciafel (Centro de Investigação em Atividade Física, Saúde e Lazer da Universidade do Porto) é financiado pelo Fundo Europeu de Desenvolvimento Regional

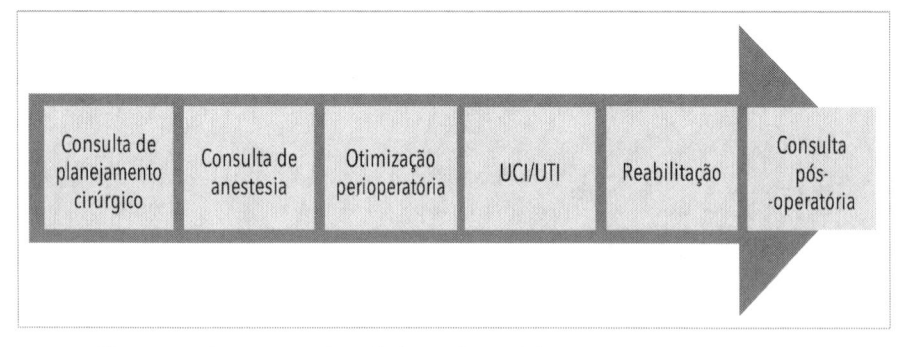

Figura 1 **Fluxograma do programa de cuidados perioperatórios.**
Fonte: elaboração dos autores.

(Feder) por meio do Programa Operacional Fatores de Competitividade (Compete) e pela Fundação para a Ciência e Tecnologia (FCT) (UIDB/00617/2020). LLS e DMG recebem apoio financeiro da FCT no âmbito do estudo Protect (PTDC/SAU--DES/7945/2020). A atividade de investigação é realizada pelo grupo de Patologia e Terapêutica Experimental do IPO-Porto.

REFERÊNCIAS

1. Nanthakumaran S, Fernandes E, Thompson AM, Rapson T, Gilbert FJ, Park KG. Morbidity and mortality rates following gastric cancer surgery and contiguous organ removal, a population based study. Eur J Surg Oncol. 2005;31(10):1141-4.
2. Mentula PJ, Leppäniemi AK. Applicability of the Clavien-Dindo classification to emergency surgical procedures: a retrospective cohort study on 444 consecutive patients. Patient Saf Surg. 2014;8:31.
3. Weiser TG, Regenbogen SE, Thompson KD, Haynes AB, Lipsitz SR, Berry WR et al. An estimation of the global volume of surgery: a modelling strategy based on available data. Lancet. 2008;372(9633):139-44.
4. Clavien PA, Sanabria JR, Strasberg SM. Proposed classification of complications of surgery with examples of utility in cholecystectomy. Surgery. 1992;111(5):518-26.
5. Dindo D, Demartines N, Clavien PA. Classification of surgical complications: a new proposal with evaluation in a cohort of 6336 patients and results of a survey. Ann Surg. 2004;240(2):205-13.
6. De la Plaza Llamas R, Ramia JM. Postoperative complications in gastrointestinal surgery: a "hidden" basic quality indicator. World J Gastroenterol. 2019;25(23):2833-8.
7. Slankamenac K, Graf R, Barkun J, Puhan MA, Clavien PA. The comprehensive complication index: a novel continuous scale to measure surgical morbidity. Ann Surg. 2013;258(1):1-7.
8. Jammer I, Wickboldt N, Sander M, Smith A, Schultz MJ, Pelosi P et al. Standards for definitions and use of outcome measures for clinical effectiveness research in perioperative medicine: European Perioperative Clinical Outcome (EPCO) definitions: a statement from the ESA-ESICM joint taskforce on perioperative outcome measures. Eur J Anaesthesiol. 2015;32(2):88-105.
9. Ghaferi AA, Birkmeyer JD, Dimick JB. Variation in hospital mortality associated with inpatient surgery. N Engl J Med. 2009;361(14):1368-75.
10. Global patient outcomes after elective surgery: prospective cohort study in 27 low-, middle- and high--income countries. Br J Anaesth. 2016;117(5):601-9.
11. Haverkamp L, Weijs TJ, van der Sluis PC, van der Tweel I, Ruurda JP, van Hillegersberg R. Laparoscopic total gastrectomy versus open total gastrectomy for cancer: a systematic review and meta-analysis. Surg Endosc. 2013;27(5):1509-20.
12. Reames BN, Ghaferi AA, Birkmeyer JD, Dimick JB. Hospital volume and operative mortality in the modern era. Ann Surg. 2014;260(2):244-51.
13. Tevis SE, Kennedy GD. Postoperative complications and implications on patient-centered outcomes. J Surg Res. 2013;181(1):106-13.
14. Shah N, Hamilton M. Clinical review: Can we predict which patients are at risk of complications following surgery? Crit Care. 2013;17(3):226.
15. Low DE, Kuppusamy MK, Alderson D, Cecconello I, Chang AC, Darling G et al. Benchmarking complications associated with esophagectomy. Ann Surg. 2019;269(2):291-8.
16. Pearse RM, Moreno RP, Bauer P, Pelosi P, Metnitz P, Spies C et al. Mortality after surgery in Europe: a 7 day cohort study. Lancet. 2012;380(9847):1059-65.
17. Moran J, Wilson F, Guinan E, McCormick P, Hussey J, Moriarty J. Role of cardiopulmonary exercise testing as a risk-assessment method in patients undergoing intra-abdominal surgery: a systematic review. Br J Anaesth. 2016;116(2):177-91.
18. Magnuson A, Sattar S, Nightingale G, Saracino R, Skonecki E, Trevino KM. A practical guide to geriatric syndromes in older adults with cancer: a focus on falls, cognition, polypharmacy, and depression. Am Soc Clin Oncol Educ Book. 2019;39:e96-e109.
19. Takeuchi D, Koide N, Suzuki A, Ishizone S, Shimizu F, Tsuchiya T et al. Postoperative complications in elderly patients with gastric cancer. J Surg Res. 2015;198(2):317-26.

20. Gross CP, Guo Z, McAvay GJ, Allore HG, Young M, Tinetti ME. Multimorbidity and survival in older persons with colorectal cancer. J Am Geriatr Soc. 2006;54(12):1898-904.
21. Pearse RM, Harrison DA, James P, Watson D, Hinds C, Rhodes A et al. Identification and characterisation of the high-risk surgical population in the United Kingdom. Crit Care. 2006;10(3):R81.
22. Vester-Andersen M, Lundstrøm LH, Møller MH, Waldau T, Rosenberg J, Møller AM. Mortality and postoperative care pathways after emergency gastrointestinal surgery in 2904 patients: a population--based cohort study. Br J Anaesth. 2014;112(5):860-70.
23. Ingraham AM, Cohen ME, Bilimoria KY, Raval MV, Ko CY, Nathens AB et al. Comparison of 30-day outcomes after emergency general surgery procedures: potential for targeted improvement. Surgery. 2010;148(2):217-38.
24. Ghaferi AA, Osborne NH, Birkmeyer JD, Dimick JB. Hospital characteristics associated with failure to rescue from complications after pancreatectomy. J Am Coll Surg. 2010;211(3):325-30.
25. Hewitt J, Moug SJ, Middleton M, Chakrabarti M, Stechman MJ, McCarthy K. Prevalence of frailty and its association with mortality in general surgery. Am J Surg. 2015;209(2):254-9.
26. Joseph B, Pandit V, Zangbar B, Kulvatunyou N, Hashmi A, Green DJ et al. Superiority of frailty over age in predicting outcomes among geriatric trauma patients: a prospective analysis. JAMA Surg. 2014;149(8):766-72.
27. Makary MA, Segev DL, Pronovost PJ, Syin D, Bandeen-Roche K, Patel P et al. Frailty as a predictor of surgical outcomes in older patients. J Am Coll Surg. 2010;210(6):901-8.
28. Handforth C, Clegg A, Young C, Simpkins S, Seymour MT, Selby PJ et al. The prevalence and outcomes of frailty in older cancer patients: a systematic review. Ann Oncol. 2015;26(6):1091-101.
29. Hoogendijk EO, Afilalo J, Ensrud KE, Kowal P, Onder G, Fried LP. Frailty: implications for clinical practice and public health. Lancet. 2019;394(10206):1365-75.
30. McIsaac DI, Bryson GL, van Walraven C. Association of frailty and 1-year postoperative mortality following major elective noncardiac surgery: a population-based cohort study. JAMA Surg. 2016;151(6):538-45.
31. Akyar S, Armenia SJ, Ratnani P, Merchant AM. The impact of frailty on postoperative cardiopulmonary complications in the emergency general surgery population. Surg J (NY). 2018;4(2):e66-e77.
32. Oakland K, Nadler R, Cresswell L, Jackson D, Coughlin PA. Systematic review and meta-analysis of the association between frailty and outcome in surgical patients. Ann R Coll Surg Engl. 2016;98(2):80-5.
33. Hewitt J, Moug SJ, Middleton M, Chakrabarti M, Stechman MJ, McCarthy K et al. Prevalence of frailty and its association with mortality in general surgery. Am J Surg. 2015;209(2):254-9.
34. Baimas-George M, Watson M, Elhage S, Parala-Metz A, Vrochides D, Davis BR. Prehabilitation in frail surgical patients: a systematic review. World J Surg. 2020;44(11):3668-78.
35. Shaydakov ME, Tuma F. Operative risk. StatPearls. Treasure Island (FL): StatPearls Publishing Copyright © 2022, StatPearls Publishing LLC.; 2022.
36. Barberan-Garcia A, Ubré M, Roca J, Lacy AM, Burgos F, Risco R et al. Personalised prehabilitation in high-risk patients undergoing elective major abdominal surgery: A randomized blinded controlled trial. Ann Surg. 2018;267(1):50-6.
37. Carmichael JC, Keller DS, Baldini G, Bordeianou L, Weiss E, Lee L et al. Clinical practice guidelines for enhanced recovery after colon and rectal surgery from the American Society of Colon and Rectal Surgeons and Society of American Gastrointestinal and Endoscopic Surgeons. Dis Colon Rectum. 2017;60(8):761-84.
38. Bos MMEM, Verburg IWM, Dumaij I, Stouthard J, Nortier JWR, Richel D et al. Intensive care admission of cancer patients: a comparative analysis. Cancer Med. 2015;4(7):966-76.
39. Bos MM, Bakhshi-Raiez F, Dekker JW, de Keizer NF, de Jonge E. Outcomes of intensive care unit admissions after elective cancer surgery. Eur J Surg Oncol. 2013;39(6):584-92.
40. Saklad M. Grading of patients for surgical procedures. Anesthesiology. 1941;2(3):281-4.
41. Dripps RD. New classification of physical status. Anesthesiology. 1963;24:111.
42. Copeland GP, Jones D, Walters M. POSSUM: a scoring system for surgical audit. Br J Surg. 1991;78(3):355-60.
43. Klein N, Weissman C. Evaluating intraoperative therapeutic and diagnostic interventions. Anesth Analg. 2002;95(5):1373-80.
44. Keene AR, Cullen DJ. Therapeutic Intervention Scoring System: update 1983. Crit Care Med. 1983;11(1):1-3.

45. Goldman L, Caldera DL, Nussbaum SR, Southwick FS, Krogstad D, Murray B et al. Multifactorial index of cardiac risk in noncardiac surgical procedures. N Engl J Med. 1977;297(16):845-50.
46. Arozullah AM, Khuri SF, Henderson WG, Daley J. Development and validation of a multifactorial risk index for predicting postoperative pneumonia after major noncardiac surgery. Ann Intern Med. 2001;135(10):847-57.
47. Arozullah AM, Daley J, Henderson WG, Khuri SF. Multifactorial risk index for predicting postoperative respiratory failure in men after major noncardiac surgery. The National Veterans Administration Surgical Quality Improvement Program. Ann Surg. 2000;232(2):242-53.
48. Hong S, Wang S, Xu G, Liu J. Evaluation of the POSSUM, p-POSSUM, o-POSSUM, and APACHE II scoring systems in predicting postoperative mortality and morbidity in gastric cancer patients. Asian J Surg. 2017;40(2):89-94.
49. Canet J, Gallart L, Gomar C, Paluzie G, Vallès J, Castillo J et al. Prediction of postoperative pulmonary complications in a population-based surgical cohort. Anesthesiology. 2010;113(6):1338-50.
50. Tekkis PP, Kocher HM, Bentley AJ, Cullen PT, South LM, Trotter GA et al. Operative mortality rates among surgeons: comparison of POSSUM and p-POSSUM scoring systems in gastrointestinal surgery. Dis Colon Rectum. 2000;43(11):1528-32, discusssion 32-4.
51. Smetana GW, Lawrence VA, Cornell JE. Preoperative pulmonary risk stratification for noncardiothoracic surgery: systematic review for the American College of Physicians. Ann Intern Med. 2006;144(8):581-95.
52. Fisher BW, Majumdar SR, McAlister FA. Predicting pulmonary complications after nonthoracic surgery: a systematic review of blinded studies. Am J Med. 2002;112(3):219-25.
53. Richards CH, Leitch FE, Horgan PG, McMillan DC. A systematic review of POSSUM and its related models as predictors of post-operative mortality and morbidity in patients undergoing surgery for colorectal cancer. J Gastrointest Surg. 2010;14(10):1511-20.
54. Whiteley MS, Prytherch DR, Higgins B, Weaver PC, Prout WG. An evaluation of the POSSUM surgical scoring system. Br J Surg. 1996;83(6):812-5.
55. Ren L, Upadhyay AM, Wang L, Li L, Lu J, Fu W. Mortality rate prediction by Physiological and Operative Severity Score for the Enumeration of Mortality and Morbidity (POSSUM), Portsmouth POSSUM and Colorectal POSSUM and the development of new scoring systems in Chinese colorectal cancer patients. Am J Surg. 2009;198(1):31-8.
56. Wang H, Wang H, Chen T, Liang X, Song Y, Wang J. Evaluation of the POSSUM, P-POSSUM and E-PASS scores in the surgical treatment of hilar cholangiocarcinoma. World J Surg Oncol. 2014;12(1):191.
57. Oomen JL, Cuesta MA, Engel AF. Comparison of outcome of POSSUM, p-POSSUM, and cr-POSSUM scoring after elective resection of the sigmoid colon for carcinoma or complicated diverticular disease. Scand J Gastroenterol. 2007;42(7):841-7.
58. Cheung H, Poon JT, Law WL. The impact of POSSUM score on the long-term outcome of patients with rectal cancer. Colorectal Dis. 2013;15(9):1171-6.
59. Horzic M, Kopljar M, Cupurdija K, Bielen DV, Vergles D, Lackovic Z. Comparison of P-POSSUM and Cr-POSSUM scores in patients undergoing colorectal cancer resection. Arch Surg. 2007;142(11):1043-8.
60. Khuri SF, Henderson WG, DePalma RG, Mosca C, Healey NA, Kumbhani DJ. Determinants of long-term survival after major surgery and the adverse effect of postoperative complications. Ann Surg. 2005;242(3):326-41; discussion 41-3.
61. Bromage SJ, Cunliffe WJ. Validation of the CR-POSSUM risk-adjusted scoring system for major colorectal cancer surgery in a single center. Dis Colon Rectum. 2007;50(2):192-6.
62. Siegel R, Naishadham D, Jemal A. Cancer statistics, 2013. CA Cancer J Clin. 2013;63(1):11-30.
63. Miyakita H, Sadahiro S, Saito G, Okada K, Tanaka A, Suzuki T. Risk scores as useful predictors of perioperative complications in patients with rectal cancer who received radical surgery. Int J Clin Oncol. 2017;22(2):324-31.
64. Cohen ME, Liu Y, Ko CY, Hall BL. An examination of American College of Surgeons NSQIP Surgical Risk Calculator accuracy. J Am Coll Surg. 2017;224(5):787-95.e1.
65. Nice. Perioperative care in adults: evidence review for preoperative risk stratification tools 2020. Disponível em: nice.org.uk/guidance/ng180/documents/evidence-review-3. Acesso em: 5 jul. 2022
66. Fernandes A, Rodrigues J, Antunes L, Lages P, Santos CS, Moreira-Gonçalves D et al. Development of a preoperative risk score on admission in surgical intermediate care unit in gastrointestinal cancer surgery. Perioper Med (Lond). 2020;9:23.

67. Alexandre L, Costa RS, Santos LL, Henriques R. Mining pre-surgical patterns able to discriminate post-surgical outcomes in the oncological domain. IEEE J Biomed Health Inform. 2021;25(7):2421-34.

68. Gonçalves D, Henriques R, Santos LL, Costa RS. On the predictability of postoperative complications for cancer patients: a Portuguese cohort study. BMC Med Inform Dec Making. 2021;21(1):200.

69. Mochão H, Gonçalves D, Alexandre L, Castro C, Valério D, Barahona P et al. IPOscore: An interactive web-based platform for postoperative surgical complications analysis and prediction in the oncology domain. Comput Methods Programs Biomed. 2022;219:106754.

70. Ri M, Aikou S, Seto Y. Obesity as a surgical risk factor. Ann Gastroenterol Surg. 2018;2(1):13-21.

71. Carli F, Scheede-Bergdahl C. Prehabilitation to enhance perioperative care. Anesthesiol Clin. 2015;33(1):17-33.

72. Prehabilitation, rehabilitation, and revocation in the Army. Br Med J. 1946;1:192-7.

73. Moyer R, Ikert K, Long K, Marsh J. The value of preoperative exercise and education for patients undergoing total hip and knee arthroplasty: A systematic review and meta-analysis. JBJS Rev. 2017;5(12):e2.

74. Marmelo F, Rocha V, Moreira-Gonçalves D. The impact of prehabilitation on post-surgical complications in patients undergoing non-urgent cardiovascular surgical intervention: Systematic review and meta--analysis. Eur J Prev Cardiol. 2018;25(4):404-17.

75. Li C, Carli F, Lee L, Charlebois P, Stein B, Liberman AS et al. Impact of a trimodal prehabilitation program on functional recovery after colorectal cancer surgery: a pilot study. Surg Endosc. 2013;27(4):1072-82.

76. Mayo NE, Feldman L, Scott S, Zavorsky G, Kim DJ, Charlebois P et al. Impact of preoperative change in physical function on postoperative recovery: Argument supporting prehabilitation for colorectal surgery. Surgery. 2011;150(3):505-14.

77. Minnella EM, Awasthi R, Loiselle S-E, Agnihotram RV, Ferri LE, Carli F. Effect of exercise and nutrition prehabilitation on functional capacity in esophagogastric cancer surgery: A randomized clinical trial. JAMA Surgery. 2018;153(12):1081-9.

78. Michael CM, Lehrer EJ, Schmitz KH, Zaorsky NG. Prehabilitation exercise therapy for cancer: A systematic review and meta-analysis. Cancer Med. 2021;10(13):4195-205.

79. Daniels SL, Lee MJ, George J, Kerr K, Moug S, Wilson TR et al. Prehabilitation in elective abdominal cancer surgery in older patients: systematic review and meta-analysis. BJS Open. 2020;4(6):1022-41.

80. Thomas G, Tahir MR, Bongers BC, Kallen VL, Slooter GD, van Meeteren NL. Prehabilitation before major intra-abdominal cancer surgery: A systematic review of randomised controlled trials. Eur J Anaesthesiol. 2019;36(12):933-45.

81. Dholakia J, Cohn DE, Straughn JM, Dilley SE. Prehabilitation for medically frail patients undergoing surgery for epithelial ovarian cancer: a cost-effectiveness analysis. J Gynecol Oncol. 2021;32(6):e92.

82. Barberan-Garcia A, Ubre M, Pascual-Argente N, Risco R, Faner J, Balust J et al. Post-discharge impact and cost-consequence analysis of prehabilitation in high-risk patients undergoing major abdominal surgery: secondary results from a randomised controlled trial. Br J Anaesth. 2019;123(4):450-6.

83. Scheede-Bergdahl C, Minnella EM, Carli F. Multi-modal prehabilitation: addressing the why, when, what, how, who and where next? Anaesthesia. 2019;74(S1):20-6.

84. Strous MTA, Janssen-Heijnen MLG, Vogelaar FJ. Impact of therapeutic delay in colorectal cancer on overall survival and cancer recurrence: is there a safe timeframe for prehabilitation? Eur J Surg Oncol. 2019;45(12):2295-301.

85. Allen SK, Brown V, White D, King D, Hunt J, Wainwright J et al. Multimodal prehabilitation during neoadjuvant therapy prior to esophagogastric cancer resection: effect on cardiopulmonary exercise test performance, muscle mass and quality of life — a pilot randomized clinical trial. Ann Surg Oncol. 2022;29:1839-50.

86. West MA, Astin R, Moyses HE, Cave J, White D, Levett DZH et al. Exercise prehabilitation may lead to augmented tumor regression following neoadjuvant chemoradiotherapy in locally advanced rectal cancer. Acta Oncol. 2019;58(5):588-95.

87. Lara Santos L, Castro C, Santos F, Salomé Santos C, Reis J, Antunes P et al. Complicações pós-operatórias em doentes cirúrgicos de risco internados na Unidade de Cuidados Intermédios do Instituto Português de Oncologia do Porto: informações relevantes para o planeamento dos cuidados centrados no doente. Rev Port Cir. 2022;51:137-42.

88. Schweitzer M, Kain ZN, Cole DJ. The role of the physician anesthesiologist in the perioperative surgical home. ASA Newsletter. 2014;78(4):7-13.

CAPÍTULO 6

USO DE ESCORES FISIOLÓGICOS PARA PACIENTES CIRÚRGICOS EM UTI

João Manoel Silva Junior

RESUMO

As escalas de risco cirúrgico vêm sendo formuladas há várias décadas, de modo que, ao identificar pacientes de alto risco, torna-se possível prepará-los da melhor maneira possível. Além disso, uma escala padronizada permite comparar e avaliar os resultados de diferentes serviços e em diferentes períodos. Os índices prognósticos usados em pacientes graves podem ser divididos em específicos para um órgão ou doença (*Glasgow Coma Scale*, escala de coma de Glasgow) e gerais. Esses podem, com base na doença durante a admissão, predizer o desfecho (*Acute Physiology and Chronic Health Evaluation* — Apache, *Simplified Acute Physiology Score* — Saps, *Mortality Probability Model* — MPM), ou pontuar a disfunção orgânica (*Multiple Organ Dysfunction Score* — Mods, *Sequential Organ Failure Assessment* — Sofa), além dos escores que avaliam a carga de trabalho da equipe de enfermagem (*Therapeutic Intervention Scoring System* — Tiss, *Nine Equivalents of Nursing Manpower Use Score* — Nems).

INTRODUÇÃO

Os ambientes de centro cirúrgico constituem-se, atualmente, em setores que concentram grande parte dos recursos destinados à área de saúde. O bom gerenciamento desses recursos é parte fundamental para equacionar a qualidade assistencial. Além disso, os pacientes e procedimentos cirúrgicos estão cada vez mais complexos, e dessa forma é fundamental adequarmos todos os cuidados necessários para que os resultados das intervenções cirúrgicas apresentem sucesso. Uma das medidas mais frequentemente adotadas para verificar a relação custo-benefício é a instalação de índices prognósticos.

Esses índices permitem, de um lado, verificar a gravidade da população atendida, podendo ser um norte para alocação de pessoal e de equipamentos. De outro, permitem verificar periodicamente a atuação da equipe, comparando, por exemplo, a mortalidade prevista com a observada. Esse método de aferição é importante no acompanhamento longitudinal do desempenho de determinada unidade, principalmente no pós-operatório.

Idealmente, os índices prognósticos deveriam ser de fácil coleta, compostos de variáveis laboratoriais e clínicas simples, reprodutíveis em diferentes amostras de pacientes e de boa acurácia, isto é, boa calibração e discriminação. Na prática, os modelos desenvolvidos são complexos, com múltiplas variáveis e com limitação nas populações estudadas. Ainda assim, sua implementação cresce continuamente em todo o planeta.

ÍNDICES PREDITORES DE PROGNÓSTICO

Foram desenvolvidos ao longo de mais de quatro décadas, como consequência da disseminação das unidades de cuidados intensivos pelos nosocômios, para indicar precisamente o risco de morte de grupos de pacientes em terapia intensiva. Esses índices não foram criados para predizer prognósticos de forma individual, ainda que sejam amplamente utilizados com esse propósito. Dados demográficos dos pacientes, doença prevalente, práticas de cuidados intensivos, estatística e técnicas computacionais têm mudado progressivamente,[1] e como resultado os escores nessa categoria buscam evoluir para garantir nos dias de hoje sua contínua acurácia (Quadro 1).

Apache *(Acute Physiology and Chronic Health Evaluation)*

O Apache foi elaborado em 1981 com duas seções: escore fisiológico, para avaliar o grau da doença aguda; e preditor de evolução, para determinar o estado crônico de saúde dos pacientes.[2] Em 1985, o modelo original foi revisado e simplificado para criar o Apache II,[3] o mais utilizado escore de gravidade do mundo. No Apache II existem apenas 12 variáveis fisiológicas, comparado com 34 na versão original. O efeito da idade e o estado crônico de saúde são incorporados diretamente ao modelo, pesando de acordo com seu relativo impacto, com o máximo de 71 pontos. Os piores valores das variáveis fisiológicas durante as 24 horas de admissão na unidade de terapia intensiva (UTI) são utilizados para calcular o escore. O principal diagnóstico que levou o indivíduo à UTI é adicionado ao escore, e o valor é calculado para predição de mortalidade. Dessa forma, a razão para admissão na UTI é uma importante variável para predizer mortalidade, mesmo quando o estado crônico de saúde e as variáveis fisiológicas agudas são similares.

QUADRO 1   Comparação geral dos modelos de predição de desfecho

Características	Apache	Saps	Apache II	MPM	Apache III	Saps II	MPM II	Saps 3	Apache IV	MPM III
Ano	1981	1984	1985	1985	1991	1993	1993	2005	2006	2007
Países	1	1	1	1	1	12	12	35	1	1
Pacientes	705	679	5.815	2.783	17.440	12.997	19.124	16.784	110.558	124.855
Seleção de variáveis e seus pesos	Opinião de especialistas	Opinião de especialistas	Opinião de especialistas	Regressão logística múltipla	Regressão logística múltipla	Regressão logística múltipla	Regressão logística múltipla	Regressão logística múltipla	Regressão logística múltipla	Regressão logística múltipla
Variáveis										
Idade	Não	Sim	Sim	Sim	Sim	Sim	Sim	Sim	Sim	Sim
Origem	Não	Não	Não	Não	Sim	Não	Não	Sim	Sim	Não
Estado cirúrgico	Não	Não	Sim	Sim	Sim	Sim	Sim	Sim	Sim	Sim
Estado crônico de saúde	Sim	Não	Sim	Sim	Sim	Sim	Sim	Sim	Sim	Sim
Fisiológicas	Sim	Sim	Sim	Sim	Sim	Sim	Sim	Sim	Sim	Sim
Diagnóstico agudo	Não	Não	Sim	Não	Sim	Não	Sim	Sim	Sim	Sim
Número de variáveis	34	14	17	11	26	17	15	20	142	16
Escore	Sim	Sim	Sim	Não	Sim	Sim	Não	Sim	Sim	Não
Predição de mortalidade	Não	Não	Sim	Sim	Sim	Sim	Sim	Sim	Sim	Sim

No Apache III, de 1991,[4] equações para predizer o risco ajustado de tempo de UTI foram também consideradas. Mais recentemente, o Apache IV[5] foi criado por meio de um banco de dados de cerca de 100 mil pacientes admitidos em 104 UTI nos 45 hospitais dos EUA em 2002/2003, remodelando-se o Apache III com as mesmas variáveis fisiológicas e pesos, mas diferentes variáveis preditoras e métodos estatísticos refinados. O Apache IV novamente forneceu uma equação de predição de tempo de UTI, que pode servir como marcador para comparar a eficiência e o uso de recursos em UTI.

Saps (Simplified Acute Physiology Score)

O Saps foi desenvolvido e validado na França em 1984, usando 13 variáveis fisiológicas além da idade para predizer risco de morte na terapia intensiva.[6] Assim como o Apache, o Saps foi calculado dos piores valores obtidos nas primeiras 24 horas da admissão na UTI. Em 1993, Le Gall et al.,[7] usando análise de regressão logística, desenvolveu o Saps II, que incluiu variáveis fisiológicas, idade, tipo de admissão e três itens relacionados à doença de base. O Saps II foi validado usando dados de consecutivas admissões em 137 UTI em 12 países.[7] Em 2005, o Saps 3 foi gerado a partir de 16.784 pacientes em 303 UTI em 35 países.[8] Abrange variáveis demográficas, razões pela admissão na UTI e variáveis fisiológicas, que representam o grau de comprometimento da doença e avaliação do estado de saúde prévio à admissão hospitalar. Na teoria, o menor valor atribuído pelo escore é 16, e o maior é 217 pontos. As variáveis fisiológicas que compõem o escore fisiológico agudo são: temperatura, pressão arterial sistólica, frequência cardíaca e respiratória, oxigenação, pH arterial, sódio, potássio, creatinina, bilirrubina, hematócrito, leucócitos, plaquetas e escala de coma de Glasgow (Quadro 2).

Na América do Sul, o índice foi calibrado com valor de 1,3; ou seja, a relação entre mortalidade observada e esperada é 1,3. Recentemente, Soares e Salluh[9] e Silva Junior et al.[10] validaram o Saps III em coortes brasileiras de pacientes com câncer e cirúrgicos, respectivamente, obtendo excelentes resultados.

A predição do modelo Saps 3 baseia-se exclusivamente em dados da primeira hora de admissão na UTI. Metade do poder preditivo do escore Saps III original é derivada de informações avaliadas antes da admissão na UTI. Sistemas prognósticos que incluem mensuração acima das primeiras 24 horas do período de UTI não são válidos para uso na triagem de UTI. Além disso, valores obtidos acima de 24 horas frequentemente capturam o cuidado-padrão mais do que o real estado clínico do paciente. Essa maior vantagem do Saps III pode justificar a superioridade sobre outros escores prognósticos.

Demográfico/estado prévio			Categoria diagnóstica			Variáveis fisiológicas na admissão		
Idade	< 40	0	Admissão programada		0	Glasgow	3-4	15
	≥ 40-< 60	5	Não programada		3		5	10
	≥ 60-< 70	9	Urgência	Não cirúrgica	5		6	7
	≥ 70-< 75	13		Cirurgia eletiva	0		7-12	2
	≥ 75-< 80	15		Cirurgia de emergência	6		≥ 13	0
	≥ 80	18	Tipo de cirurgia	Transplantes	-11	Frequência cardíaca	< 120	0
Comorbidades	Outras	0		Trauma	-8		≥ 120-< 160	5
	Quimioterapia	3		Revascularização do miocárdio sem valva	-3		≥ 160	7
	ICC IV	6		Cirurgia no AVE	5	PA sistólica	< 40	11
	Neoplasia hematológica	6		Outras	0		≥ 40-< 70	8
	Cirrose	8	Admissão na UTI acrescentar 16 pontos		16		≥ 70-< 120	3
	Aids	8	Motivo de internação				≥ 120	0
	Metástase	11	Neuro	Convulsões	-4	Oxigenação	VM relação $PaO_2/FiO_2 < 100$	11
Dias de internação prévia	< 14	0		Coma, confusão, agitação	4		VM relação ≥ 100	7
	≥ 14-28	6		Déficit focal	7		Sem VM $PaO_2 < 60$	5
	≥ 28	7		Efeito de massa intracraniana	11		Sem VM $PaO_2 ≥ 60$	0

(Continua)

QUADRO 2 Variáveis e pontuação utilizada no modelo Saps III (*continuação*)

Demográfico/estado prévio		Categoria diagnóstica		Variáveis fisiológicas na admissão	
Procedência		**Cárdio**		**Temperatura**	
Centro cirúrgico	0	Arritmia	-5	< 34,5	7
OS	5	Choque hemorrágico	3	≥ 34,5	0
Outra UTI	7	Choque hipovolêmico não hemorrágico	3	**Leucócitos**	
Outros	8	Choque distributivo	5	< 15.000	0
				≥ 15.000	2
Drogas vasoativas		**Abdome**		**Plaquetas**	
Sim	0	Abdome agudo	3	< 20.000	13
Não	3	Pancreatite grave	9	≥ 20.000-< 50.000	8
		Falência hepática	6	≥ 50.000-< 100.000	5
		Outras	0	≥ 100.000	0
				pH	
		Infecção		≤ 7,25	3
		Nosocomial	4	> 7,25	0
		Respiratória	5	**Creatinina**	
		Outras	0	< 1,2	0
				≥ 1,2-< 2,0	2
				≥ 2,0-< 3,5	7
				≥ 3,5	8
				Bilirrubina	
				< 2	0
				≥ 2-< 6	4
				≥ 6	5

AVE: acidente vascular encefálico; FiO$_2$: fração inspirada de oxigênio; ICC IV: insuficiência cardíaca congestiva grau IV; OS: outro serviço; PA: pressão arterial; PaO$_2$: pressão parcial de oxigênio arterial; UTI: unidade de terapia intensiva; VM: ventilação mecânica.
Fonte: adaptação de Moreno et al.[8]

Escore MPM (*Mortality Probability Model*)

O primeiro escore MPM recorria a sete variáveis da admissão e sete variáveis das primeiras 24 horas.[11] A revisão alicerçada em 12.610 pacientes de terapia intensiva de 12 países foi denominada MPM II.[12] Esse novo escore consistia em dois momentos: MPM 0, na admissão, que contém 15 variáveis, e MPM 24, com 5 variáveis da admissão e 8 adicionais. Aplica-se, consequentemente, aos pacientes que permanecem por mais que 24 horas na UTI.

Ao contrário dos escores Apache e Saps, que transcrevem diretamente os valores numéricos, no MPM II para cada variável (exceto idade, que entra como valor em anos) é designado presente ou ausente e dado um escore de 1 ou 0, respectivamente. Há, dos mesmos autores, um índice de recursos utilizados ao longo dos dias de internação na UTI e no hospital (*weighted hospital days scale* — WHD-94).

O MPM 0 foi recentemente atualizado utilizando dados de 124.885 pacientes em 98 hospitais (todos na América do Norte, exceto 1 no Brasil) coletados em 2001-2004.[13] O MPM0-III resultante usa 16 variáveis, incluindo três parâmetros fisiológicos, obtidos dentro de 1 hora da admissão na terapia intensiva para estimar a probabilidade de morte hospitalar. A equação preditiva WHD-94 foi também reformulada.

Índices preditores de disfunção de órgãos

A gravidade da disfunção de órgão varia muito em relação ao tempo, e os escores de disfunção orgânica devem ser hábeis para levar isso em conta. São destaques o *Logistic Organ Dysfunction System* (Lods),[14] o *Multiple Organ Dysfunction Score* (Mods)[15] e o *Sequential Organ Failure Assessment* (Sofa)[16] (Quadro 3).

QUADRO 3 Comparação dos três escores de disfunção de órgãos

Características	Lods	Mods	Sofa
Ano	1996	1995	1996
Seleção de variáveis e seus pesos	Regressão logística múltipla	Regressão logística e revisão da literatura	Opinião de especialistas
Variáveis			
Neurológica	Escala de coma de Glasgow	Escala de coma de Glasgow	Escala de coma de Glasgow
Cardiovascular	Frequência cardíaca e pressão arterial sistólica	Pressão ajustada à frequência cardíaca	Uso de vasopressor e pressão arterial média
Renal	Ureia, creatinina e débito urinário	Creatinina	Creatinina e débito urinário

(Continua)

QUADRO 3   Comparação dos três escores de disfunção de órgãos (*continuação*)

Características	Lods	Mods	Sofa
Respiratória	Relação PaO$_2$/FiO$_2$, ventilação mecânica	Relação PaO$_2$/FiO$_2$	Relação PaO$_2$/FiO$_2$, ventilação mecânica
Hematológica	Contagem de células sanguíneas brancas e plaquetas	Plaquetas	Plaquetas
Hepática	Bilirrubina e tempo de protrombina	Bilirrubina	Bilirrubina

FiO$_2$: fração inspirada de oxigênio; PaO$_2$: pressão parcial de oxigênio arterial.
Fonte: elaboração do autor.

Lods

Doze variáveis foram selecionadas para representar seis sistemas (neurológico, cardiovascular, renal, pulmonar, hematológico e hepático). Os piores valores de cada variável nas primeiras 24 horas foram utilizados, correspondendo a 0 (nenhuma disfunção) até 5 (máxima disfunção).

Diferente de Mods e Sofa, o Lods tem um peso para cada setor. Para respiratório e coagulação, o máximo escore permitido é 3; para o fígado, o máximo é 1. Valores do Lods, portanto, podem atingir taxas de 0 a 22. Além disso, por meio de equação de regressão logística, os valores do escore podem ser convertidos para probabilidade de morte. Um achado de 22 está associado com mortalidade de 99,7%.[14,17]

Esse escore não foi validado para medidas repetidas, mas um estudo francês com 1.685 pacientes demonstrou acurácia para caracterizar progressão da disfunção orgânica durante a primeira semana de internação na UTI.[18]

Mods

Sete sistemas orgânicos foram inicialmente selecionados (respiratório, cardiovascular, renal, hepático, hematológico, sistema nervoso central e gastrointestinal).[15] Entretanto, nenhum descritor acurado da função gastrointestinal foi identificado, então esse sistema foi excluído do modelo final. Para o sistema cardiovascular, Marshall et al.[15] criaram uma variável composta, a pressão ajustada à frequência cardíaca (frequência cardíaca × pressão venosa central/pressão arterial média). Em pacientes sem linha central a pressão venosa central é assumida como normal. Outros autores propuseram modificações nessa variável, utilizando, por exemplo, o lactato, com bons resultados.[19]

Os primeiros parâmetros dia são usados e um escore de 0 (normal) a 4 (maior disfunção) é notado, chegando ao total máximo de 24. Embora não desenhado para mortalidade, aumento de Mods tem relação com prognóstico ruim.[20] O delta Mods, definido como a diferença entre o Mods da admissão e o máximo escore, pode ser mais preditivo de desfecho que o escore individual.

Sofa

Emergiu em 1994 durante uma conferência de consenso.[16] Seis sistemas orgânicos (respiratório, cardiovascular, renal, hepático, neurológico e coagulação) foram selecionados com base em revisão da literatura e pontuados de 0 (função normal) a 4 (mais anormal), dando a possibilidade de 0 a 24 pontos no total. Diferentemente do Mods, no qual o primeiro valor de cada dia é usado, para o Sofa recorre-se ao pior valor. Outra diferença-chave está no componente cardiovascular. Em vez da variável composta, o Sofa registra o tratamento (dose de vasopressor).

Em uma análise prospectiva de 1.449 pacientes, um índice de 15 ou mais apresentou mortalidade de 90%.[21,22] Mudanças no escore Sofa com o tempo são também úteis em predizer o desfecho.[23] Em um estudo prospectivo de 352 pacientes, um aumento do Sofa durante as primeiras 48 horas de cuidados intensivos, independentemente do valor inicial, foi preditor de mortalidade em pelo menos 50%, enquanto a diminuição estava associada a 27% de mortalidade.[24] Em um estudo observacional de 1.340 pacientes com múltiplas disfunções, Cabré et al.[25] relataram 100% de morte para pacientes com idade acima de 60 anos, com um Sofa total maior que 13 em qualquer dos primeiros 5 dias de terapia intensiva, ou mínimo Sofa de 10 todo o tempo, e a não mudança ou aumento no mesmo período.

Tiss *(Therapeutic Intervention Scoring System)*

Originalmente desenvolvido em 1974 para avaliar a gravidade da doença com base no trabalho da enfermagem.[26] O escore original incluía 57 atividades terapêuticas com pontos durante o período de 24 horas; elevados valores foram atribuídos para atividades mais especializadas ou tempo maior consumido em sua realização. Em 1983, o escore foi atualizado e expandido para incluir 76 itens.[27] Entretanto, o Tiss-76 foi criticado, e em 1996 foi proposto o Tiss-28 (28 itens), dividido em 7 grupos: atividades básicas, suporte ventilatório, cardiovascular, renal, neurológico, metabólico e intervenções específicas.[28] Para cada item foi dado um peso, e o escore máximo é de 78 pontos. O Tiss-28 foi validado em 22 UTI holandesas e 19 em Portugal.[29,30]

Nems *(Nine Equivalents of Nursing Manpower Use Score)*

Foi derivado e validado a partir do Tiss-28 com o objetivo de criar um sistema mais simples, de nove itens.[31] As atividades da enfermagem são separadas em monitorização básica, medicação intravenosa, suporte ventilatório mecânico, cuidado ventilatório suplementar, administração de única droga vasoativa, administração de múltiplas drogas vasoativas, diálises, intervenções específicas na UTI e fora dela. Cada uma dessas nove variáveis ganha peso, e o máximo escore é de 56.[32]

NAS (Nursing Activities Score)

Igualmente concebido com base no Tiss-28, o NAS inclui várias atividades de enfermagem adicionais não necessariamente relacionadas à gravidade dos pacientes. No processo final, cinco novos itens foram incluídos e 14 subitens descritos nas atividades foram adicionados à lista do Tiss-28 (p. ex., administração de tarefas).[33]

Discriminação e calibração dos escores

O desempenho matemático dos modelos prognósticos, assim como o de muitas fórmulas diagnósticas, é avaliado pela área sob a curva ou ROC (receiver operating characteristic curve) para discriminação, e pelo Hosmer-Lemeshow goodness off fit test (teste de exatidão do ajuste) para calibração.[34,35] A área da curva estima quanto o modelo discrimina sobreviventes de não sobreviventes. Áreas de 1,00; 0,90 a 0,99; 0,80 a 0,89; 0,70 a 0,79; 0,60 a 0,69; e 0,60 são consideradas perfeitas, excelentes, muito boas, boas, moderadas, e pobres, respectivamente. A calibração refere-se à correlação entre o predito e o real desfecho. A calibração é considerada boa quando p > 0,05.[34]

Limitações dos modelos prognósticos

Todos os índices prognósticos foram desenvolvidos em UTI pré-selecionadas, comprometendo a generalização de seus achados. Ademais, podem suceder erros na coleta dos dados, falhas no modelo desenvolvido e fraca validação externa.[35] Embora exibam desempenho bem aceitável em populações gerais de terapia intensiva, eles estão longe da perfeição em identificar qual paciente sobreviverá ou não. Além disso, nenhum modelo de predição tem capacidade de avaliar qualidade de vida e tempo de sobrevida dos pacientes após a alta hospitalar. Mas isso não dispensa seu emprego nos enfermos graves, convertendo-se em todas as partes do mundo em um subsídio obrigatório, o qual, conquanto sujeito a falhas, substitui com vantagens a mera impressão subjetiva do profissional da saúde.

REFERÊNCIAS

1. Moreno J. Changing views on Langerhans cell functions in leishmaniasis. Trends Parasitol. 2007;23:86-8.
2. Knaus WA, Zimmerman JE, Wagner DP, Draper EA, Lawrence DE. Apache-acute physiology and chronic health evaluation: a physiologically based classification system. Crit Care Med. 1981;9:591-7.

3. Knaus WA, Draper EA, Wagner DP, Zimmerman JE. Apache II: a severity of disease classification system. Crit Care Med. 1985;13:818-29.
4. Knaus WA, Wagner DP, Draper EA, Zimmerman JE, Bergner M, Bastos PG et al. The Apache III prognostic system. Risk prediction of hospital mortality for critically ill hospitalized adults. Chest. 1991;100(6):1619-36.
5. Zimmerman JE, Kramer AA, McNair DS, Malila FM. Acute Physiology and Chronic Health Evaluation (Apache) IV: hospital mortality assessment for today's critically ill patients. Crit Care Med. 2006;34:1297-310.
6. Le Gall JR, Loirat P, Alperovitch A, Glaser P, Granthil C, Mathieu D et al. A simplified acute physiology score for ICU patients. Crit Care Med. 1984;12(11):975-7.
7. Le Gall JR, Lemeshow S, Saulnier F. A new Simplified Acute Physiology Score (Saps II) based on a European/North American multicenter study. JAMA. 1993;270:2957-63.
8. Moreno RP, Metnitz PGH, Almeida E, Jordan B, Bauer P, Campos RA et al. Saps 3 – From evaluation of the patient to evaluation of the intensive care unit. Part 2: Development of a prognostic model for hospital mortality at ICU admission. Intensive Care Med. 2005;31(10):1345-55.
9. Soares M, Salluh JI. Validation of the Saps 3 admission prognostic model in patients with cancer in need of intensive care. Intensive Care Med. 2006;32:1839-44.
10. Silva Junior JM, Malbouisson LMS, Nuevo HL, Barbosa LGT, Marubayashi LY, Teixeira IC et al. Applicability of the Simplified Acute Physiology Score (Saps 3) in Brazilian hospitals. Rev Bras Anestesiol. 2010;60(1):20-31.
11. Lemeshow S, Teres D, Pastides H, Avrunin JS, Steingrub JS. A method for predicting survival and mortality of ICU patients using objectively derived weights. Crit Care Med. 1985;13:519-25.
12. Lemeshow S, Teres D, Klar J, Avrunin JS, Gehlbach SH, Rapoport J. Mortality Probability Models (MPM II) based on an international cohort of intensive care unit patients. JAMA. 1993;270:2478-86.
13. Nathanson BH, Higgins TL, Teres D, Copes WS, Kramer A, Stark M. A revised method to assess intensive care unit clinical performance and resource utilization. Crit Care Med. 2007;35:1853-62.
14. Le Gall JR, Klar J, Lemeshow S, Saunier F, Alberti C, Artigas A et al. The Logistic Organ Dysfunction system: a new way to assess organ dysfunction in the intensive care unit. ICU Scoring Group. JAMA. 1996;276(10):802-10.
15. Marshall JC, Cook DJ, Christou NV, Bernard GR, Sprung CL, Sibbald WJ. Multiple organ dysfunction score: a reliable descriptor of a complex clinical outcome. Crit Care Med. 1995;23:1638-52.
16. Vincent JL, Moreno R, Takala J, Willats S, Mendonça A, Bruining H et al. The SOFA (Sepsis-related Organ Failure Assessment) score to describe organ dysfunction/failure. On behalf of the Working Group on Sepsis-Related Problems of the European Society of Intensive Care Medicine. Intensive Care Med. 1996;22(7):707-10.
17. Metnitz PG, Lang T, Valentin A, Steltzer H, Krenn CG, Le Gall JR. Evaluation of the logistic organ dysfunction system for the assessment of organ dysfunction and mortality in critically ill patients. Intensive Care Med. 2001;27:992-8.
18. Timsit J-F, Fosse J-P, Troché G, De Lassence A, Alberti C, Garrouste-Orgeas M et al. Calibration and discrimination by daily Logistic Organ Dysfunction scoring comparatively with daily Sequential Organ Failure Assessment scoring for predicting hospital mortality in critically ill patients. Crit Care Med. 2002;30(9):2003-13.
19. Campos E, Silva JM, Silva M, Amendola CP, Almeida SLS, Magno LA et al. Uso do Mods modificado em pacientes sépticos no departamento de emergência para predizer mortalidade. Rev Bras Ter Intensiva. 2005;17:74-9.
20. Cook R, Cook D, Tilley J, Lee K, Marshall J. Multiple Organ Dysfunction: baseline and serial component scores. Crit Care Med. 2001;29:2046-50.
21. Ceriani R, Mazzoni M, Bortone F, Gandini S, Solinas C, Susini G et al. Application of the Sequential Organ Failure Assessment score to cardiac surgical patients. Chest. 2003;123(4):1229-39.
22. Lorente JA, Vallejo A, Galeiras R, Tómicic V, Zamora J, Cerdá E et al. Organ dysfunction as estimated by the Sequential Organ Failure Assessment score is related to outcome in critically ill burn patients. Shock. 2009;31(2):125-31.
23. Vincent JL, de Mendonca A, Cantraine F, Moreno R, Takala J, Suter PM et al. Use of the Sofa score to assess the incidence of organ dysfunction/failure in intensive care units: results of a multicenter, pros-

pective study. Working group on "sepsis-related problems" of the European Society of Intensive Care Medicine. Crit Care Med. 1998;26:1793-800.

24. Ferreira FL, Bota DP, Bross A, Melot C, Vincent JL. Serial evaluation of the Sofa score to predict outcome in critically ill patients. JAMA. 2001;286:1754-8.

25. Cabré L, Mancebo J, Solsona JF, Saura P, Gich I, Blanch L et al. Multicenter study of the Multiple Organ Dysfunction Syndrome in intensive care units: the usefulness of Sequential Organ Failure Assessment scores in decision making. Intensive Care Med. 2005;31:927-33.

26. Cullen DJ, Civetta JM, Briggs BA, Ferrara LC. Therapeutic Intervention Scoring System: a method for quantitative comparison of patient care. Crit Care Med. 1974;2:57-60.

27. Keene AR, Cullen DJ. Therapeutic Intervention Scoring System: update 1983. Crit Care Med. 1983;11:1-3.

28. Miranda DR, de Rijk A, Schaufeli W. Simplified Therapeutic Intervention Scoring System: the Tiss-28 items: result from a multicenter study. Crit Care Med. 1996;24:64-73.

29. Moreno R, Morais P. Validation of the Simplified Therapeutic Intervention Scoring System on an independent database. Intensive Care Med. 1997;23:640-4.

30. Moreno R, Reis Miranda D. Nursing staff in intensive care in Europe: the mismatch between planning and practice. Chest. 1998;113:752-8.

31. Reis Miranda D, Moreno R, Iapichino G. Nine equivalents of Nursing Manpower Use Score (Nems). Intensive Care Med. 1997;23:760-5.

32. Rothen HU, Kung V, Ryser DH, Zurcher R, Regli B. Validation of "nine equivalents of nursing manpower use score" on an independent data sample. Intensive Care Med. 1999;25:606-11.

33. Miranda DR, Nap R, de Rijk A, Schaufeli W, Iapichino G. Nursing Activities Score. Crit Care Med. 2003;31:374-82.

34. Afessa B, Gajic O, Keegan MT. Severity of illness and organ failure assessment in adult intensive care units. Crit Care Clin. 2007;23:639-58.

35. Keegan MT, Gajic O, Afessa B. Severity of illness scoring systems in the intensive care unit. Crit Care Med. 2010;39:163-9.

CAPÍTULO 7

COMPLICAÇÕES DA CIRURGIA CARDÍACA E ÍNDICES PREDITIVOS

Silvana Alves dos Santos Franzotti
Lilia de Souza Nogueira

RESUMO

A cirurgia cardíaca tem apresentado importante evolução quanto às técnicas cirúrgicas; entretanto, trata-se de um procedimento de grande porte que necessita de vigilância quanto às possíveis complicações a que o paciente está exposto no pós-operatório, para o estabelecimento de cuidados imediatos que acarretem desfechos favoráveis. O uso de índices de gravidade poderia ser um aliado para essa identificação; entretanto, a literatura científica evidencia uma lacuna de conhecimento sobre a capacidade dos índices de prever essas complicações. A inteligência artificial (IA) é uma estratégia promissora de desenvolvimento de modelos preditivos para esse propósito.

INTRODUÇÃO

A morbimortalidade associada à cirurgia cardíaca, no geral, tem diminuído progressivamente nos últimos anos em virtude do avanço dos procedimentos percutâneos e das técnicas cirúrgicas mais bem padronizadas, além da moderna tecnologia empregada e da capacitação das equipes. Porém, não se deve esquecer que o aumento da expectativa de vida e do número de comorbidades dos pacientes impacta significativamente o desfecho clínico quando estes são submetidos à cirurgia cardíaca.[1,2]

É necessário que os cuidados prestados durante esse período na unidade de terapia intensiva (UTI) sejam de alta qualidade, uma vez que os pacientes apresentam inúmeros riscos de desenvolver complicações, sobretudo em decorrência da complexa resposta inflamatória sistêmica provocada pelo procedimento, com destaque às complicações hemodinâmicas, cardíacas propriamente ditas, respiratórias, neurológicas, renais, hematológicas, infecciosas e gastrointestinais.[3]

COMPLICAÇÕES HEMODINÂMICAS

O paciente no pós-operatório de cirurgia cardíaca é considerado hemodinamicamente instável em razão dos potenciais mecanismos subjacentes e da própria fisiopatologia da doença de base, podendo apresentar qualquer combinação de choques obstrutivo, cardiogênico, séptico e/ou hipovolêmico.[4]

A circulação extracorpórea (CEC) utilizada em vários procedimentos cardíacos proporciona proteção aos órgãos. Entretanto, sabe-se que, quando o sangue do paciente entra em contato com o circuito do equipamento da CEC, ocorre uma intensa resposta inflamatória sistêmica com similaridade bioquímica com a sepse, resultando em vasodilatação sistêmica e síndrome de extravasamento endotelial, que podem persistir por horas após o uso da técnica.[1]

Procedimentos cirúrgicos cardíacos que não utilizam CEC também têm potencial para causar instabilidade hemodinâmica nos pacientes, tais como hipertensão, hipotensão, alteração de eletrólitos séricos e hipervolemia, sendo esses dois últimos decorrentes do uso excessivo de cristaloides no período intraoperatório.[1,4]

COMPLICAÇÕES CARDIOLÓGICAS

Síndrome do baixo débito cardíaco

É definida pela incapacidade do coração de manter débito cardíaco suficiente para atender à demanda metabólica tecidual, resultando em hipoperfusão generalizada, que, em algumas situações, pode culminar em disfunção de múltiplos órgãos. É decorrente, principalmente, de alterações da pré-carga ou aporte sanguíneo ao coração direito, por hipovolemia, vasodilatação ou disfunção de ventrículo direito, da pós-carga (capacidade de manter o débito cardíaco suficientemente elevado mediante ejeção adequada do ventrículo esquerdo), muitas vezes por vasoconstrição, e da frequência cardíaca (decorrente de taquiarritmias ou bradiarritmias). Nas situações em que a síndrome do baixo débito cardíaco é persistente, há risco aumentado de progressão para choque cardiogênico, coagulação intravascular disseminada, alterações neurológicas e parada cardiorrespiratória (PCR).[5]

Distúrbios do ritmo

Os distúrbios do ritmo mais comuns no pós-operatório de cirurgias cardíacas são fibrilação atrial (FA), taquicardia ventricular não sustentada (TVNS), extrassístoles ventriculares, bloqueios atrioventriculares (BAV) e bradicardia sinusal. Desses, a FA é a mais incidente. As principais causas para ocorrência de arritmias são: disfunção ventricular, hipoxemia, distúrbios eletrolíticos e ácido-básicos, efeitos de drogas antiarrítmicas ou de sua prescrição imprópria e a própria CEC aplicada durante a intervenção.[1,6]

Infarto agudo do miocárdio (IAM)

O IAM ocorre quando uma lesão isquêmica provoca diminuição de oxigênio no tecido, levando à necrose do miocárdio e a consequentes danos definitivos na contratilidade do músculo cardíaco. Ressalta-se que o IAM pode ocorrer após a inserção de enxertos em uma cirurgia de revascularização do miocárdio. As principais intercorrências que podem seguir-se a um IAM são: distúrbios do ritmo, insuficiência cardíaca e, em alguns casos, PCR.[7]

Tamponamento cardíaco

Consiste em uma das complicações mais graves da cirurgia cardíaca, mas com baixa incidência. Ele se desenvolve quando há um rápido acúmulo de sangue na bolsa pericárdica, que é inextensível, aumentando a pressão, comprimindo as câmaras cardíacas e levando à insuficiência cardíaca aguda obstrutiva. As principais causas de tamponamento cardíaco são a hemorragia pós-operatória excessiva e a oclusão dos drenos torácicos (pericárdicos) por coágulos.[4,8]

COMPLICAÇÕES RESPIRATÓRIAS

Pneumonia

Reveste-se de alta incidência (superior a 20%) e frequentemente está associada ao tempo superior a 72 horas do uso de ventilação mecânica.[2,4] A mortalidade não é desprezível, requerendo cuidados intensivos em unidade especializada.

Atelectasia

As principais causas de desenvolvimento de atelectasia são: uso da CEC, congestão pulmonar (por insuficiência cardíaca subjacente) e parâmetros ineficazes da ventilação mecânica. Como consequência da atelectasia encontram-se o risco de colapso pulmonar, hipóxia e pneumonia.[4,9] Manobras ventilatórias intraoperatórias preventivas, como assinaladas em outras partes desta obra, podem contribuir para sua prevenção.

Congestão pulmonar

A congestão pulmonar é um achado de relativa frequência no pós-operatório imediato da cirurgia cardíaca, com baixa repercussão em pacientes clinicamente estáveis; entretanto, se os sinais de esforços respiratórios do paciente estiverem aumentados, intervenções precoces são necessárias, uma vez que o aumento do trabalho respiratório pode acarretar exaustão dos músculos respiratórios, com deterioração das condições ventilatórias.[10]

Hipertensão pulmonar

A hipertensão pulmonar está associada a alta morbidade e mortalidade secundárias à insuficiência cardíaca, arritmias, isquemia miocárdica e hipóxia. Vários fatores induzem à hipertensão pulmonar no pós-operatório, incluindo disfunção ventricular esquerda, insuficiência pulmonar, hipertensão, inflamação e isquemia pulmonar, incompatibilidade paciente-prótese mitral ou aórtica (quando uma destas é implantada), embolia pulmonar e compressão mecânica dos vasos pulmonares.[4,8]

Pneumotórax

O pneumotórax pode ser decorrente da lesão direta no pulmão ocasionada durante a cirurgia ou da canulação venosa central, além da ruptura espontânea de alvéolos por ventilação mecânica inadequada. Ademais, as doenças preexistentes pulmonares (vesículas e bolhas enfisematosas) podem promover o desenvolvimento do pneumotórax. O pneumotórax hipertensivo com instabilidade hemodinâmica é uma complicação com risco à vida do paciente em virtude da diminuição do retorno venoso e da compressão das câmaras cardíacas, requerendo alívio ou drenagem imediata mediante qualquer técnica disponível no momento, mesmo a simples punção com uma agulha grossa.[10]

COMPLICAÇÕES NEUROLÓGICAS

Acidente vascular encefálico (AVE)

A incidência do acidente vascular encefálico em pacientes submetidos à cirurgia cardíaca é elevada (acima de 30%), especialmente em idosos. Os fatores de risco para ocorrência de AVE são função ventricular esquerda deficiente, FA, aterosclerose carotídea ou aórtica e AVE prévio. A maioria dos AVE é causada por eventos embólicos em vez de hemorrágicos, com possibilidade de ocorrer tanto no período intra como no pós-operatório.[2,8,11]

Delírio

O delírio pós-operatório é um distúrbio agudo e flutuante da consciência e da atenção que se apresenta com ou sem agitação do paciente. Isso é muito comum nos pacientes idosos em qualquer pós-operatório com ênfase na cirurgia cardíaca, especialmente no segundo dia após o procedimento. Os fatores de risco, além de idade avançada, abrangem duração prolongada da cirurgia, uso de benzodia-zepínico, restrições e imobilizações no leito, e também privação do sono. Há risco aumentado de morte, bem como de tempo prolongado de permanência na UTI e no hospital, devendo-se rever com atenção os medicamentos em uso e incrementar os cuidados gerais. Drogas antipsicóticas poderão ser necessárias caso o transtorno se prolongue.[1,12]

Complicações renais

A lesão renal aguda (LRA) e a insuficiência renal aguda (IRA), que poderá se seguir à primeira, são complicações graves no pós-operatório de cirurgia cardíaca e decorrem, principalmente, de hipoperfusão tecidual prolongada, hemólise e exposição excessiva a citocinas inflamatórias. Outras causas incluem uso de certos antibióticos, agentes anestésicos, meios de contraste e diuréticos potencialmente nefrotóxicos, mioglobina (rabdomiólise em obesos submetidos a longas horas cirúrgicas), e, muito raramente, eventos embólicos. Quando a terapia de substituição renal é necessária, observa-se aumento significativo na mortalidade. Logo, a monitorização rotineira da função renal para um diagnóstico precoce da IRA oferece a oportunidade de implementar estratégias que podem melhorar a função renal.[3,13]

COMPLICAÇÕES HEMATOLÓGICAS

Hemorragia

A hemorragia excessiva, identificada habitualmente pelas características e volume do débito nos drenos de tórax, ocorre, sobretudo, após cirurgias de emergência, uso prolongado da CEC, diminuição da função cardíaca, baixa massa corporal, anemia pré-operatória e uso prévio de terapia antiplaquetária dupla.[2,8]

Tromboembolismo venoso

O tromboembolismo venoso (TEV) ou a embolia pulmonar ocorre em até 20% dos pacientes submetidos a cirurgias cardíacas, sendo a embolia clinicamente significativa uma complicação grave. Pacientes submetidos à revascularização do miocárdio com CEC têm risco diminuído de desenvolver TEV em função dos efeitos fibrinolíticos da terapia. A presença de distúrbio hematológico prévio e a mobilidade reduzida aumentam o risco de ocorrência de TEV.[4,8] Uma equipe especializada em TEV disponível no hospital é a melhor estratégia para reduzir a mortalidade imediata e as importantes complicações tardias dessa síndrome.

COMPLICAÇÕES INFECCIOSAS

Infecção de ferida operatória (IFO)

A mediastinite, nos casos em que o osso esterno é seccionado, é um possível desdobramento de elevada gravidade com risco de acometer tecido ósseo e outros órgãos presentes no mediastino. Os pacientes que desenvolvem IFO, em grande parte, apresentam fatores de risco que incluem diabetes, obesidade, reabordagem cirúrgica para revisão de hemostasia, uso de hemocomponentes, ventilação mecânica prolongada e permanência na UTI. A IFO apresenta alta taxa de mortalidade associada.[2,4,8]

Infecções relacionadas a dispositivos invasivos como cateter vascular e cateter urinário

Os cateteres venoso central e urinário são fontes potenciais de infecção nosocomial, sendo o manejo com rigorosa técnica asséptica e a retirada precoce medidas efetivas de prevenção dessas complicações.[8]

COMPLICAÇÕES GASTROINTESTINAIS

A isquemia mesentérica não é comum, reconhecendo-se a modalidade oclusiva (devida à embolia ou trombo) e a não oclusiva (por hipoperfusão mesentérica). Os sinais clínicos incluem dor, distensão abdominal e intolerância à nutrição enteral. Salvo emergências (necrose mesentérica), o tratamento é conservador, reduzindo-se ou suprimindo-se por alguns dias o aporte alimentar oral e enteral, que poderá ser complementado pela via venosa.[2,8,14]

ÍNDICES PREDITIVOS DE COMPLICAÇÕES NO PÓS-OPERATÓRIO DE CIRURGIA CARDÍACA

Os cuidados intensivos prestados ao paciente no pós-operatório de cirurgia cardíaca demandam monitoramento hemodinâmico de alta complexidade (pressão arterial invasiva, cateter de artéria pulmonar), realização de exames laboratoriais seriados e de balanço hídrico rigoroso diariamente, além da avaliação de exames como eletrocardiograma (ECG), radiografia de tórax e ecocardiograma para a prevenção e/ou identificação precoce das complicações já citadas.[1,4]

Na atualidade, duas pontuações são mais comumente aplicadas na avaliação de risco cirúrgico. São elas: *European System for Cardiac Operative Risk Evaluation* segunda versão (EuroScore II) e o escore da Society of Thoracic Surgeons (STS).[15,16]

O cálculo do EuroScore II é realizado com base em fatores relacionados ao paciente, ao sistema cardiovascular e ao procedimento em si. Uma das críticas ao Euro--Score II é que no subgrupo de fatores relacionados ao procedimento cirúrgico observam-se poucas variações sobre as técnicas cirúrgicas, deficiência suprida pelo STS.[15]

O modelo de risco STS, amplamente utilizado para prever a mortalidade precoce e tardia após cirurgias cardíacas, é baseado em idade, sexo, comorbidades (hipertensão, doença arterial periférica, doença cerebrovascular, diabetes e doença pulmonar) e condição pré-operatória imediata (incluindo a presença de choque cardiogênico). Ademais, o índice é direcionado para os procedimentos isolados valvares, revascularização miocárdica ou combinados. Entretanto, apresenta limitações de uso para as cirurgias de ablação ou de múltiplas válvulas.[16]

Na UTI os índices mais frequentes são os mesmos de outras especialidades, a saber: *Acute Physiology and Chronic Health Evaluation* versão II (Apache II), *Simplified Acute Physiology Score* versão II (Saps II) e *Sequential Organ Failure Assessment* (Sofa).[17] Apesar de os índices descritos vaticinarem mortalidade, alguns estudos analisam a capacidade preditiva para complicações. Pesquisa que analisou 900 pacientes no pós-operatório de cirurgia cardíaca em uma UTI identificou que o EuroScore II mostrou-se bom preditor de infecção do trato respiratório e insuficiência renal dialítica.[18] Outra investigação em cirurgia de revascularização do miocárdio isolada verificou que o Apache II apresentou o melhor desempenho para predizer complicações neurológicas e renais e nenhum dos índices foi capaz de prever outras complicações.[3]

O FUTURO PARA MODELOS PREDITIVOS

A IA e técnicas relacionadas podem ser grandes aliadas para o desenvolvimento de modelos preditivos.[19,20] Estudo randomizado chinês utilizou o *machine learning* (ML), com bons resultados para risco de insuficiência renal aguda, choque séptico e mortalidade.[20]

REFERÊNCIAS

1. Stephens RS, Whitman GJR. Postoperative critical care of the adult cardiac surgical patient. Part I: Routine postoperative care. Crit Care Med. 2015;43(7):1477-97.
2. Pahwa S, Bernabei A, Schaff H, Stulak J, Greason K, Pochettino A et al. Impact of postoperative complications after cardiac surgery on long-term survival. J Card Surg. 2021;36(6):2045-52.
3. Franzotti SAS, Sloboda DA, Silva JR, Souza EAS, Reboreda JZ, Ferretti-rebustini REL et al. Performance of severity indices to estimate postoperative complications of myocardial revascularization. Arq Bras Cardiol. 2020;115(3):452-9.
4. Montrief T, Koyfman A, Long B. Coronary artery bypass graft surgery complications: A review for emergency clinicians. Am J Emerg Med. 2018;36(12):2289-97.
5. Lomivorotov VV, Efremov SM, Kirov MY, Fominskiy EV, Karaskov AM. Low-cardiac-output syndrome after cardiac surgery. J Cardiothorac Vasc Anesth. 2017;31(1):291-308.

6. Fairley JL, Zhang L, Glassford NJ, Bellomo R. Magnesium status and magnesium therapy in cardiac surgery: a systematic review and meta-analysis focusing on arrhythmia prevention. J Crit Care. 2017;42:69-77.

7. Thielmann M, Sharma V, Al-Attar N, Bulluck H, Bisleri G, Bunge JJH et al. ESC Joint Working Groups on Cardiovascular Surgery and the Cellular Biology of the Heart Position Paper: Peri-operative myocardial injury and infarction in patients undergoing coronary artery bypass graft surgery. Eur Heart J. 2017;38(31):2392-407.

8. Stephens RS, Whitman GJR. Postoperative critical care of the adult cardiac surgical patient: part II: procedure-specific considerations, management of complications, and quality improvement. Crit Care Med. 2015;43(9):1995-2014.

9. Naveed A, Azam H, Murtaza HG, Ahmad RA, Baig MAR. Incidence and risk factors of pulmonary complications after cardiopulmonary bypass. Pak J Med Sci. 2017;33(4):993-6.

10. Fischer MO, Brotons F, Briant AR, Suehiro K, Gozdzik W, Sponholz C et al. Postoperative pulmonary complications after cardiac surgery: the Venice international cohort study. J Cardiothorac Vasc Anesth. 2022;36(8 Pt A):2344-51.

11. Gaudino M, Benesch C, Bakaeen F, Deanda A, Fremes SE, Glance L et al. Considerations for reduction of risk of perioperative stroke in adult patients undergoing cardiac and thoracic aortic operations: a scientific statement from the American Heart Association. Circulation. 2020;142(14):e193-e209.

12. McPherson JA, Wagner CE, Boehm LM, Hall JD, Johnson DC, Miller LR et al. Delirium in the cardiovascular intensive care unit: exploring modifiable risk factors. Crit Care Med. 2013;41(2):405-13.

13. O'Neal JB, Shaw AD, Billings FT. Acute kidney injury following cardiac surgery: current understanding and future directions. Crit Care. 2016;20(1):1-9.

14. Hess NR, Seese LM, Hong Y, Afflu D, Wang Y, Thoma FW et al. Gastrointestinal complications after cardiac surgery: incidence, predictors, and impact on outcomes. J Card Surg. 2021;36(3):894-901.

15. Nashef SAM, Roques F, Sharples LD, Nilsson J, Smith C, Goldstone AR et al. Euroscore II. Eur J Cardio-thoracic Surg. 2012;41(4):734-45.

16. Shahian DM, O'Brien SM, Filardo G, Ferraris VA, Haan CK, Rich JB et al. The Society of Thoracic Surgeons 2008 Cardiac Surgery Risk Models: Part 1-coronary artery bypass grafting surgery. Ann Thorac Surg. 2009;88(1 Suppl):S2-22.

17. Vincent JL, Moreno R. Clinical review: Scoring systems in the critically ill. Crit Care. 2010;14(2):207.

18. Andrade ING, Moraes FRN, Andrade TG. Use of EuroScore as a predictor of morbidity after cardiac surgery. Rev Bras Cir Cardiovasc Surg. 2014;29(1):9-15.

19. Rellum SR, Schuurmans J, van der Ven WH, Eberl S, Driessen AHG, Vlaar APJ et al. Machine learning methods for perioperative anesthetic management in cardiac surgery patients: a scoping review. J Thorac Dis. 2021;13(12):6976-93.

20. Zhong Z, Yuan X, Liu S, Yang Y, Liu F. Machine learning prediction models for prognosis of critically ill patients after open-heart surgery. Sci Rep. 2021;11(1):1-10.

CAPÍTULO 8

ESCORES DE RISCO DE MORTALIDADE PARA CIRURGIA DE URGÊNCIA EM IDOSOS

Inés Eguaras Córdoba
Arkaitz Galbete Jiménez
Beatriz Fernandez Velilla

RESUMO

Os índices de risco em cirurgia não são recentes, transitando há muitas décadas pela literatura, no entanto sua utilização ainda é esporádica. Este capítulo pretende contribuir para o cálculo pré-cirúrgico da mortalidade e da deterioração da qualidade de vida. Esse cálculo auxiliará na tomada de decisão entre o paciente, seu entorno familiar e os profissionais da saúde implicados em seu cuidado. As ferramentas devem ser aplicadas com prudência, considerando que os pacientes apresentam uma complexidade nem sempre resumível em uma fórmula matemática. Ainda assim, prestam-se como elemento-guia para o processo diagnóstico-terapêutico.

INTRODUÇÃO

Com o alongamento da expectativa de vida e o aumento da população global de velhos, sua participação nas urgências também se avolumou. Em estimativa da Organização das Nações Unidas de 2019, projeta-se o dobro de idosos no mundo até 2050.[1] Isso se traduzirá em indivíduos com mais comorbidades, fragilidade, dependência funcional e desnutrição.

Comorbidades

São quadros paralelos ao curso clínico da entidade principal.[2] Metade dos idosos que buscam cirurgia de urgência padece de 3 a 5 comorbidades.[3,4] Dentre os índices disponíveis,[5] o Charlson é clássico pela simplicidade e ampla experiência.[6] Nas intervenções de urgência revela-se mais preditivo da mortalidade em curto prazo que a idade.[7,8]

Fragilidade

Está subordinada à incapacidade física, deterioração cognitiva, necessidade de institucionalização e quedas acidentais.[9] Essa população se configura mais suscetível a enfermidades em geral e sua capacidade de recuperação é limitada.[10] A prevalência da fragilidade oscila bastante, dada a heterogeneidade das ferramentas de avaliação[11-13] e a escassa experiência em cirurgia abdominal de urgência.[14-16]

Estado funcional

Afere o desempenho na execução de atividades cotidianas em seu meio habitual.[17] Deve ser considerado no planejamento cirúrgico, pois, caso impactado pela intervenção, poderá repercutir intensamente no dia a dia do enfermo.

CIRURGIA URGENTE NO IDOSO

Com a elevação da idade média da população, mais da metade das intervenções de urgência nos Estados Unidos da América corresponde a idosos.[4,18] As indicações representativas são colecistite aguda (32,3%), hérnia encarcerada (13,7%), obstruções, sangramentos e outras intercorrências provocadas por neoplasias malignas (11%), apendicite aguda (10,7%), obstrução intestinal por bridas (6%), diverticulite aguda (5,1%) e problemas emanados de úlceras gastroduodenais (2,3%).[19]

No Hospital Universitário de Navarra, Espanha, no período de 1994 a 2004, havia 22% de idosos entre as urgências cirúrgicas, proporção que cresceu para 34,4% nos 10 anos seguintes. O padrão se mantém em 2019 (1.070 urgências, 35% em velhos), analogamente a outras séries.[4]

Complicações pós-operatórias

É usual a adoção da classificação de Clavien-Dindo,[20] sendo grau I um evento leve e grau V o óbito. Há quem agrupe em um bloco maior de casos leves (I a III-A) e outro de graves (III-B a V). Os índices de morbidade e mortalidade dependem, logicamente, do tipo de instituição (secundária, terciária, quaternária) e da modalidade de população idosa mais atendida naquele entorno (independentes, parcialmente incapacitados, institucionalizados). Servem de referência valores como 30 a 40% de morbidade e 15% de mortalidade.[21] Em nossa instituição, com base em 4.255 pacientes atendidos entre 1994 e 2016, as taxas foram, respectivamente, de 38 e 8,5%.[22]

Problemas característicos

Agregam-se às intercorrências tradicionais do trauma cirúrgico as repercussões específicas para fragilidade, estado funcional, nutricional e qualidade de vida.[23] Não se pode, consequentemente, negligenciar esses parâmetros no decurso da avaliação prévia, sendo conveniente repeti-los aos 3 e 6 meses após o procedimento operatório.[24]

FERRAMENTAS GERAIS DE RISCO DE MORTALIDADE NA CIRURGIA URGENTE

São conhecidas na literatura como *prediction rules, probability assessments, prediction models* ou *risk score*.[25] Com base em uma análise multivariada de fatores associados ao desfecho fatal, elabora-se uma equação ou fórmula matemática. O cálculo da capacidade de discriminação, fundamental para minimizar falso-positivos e falso-negativos, baseia-se na curva de operação do recebedor (ROC), e precipuamente na área sob essa curva (Auroc).[26] Um modelo de sucesso deve revestir-se de robusta capacidade de discriminação, encontrar-se corretamente calibrado e validado, bem como alcançar elevado valor preditivo.

Historicamente, o primeiro índice de êxito, nominalmente em enfermos críticos, foi a segunda versão do Apache, divulgada desde 1985. Não obstante, conta-se com uma plêiade deles, tais como *Physiological and Operative Severity Score for The Enumeration of Mortality* (Possum),[27] *Portsmouth-Physiological and Operative Severity Score for the Enumeration of Mortality* (P-Possum),[28] o já citado *Acute Physiology and Chronic Health Evaluation II* (Apache II),[29] *Donati*,[30] *Surgical Risk Scale* (SRS),[31] *Surgical Outcome Risk Tool* (Sort)[32] e *National Emergency Laparotomy Audit* (Nela).[33] Ressalte-se que, embora de utilização razoavelmente ampla, nem todos se encontram em plena validação e somente um deles, enfatizado mais adiante, foi desenhado de forma efetiva para cirurgia de urgência em idosos.[34-36]

Em que pesem tais restrições, os escores merecem integrar mais a prática do que hoje sucede. Muitos profissionais se revelam refratários à sua incorporação a menos que impostos por política acadêmica ou hospitalar. O desconhecimento e a inexperiência justificam a grande maioria das omissões. Agrega-se a alegação de que os modelos preditivos são estáticos e os pacientes são dinâmicos, algo que uma fórmula matemática não acompanharia.[37] Não obstante, há opções consagradas com décadas de experiência positiva.

Um desses é o Possum,[27] atualizado pelo P-Possum, mais bem calibrado.[38] Conta com amplo lastro de estimativas de mortalidade pós-operatória nos Estados Unidos da América e Reino Unido.[28] Seu inconveniente é o cálculo um pouco trabalhoso (6 a 12 variáveis), o que é amenizado pela página informatizada disponível (riskprediction.org.uk/index-pp.php). O excesso de variáveis também foi um deslize da primeira versão do Apache (34 parâmetros, que foram amenizados para 12 no Apache II).[39,40] Em cuidados intensivos não há nada mais consagrado na atualidade, contando-se analogamente com calculadoras na internet que operacionalizam sua utilização (clincalc.com/IcuMortality/APACHEII.aspx; mdcalc.com/apache-ii-score; intensivecarenetwork.com/Calculators/Files/Apache4.html – esta última direciona-se à versão Apache 4).

O escore de Donati,[30] de 2004, é direcionado para cirurgia de urgência, bem desenhado e se reveste de simplicidade, por apelar para quatro marcadores apenas. No entanto, apoiou-se em casuística relativamente pequena, e talvez por isso superestime a mortalidade pós-operatória nas urgências,[32,41,42] não tendo sido adotado subsequentemente.

O *Surgical Risk Scale* (SRS)[31] não pode deixar de ser mencionado. Abrange somente três parâmetros, contudo dois deles são derivados de outros, o que implica estimativas adicionais. São eles: a classificação da *British United Provident Association* (Bupa) concernente à complexidade da intervenção cirúrgica, à sua modalidade (eletiva, urgente ou emergente), e o escore da American Society of Anesthesiologists (ASA). Sua área da curva de operação do recebedor (Auroc) é de 0,94, perante 0,84 do Possum, uma habilidade discriminativa excepcional, posto que 0,70 já é considerado um bom valor.[43] A crítica é que não foi desenhado explicitamente para cirurgias de urgência, e a validação original enfoca majoritariamente intervenções eletivas com risco relativamente baixo, de 3 a 7.

O *Surgical Outcome Risk Tool* (Sort)[32] foi construído com base na casuística avantajada de 16.788 pacientes em 326 hospitais, incluindo uma diversidade de procedimentos, como cirurgia vascular, torácica e urológica. Direciona-se para o escore ASA, o tipo de operação (eletiva, urgente ou emergente), as especialidades de risco mais elevado (gastrointestinal, torácica, vascular), sua complexidade, a natureza oncológica ou não, e a idade maior ou menor que 65 anos. Seus pontos fracos vinculam-se à contribuição não muito elevada no seu escopo de cirurgia abdominal e de casos urgentes/emergentes (21,8%). Está disponível gratuitamente como *Sort app* na Apple App Store e no Google Play (Android).

No Reino Unido é relativamente frequente o emprego do *National Emergency Laparotomy Audit* (Nela),[33] com forte poder de discriminação (Auroc 0,86) e validação/calibração (também 0,86). Entre as barreiras enfrentadas, cabe a inclusão de dados radiológicos de análise e interpretação não muito fáceis para o cirurgião.

O *Charlson Comorbidity Index* (CCI) está embasado mais nas comorbidades e menos nas cirurgias, no entanto costuma ser citado como um dos decanos da série. Desde que foi introduzido, na década de 1980, segue merecendo extensa aprovação internacional. São 22 os integrantes de seu elenco de informações, notadamente concernentes a antecedentes clínicos, infecciosos e oncológicos. Diversos portais disponibilizam seu cálculo eletrônico, como orthotoolkit.com/charlson-comorbidity-index; mdcalc.com/charlson-comorbidity-index-cci; omnicalculator.com/health/cci.

Um clássico mais moderno com respaldo do poderoso American College of Surgeons (ACS) é o *National Surgical Quality Improvement Program* (NSQIP*) Mortality Predictor* (NMP).[44,45] Foi criado com base em observações coletadas em 700 hospitais de todo o mundo, e concebido para, já a partir de variáveis prévias, estimar o risco de mortalidade pós-operatória. Entretanto, o índice completo requer informações intraoperatórias também. Como no total se listam nada menos que 35 itens, existe uma plataforma eletrônica (riskcalculator.facs.org), periodicamente atualizada com novos dados, que possibilita uma utilização mais precisa e amigável.

ÍNDICE ESPECÍFICO PARA URGÊNCIAS EM IDOSOS

O *Criteria for Screening and Triaging to Appropriate Alternative Care* (Cristal)[46-48] vaticina a mortalidade de 30 e 90 dias. Foi validado em 500 enfermos com urgências cirúrgicas abdominais, sua capacidade de discriminação é boa (Auroc 0,78) e se presta para a população idosa.

REFERÊNCIAS

1. United Nations, Department of Economic and Social Affairs, Population Division. World population ageing, 2020 highlights. Disponível em: https://www.un.org/development/desa/pd/sites/www.un.org. development.desa.pd/files/undesa_pd-2020_world_population_ageing_highlights.pdf. Acesso em: 22 ago. 2022.
2. Comorbilidad-fragilidad-discapacidad.pdf. Disponível em: fesemi.org/sites/default/files/documentos/ casos-clinicos/vi-escuela-verano/comorbilidad-fragilidad-discapacidad.pdf. Acesso em: 17 abr. 2022.
3. Mullen MG, Michaels AD, Mehaffey JH, Guidry CA, Turrentine FE, Hedrick TL et al. Risk associated with complications and mortality after urgent surgery vs elective and emergency surgery: implications for defining "quality" and reporting outcomes for urgent surgery. JAMA Surg. 2017;152(8):768-74.
4. Torrance ADW, Powell SL, Griffiths EA. Emergency surgery in the elderly: challenges and solutions. Open Access Emerg Med OAEM. 2015;7:55-68.
5. Gagne JJ, Glynn RJ, Avorn J, Levin R, Schneeweiss S. A combined comorbidity score predicted mortality in elderly patients better than existing scores. J Clin Epidemiol. 2011;64(7):749-59.
6. Lübke T, Mönig SP, Schneider PM, Hölscher AH, Bollschweiler E. Does Charlson-comorbidity index correlate with short-term outcome in patients with gastric cancer? Zentralbl Chir. 2003;128(11):970-6.
7. Laor A, Tal S, Guller V, Zbar AP, Mavor E. The Charlson Comorbidity Index (CCI) as a mortality predictor after surgery in elderly patients. Am Surg. 2016;82(1):22-7.
8. Nally DM, Sørensen J, Valentelyte G, Hammond L, McNamara D, Kavanagh DO et al. Volume and in-hospital mortality after emergency abdominal surgery: a national population-based study. BMJ Open. 2019;9(11):e032183.
9. Singh S, Bajorek B. Defining "elderly" in clinical practice guidelines for pharmacotherapy. Pharm Pract. 2014;12(4):489.
10. Clegg A, Young J, Iliffe S, Rikkert MO, Rockwood K. Frailty in elderly people. Lancet. 2013;381(9868):752-62.
11. Lee KC, Streid J, Sturgeon D, Lipsitz S, Weissman JS, Rosenthal RA et al. The impact of frailty on long-term patient-oriented outcomes after emergency general surgery: a retrospective cohort study. J Am Geriatr Soc. 2020;68:1037-43.
12. Cheung A, Haas B, Ringer TJ, McFarlan A, Wong CL. Canadian study of health and aging clinical frailty scale: does it predict adverse outcomes among geriatric trauma patients? J Am Coll Surg. 2017;225(5):658-65.e3.

13. Shamliyan T, Talley KMC, Ramakrishnan R, Kane RL. Association of frailty with survival: a systematic literature review. Ageing Res Rev. 2013;12(2):719-36.
14. Panayi AC, Orkaby AR, Sakthivel D, Endo Y, Varon D, Roh D et al. Impact of frailty on outcomes in surgical patients: A systematic review and meta-analysis. Am J Surg. 2019;218(2):393-400.
15. Goeteyn J, Evans LA, De Cleyn S, Fauconnier S, Damen C, Hewitt J et al. Frailty as a predictor of mortality in the elderly emergency general surgery patient. Acta Chir Belg. 2017;1-6.
16. Parmar KL, Pearce L, Farrell I, Hewitt J, Moug S. Influence of frailty in older patients undergoing emergency laparotomy: a UK-based observational study. BMJ Open. 2017;7(10):e017928.
17. Mocchegiani E, Corsonello A, Lattanzio F. Frailty, ageing and inflammation: reality and perspectives. Biogerontology. 2010;11(5):523-5.
18. Partridge JSL, Harari D, Dhesi JK. Frailty in the older surgical patient: a review. Age Ageing. 2012;41(2):142-7.
19. Ukkonen M, Kivivuori A, Rantanen T, Paajanen H. Emergency abdominal operations in the elderly: A multivariate regression analysis of 430 consecutive patients with acute abdomen. World J Surg. 2015;39(12):2854-61.
20. Clavien PA, Barkun J, de Oliveira ML, Vauthey JN, Dindo D, Schulick RD et al. The Clavien-Dindo classification of surgical complications: five-year experience. Ann Surg. 2009;250(2):187-96.
21. Scott JW, Olufajo OA, Brat GA, Rose JA, Zogg CK, Haider AH et al. Use of National Burden to define operative emergency general surgery. JAMA Surg. 2016;151(6):e160480.
22. Eguaras Córdoba I, Herrera Cabezón J, Sánchez Acedo P, Galbete Jiménez A, Guillén Grima F. The Urgent Surgery Elderly Mortality risk score: a simple mortality score. Rev Espanola Enfermedades Dig Organo Of Soc Espanola Patol Dig. 2019;111(9):677-82.
23. Carpenter CR, Shelton E, Fowler S, Suffoletto B, Platts-Mills TF, Rothman RE et al. Risk factors and screening instruments to predict adverse outcomes for undifferentiated older emergency department patients: a systematic review and meta-analysis. Acad Emerg Med Off J Soc Acad Emerg Med. 2015;22(1):1-21.
24. Tengberg LT, Foss NB, Lauritsen ML, Orbæk J, Rod MH, Tjørnhøj-Thomsen T et al. The impact of acute high-risk abdominal surgery on quality of life in elderly patients. Dan Med J. 2017;64(6).
25. Adams ST, Leveson SH. Clinical prediction rules. BMJ. 2012;344:d8312.
26. Steyerberg EW, Vickers AJ, Cook NR, Gerds T, Gonen M, Obuchowski N et al. Assessing the performance of prediction models: a framework for some traditional and novel measures. Epidemiol Camb Mass. 2010;21(1):128-38.
27. Copeland GP, Jones D, Walters M. POSSUM: a scoring system for surgical audit. Br J Surg. 1991;78(3):355-60.
28. Bennett-Guerrero E, Hyam JA, Shaefi S, Prytherch DR, Sutton GL, Weaver PC et al. Comparison of P-POSSUM risk-adjusted mortality rates after surgery between patients in the USA and the UK. Br J Surg. 2003;90(12):1593-8.
29. Jones DA, Bagshaw SM, Barrett J, Bellomo R, Bhatia G, Bucknall TK et al. The role of the medical emergency team in end-of-life care: a multicenter, prospective, observational study. Crit Care Med. 2012;40(1):98-103.
30. Donati A, Ruzzi M, Adrario E, Pelaia P, Coluzzi F, Gabbanelli V et al. A new and feasible model for predicting operative risk. Br J Anaesth. 2004;93(3):393-9.
31. Sutton R, Bann S, Brooks M, Sarin S. The Surgical Risk Scale as an improved tool for risk-adjusted analysis in comparative surgical audit. Br J Surg. 2002;89(6):763-8.
32. Protopapa KL, Simpson JC, Smith NCE, Moonesinghe SR. Development and validation of the Surgical Outcome Risk Tool (SORT). Br J Surg. 2014;101(13):1774-83.
33. Aitken RM, Partridge JSL, Oliver CM, Murray D, Hare S, Lockwood S et al. Older patients undergoing emergency laparotomy: observations from the National Emergency Laparotomy Audit (NELA) years 1-4. Age Ageing. 2020;49(4):656-63.
34. Fukuda N, Wada J, Niki M, Sugiyama Y, Mushiake H. Factors predicting mortality in emergency abdominal surgery in the elderly. World J Emerg Surg WJES. 2012;7(1):12.
35. Sharrock AE, McLachlan J, Chambers R, Bailey IS, Kirkby-Bott J. Emergency abdominal surgery in the elderly: can we predict mortality? World J Surg. 2017;41(2):402-9.
36. Kim S, Han H-S, Jung H, Kim K, Hwang DW, Kang S-B et al. Multidimensional frailty score for the prediction of postoperative mortality risk. JAMA Surg. 2014;149(7):633-40.

37. Liao L, Mark DB. Clinical prediction models: are we building better mousetraps? J Am Coll Cardiol. 2003;42(5):851-3.
38. Moonesinghe SR, Mythen MG, Das P, Rowan KM, Grocott MPW. Risk stratification tools for predicting morbidity and mortality in adult patients undergoing major surgery: qualitative systematic review. Anesthesiology. 2013;119(4):959-81.
39. Wagner DP, Draper EA. Acute physiology and chronic health evaluation (APACHE II) and Medicare reimbursement. Health Care Financ Rev. 1984;1984(Suppl):91-105.
40. Wheeler MM. APACHE: an evaluation. Crit Care Nurs Q. 2009;32(1):46-8.
41. Al-Temimi MH, Griffee M, Enniss TM, Preston R, Vargo D, Overton S et al. When is death inevitable after emergency laparotomy? Analysis of the American College of Surgeons National Surgical Quality Improvement Program database. J Am Coll Surg. 2012;215(4):503-11.
42. Arenal JJ, Bengoechea-Beeby M. Mortality associated with emergency abdominal surgery in the elderly. Can J Surg. 2003;46(2):111-6.
43. Mandrekar JN. Receiver operating characteristic curve in diagnostic test assessment. J Thorac Oncol. 2010;5(9):1315-6.
44. Vaid S, Bell T, Grim R, Ahuja V. Predicting risk of death in general surgery patients on the basis of preoperative variables using American College of Surgeons National Surgical Quality Improvement Program Data. Perm J. 2012;16(4):10-7.
45. Fuchshuber PR, Greif W, Tidwell CR, Klemm MS, Frydel C, Wali A et al. The power of the national surgical quality improvement program – Achieving a zero pneumonia rate in general surgery patients. Perm J. 2012;16(1):39-45.
46. Cardona-Morrell M, Hillman K. Development of a tool for defining and identifying the dying patient in hospital: Criteria for screening and triaging to appropriate alternative care (CriSTAL). BMJ Support Palliat Care. 2015;5(1):78-90.
47. Cardona M, O'Sullivan M, Lewis ET, Turner RM, Garden F, Alkhouri H et al. Prospective validation of a checklist to predict short-term death in older patients after emergency department admission in Australia and Ireland. Acad Emerg Med. 2019;26(6):610-20.
48. Cardona M, Lewis ET, Turner RM, Alkhouri H, Asha S, Mackenzie J et al. Efficacy of a tool to predict short-term mortality in older people presenting at emergency departments: Protocol for a multi-centre cohort study. Arch Gerontol Geriatr. 2018;76:169-74.

PRÉ E PÓS-OPERATÓRIO EM DOMÍNIOS ESPECÍFICOS

CAPÍTULO 9

CUIDADOS PRÉ E PÓS-OPERATÓRIOS EM CIRURGIA DE CABEÇA E PESCOÇO

Fábio Luiz de Menezes Montenegro
Felipe Ferraz Magnabosco
Luiz Paulo Kowalski

RESUMO

A cirurgia de cabeça e pescoço é uma especialidade topográfica. Em espaço pequeno, o viscerocrânio e o pescoço englobam estruturas respiratórias, digestivas, nervosas, linfáticas e endócrinas. Além da complexidade anatômica, os variados comportamentos biológicos das afecções da região demandam conhecimentos especializados, com cuidados antes e após a operação.

Há variabilidade de idade, desde crianças com afecções congênitas a indivíduos longevos com câncer (por vezes associado a comorbidades, em especial desnutrição e doença pulmonar, determinadas pela doença e seu principal fator de risco: o tabagismo). Há pacientes com distúrbios endócrinos (hipertireoidismo e hiperparatireoidismo), com necessidade de tratamento clínico pré e pós-operatório. Isso justifica abordagens personalizadas e, com frequência, multidisciplinares.

INTRODUÇÃO

O pescoço concentra estruturas respiratórias, digestórias e nervosas em compartimentos com grande proximidade. Além disso, há glândulas endócrinas (tireoide e paratireoides) e grande parte dos linfonodos do organismo (cerca de um terço dos linfonodos estão situados acima das clavículas).

Além do domínio técnico da complexidade anatômica do pescoço para realizar a operação com maior segurança, torna-se essencial entender a multiplicidade de doenças da especialidade e seus impactos no indivíduo, para preparo pré-operatório. Os efeitos da intervenção nesses territórios devem ser conhecidos para adequar o cuidado após a operação.

URGÊNCIAS EM CIRURGIA DE CABEÇA E PESCOÇO

As urgências são mais relacionadas a processos infecciosos, hemorrágicos e obstrutivos da via respiratória.

Infecções

Os processos infecciosos mais comuns são as linfadenites, infecções após manipulação dentária, infecções em glândulas salivares e em cistos congênitos.

As linfadenites agudas causam dor e aumento de volume cervical, levando o paciente a buscar atenção médica. A maioria é reacional a processos virais e será autolimitada, com recomendação de analgésicos e observação. Há linfadenites reacionais decorrentes de infecções bacterianas. Nesses casos, o tratamento adequado do foco da infecção leva à regressão dos linfonodos entre 2 e 4 semanas. A ultrassonografia do pescoço é o exame de imagem inicial mais comum e permite boa avaliação da estrutura do linfonodo. Apesar da antibioticoterapia adequada, alguns linfonodos podem formar abscesso. Nesses casos, além da drenagem, é necessário regime de internação e manutenção de antibioticoterapia.

Infecções na região retromolar

Estas devem ser tratadas com muito cuidado. Ocorrem mais frequentemente após manipulação dentária. Nessa área, a progressão da infecção para o pescoço e para o mediastino pode ocorrer com rapidez. Além disso, poderá haver obstrução da via respiratória, com necessidade de intubação e eventual traqueostomia para garantir a via aérea. É uma condição grave e com risco de letalidade. A tomografia computadorizada do pescoço e do tórax é o exame de escolha, e as coleções identificadas devem ser prontamente drenadas, mantendo-se o paciente com terapia antibiótica de amplo espectro por via intravenosa.

Cistos congênitos e glândulas salivares maiores

Estas infecções são preferencialmente abordadas com tratamento clínico com antibiótico, antes da proposta do tratamento definitivo do problema. Algumas vezes exige-se drenagem emergencial de coleções. Nas glândulas salivares, a avaliação com ultrassonografia pode permitir a identificação de fatores obstrutivos, como cálculos. A depender da localização do cálculo na via secretora, a proposta de extração cirúrgica deste pode acelerar a recuperação. Essa extração poderá ser aberta (em cálculos próximos à abertura dos ductos na cavidade oral) ou por sialoendoscopia.

Os agentes mais comumente encontrados nas diversas infecções em cabeça e pescoço são estreptococos e estafilococos, mas os anaeróbios devem ser lembrados. Há uma excelente orientação publicada sobre os principais microrganismos e como detectá-los.[1]

Sangramento neoplásico

A maioria das hemorragias no segmento da face é não neoplásica, como as epistaxes, e habitualmente tratada no âmbito da prática otorrinolaringológica. Os sangramentos abordados na especialidade de cirurgia de cabeça e pescoço referem-se, principalmente, aos processos neoplásicos malignos.

Pode-se tentar a compressão local com compressa embebida em solução de adrenalina, se acessível. Opções mais específicas são a embolização por radiologia vascular intervencionista, radioterapia hemostática e, em casos extremos, a ligadura da artéria carótida externa. O prognóstico desses pacientes é pouco favorável.[2]

Obstrução respiratória

As mais frequentes são causadas por neoplasias malignas avançadas da laringe e da hipofaringe. Em alguns casos, neoplasia maligna da tireoide pode ser a causa. Em geral, esses pacientes apresentam uma distorção anatômica importante do pescoço que dificulta a realização de uma traqueostomia – opção cirúrgica para obtenção de via aérea que oferece menor dificuldade técnica. Por isso, algumas vezes, são submetidos a uma cricotireostomia. A traqueostomia sob anestesia local é o procedimento de escolha. Garantida a via respiratória, o paciente é avaliado em relação ao estadiamento e a sua condição clínica para planejar o tratamento definitivo.

ANOMALIAS CONGÊNITAS

Em sua maioria, os portadores são crianças e adultos jovens sem outras doenças ou anomalias associadas. A história e o exame clínico são bastante informativos. O exame complementar mais comum é o ultrassom. A biópsia punção aspirativa por agulha fina é um método seguro e deve ser empregada. Ela pode evitar equívocos com alguns diagnósticos diferenciais. Por exemplo, o carcinoma papilífero da tireoide pode ocasionar metástases com degeneração cística, que são facilmente confundidas com cistos branquiais (benignos). A dosagem de tireoglobulina no líquido aspirado pode permitir esse diagnóstico diferencial, que é importantíssimo. Em casos de cistos volumosos, a tomografia computadorizada pode auxiliar no planejamento cirúrgico.

As operações das anomalias congênitas são rápidas e a permanência hospitalar é pequena. Geralmente, utiliza-se dreno em sistema fechado, retirado no dia seguinte à operação em caso de baixo débito. A alimentação normal é restituída poucas horas após a operação. A analgesia pós-cirúrgica é alcançada com os analgésicos mais comuns e interrompida em poucos dias.

As complicações não são numerosas e, quando surgem, são frequentemente infecciosas. No caso de cisto ou fístula do ducto tireoglosso, abertura inadvertida da faringe pode ocasionar fístula. O tratamento é jejum e alimentação por sonda nasoenteral. Caso a abertura seja muito ampla ou não haja melhora com suporte clínico, indica-se a reoperação. Outra cautela importante no pós-operatório de cisto do ducto tireoglosso é a possiblidade de hematoma com compressão do espaço pré--epiglótico e obstrução respiratória. A drenagem imediata é eficaz no tratamento dessa grave complicação.

TIREOIDE

Atualmente, a maior parte dos doentes com indicação de tireoidectomia é eutireóidea, sem hiper ou hipotireoidismo, e apresenta diagnóstico de câncer ou suspeita de neoplasia. A distribuição etária é variada, mas predominam mulheres entre 30 e 70 anos. Não há demanda de preparo pré-operatório específico, mas recomenda-se que todos os pacientes sejam submetidos a uma nasofibrolaringoscopia pré-operatória para avaliação da função vocal.

Alguns pacientes apresentam bócio compressivo ou bócio mergulhante. Nestes últimos, a avaliação tomográfica do tórax pode ser útil para verificar a extensão do componente mergulhante, bem como se ocorre para mediastino anterior (mais comum) ou posterior. Essa informação é útil para planejar eventual acesso cirúrgico ao tórax.

Hiperfunção da tireoide

Pacientes com hipertireoidismo requerem compensação com drogas antitireóideas, como propiltiouracil (preferido na gestante, por menos teratogenicidade) e metimazol (menos risco de efeitos adversos), betabloqueadores (propranolol, metoprolol) e uso de 3 a 5 gotas de solução iodada de lugol (esta poucos dias antes da operação, pelo risco de escape). Há discussão sobre a necessidade de obter resultado laboratorial de tiroxina livre normal antes da operação. Alguns recomendam apenas o uso de betabloqueadores e compensação de parâmetros clínicos. As drogas antitireóideas podem ter efeitos adversos de alergia, granulocitopenia e insuficiência hepática.[3]

Carcinoma de tireoide

Os pacientes com câncer de tireoide podem apresentar metástases cervicais. Em alguns casos de carcinoma papilífero da tireoide, a metástase pode apresentar degeneração cística. Nesses, a citologia pode não evidenciar células. A dosagem da tireoglobulina geralmente está elevada nesse líquido e permitirá o diagnóstico. Essa informação permite planejar o esvaziamento cervical, além da tireoidectomia total.

Após tireoidectomia, o cuidado pós-operatório deve incluir a avaliação da função laríngea e das paratireoides, principalmente. As lesões mais comuns são temporárias, com reversão integral na maioria dos casos. A lesão do nervo laríngeo recorrente pode ocasionar disfonia e aumentar o risco de aspiração. A confirmação diagnóstica é baseada em nasofibrolaringoscopia, um exame que deve ser rotineiro, pois alguns pacientes, mesmo eufônicos, podem apresentar disfunção vocal temporária ou permanente. Nesses casos, devem ser encaminhados precocemente para avaliação e intervenção fonoaudiológica.

A disfunção da paratireoide pode levar à hipocalcemia. A hipocalcemia pode ser leve, com parestesias intermitentes em extremidades e peroral. Além dos sintomas, podem ser pesquisadas a percussão do tronco do nervo facial e contração da face (sinal de Chvostek) ou a contratura espástica do membro superior por compressão com manguito de pressão (sinal de Trousseau). Se disponíveis, as medidas do cálcio ionizado podem ser realizadas para balizar a prescrição de cálcio (de 0,5 a 4 g/dia) e calcitriol (de 0,5 a 2,0 mcg/dia). A hipocalcemia pode causar grande mal-estar e ser grave, podendo até mesmo levar a quadro de tetania, arritmia cardíaca e laringoespasmo. Em situações mais graves, deve ser administrado cálcio por via intravenosa (as soluções de gluconato e cloreto de cálcio são as mais comuns. A dose é de 1 a 2 ampolas em bólus, diluídas em soro. O cálcio intravenoso é irritante para a veia, pode causar flebite e seu extravasamento pode causar necrose tecidual). Em casos excepcionais, há necessidade de reposição intravenosa contínua de cálcio no manejo do hipoparatireoidismo após tireoidectomia.[4]

PARATIREOIDE

O hiperparatireoidismo primário é uma doença comum, mas assintomática na maioria dos casos. Observadas algumas condições, mesmo os pacientes assintomáticos podem ter benefício da paratireoidectomia. Nos sintomáticos, a indicação é clara.[5] Atualmente, a maioria dos pacientes apresenta hipercalcemia leve e não necessita preparo especial específico.

No entanto, há pacientes com hipercalcemia mais severa (cálcio total superior a 14 mg/dL). A função renal deve ser avaliada, pois a hipercalcemia pode causar insuficiência renal aguda. O tratamento em regime de internação hospitalar é o mais adequado. A medida inicial é hidratação oral e parenteral com soro fisiológico. Constatada a hidratação adequada, associa-se diurético de alça (furosemida). A diurese forçada pode causar hipocalemia, e o potássio precisa ser monitorado e, eventualmente, suplementado por via oral. A medida mais efetiva para redução da calcemia é a infusão de bisfosfonados (pamidronato ou ácido zoledrônico). Se disponível e acessível, o denosumabe apresenta também bom resultado.[6]

O hiperparatireoidismo secundário em prática cirúrgica é o observado em doentes renais crônicos. Causa grande impacto na qualidade de vida por dor óssea e fraturas. Além disso, há aumento do risco de óbito por causas cardiovasculares. A paratireoidectomia melhora ambos. O manejo desse paciente é multidisciplinar, com diálise na véspera do procedimento.

Após a paratireoidectomia, pacientes com o osso muito afetado podem apresentar remineralização intensa e hipocalcemia por "fome óssea". Essa síndrome é mais comum após o tratamento do hiperparatireoidismo secundário, nos dias atuais. Ainda, muitos pacientes dialíticos operados necessitam de suplemento oral de carbonato de cálcio (1 a 2 colheres de sopa, 4 vezes ao dia), calcitriol 0,25 mcg (5 cápsulas, 2 vezes ao dia) e infusão de gluconato de cálcio (infusão contínua de solução concentrada) nos primeiros dias após a operação.

Na prática cirúrgica, o hiperparatireoidismo terciário mais comum é o do transplantado renal. No pós-operatório, além do controle da calcemia, a monitorização da função do rim transplantado é necessária (é comum haver piora aguda e recuperação espontânea após alguns meses).

GLÂNDULAS SALIVARES

As glândulas salivares menores são encontradas na mucosa da via aerodigestiva alta. As doenças mais comuns das glândulas salivares menores são neoplásicas malignas. Os cuidados pré e pós-operatórios são próximos dos necessários em outras neoplasias da mesma região, comentadas mais adiante. Uma situação não incomum é a biópsia de glândula salivar menor para diagnóstico de síndrome de Sjögren. Trata-se de procedimento simples, usualmente no lábio inferior, com pequena ressecção em cunha e fechamento primário, sem alteração da alimentação e rápida cicatrização.

De interesse cirúrgico, as afecções das glândulas salivares maiores mais comuns são inflamatórias e neoplásicas.[7]

As glândulas sublinguais geralmente desenvolvem neoplasias malignas, mas são mais raras. As glândulas submandibulares e as parótidas podem formar cistos, cálculos e neoplasias benignas ou malignas. Os cálculos podem ser tratados por sialoendoscopia em casos selecionados.[8] Em outros, a ressecção da glândula é necessária.

A extirpação cirúrgica é o tratamento-padrão das neoplasias. As operações podem acarretar distúrbios funcionais com paralisia do nervo facial ou do nervo hipoglosso. A disfunção do nervo facial é geralmente temporária, mas causa grande impacto psíquico pela hipomotilidade da mímica facial. Além disso, a disfunção pode prejudicar a oclusão palpebral e labial. A pálpebra aberta pode causar úlcera de córnea, e o uso de colírio e pomada oftálmica (ao dormir) é necessário. A disfunção do lábio pode afetar a continência oral e gerar dificuldade para ingerir alimentos líquidos.

NEOPLASIA MALIGNA DA VIA AERODIGESTIVA ALTA

O câncer da via aerodigestiva requer cuidado multidisciplinar e multiprofissional no pré e no pós-operatório. Em graus variados, a depender da localização e do estádio, a doença afeta funções, com grande impacto orgânico, psíquico e social. O tratamento propiciado por cirurgiões, radioterapeutas e oncologistas também trará uma série de condições novas e limitações a esses pacientes.[9] Como mencionado, há neoplasias originárias de glândulas salivares menores, mas o diagnóstico mais comum é o carcinoma epidermoide, derivado da mucosa epitelial.

Os fatores de risco principais para o carcinoma epidermoide são: tabagismo, etilismo e infecção por papilomavírus humano (HPV). Desse modo, os pacientes podem apresentar outras complicações decorrentes do hábito tabagista mantido por anos (como enfisema pulmonar e doenças cardiovasculares) e etílico (como distúrbios neurológicos e desnutrição).[10]

As operações sobre as estruturas das vias aéreas e digestivas altas são agressivas, quer pelo tratamento local ou regional. Pode haver mutilação de órgãos, com impacto na fala, respiração e deglutição. Em pacientes que serão submetidos a cirurgia da cavidade oral, avaliação odontológica quanto à saúde dentária deve ser mandatória.

No esvaziamento cervical pode haver disfunção temporária ou definitiva do nervo espinal, com potencial para causar o ombro doloroso. Uma complicação preocupante do esvaziamento cervical é a fístula do ducto torácico. O volume pode ser elevado e exigir reoperação. Caso o volume esteja abaixo de 400 mL por dia, a instituição de nutrição parenteral e associação de vasoconstritores esplâncnicos (como o octreotide) podem resolver o problema.

Em geral, as operações são longas e, em muitos casos, o pós-operatório inicial é feito em terapia intensiva. A antibioticoprofilaxia busca cobrir anaeróbios e, muito frequentemente, utiliza-se a clindamicina em associação à ceftriaxona. Nesse assunto, uma recente metanálise sugeriu que a clindamicina é inferior ao uso de cefazolina, amoxicilina-clavulanato e amoxicilina-sulbactam por 24 a 48 horas após a operação.[11] O tempo de uso profilático é debatido, mas há evidência de que o uso prolongado não traz benefício adicional.[12]

O impacto da intervenção poderá ser maior ou menor, a depender do tamanho do tumor e de sua localização. Lesões pequenas na borda da língua podem ser ressecadas com boa margem, com pouco impacto em fala e deglutição. Por outro lado, lesões de orofaringe podem demandar acesso mais extenso. Em alguns casos, o uso de cirurgia robótica pode representar ganho, com eficiência oncológica e menor morbidade.

As ressecções em seios maxilares com perda do palato demandam o uso de próteses ou reconstruções mais complexas para permitir alimentação sem refluxo para a cavidade nasal.

As ressecções da laringe podem exigir traqueostomia definitiva (laringectomia total) ou temporária (laringectomias parciais). Em relação às traqueostomias recentes, o paciente deve ser mantido com boa hidratação, o ar umidificado (nebulização), com aspirações frequentes a depender do grau de secreção. Essas medidas buscam minimizar o risco da formação de rolhas de secreção e obstrução respiratória. Caso a aspiração pareça inefetiva e haja suspeita de rolha, a equipe deve se preparar para a troca da cânula de traqueostomia. Essa troca é realizada à beira do leito, mas com a precaução de extensão cervical e boa iluminação. O cuidado multidisciplinar é essencial.[13]

Em muitos casos, o paciente precisará de jejum oral e alimentação enteral por sonda. A sonda pode ser locada em posição gástrica sem problemas, exceto se o risco de gastroparesia e aspiração for elevado. O paciente deve manter decúbito elevado de 30 graus para minimizar o risco de refluxo.

Além da otimização da condição nutricional e respiratória, esses pacientes precisam de cuidado fonoterápico e psicológico especializado. Esse cuidado deve ser instituído no pré-operatório.

NARIZ, SEIOS PARANASAIS E BASE DO CRÂNIO

Tumores nasossinusais e base do crânio são, em sua maioria, de origem epitelial – embora também possam advir de partes moles e ósseas adjacentes. Apesar da raridade, o tratamento cirúrgico é desafiador, haja vista a complexa anatomia da região e a proximidade com estruturas nobres (como órbita, cérebro, artéria carótida interna) em um espaço relativamente estreito.[14,15]

A abordagem cirúrgica faz parte do arsenal terapêutico para traumas, anomalias congênitas, doenças vasculares, infecções, tumores benignos e malignos do trato nasossinusal e da base do crânio.[14,15]

Em geral, as cirurgias com acessos transfaciais podem acarretar sequelas estéticas e funcionais que devem ser consideradas e antecipadas antes da programação e planejamento cirúrgicos. Dessa forma, deve ser feita sob a ótica de uma equipe multidisciplinar (até o processo de reabilitação). Mais recentemente, têm-se desenvolvido cada vez mais as cirurgias endoscópicas endonasais, possibilitando ressecção de tumores selecionados e diminuindo a agressão cirúrgica.[14]

De modo a reduzir complicações, faz-se necessário o uso de antibióticos profiláticos (como a ceftriaxona), podendo ser estendido até 48 horas após a abordagem operatória. Em cirurgias de grande porte (principalmente aquelas que envolvem base de crânio), recomenda-se o pós-operatório em unidade de terapia intensiva (UTI) com reavaliações periódicas. Quando há comunicação com o crânio, o paciente deve ser orientado a não assoar o nariz, de modo a evitar pneumoencéfalo hipertensivo. Dependendo do grau de manipulação do parênquima encefálico, o uso de anticonvulsivante pode ser considerado. Em alguns casos, há a necessidade de realizar tamponamento nasal com gaze após o término da cirurgia. Esse tamponamento pode permanecer até o 6º dia pós-operatório (podendo ser retirado a partir do 3º dia, dependendo da evolução). É importante manter a região operada sempre limpa, umedecida e sem crostas até a completa epitelização.[14,15]

REFERÊNCIAS

1. Miller JM, Binnicker MJ, Campbell S, Carroll KC, Chapin KC, Gilligan PH et al. A guide to utilization of the microbiology laboratory for diagnosis of infectious diseases: 2018 update by the Infectious Diseases Society of America and the American Society for Microbiology. Clin Infect Dis. 2018;67(6):e1-e94.
2. Yen CC, Yeh H, Ho CF, Hsiao CH, Niu KY, Yeh CC et al. Risk factors for 30-day mortality in patients with head and neck cancer bleeding in the emergency department. Am J Emerg Med. 2022;58:9-15.
3. Palace MR. Perioperative management of thyroid dysfunction. Health Serv Insights. 2017;10:1178632916689677.
4. Maeda SS, Moreira CA, Borba VZC, Bandeira F, Farias MLF, Borges JLC et al. Diagnosis and treatment of hypoparathyroidism: a position statement from the Brazilian Society of Endocrinology and Metabolism. Arch Endocrinol Metab. 2018;62(1):106-24.
5. Walker MD, Silverberg SJ. Primary hyperparathyroidism. Nat Rev Endocrinol. 2018;14(2):115-25.
6. Turner JJO. Hypercalcaemia – presentation and management. Clin Med (Lond). 2017;17(3):270-3.
7. Wilson KF, Meier JD, Ward PD. Salivary gland disorders. Am Fam Physician. 2014;89(11):882-8.
8. Erkul E, Çekin E, Güngör A. Long-Term outcomes of sialendoscopy in the management of sialolithiasis and idiopathic chronic sialadenitis with ductal scars. Turk Arch Otorhinolaryngol. 2019;57(2):75-80.
9. Nelke KH, Pawlak W, Gerber H, Leszczyszyn J. Head and neck cancer patients' quality of life. Adv Clin Exp Med. 2014;23(6):1019-27.
10. Stordeur S, Schillemans V, Savoye I, Vanschoenbeek K, Leroy R, Macq G et al. Comorbidity in head and neck cancer: Is it associated with therapeutic delay, post-treatment mortality and survival in a population-based study? Oral Oncol. 2020;102:104561.
11. Vander Poorten V, Uyttebroek S, Robbins KT, Rodrigo JP, de Bree R, Laenen A et al. Perioperative antibiotics in clean-contaminated head and neck surgery: a systematic review and meta-analysis. Adv Ther. 2020;37(4):1360-80.
12. Vila PM, Zenga J, Jackson RS. Antibiotic prophylaxis in clean-contaminated head and neck surgery: A systematic review and meta-analysis. Otolaryngol Head Neck Surg. 2017;157(4):580-8.
13. Bonvento B, Wallace S, Lynch J, Coe B, McGrath BA. Role of the multidisciplinary team in the care of the tracheostomy patient. J Multidiscip Healthc. 2017;10:391-8.
14. Gotoda RN, Capelli FA. Tumores do nariz, seios paranasais e base do crânio. In: Araujo Filho, Cernea CR, Brandão LG (eds.). Manual do residente de cirurgia de cabeça e pescoço. 2.ed. Barueri: Manole; 2013. p.295-311.
15. Shah JP, Patel SG, Singh B, Wong R. Jatin Shah's head and neck surgery and oncology. 5.ed. New York: Elsevier; 2020. Chapter 5, Nasal cavity and paranasal sinuses; p.115-56.

CAPÍTULO 10

AVALIAÇÃO E PREPARO DO PACIENTE PARA CIRURGIA BARIÁTRICA E METABÓLICA

André Luiz Vilela Galvão
Daniel Riccioppo
Denis Pajecki
Marco Aurelio Santo

RESUMO

A morbidade e a mortalidade da cirurgia bariátrica e metabólica reduziram-se de forma pronunciada nos últimos 30 anos e hoje se encontram absolutamente inseridas na rotina, todavia continuam a apresentar desafios, em especial para certas populações. Nesse contexto as avaliações de rotina são: endocrinológica, nutricional, psicológica e cardiológica. Com base nesses dados poderão ser necessárias opiniões do psiquiatra, pneumologista, cirurgião vascular, nefrologista, hepatologista, ou quaisquer especialidades que possam auxiliar no adequado preparo do paciente, visando ao objetivo final de minimizar os riscos.

INTRODUÇÃO

Passados 30 anos desde a publicação, pelos National Institutes of Health (NIH) dos Estados Unidos, dos critérios de indicação cirúrgica para tratamento da obesidade grave, pouca coisa mudou em relação a essa questão.[1,2]

O paciente tem indicação de tratamento cirúrgico da obesidade se tiver índice de massa corporal (IMC = peso/altura^2) acima de 35 kg/m^2, já passou por tratamento clínico prévio e tem doenças associadas ao excesso de peso, nominalmente comorbidades significativas, tais como: diabetes *mellitus* tipo 2 (DM2), dislipidemia, cardiomiopatias, síndrome da apneia obstrutiva do sono (Saos) e hipertensão arterial sistêmica (HAS). Consequências físicas do excesso de peso que alterem a qualidade de vida, como artropatias, também são possíveis indicações nesse grupo.

Caso o IMC esteja acima de 40 kg/m^2, há indicação independente de outros fatores. Ponto importante é a necessidade do entendimento pelo paciente das consequências do procedimento cirúrgico, bem como a capacidade de manter-se em acompanhamento e seguir as recomendações pós-operatórias.

De acordo com as orientações da Resolução n. 2131, de 2015, do Conselho Federal de Medicina (CFM), a cirurgia é liberada apenas para pacientes com IMC acima de 40 kg/m², podendo ser realizada em casos de IMC a partir de 35 kg/m², desde que o paciente tenha duas ou mais comorbidades. Mais recentemente, à luz da significativa influência dos procedimentos bariátricos no controle do DM2, propostas do uso de técnicas bariátricas para tratamento dessa doença, independentemente do IMC, são consideradas.

METABÓLICA *VERSUS* BARIÁTRICA

Utiliza-se o termo cirurgia metabólica quando o objetivo principal do tratamento cirúrgico é o controle do diabetes tipo II, em pacientes com IMC abaixo de 35 kg/m². De modo geral, as técnicas cirúrgicas empregadas são as mesmas, mas a decisão pela escolha deve levar em consideração os índices de controle e remissão da doença obtidos com cada uma delas. Sua aplicação foi chancelada por sociedades clínicas e cirúrgicas, no Brasil e no exterior, além de regulamentada em nosso meio pelo CFM (Resolução n. 2.172, de 2017). Para dirimir possíveis confusões, hoje se utiliza o termo cirurgia bariátrica e metabólica para denominar a ciência e o conjunto de práticas cirúrgicas e assistenciais aplicadas no tratamento de pacientes com obesidade grave ou suas consequências.

AVALIAÇÃO CLÍNICA – ANAMNESE

Obtêm-se informações sobre o início da doença, evolução e tentativas de tratamento. São importantes aspectos relativos aos antecedentes familiares de obesidade e diabetes, bem como antecedentes pessoais, relacionados a comorbidades, doenças preexistentes e cirurgias prévias. Antecedentes pessoais de neoplasias ou de doenças crônicas, ou infectocontagiosas, igualmente podem ter papel na escolha da técnica. Alguns pacientes podem ser mais suscetíveis à desnutrição após determinadas operações bariátricas, e técnicas podem alterar a biodisponibilidade de drogas de uso contínuo, ou aumentar o risco de deterioração de funções de órgãos e sistemas já debilitados, como em casos de nefropatias e hepatopatias crônicas.

A pesquisa de sintomas relacionados ao trato digestivo alto (dispepsia, refluxo gastroesofágico) e baixo (hábito intestinal) é igualmente importante. Nas mulheres, a presença de alterações menstruais, como antecedentes de hemorragia uterina disfuncional ou metrorragia, deve ser considerada e investigada pelo ginecologista. O diagnóstico de doenças uterinas, como miomatose, pode predispor a anemias de difícil controle no pós-operatório.[1,2]

MEDIDAS ANTICONCEPCIONAIS

A gravidez deve ser evitada no período de 2 anos posteriores à cirurgia bariátrica, período pré-estabilização do peso, em que há emagrecimento importante que leva à gravidez de maior risco, além de potencial prejuízo ao resultado na própria perda de peso.

ABUSO DE SUBSTÂNCIAS

O paciente dependente atual de drogas e álcool apresenta contraindicação absoluta para a realização de cirurgia bariátrica. O tabagismo aumenta os riscos anestésico-cirúrgicos, de fenômenos tromboembólicos e de úlcera de boca anastomótica. O paciente tabagista deve cessar o consumo pelo menos 1 mês antes do procedimento.

HÁBITOS E TRANSTORNOS ALIMENTARES

Podem suceder hiperfagia, em que o paciente se alimenta em grande quantidade mas mantém a periodicidade das principais refeições do dia; e polifagia, em que ele se alimenta frequentemente, em pequenas quantidades e a intervalos curtos (beliscador). Outros transtornos relevantes são a compulsão por doces, o transtorno do comer compulsivo (*binge eating*) ou o comedor noturno.

RELIGIÃO

A recusa à transfusão de sangue por convicções religiosas deve ser reconhecida e seus riscos ponderados pela equipe cirúrgica. A incidência de sangramentos importantes no perioperatório de cirurgias bariátricas é baixa, contudo deve ser considerada e informada ao paciente e seus familiares para tomada consciente de decisões.

EXAME FÍSICO

A obesidade grau 2 (IMC > 35 kg/m^2) já sugere indicação de cirurgia, consoante com as comorbidades detectadas. O IMC > 50 kg/m^2, a chamada superobesidade, aumenta os riscos de complicações e a morbimortalidade perioperatória, requerendo monitoração mais intensiva. O tipo de obesidade mais central ou mais periférica, também chamadas de androide e ginecoide, indica mais ou menos gordura visceral. A circunferência abdominal (CA) pode auxiliar na estimativa do tipo de obesidade, assim como a relação cintura/quadril, mostrando maior ou menor concentração de gordura intra-abdominal. A CA acima de 102 cm no homem, e acima de 88 cm na mulher, associa-se a maior risco de síndrome metabólica, com maiores incidências de HAS, dislipidemias, ateromatose, cardiopatias e DM2.

A circunferência cervical também é muito importante, e acima de 47 cm correlaciona-se a maior incidência de Saos e maior dificuldade de intubação orotraqueal, agregando risco anestésico.

A presença de *acantose nigricans*, caracterizada por hiperqueratose e hiperpigmentação mais comumente encontrada na região cervical, é frequentemente associada à síndrome metabólica, DM2, e síndrome dos ovários policísticos (SOP), além de acromegalia e síndrome se Cushing, que devem ser investigados na presença desse achado.

Deve ser feita a pesquisa de hérnias de parede abdominal, muitas vezes desconhecidas pelo paciente, principalmente naqueles com antecedentes de cirurgias prévias. Grandes hérnias umbilicais ou incisionais podem influenciar a escolha do tipo de cirurgia bariátrica ou da via de acesso, como ainda demandar mudanças no preparo pré-operatório, como perda expressiva de peso antes da operação, ou avaliação detalhada da função pulmonar, visando a subsequente redução do conteúdo herniário.

Varizes de membros inferiores, dermatite ocre ou sinais de sequela de erisipela são indícios de insuficiência venosa, potencialmente com maiores riscos para ocorrência de trombose venosa profunda (TVP) no perioperatório.

AVALIAÇÃO DE RISCO CIRÚRGICO

Histórico de insuficiência coronariana (ICO), infarto agudo do miocárdio (IAM), insuficiência cardíaca congestiva (ICC), acidente vascular encefálico (AVE), TVP, tromboembolismo pulmonar (TEP), asma, doença pulmonar obstrutiva crônica (Dpoc) e Saos vão demandar investigações específicas. A Saos pode demandar uso de ventilação com pressão positiva (Cpap), que pode diminuir riscos perioperatórios, com influência direta no controle de outras comorbidades, como a HAS. No caso de antecedente de ICC, IAM ou ICO, ou suspeita clínica de cardiopatias, o cardiologista deve orientar a conduta para estratificação de riscos e necessidade de terapias pré-operatórias, como eventuais procedimentos endovasculares (revascularizações ou trocas valvares). Para TVP e TEP prévios, a avaliação do cirurgião vascular é auxiliar na decisão das medidas preventivas. O filtro de veia cava foi utilizado no passado de maneira profilática, em pacientes com antecedente de TVP ou TEP. O procedimento previne a embolia pulmonar, todavia pode associar-se a alta morbidade e aumento da mortalidade em certas populações. Sua indicação, portanto, deve ser bastante seletiva. Em casos suspeitos de tromboembolismo agudo, o ecocardiograma Doppler pode trazer importante contribuição por meio da estimativa de pressão de artéria pulmonar.[1,2]

AVALIAÇÕES CLÍNICAS ESPECÍFICAS

A opinião do nefrologista deve auxiliar o cirurgião bariátrico na escolha do procedimento mais adequado, tendo em vista, inclusive, expectativas futuras, como evolução para insuficiência renal dialítica ou necessidade de transplante renal.

A doença hepática gordurosa não alcoólica é, atualmente, a causa mais frequente de hepatopatia crônica e cirrose, sendo muito prevalente no paciente com obesidade grave. A pesquisa de hepatites virais deve ser realizada. Na identificação de sorologias positivas, a avaliação dos perfis sorológicos pode demandar outros testes, como pesquisa de carga viral ou biópsia hepática. Deve-se investigar também a presença de hipertensão portal nessa condição. A identificação de alterações no estudo ultrassonográfico Doppler de fluxo hepático, ou estigmas endoscópicos de hipertensão portal, também influenciarão a conduta cirúrgica.

A avaliação geriátrica é importante com obesos idosos, tendo mais risco de complicações, principalmente acima dos 65 anos. A avaliação de funcionalidade é importante, e o desfecho da cirurgia bariátrica deve estar focado na melhora de funcionalidade, sem indução ou agravamento de sarcopenia.

Pacientes com alterações importantes na dentição e mastigação enfrentam maior dificuldade na adaptação alimentar pós-operatória. Isso pode influenciar a adequada ingestão proteica, assim como a incidência de intolerâncias e carências alimentares, regurgitação e vômitos, aumentando o risco de impactação alimentar.

AVALIAÇÃO NUTRICIONAL

A desnutrição de micronutrientes deve ser pesquisada em todos os pacientes, dada a incidência não desprezível de anemia ferropriva e deficiências vitamínicas, sendo muito frequente a hipovitaminose D. Esses distúrbios devem ter sua correção iniciada no pré-operatório, orientando também a suplementação subsequente.[3]

AVALIAÇÃO PSICOLÓGICA

Objetiva identificar distúrbios psicológicos/psiquiátricos que contraindiquem o procedimento (doenças psiquiátricas descompensadas, adição e dependência de álcool/drogas, incapacidade de compreensão do procedimento), que possam interferir no hábito alimentar e que mereçam tratamento específico antes e depois da cirurgia (ansiedade, depressão, compulsão alimentar). Faz parte dessa etapa educar o paciente em relação às mudanças de estilo de vida necessárias para o sucesso do procedimento e promover tratamento comportamental. Doenças psiquiátricas em acompanhamento e devidamente compensadas não são contraindicação. Na confirmação diagnóstica de doença psiquiátrica, esta deverá ter seu tratamento iniciado no pré-operatório, ficando a critério do psiquiatra o melhor momento para a realização do procedimento de redução de peso, em geral após compensação e controle, e, eventualmente, a escolha da técnica mais adequada.[4]

Na Unidade de Cirurgia Bariátrica e Metabólica do HCFMUSP, os pacientes devem passar por um ciclo de palestras de esclarecimento e orientação, proferidas pelo cirurgião, psicóloga, nutricionista, enfermeira e fisioterapeuta. Caso não haja disponibilidade de um sistema específico de orientação, é imperioso oferecer ao paciente amplo material informativo de esclarecimento sobre o procedimento cirúrgico, consequências da operação e possíveis riscos associados ao procedimento proposto. A obtenção de consentimento pré-informado e esclarecido é ética e legalmente mandatória.

EXAMES LABORATORIAIS

Abrangem hemograma, função renal, glicemia de jejum, perfil lipídico, ácido úrico, proteinemia, perfil hepático e perfil tireoidiano. Sorologias para hepatites e HIV devem ser realizadas de rotina em todos os pacientes, assim como teste de gravidez na mulher em idade fértil.

As transaminases (aminotransferases) elevadas podem sugerir processo inflamatório decorrente da esteatose hepática, ou de outras hepatopatias. Em associação com o nível de plaquetas, a aspartato aminotransferase (AST), por meio do índice APRI (APRI = AST paciente/AST valor superior da normalidade dividida pela contagem de plaquetas × 100), pode auxiliar na identificação de possível presença de fibrose hepática (APRI > 0,7). A ferritina elevada é outro marcador a ser considerado para suspeita de esteato-hepatite.

Dosagens de vitamina D, B12, ácido fólico, ferro, ferritina, capacidade de ligação de ferro e transferrina podem identificar alterações e já nortear correções de deficiências, ainda no pré-operatório. A vitamina D baixa, ou o cálcio total, e, mais sensivelmente, o cálcio ionizado baixo, demandam a investigação de hiperparatireoidismo primário ou secundário, por meio de dosagem de PTH e calciúria.[1-3]

Diante da suspeita de diabetes, deve-se considerar a curva glicêmica de 120 minutos com sobrecarga de glicose, avaliação da hemoglobina glicada (A1C), insulinemia basal e/ou em curva de 120 minutos após sobrecarga de glicose, ao lado de anticorpos anti-insulina, antidescarboxilase do ácido glutâmico e anti-ilhotas de Langerhans (IAA, anti-GAD, ICA), sugestivos de diabetes autoimune, tipo 1 (DM1) ou, possivelmente, Lada (diabetes autoimune latente do adulto). Note-se que estas últimas formas de diabetes padecem de expectativa menor de melhora com o tratamento cirúrgico. O peptídeo C tem importante papel na avaliação do potencial de função pancreática endócrina, ajudando a predizer a resposta do DM2 à cirurgia.[5]

EXAMES SUBSIDIÁRIOS COMPLEMENTARES

Rotineiramente se providenciam ultrassonografia abdominal e endoscopia digestiva alta (EDA). A avaliação da função pulmonar, antes considerada mandatória, atualmente é solicitada de modo seletivo.

Em pacientes idosos, em mulheres a partir de 40 anos ou em transição menopausal, ou em pacientes com suspeita de alterações ósseas, a densitometria óssea deve ser realizada. A identificação de osteopenia grave ou de osteoporose já estabelecida poderá nortear a definição da técnica bariátrica a ser utilizada, optando-se por procedimentos com menos risco de disabsorção de cálcio e vitamina D. Nos idosos, a associação com a absorciometria de raios X de dupla energia (Dexa) contribui também para a identificação de sarcopenia, podendo auxiliar na decisão da cirurgia e do acompanhamento pós-operatório mais adequados.

O ultrassom de abdome tem papel na identificação de colecistopatias, muitas vezes assintomáticas, e de estatose hepática. A associação com o Doppler é importante nos casos suspeitos de hipertensão portal, consequente de hepatopatia avançada.

A EDA tem importância na identificação de doenças do trato digestivo superior, como a infecção por *Helicobacter pylori*, que deve ser tratada no pré-operatório, a esofagite de refluxo, a hérnia hiatal, varizes esofágicas e fúndicas decorrentes de hipertensão portal, bem como a presença de lesões esofágicas e gastroduodenais inflamatórias ou tumorais. A presença de esofagite pode demandar uma investigação mais aprofundada da doença do refluxo gastroesofágico (DRGE), por meio de pH-metria e manometria esofágicas. Alterações motoras de esôfago ou hipotonia acentuada de esfíncter inferior do esôfago e substancial refluxo ácido, assim como a presença ou ausência de hérnia hiatal, poderão ajudar na definição da melhor conduta cirúrgica. A presença de lesões gástricas ou duodenais oncológicas, por exemplo, tumores subepiteliais, poderá nortear o cirurgião bariátrico a uma técnica com ressecção gástrica em vez de derivação.

A radiografia contrastada de esôfago, estômago e duodeno (raio X EED) com manobras para pesquisa de RGE, embora pouco utilizada, poderá ser empregada na identificação de RGE ou hérnia hiatal, caso a endoscopia se revele inconclusiva.[1,2]

PREPARO PRÉ-OPERATÓRIO

A perda de peso auxiliará na diminuição de riscos perioperatórios, facilitará tecnicamente o procedimento cirúrgico e ajudará na recuperação do paciente após a cirurgia. Com IMC abaixo de 50 kg/m^2, perdas entre 5 e 10% do peso inicial (PI) são suficientes para diminuição de riscos, da hepatomegalia associada à esteatose e da gordura visceral, facilitando o procedimento. Essa perda de peso também auxilia no controle de DM2 e da HAS. Hérnias incisionais gigantes ou múltiplas cirurgias abdominais prévias poderão impor emagrecimento mais intenso no período pré-operatório.

Como rotina, a dieta hipocalórica domiciliar ou a dieta líquida 5 a 7 dias antes da operação são suficientes para obtenção da meta estabelecida. A dieta líquida reveste-se da vantagem de expor o paciente à dieta pós-cirúrgica, diminuindo a ansiedade da necessidade de manter-se apenas com líquidos no pós-operatório inicial.

Para IMC > 50 kg/m^2 recomendamos perdas de pelo menos 10% mediante dieta de muito baixo valor calórico (VLED). Deve ser realizada idealmente em ambiente hospitalar ou sistema de spa, com controle clínico e laboratorial. A associação com análogos de GLP-1, nominalmente a semaglutida, tem se mostrado particularmente promissora para esse fim.

A super-superobesidade mórbida (SSO), caracterizada por IMC > 60 kg/m^2, agrega riscos mais extremos, e a perda ponderal pré-operatória entre 15 e 20% seria a meta. O uso do balão intragástrico (BIG) em SO e SSO, associado a acompanhamento nutricional, é vantajoso, no entanto restrito pelo custo e pela dificuldade de adaptação de muitos pacientes.

Na Unidade de Cirurgia Bariátrica e Metabólica do HCFMUSP tais casos mais desafiadores são admitidos em hospital secundário (Hospital Auxiliar de Suzano), por período médio de 16 semanas sob dieta VLED, com aporte médio de 5 kcal/kg/dia, obtendo perda média de 20% do PI no período. Esses pacientes são submetidos a tratamento cirúrgico sequencial, com redução bastante expressiva da morbimortalidade da série estudada.[6,7]

REFERÊNCIAS

1. Di Lorenzo N, Antoniou SA, Batterham RL, Busetto L, Godoroja D, Iossa A et al. Clinical practice guidelines of the European Association for Endoscopic Surgery (EAES) on bariatric surgery: update 2020 endorsed by IFSO-EC, EASO and ESPCOP. Surg Endosc. 2020;34(6):2332-58.
2. Carter J, Chang J, Birriel TJ, Moustarah F, Sogg S, Goodpaster K et al. ASMBS position statement on preoperative patient optimization before metabolic and bariatric surgery. Surg Obes Relat Dis. 2021;17(12):1956-76.
3. O'Kane M, Parretti HM, Pinkney J, Welbourn R, Hughes CA, Mok J et al. British Obesity and Metabolic Surgery Society Guidelines on perioperative and postoperative biochemical monitoring and micronutrient replacement for patients undergoing bariatric surgery-2020 update. Obes Rev. 2020;21(11):e13087.
4. Pearl RL, Allison KC, Shaw Tronieri J, Wadden TA. Reconsidering the psychosocial-behavioral evaluation required prior to bariatric surgery. Obesity (Silver Spring). 2018;26:249.
5. Brito JP, Montori VM, Davis AM. Metabolic surgery in the treatment algorithm for type 2 diabetes: A joint statement by International Diabetes Organizations. JAMA. 2017;317:635.
6. Gerber P, Anderin C, Thorell A. Weight loss prior to bariatric surgery: an updated review of the literature. Scand J Surg. 2015;104:33.
7. Santo MA, Riccioppo D, Pajecki D, Cleva R, Kawamoto F, Cecconello I. Preoperative weight loss in super-obese patients: study of the rate of weight loss and its effects on surgical morbidity. Clinics. 2014;69(12):828-34.

CAPÍTULO 11

ROTINA PERIOPERATÓRIA NA CIRURGIA TORÁCICA

Paula Duarte D'Ambrosio
Ricardo Mingarini Terra

RESUMO

A avaliação do risco cardiopulmonar pré-operatório é essencial antes de cirurgia de maior porte, tendo em vista que os candidatos à ressecção pulmonar quase sempre padecem de alterações funcionais. A maioria desses pacientes tem história de tabagismo (prévia ou atual) ao lado de doença pulmonar obstrutiva crônica (Dpoc), o que compromete ainda mais sua condição clínica inicial, seja ela maligna (câncer de pulmão) ou não (bronquiectasias, sequelas de tuberculose). Testes clínicos e funcionais pulmonares e cardíacos são aqui sistematizados, visando a um transcurso bem-sucedido dessas intervenções.

INTRODUÇÃO

O câncer de pulmão é a causa mais comum de morte relacionada ao câncer no mundo.[1] Segundo a Organização Mundial da Saúde (OMS), em 2020 mais de dois milhões de novos casos foram relatados.[1] No Brasil é a segunda neoplasia mais comum entre homens e mulheres, de acordo com os dados do Instituto Nacional do Câncer (Inca).[2] A cirurgia de ressecção pulmonar com linfadenectomia radical oferece a melhor chance de cura para a neoplasia primária de pulmão em estágio inicial, portanto é o tratamento de primeira escolha.[3]

No Brasil existe, em paralelo, alto índice de doenças inflamatórias e infecciosas, como a tuberculose e as bronquiectasias, que também têm as ressecções pulmonares como opção de tratamento curativo. Ainda que necessária em determinadas circunstâncias, a cirurgia de ressecção pulmonar nessas enfermidades está associada a complicações em até 50% dos casos. Quando sucedem, estas levam a recuperação mais prolongada, piores resultados em longo prazo e custos mais elevados.[4,5]

RECUPERAÇÃO ACELERADA

No final da década de 1990, Kehlet et al. implementaram o conceito de *fast-track* em cirurgia, também denominado *Enhanced Recovery after Surgery* (Eras), com o objetivo de reduzir o estresse fisiológico e as taxas de complicações relacionadas aos procedimentos cirúrgicos, além de apressar a recuperação do paciente.[6]

Descrito inicialmente na cirurgia colorretal eletiva, inclui educação pré-operatória do paciente, prevenção do jejum pré-operatório prolongado, limitação da administração de fluidos intravenosos, analgesia multimodal poupadora de opioides e deambulação precoce. A implementação do Eras original foi associada à melhora na recuperação do paciente, diminuição do tempo de internação e redução das taxas de complicações pós-operatórias.[7]

A partir desses resultados, diversas especialidades cirúrgicas (incluindo cirurgia ortopédica, ginecológica, hepática e cardíaca) implementaram a estratégia e, apesar das adaptações realizadas, evidenciaram resultados muito semelhantes.[7-9] Na cirurgia torácica algumas mudanças foram realizadas, com enfoque no intra e no pós-operatório das ressecções pulmonares.[10] Não obstante, a otimização e a sistematização já no período pré-operatório são fundamentais.

INVESTIGAÇÃO PRÉ-CIRÚRGICA

Os dois *guidelines* mais utilizados são o europeu (*European Respiratory Society/ European Society of Thoracic Surgeons* — ERS/ESTS) e o americano (*American College of Chest Physicians* — ACCP).[11,12] Como os *guidelines* foram desenhados para pacientes que apresentam risco cardíaco baixo, uma avaliação do risco cardiovascular deverá ser realizada previamente a essa etapa. Diversas diretrizes têm recomendado o uso de escores de risco cardíaco,[10-13] como ferramentas de triagem para selecionar os pacientes que necessitem de testes complementares ou avaliações de especialistas, antes de prosseguir rumo à ressecção pulmonar.

ROTINA PERIOPERATÓRIA NA CIRURGIA TORÁCICA DA UNIVERSIDADE DE SÃO PAULO

O aconselhamento pré-operatório ajuda a definir as expectativas sobre os procedimentos cirúrgicos e anestésicos e pode diminuir o medo, a dor, melhorar a recuperação e propiciar a alta precoce.[14] Educação verbalizada, folhetos e informações multimídia contendo explicações sobre o procedimento, em conjunto com intervenções cognitivas, podem melhorar o controle da dor, náusea e ansiedade após a cirurgia. O aconselhamento é realizado nas consultas ambulatoriais pré-operatórias[14] (Quadro 1).

QUADRO 1 Rotina pré-operatória

Pré-operatório
Informação, educação e aconselhamento
Recomendação nutricional
Cessação do tabagismo
Risco cardiovascular e respiratório
Intraoperatório
Profilaxia de tromboembolismo venoso
Antibioticoprofilaxia
Protocolo de anestesia geral e bloqueios regionais
Prevenção de hipotermia
Técnica cirúrgica minimamente invasiva
Pós-operatório
Manejo do dreno torácico
Sondagem vesical Mobilização/deambulação precoce

Fonte: Batchelor et al.[14]

RECOMENDAÇÃO NUTRICIONAL PERIOPERATÓRIA

A desnutrição e a perda de peso são fatores de risco para o desenvolvimento de complicações pós-operatórias nas cirurgias de ressecção pulmonar,[14] portanto o acompanhamento com especialista no pré-operatório é realizado quando houver indicação. No entanto, é incerto se a modificação ou otimização do estado nutricional perioperatório efetivamente resulta em redução das complicações.

CESSAÇÃO DO TABAGISMO

O tabagismo está relacionado com o aumento da morbimortalidade pós-operatória e eleva as taxas de complicações. Necessita ser suprimido 4 a 8 semanas antes da cirurgia, ou antes, quando factível. A prescrição de terapia medicamentosa visando à abstinência e de terapia com reposição de nicotina é igualmente recomendada quando houver indicação, e deve ser acompanhada por especialistas.[15]

TROMBOEMBOLISMO VENOSO (TEV)

A incidência de TEV poderá ser elevada no pós-operatório (0,4 a 51% para trombose venosa profunda).[15] Os pacientes devem ser considerados de alto risco para eventos tromboembólicos e, portanto, submetidos à profilaxia farmacológica e mecânica para TEV (anticoagulante, compressão pneumática e meias elásticas).

ANTIBIOTICOPROFILAXIA

A profilaxia antibiótica intravenosa é administrada dentro de 60 minutos antes da incisão na pele.[14]

PROTOCOLO ANESTÉSICO

A maioria dos procedimentos cirúrgicos torácicos, seja por toracotomia ou técnicas minimamente invasivas, é realizada sob ventilação monopulmonar por meio da intubação seletiva para facilitar o acesso à cavidade torácica e a manipulação cirúrgica.[16] Em geral, utiliza-se um tubo orotraqueal de duplo lúmen, no entanto os bloqueadores temporários (balão endobrônquico) são úteis em pacientes com via aérea difícil. A broncoscopia é recomendada a fim de checar o posicionamento do tubo e evitar intercorrências durante a cirurgia.

A combinação de anestesia geral e bloqueios regionais, com drogas de curta ação, é realizada de rotina, a fim de permitir o despertar e a extubação precoce.

É recomendada uma abordagem multimodal para o alívio da dor, incluindo uma boa anestesia geral e bloqueios regionais, com o objetivo de reduzir o uso de opioides no pós-operatório. O bloqueio paravertebral fornece analgesia equivalente à peridural torácica, com menos efeitos colaterais.[17]

PREVENÇÃO DE HIPOTERMIA

Poderá resultar da exposição prolongada a temperaturas frias da sala de cirurgia e comprometimento da resposta termorregulatória normal. A incidência internacional é estimada em 35 a 50%, pois a superfície pleural de um hemitórax é exposta ao ar seco durante a cirurgia, levando a uma perda de calor evaporativa potencialmente importante.[14]

A hipotermia, definida como temperatura corporal abaixo de 36°C, está associada à morbidade cardiovascular e a aumento do sangramento, secundário à hemostasia prejudicada.[18] A normotermia pode ser mantida por temperatura ambiente mais elevada e cobertura de superfícies corporais expostas, além de sistemas de aquecimento ativo (manta térmica).[14] O local mais conveniente para medir a temperatura central durante a cirurgia torácica é a nasofaringe, e essa medição deve ser realizada durante toda a cirurgia.

TÉCNICA CIRÚRGICA MINIMAMENTE INVASIVA

A cirurgia robótica e a videotoracoscopia (Vats) converteram-se em prioridade para ressecções pulmonares oncológicas e, quando tecnicamente viáveis, também para as ressecções pulmonares inflamatórias.[14] O número de portais utilizados não influencia os benefícios dessa técnica e, portanto, é de escolha do cirurgião.[19] Quando houver dificuldades ou impedimentos para a utilização da técnica minimamente invasiva, a cirurgia de ressecção pulmonar pode ser realizada por meio da toracotomia. Nesses casos, as incisões são em geral poupadoras de músculo (latíssimo do dorso, também conhecido como grande dorsal), pois reduzem a dor no pós-operatório e preservam a função muscular.[14]

MANEJO DO DRENO DE TÓRAX

Apesar de causarem dor e prejudicarem a função respiratória, os drenos torácicos são utilizados de rotina. Atualmente, um único dreno é utilizado, pois está associado a menos dor e menor duração do tempo de drenagem, sem aumentar o risco de novas intervenções pleurais.[20] A retirada precoce pode melhorar os resultados no pós-operatório. Em contrapartida, a aplicação rotineira de aspiração mecânica não oferece vantagens e deve ser evitada.

É utilizado o sistema de drenagem convencional (selo d'água) na rotina dos autores, apesar de as diretrizes recomendarem o uso do sistema digital.[14] No Serviço Único de Saúde (SUS) ainda não há disponibilidade do material, por conta dos elevados custos. O sistema de drenagem digital (eletrônico), além de fechado e, portanto, mais seguro, documenta com precisão o líquido e o ar drenados, e também alerta para problemas como obstrução, má aspiração ou desconexão do sistema. Destarte, diminui a variabilidade na tomada de decisão quanto à retirada do dreno, facilita a mobilização precoce e reduz a permanência hospitalar.

A retirada do dreno pleural é realizada com base nos seguintes critérios: ausência de escape aéreo, radiografia de tórax com boa expansão pulmonar e débito do líquido pleural menor que 450 mL em 24 horas.[14]

SONDAGEM VESICAL

Em pacientes com função renal normal, o monitoramento do débito urinário perioperatório não é necessário,[14] reservando-se a precaução para casos comprometidos. Em casos de retenção urinária no pós-operatório, que em geral está associada à anestesia peridural, é realizada a sondagem vesical de alívio.[21]

MOBILIZAÇÃO/DEAMBULAÇÃO PRECOCE

Os pacientes são mobilizados dentro de 24 horas após a cirurgia para evitar os efeitos deletérios do repouso no leito. A imobilidade pós-operatória é relatada como um fator de risco significativo e está associada a aumento da morbidade e internação após a cirurgia de ressecção pulmonar.[14]

RISCO CARDIOVASCULAR E RESPIRATÓRIO

A avaliação cardiológica, o teste de função pulmonar (espirometria com medidas de volumes e da capacidade de difusão pulmonar no teste de monóxido de carbono — DLCO) e ainda o teste de esforço cardiopulmonar são os pilares da avaliação funcional antes da ressecção pulmonar.[10] Outrossim, todos são submetidos a exames laboratoriais (hemograma, coagulograma, eletrólitos e função renal), radiografia de tórax e eletrocardiograma.

Apresentamos um algoritmo funcional simplificado na Figura 1.

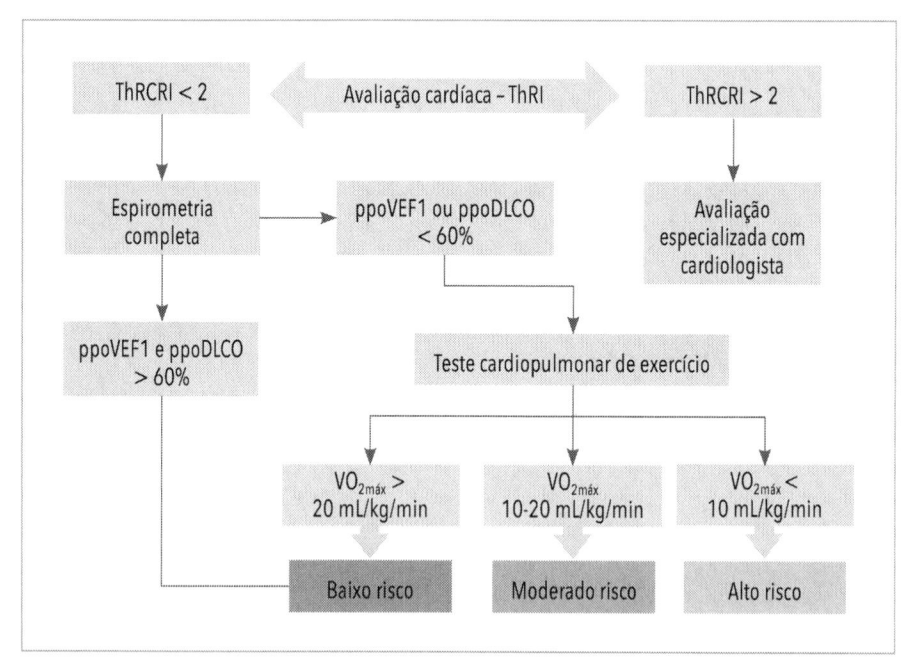

Figura 1   Rotina de avaliação de risco pulmonar pré-operatória dos pacientes candidatos à cirurgia torácica da Universidade de São Paulo.

ppoDLCO: função pós-operatória predita – capacidade de difusão pulmonar do teste de monóxido de carbono; ppoVEF1: função pós-operatória predita – volume de expiração forçada em um segundo; ThRCRI: índice de risco cardíaco revisado para cirurgia torácica; VO₂máx: volume de oxigênio consumido durante atividade física intensa.

Fonte: elaboração dos autores.

AVALIAÇÃO DO RISCO CARDIOVASCULAR

A avaliação se inicia com anamnese, exames físico e laboratoriais. A anamnese é fundamental para identificar fatores de risco para doenças cardiovasculares, por exemplo: insuficiência cardíaca, doença arterial coronariana, cardiomiopatias e outras.[10]

A fim de identificar a categoria de pacientes com maior chance de eventos cardíacos adversos no pós-operatório em virtude de uma doença cardíaca preexistente, Lee et al. desenvolveram o clássico índice revisado de risco cardíaco — *Revised Cardiac Risk Index* (RCRI).[22] Em 2011, Brunelli et al. propuseram um novo escore de risco voltado para as cirurgias de ressecções pulmonares: o índice revisado de risco cardíaco da cirurgia torácica — *Thoracic Revised Cardiac Risk Index* (ThRCRI).[23] A estratificação de risco dos pacientes se dá pela soma das quatro variáveis (A, B, C, D — Quadro 2).

Os pacientes com ThRCRI < 2 pontos devem permanecer com a avaliação pulmonar usual. Quando o ThRCRI > 2 pontos requer-se avaliação especializada, frequentemente respaldada por testes não invasivos, como ecocardiograma e/ou provas de estresse, conforme recomendam as diretrizes atuais da American Heart Association (AHA) e do American College of Cardiology (ACC).[13] Os testes ergométricos e o teste cardiopulmonar de exercício (TCPE) oferecem benefícios semelhantes.[13] As mesmas precauções se aplicam àqueles que apresentam qualquer condição cardíaca que necessite de tratamento medicamentoso, ou sejam incapazes de subir dois lances de escada.

QUADRO 2   Risco cardíaco consoante o ThRCRI: índice de risco cardíaco revisado para cirurgia torácica

Preditores de risco	
História de doença arterial coronariana	–1,5 ponto
Doença cerebrovascular	–1,5 ponto
Creatinina sérica superior a 2 mg/dL	–1,0 ponto
Pneumonectomia	–1,5 ponto
Estratificação segundo a pontuação	
Classe a: 0 ponto	risco: 1,5%
Classe b: 1-1,5 ponto	risco: 5,8%
Classe c: 2-2,5 pontos	risco: 19%
Classe d: > 2,5 pontos	risco: 23%

Fonte: Brunelli et al.[23]

IMPACTO DA RESSECÇÃO SOBRE A FUNÇÃO PULMONAR

Mesmo pacientes com baixo risco cardíaco, quando candidatos à remoção significativa de parênquima pulmonar (lobectomia, pneumectomia), necessitam de investigação das prováveis repercussões pós-operatórias. Os valores obtidos na prova de função pulmonar, do volume expiratório forçado no primeiro minuto (VEF1), do DLCO e o cálculo da função pós-operatória predita (PPO) permitem a estratificação em baixo, moderado e alto riscos.[10-12]

* Risco baixo: a mortalidade é de < 1%, e ressecções pulmonares extensas podem ser realizadas sem aumentar o risco de complicações cardiopulmonares pós--operatórias.
* Risco moderado: as taxas de mortalidade variam de 3 a 9%. A extensão cirúrgica e a capacidade de exercício podem influenciar na decisão cirúrgica.
* Risco alto: a mortalidade pós-operatória pode chegar a 10%, com alto risco de graves complicações cardiopulmonares.

O cálculo de PPO para VEF1 e para o DLCO leva em conta os valores obtidos na espirometria pré-operatória, a quantidade de tecido pulmonar a ser ressecado, assim como sua contribuição na função pulmonar.

PREDITORES DE RISCO (VEF1 E DLCO)

* VEF1 < 60% é considerado um forte preditor e o paciente é considerado de alto risco.
* ppoVEF1 e ppoDLCO > 60%: os pacientes são considerados de baixo risco e nenhum teste adicional é necessário.
* ppoVEF1 e ppoDLCO < 60%: deve-se prosseguir com a investigação com um teste cardiopulmonar de exercício (TCPE).
* Os valores de ppoVEF1 e ppoDLCO não devem ser utilizados como critérios isolados para contraindicação cirúrgica.
* Os valores de DLCO avaliam o risco de complicações pulmonares e mortalidade nos pacientes com e sem DPOC associada, ao contrário do VEF1, mais direcionado para esta última enfermidade.

TESTE CARDIOPULMONAR DE EXERCÍCIO (TCPE)

O TCPE para a obtenção dos valores de $VO_{2máx}$ é considerado o padrão-ouro para a avaliação funcional e a estratificação de risco dos candidatos à ressecção pulmonar.[24]

* O valor do $VO_{2máx}$ reflete a capacidade aeróbica do paciente.
* $VO_{2máx}$ > 20 mL/kg/min: os pacientes são considerados de baixo risco para cirurgia.
* Em caso de $VO_{2máx}$ < 10 mL/kg/min, o risco de ressecção pulmonar extensa é alto e o paciente deve ser considerado para ablações sublobares (segmentectomia, pequena ressecção em cunha) ou terapias alternativas não cirúrgicas.

REFERÊNCIAS

1. World Health Organization. Lung, 2020. Disponível em: gco.iarc.fr/today/data/factsheets/cancers/15-Lung-fact-sheet.pdf. Acesso em: mar. 2021.
2. Câncer de pulmão. Disponível em: inca.gov.br/tipos-de-cancer/cancer-de-pulmao. Acesso em: mar. 2021.
3. Stewart I, Leary A, Khakwani A, Borthwick D, Tod A, Hubbard R et al. Do working practices of cancer nurse specialists improve clinical outcomes? Retrospective cohort analysis from the English National Lung Cancer Audit. International Journal of Nursing Studies. 2021;118:103718.
4. Andalib A, Ramana-Kumar AV, Bartlett G, Franco EL, Ferri LE. Influence of postoperative infectious complications on long-term survival of lung cancer patients: a population-based cohort study. Journal of Thoracic Oncology. 2013;8(5):554-61.
5. Fernandez FG, Kosinski AS, Furnary AP, Onaitis M, Kim S, Habib RH et al. Differential effects of operative complications on survival after surgery for primary lung cancer. The Journal of Thoracic and Cardiovascular Surgery. 2018;155(3):1254-64.
6. Kehlet H. Multimodal approach to control postoperative pathophysiology and rehabilitation. British Journal of Anaesthesia. 1997;78(5):606-17.
7. Dong Q, Zhang K, Cao S, Cui J. Fast-track surgery versus conventional perioperative management of lung cancer-associated pneumonectomy: a randomized controlled clinical trial. World Journal of Surgical Oncology. 2017;15(1):1-7.
8. Rogers LJ, Bleetman D, Messenger DE, Joshi NA, Wood L, Rasburn NJ et al. The impact of Enhanced Recovery After Surgery (ERAS) protocol compliance on morbidity from resection for primary lung cancer. The Journal of Thoracic and Cardiovascular Surgery. 2018;155(4):1843-52.
9. Brunelli A, Thomas C, Dinesh P, Lumb A. Enhanced recovery pathway versus standard care in patients undergoing video-assisted thoracoscopic lobectomy. The Journal of Thoracic and Cardiovascular Surgery. 2017;154(6):2084-90.
10. Salati M, Brunelli A. Risk stratification in lung resection. Current Surgery Reports. 2016;4(11):1-9.
11. Brunelli A, Charloux A, Bolliger CT, Rocco G, Sculier JP, Varela G et al. European Respiratory Society and European Society of Thoracic Surgeons joint task force on fitness for radical therapy. ERS/ESTS clinical guidelines on fitness for radical therapy in lung cancer patients (surgery and chemo-radiotherapy). Eur Respir J. 2009;34(1):17-41.
12. Brunelli A, Kim AW, Berger KI, Addrizzo-Harris DJ. Physiologic evaluation of the patient with lung cancer being considered for resectional surgery: Diagnosis and management of lung cancer: American College of Chest Physicians evidence-based clinical practice guidelines. Chest. 2013;143(5):e166S-90S.
13. Fleischmann KE. 2014 ACC/AHA Guideline on perioperative cardiovascular evaluation and management of patients undergoing noncardiac surgery. Cardiol. 2014;64:e77-137.
14. Batchelor TJ, Rasburn NJ, Abdelnour-Berchtold E, Brunelli A, Cerfolio RJ, Gonzalez M et al. Guidelines for enhanced recovery after lung surgery: recommendations of the Enhanced Recovery After Surgery (ERAS®) Society and the European Society of Thoracic Surgeons (ESTS). European Journal of Cardio-thoracic Surgery. 2019;55(1):91-115.
15. Rinker B. The evils of nicotine: an evidence-based guide to smoking and plastic surgery. Annals of Plastic Surgery. 2013;70(5):599-605.
16. Shelley B, Macfie A, Kinsella J. Anesthesia for thoracic surgery: a survey of UK practice. Journal of Cardiothoracic and Vascular Anesthesia. 2011;25(6):1014-7.

17. Davies RG, Myles PS, Graham JM. A comparison of the analgesic efficacy and side-effects of paravertebral vs epidural blockade for thoracotomy – a systematic review and meta-analysis of randomized trials. BJA: British Journal of Anaesthesia. 2006;96(4):418-26.
18. Madrid E, Urrutia G, i Figuls MR, Pardo-Hernandez H, Campos JM, Paniagua P et al. Active body surface warming systems for preventing complications caused by inadvertent perioperative hypothermia in adults. Cochrane Database of Systematic Reviews. 2016(4):CD009016.
19. Perna V, Carvajal AF, Torrecilla JA, Gigirey O. Uniportal video-assisted thoracoscopic lobectomy versus other video-assisted thoracoscopic lobectomy techniques: a randomized study. European Journal of Cardio-Thoracic Surgery. 2016;50(3):411-5.
20. Gómez-Caro A, Roca MJ, Torres J, Cascales P, Terol E, Castañer J et al. Successful use of a single chest drain postlobectomy instead of two classical drains: a randomized study. European Journal of Cardio--thoracic Surgery. 2006;29(4):562-6.
21. Kheterpal S, Tremper KK, Englesbe MJ, O'Reilly M, Shanks AM, Fetterman DM et al. Predictors of postoperative acute renal failure after noncardiac surgery in patients with previously normal renal function. The Journal of the American Society of Anesthesiologists. 2007;107(6):892-902.
22. Lee TH, Marcantonio ER, Mangione CM, Thomas EJ, Polanczyk CA, Cook EF et al. Derivation and prospective validation of a simple index for prediction of cardiac risk of major noncardiac surgery. Circulation. 1999;100(10):1043-9.
23. Brunelli A, Cassivi SD, Fibla J, Halgren LA, Wigle DA, Allen MS et al. External validation of the recalibrated thoracic revised cardiac risk index for predicting the risk of major cardiac complications after lung resection. The Annals of Thoracic Surgery. 2011;92(2):445-8.
24. Brunelli A, Kim AW, Berger KI, Addrizzo-Harris DJ. Physiologic evaluation of the patient with lung cancer being considered for resectional surgery: Diagnosis and management of lung cancer: American College of Chest Physicians evidence-based clinical practice guidelines. Chest. 2013;143(5):e166S-90S.

CAPÍTULO 12

CUIDADOS PRÉ E PÓS-OPERATÓRIOS NO TRANSPLANTE DE FÍGADO

Amanda Maria da Silva
Michel Ribeiro Fernandes
Daniel Reis Waisberg
Luiz Augusto Carneiro D'Albuquerque
Wellington Andraus

RESUMO

O transplante de fígado é o tratamento mais efetivo nas doenças terminais do fígado, agudas ou crônicas, com excelentes resultados na sobrevida dos pacientes. Sua história remonta à década de 1960, com os pioneiros Starzl, em Denver, e Calne, em Cambridge, que realizaram os primeiros transplantes, sendo seguidos inicialmente por Pichlmayr, na Alemanha, e Krom, na Holanda. Após a conferência de consenso de 1983, do National Institutes of Health (NIH) dos Estados Unidos, com sua aceitação como terapêutica de eleição, e não mais como um procedimento experimental, teve aprovação rápida, sendo hoje realizado em praticamente todo o mundo.

INTRODUÇÃO

Atualmente, a sobrevida esperada no primeiro ano pós-transplante é de 90% no primeiro ano e de 75% em cincos anos. Esse sucesso deve-se, na maior parte, à introdução de novos fármacos imunossupressores: ciclosporina e tacrolimo. Além disso, a medicina como um todo evoluiu nas últimas quatro décadas, colaborando para a melhora dos resultados.

Hoje, o principal empecilho ao aumento do número de transplantes no Brasil e no mundo é a falta de órgãos, com a consequente inflação de demanda. Com os excelentes resultados apresentados, aumentam cada vez mais as indicações de transplante, mas o número passível de realização depende do aumento das taxas de doação, e não apenas da disponibilidade de equipes e hospitais credenciados. O principal desafio das próximas décadas é aumentar a disponibilidade de enxertos, o que inclui a doação intervivos, a expansão das doações cadavéricas e ensaios de xenotransplantes (provenientes de animais) ou com órgãos formados em laboratório, a partir de células-tronco (organoides, *organ-on-a-chip*, fígado bioartificial).

INDICAÇÕES

Abrangem doença hepática crônica terminal (cirrose hepática), anomalias congênitas (atresia de vias biliares), neoplasias benignas e malignas consideradas irressecáveis (hepatocarcinoma, tumor neuroendócrino metastático, hepatoblastoma), insuficiência hepática aguda grave (hepatite fulminante), erros inatos do metabolismo e doenças de depósito. O Quadro 1 contém a lista das principais indicações.

No Brasil, a listagem dos candidatos a transplante de fígado (receptores) é feita pela classificação de tipo sanguíneo ABO, e escore de gravidade Meld (*Model for End-Stage Liver Disease*), isto é, pacientes com escore mais alto ocupam os primeiros lugares na fila.

O Meld é calculado pelos exames laboratoriais do paciente, todavia, em alguns casos em que o número é baixo e o prognóstico ruim, ganha-se uma pontuação extra com o Meld corrigido (situação especial). Há alguns anos a taxa de sódio foi incorporada ao cálculo do Meld no Brasil para inscrição e alocação, por ser também um fator prognóstico para o cirrótico grave (Meld-Na). Se o paciente estiver em hemodiálise, a pontuação também aumenta, pois se considera a creatinina no valor de 4 (Quadro 2).

* Cálculo do Meld: Meld = 10 * ((0,957 * ln [Creatinina]) + (0,378 * ln [Bilirrubina]) + (1,12 ln [RNI])) + 6,43
* Meld-Na = Meld + 1,32 × (137 − Na) − [0,033 × Meld*(137 − Na). (Disponível por cálculo eletrônico em: msdmanuals.com/medical-calculators/MELDNa-pt.htm)

QUADRO 1   Indicações de transplante hepático

I – Cirrose decorrente da infecção pelo vírus da hepatite B ou C
II – Cirrose alcoólica
III – Câncer primário do fígado (hepatocarcinoma)
IV – Hepatite fulminante
V – Síndrome hepatopulmonar
VI – Cirrose criptogênica
VII – Atresia das vias biliares
VIII – Doença de Wilson
IX – Doença de Caroli
X – Polineuropatia amiloidótica familiar (PAF)
XI – Hemocromatose
XII – Síndrome de Budd-Chiari

(Continua)

QUADRO 1   Indicações de transplante hepático (*continuação*)

XIII – Doenças metabólicas com indicação de transplante
XIV – Cirrose biliar primária
XV – Cirrose biliar secundária
XVI – Colangite esclerosante primária
XVII – Hepatite autoimune
XVIII – Metástases hepáticas de tumor neuroendócrino irressecáveis, com tumor primário já ressecado ou indetectável e sem doença extra-hepática detectável
XIX – Cirrose por doença gordurosa hepática não alcoólica

Fonte: Busuttil et al.;[1] Nacif et al.;[2] Portaria n. 2.600;[3] Resolução CFM n. 2.173.[4]

QUADRO 2   Situações em que o valor do Meld passa a ser 20 > 24 > 29 (mudando a cada 3 meses)

I – Tumor neuroendócrino metastático, com tumor primário já ressecado, e sem doença extra-hepática detectável
II – Hepatocarcinoma maior ou igual a 2 cm de diâmetro, dentro dos critérios de Milão, com diagnóstico baseado nos critérios de Barcelona e sem indicação de ressecção
III – Polineuropatia amiloidótica familiar (PAF) – graus I, II e III
IV – Síndrome hepatopulmonar – PaO$_2$ menor que 60 mmHg em ar ambiente
V – Hemangioma gigante irressecável, hemangiomatose ou doença policística, com síndrome compartimental
VI – Carcinoma fibrolamelar irressecável e sem doença extra-hepática
VII – Hemangioendotelioma epitelioide primário de fígado irressecável e sem doença extra-hepática
VIII – Adenomatosa múltipla, bilobar, extensa e irressecável
IX – Doença metabólica com indicação de transplante – fibrose cística, glicogenose tipos I e IV, oxalose primária
X – Complicações da doença de base, como ascite refratária, encefalopatia de repetição, colangite de repetição, prurido intratável

Meld: *Model for End-Stage Liver Disease* (escore de gravidade).
Fonte: Busuttil et al.;[1] Portaria n. 2.600;[3] Resolução CFM n. 2.173.[4]

PARÂMETROS DE INDICAÇÃO ADICIONAIS PARA CIRROSE COM CÂNCER ASSOCIADO

Critérios de Milão

Paciente cirrótico com nódulo único de até 5 cm de diâmetro ou até 3 nódulos de até 3 cm de diâmetro cada; ausência de trombose venosa neoplásica; e ausência de lesões extra-hepáticas.

Critérios de diagnóstico de Barcelona

* Anatomopatológico: biópsia.
* Radiológico: 2 imagens coincidentes entre 4 técnicas (ultrassom Doppler ou com contraste de microbolhas, tomografia computadorizada, ressonância magnética, arteriografia), demonstrando lesão focal igual ou maior que 2 cm com hipervascularização arterial; ou um método de imagem trifásico (tomografia, ressonância magnética, ultrassom com contraste de microbolhas), demonstrando lesão focal maior ou igual a 2 cm com padrão hemodinâmico de hipervascularização arterial e depuração rápida do contraste na fase portal (*washout*).
* Critério combinado: um método de imagem demonstrando lesão focal igual ou maior a 2 cm com hipervascularização arterial e níveis séricos de alfafetoproteína > 200 ng/mL.

HEPATITE FULMINANTE

Trata-se de condição com letalidade de até 100% e rápida instalação de insuficiência hepatocelular, que consiste no aparecimento de encefalopatia hepática (em qualquer grau), precedida de estágio de icterícia em pacientes não portadores de hepatopatia prévia. O melhor tratamento é o transplante de fígado. O Quadro 3 demonstra os critérios previstos em legislação para transplante por hepatite fulminante. As principais etiologias são medicamentosas (drogas lícitas e ilícitas), hepatites virais agudas (hepatite A e outras), doenças infecciosas tropicais como a febre amarela, ou ainda casos idiossincrásicos (sem etiologia identificada).

Em algumas situações, pacientes portadores de hepatopatia prévia podem apresentar agudização abrupta da doença que se apresenta clinicamente como hepatite fulminante (hepatite autoimune, infecção crônica pelo vírus B, doença de Wilson).

A legislação permite a inscrição em caráter de urgência, alocado no topo da lista em razão da gravidade. Outras condições de priorização são: paciente anepático por trauma e não funcionamento primário do enxerto transplantado notificado em até 7 dias à CNCDO (Central de Notificação, Captação e Distribuição de Órgãos). No caso de trombose aguda de artéria hepática pós-transplante, o paciente não será priorizado, porém ganha pontuação de Meld de 40 pontos para retransplante.

AVALIAÇÃO CLÍNICA

A sistematização Child-Pugh-Turcotte demonstra a sobrevida em 1 a 2 anos; o Meld sinaliza a mortalidade em fila caso não seja transplantado. O Quadro 4 demonstra os dois escores clínicos em paciente cirrótico.

QUADRO 3   Critérios de insuficiência hepática aguda grave (hepatite fulminante)

Critérios de King's College Hospital

Indivíduos que ingeriram acetominofeno:

- pH do sangue arterial menor que 7,3 (independentemente do grau de encefalopatia)

- TPT maior ou igual a 100 s ou INR > 6,5 e concentração de creatinina sérica > 3,4 mg/dL em pacientes com encefalopatia grau III ou I

Sem ingestão de acetominofeno:

- TPT maior que 100 s ou INR > 6,5 (independentemente do grau de encefalopatia)

- Três das seguintes variáveis: I – idade menor que 10 ou maior que 40 anos; II – causas: halotano, hepatite de outra etiologia que não os vírus A ou B, reação farmacológica idiossincrásica; III – duração da icterícia maior que 7 dias antes do início da encefalopatia; IV – TPT maior que 50 s, INR > 3,5; e V – concentração sérica de bilirrubina > 17,5 mg/dL

Critérios de Clichy:

Pacientes com encefalopatia grau III ou IV e UMA das condições a seguir:

- Fator V inferior a 30% em maiores de 30 anos

- Fator V inferior a 20% em menores de 30 anos

INR: tempo de protrombina corrigido (padronizado); TPT: tempo de protrombina.
Fonte: Busuttil et al.;[1] Portaria n. 2.600;[3] Resolução CFM n. 2.173;[4] Villa et al.[5]

A indicação do transplante hepático muitas vezes será feita pelo médico hepatologista ou gastroenterologista que já acompanha o paciente. Sobretudo quando ele deixa de ser Child A, ocorre Meld-Na > 14, ou ainda na vigência de complicações da cirrose. A preparação do receptor acontece em nível multidisciplinar: avaliação médica (hepatologista, cirurgião do transplante, cardiologista, psiquiatra), enfermagem, fisioterapeuta, assistente social, psicólogo e odontologista.

QUADRO 4   Classificação de Child-Pugh-Turcotte

Parâmetro	Pontuação		
	1	2	3
Ascite	Ausente	Facilmente controlável	Mal controlada
Bilirrubina (mg/dL)	< 2	2-3	> 3
Albumina (g/dL)	> 3,5	3,5-3	< 3
Tempo de protrombina – segundos prolongados	0-4	4-6	> 6
INR	< 1,7	1,7-2,3	> 2,3
Encefalopatia	Ausente	Graus I a II	Graus III a IV

(Continua)

QUADRO 4   Classificação de Child-Pugh-Turcotte (*continuação*)

Pontuação	Gravidade		Sobrevida em 1 e 2 anos
5-6 pontos	Grau A	Cirrose compensada	100-85%
7-9 pontos	Grau B	Dano funcional significativo	80-60%
10-15 pontos	Grau C	Cirrose descompensada	45-35%
Meld-Na – mortalidade em 3 meses			
40 ou mais	71,3%		
30-39	52,6%		
20-29	19,6%		
10-19	6%		
< 9	1,9%		

Fonte: Busuttil et al.[1]

CONTRAINDICAÇÕES

São elas: a dependência alcoólica com menos de 6 meses de abstinência; tumores metastáticos de qualquer origem, exceto os neuroendócrinos; infecção extra-hepática não controlada; polineuropatia amiloidótica familiar grau IV; doença extra-hepática (cardíaca, pulmonar ou neurológica) avançada não relacionada à hepatopatia e irreversível; doença psiquiátrica não controlada; e ausência de suporte familiar.

EXAMES LABORATORIAIS E DE IMAGEM

Abrangem dosagem de sódio, potássio, glicemia, creatinina, tipagem sanguínea ABO, hemograma completo, sorologia para HIV, HTLV I e II, HbsAg, anti-HBc total, anti-HCV, imunofluorescência para doença de Chagas, imunofluorescência para citomegalovírus IgG e IgM, VDRL, dosagem de alfafetoproteína, radiografia de tórax, ultrassonografia ou tomografia de abdome superior (fígado, vesícula, vias biliares) e esofagogastroduodenoscopia.

AVALIAÇÃO DAS CONDIÇÕES ANATÔMICAS

Verifica-se se a revascularização do enxerto (por meio da veia porta) será possível, haja vista a incidência de trombose nessa população. Quando presente, será classificada conforme Yerdel,[6] demonstrada no Quadro 5, e também a existência de *shunts* sistêmicos que permitam a compensação do fluxo portal no momento da cirurgia (recanalização da veia gástrica esquerda ou *shunt* esplenorrenal).

QUADRO 5   Classificação de Yerdel para trombose de veia porta

Grau I	< 50% da luz, sem ou com mínima obstrução da veia mesentérica superior
Grau II	Grau I com obstrução > 50%, incluindo obstrução total
Grau III	Obstrução completa da veia porta e da veia mesentérica superior proximal
Grau IV	Obstrução completa da veia porta e da veia mesentérica superior

Fonte: Yerdel et al.;[6] Harding et al.;[7] Silva et al.[8]

Há paralelismo da trombose de veia porta com a gravidade de hepatopatia. Na cirrose compensada é menor que 1%, chegando a 7,4 a 16% na cirrose avançada. Nos submetidos a transplante oscila, pois, entre 5 e 16%.

OUTROS CUIDADOS

Estima-se o risco cirúrgico cardiológico e há extensa explicação sobre os riscos e benefícios do transplante, bem como explanação sobre os detalhes técnicos de todo o processo para o paciente e para a família. É muito importante o suporte familiar nesse processo. O paciente assina o termo de consentimento livre e esclarecido e torna-se ativo em lista, situação em que passa a receber oferta de doação.

CIRURGIA DO DOADOR

Morte encefálica

O doador usualmente evolui com morte encefálica (ME), que consiste no estado de coma não perceptivo, ausência de reatividade supraespinal e apneia persistente. Após a realização dos testes clínicos e exames necessários para determinação da ME, o médico assistente declara o óbito e a família é abordada pela equipe da OPO (Organização de Procura de Órgãos). Caso confirmado o interesse na doação e os órgãos que serão doados, a Central de Transplantes (que controla a lista de receptores) é comunicada e faz a oferta de doação ao primeiro da lista, por meio da instituição em que o paciente está cadastrado. Caso a equipe recuse o órgão, é ofertado ao segundo da lista, e assim por diante, até que seja alocado para algum receptor ou descartado por todos.

CIRURGIA DE EXTRAÇÃO (CAPTAÇÃO) DE ÓRGÃOS

As grandes estruturas vasculares que irão irrigar o fígado (artéria aorta infrarrenal e veia mesentérica inferior ou superior) são submetidas à canulação, que permite a infusão de solução de preservação hepática seguida de resfriamento da cavidade do doador com gelo. As soluções de preservação variam, todas visando manter a osmolaridade celular, como ainda diminuir o estresse oxidativo e lesão celular/tecidual, para melhor preservação do enxerto. No momento em que ocorre o clampeamento da aorta, inicia-se a contagem do tempo de isquemia fria do órgão, que para o fígado, idealmente, não deve ser superior a 12 horas.

As Figuras 1A a 1E demonstram o passo a passo da cirurgia do doador. O ato final consiste na hepatectomia total em bloco, seguida de alocação do enxerto em saco de órgão estéril, envolto em solução de preservação. O conjunto é acomodado em caixa térmica apropriada para o transporte, devendo manter a temperatura em 0 a 4°C.[1]

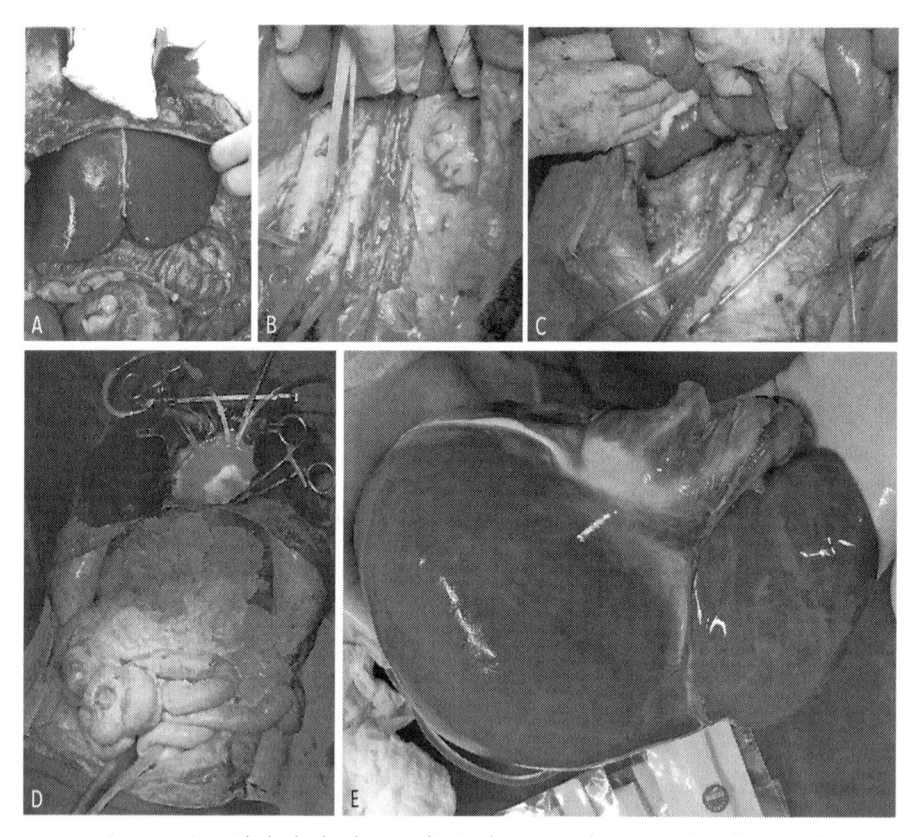

Figura 1 A: acesso à cavidade do doador e avaliação do aspecto do enxerto. B: isolamento dos vasos abdominais (artéria aorta infrarrenal e veia mesentérica inferior). C: canulação dos vasos para perfusão com solução de preservação. D: alocação de gelo na cavidade do doador. E: fígado retirado da cavidade do doador após a perfusão (produto de hepatectomia total em bloco).
Fonte: acervo dos autores.

CIRURGIA DE BANDEJA (*BACK TABLE*)

Após sua recepção na sala cirúrgica, prepara-se o enxerto para o implante, dissecando-se individualmente as estruturas que foram retiradas da cavidade do doador em bloco, visando à preservação do parênquima e das estruturas vasculares e biliar. Nessa etapa também se pode avaliar minuciosamente o enxerto, buscando variações anatômicas ou alterações que possam inviabilizar o transplante, como trombose na artéria hepática.[7]

CIRURGIA DO RECEPTOR – MONITORIZAÇÃO

O transplante hepático é cirurgia de grande porte realizada em paciente crítico, logo é de suma importância a monitorização adequada durante o procedimento. Procede-se em paralelo com os cuidados da anestesia geral (intubação orotraqueal e ventilação mecânica), enfocando a pressão arterial invasiva (PAI); cateter em veia central para administração de drogas vasoativas; acesso periférico calibroso para administração de cristaloides (pode-se usar cateter de termodiluição Swan-Ganz para avaliação direta do perfil hemodinâmico do paciente); profundidade do plano anestésico (monitor de índice bispectral — BIS); cateter vesical de demora.

HEPATECTOMIA

O transplante de fígado é realizado por meio de implante ortotópico, na mesma posição do fígado doente. Por esse motivo, o primeiro tempo é a hepatectomia total. O acesso abdominal pode ser feito por meio de diferentes incisões. A técnica pode ser convencional (com ressecção da veia cava retro-hepática) ou *piggyback* (com preservação da veia cava). Na técnica convencional, em alguns casos pode ser necessária a realização de um *bypass* venovenoso (cava-cava) antes do início do procedimento.

Ocorre a dissecção dos ligamentos do fígado, a saber: redondo (em alguns casos, com recanalização da veia paraumbilical), falciforme, triangular direito e esquerdo, promovendo a liberação das fixações do fígado. Durante a desvascularização são realizadas as ligaduras das artérias hepáticas, do ducto colédoco e da veia porta. Pode ou não ser confeccionado um *shunt* porto-sistêmico (entre a veia porta e a veia cava infra-hepática) antes de proceder à hepatectomia. É a anastomose porto-cava temporária.[2]

Na técnica convencional procedemos ao isolamento da veia cava nas suas porções infra-hepática e supra-hepática, e à secção do enxerto em bloco. Na técnica de *piggyback* confeccionam-se ligaduras individuais dos ramos que drenam o fígado diretamente para a veia cava, até restarem somente as veias supra-hepáticas (direita, média e esquerda). Nesse momento procede-se ao clampeamento e secção das veias hepáticas, completando a hepatectomia e preservando a veia cava nativa.

IMPLANTE DO ENXERTO HEPÁTICO

Termina-se a isquemia fria e inicia-se a isquemia quente com entrada do enxerto na cavidade abdominal. No *piggyback* clássico utiliza-se a união dos óstios das três veias supra-hepáticas para anastomosar com a veia cava supra-hepática do enxerto. A anastomose portal terminoterminal é realizada, precedida de fechamento do *shunt* porto-cava temporário, caso executado.

SÍNDROME DA ISQUEMIA – REPERFUSÃO/SIRP

Ao liberarmos os clampes supra-hepático e da veia porta, dá-se a revascularização do enxerto com o sangue proveniente do sistema porto-mesentérico do receptor. A fase de revascularização do enxerto é o tempo mais crítico de todo o procedimento, porque parte da solução de preservação, acrescida de citocinas inflamatórias e produtos da lesão de isquemia celular durante as horas em que o órgão permaneceu desvascularizado e atinge a circulação central, causando hipotermia e distúrbios hidreletrolíticos. Quando de maior intensidade, culminam na síndrome de reperfusão (Sirp), que pode desencadear choque e óbito.

Nesse momento pode ser necessário o uso de drogas vasoativas em altas doses – entre elas, noradrenalina, vasopressina e adrenalina – visando à estabilidade hemodinâmica para dar prosseguimento ao procedimento. Executa-se, em seguida, a anastomose entre a artéria do enxerto e do receptor, escolhendo em qual setor do enxerto a anastomose vai ficar mais anatômica, e isso varia de caso a caso.

Quando o enxerto apresenta alguma variação anatômica (ramos de artérias substitutas ou acessórias), pode ser necessária a confecção prévia de reconstrução ou plástica arterial no *back table*, para que se tenha uma única anastomose arterial no receptor.

Habitualmente, finaliza-se por meio de anastomose colédoco-coledocociana terminoterminal, com sutura contínua ou de pontos separados, de fio do tipo polidioxanona ou polipropileno. Em alguns casos, pode ser necessária a realização de anastomose biliodigestiva. Procede-se à drenagem e ao fechamento da cavidade abdominal e o paciente é encaminhado à unidade de terapia intensiva (UTI). É comum nessa fase o paciente exibir alguns sinais remanescentes de inflamação sistêmica e Sirp, como a queda lenta dos valores de lactato sérico, ainda requerendo o uso de drogas vasoativas.

CUIDADOS NO PÓS-OPERATÓRIO IMEDIATO

Avaliação do funcionamento do enxerto

Assim que factível, conduz-se a retirada da sedação com extubação precoce, desmame da droga vasoativa e início imediato da imunossupressão. A premissa indispensável é que o enxerto hepático demonstre sinais de bom funcionamento. Quando a lesão de isquemia (Sirp) é muito intensa, o enxerto pode não apresentar funcionamento adequado, situação chamada de disfunção precoce ou, na sua modalidade grave, de não funcionamento primário.

Retransplante na disfunção

O diagnóstico é clínico e bioquímico: hipoglicemia, acidose metabólica refratária, instabilidade hemodinâmica, pico enzimático alto (transaminases), disfunção renal, hiperlactatemia. Caso a situação se configure dramática, o tratamento de escolha é o retransplante de emergência. Nos quadros mais leves pode haver recuperação do funcionamento hepático, mas à custa de uma internação mais prolongada.

Ultrassonografia com Doppler

Tanto no intraoperatório como nas primeiras 12 horas da revascularização, é necessária a realização de um ultrassom com Doppler do enxerto, em que o radiologista verifica o aspecto geral, a presença e avaliação qualitativa dos fluxos vasculares no hilo hepático (portal e arterial), bem como nas veias supra-hepáticas. Buscam-se complicações vasculares imediatas, como trombose de artéria ou de veias.

Também é possível observar a presença de hematomas, coleções ou sinais indiretos de sangramento intracavitário por esse exame, logo ele é de suma importância. Em alguns serviços o exame é repetido diariamente nos primeiros dias. Essa conduta não é factível do ponto de vista econômico em um serviço do SUS. Habitualmente, solicita-se no primeiro dia e reconsidera-se se há suspeita de alguma complicação.

Cuidados gerais

Como ocorre após todo procedimento de grande porte, as atenções se voltam para a infecção da ferida operatória, pneumonias e atelectasias, débito e aspecto do efluente do dreno abdominal, ao lado de hipotensão, taquicardia, oligúria ou leucocitose que levantem a suspeita de sangramento, fístula biliar ou coleções e abscessos intra-abdominais. Mais tardiamente, podem-se citar as hérnias incisionais, queixa relativamente comum no ambulatório de pós-operatório de transplante hepático, dado o mau estado nutricional e metabólico de muitos candidatos, que compromete a cicatrização de incisões comparativamente extensas.

O atendimento multidisciplinar é fundamental, sem negligenciar a fisioterapia (respiratória e motora), a conciliação medicamentosa (conflitos da polifarmácia) e os cuidados e controles de enfermagem.

Imunossupressão – terapia de indução

A única compatibilidade entre o doador e o receptor no transplante de fígado é o grupo sanguíneo (ABO), sendo um fenômeno natural o processo imunológico de rejeição. Desde o momento em que o enxerto é alocado na cavidade ocorre a apresentação de antígenos e o início do processo de resposta inflamatória que vai culminar na rejeição.

Já na fase anepática, prévia à anastomose do enxerto, realiza-se a primeira etapa da imunossupressão (terapia de indução), habitualmente com metilprednisolona (que também tem o objetivo secundário de reduzir o efeito sistêmico da revascularização e da Sirp), podendo ou não ser utilizado nessa fase um inibidor de interleucina-2/IL-2 (basiliximabe).

Terapia de manutenção

É aquela que o paciente vai usar ao longo da vida no pós-transplante, consistindo basicamente em uma droga da classe dos inibidores de calcineurina (ciclosporina ou tacrolimo). O tacrolimo é a única droga que pode ser usada em monoterapia.

Nos primeiros dias pode ser feita a ciclagem da corticoterapia, que consiste na redução gradual das doses de corticoide; ou iniciar com 20 mg de prednisona, que vai se manter por algumas semanas, em desmame progressivo, ou mesmo *ad eternum*, dependendo da etiologia da doença hepática do receptor.

Com o objetivo de efeito sinérgico ou para poupar doses de inibidor de calcineurina (que tem como complicação mais comum a nefrotoxicidade), incluem-se os antimetabólicos (micofenolato de sódio, micofenolato mofetil, azatioprina) e os inibidores da mTor (everolimo, sirolimo).

Eventos graves de rejeição são infrequentes, não sendo incomum os pacientes manterem o tratamento em terapia dupla ou mesmo monoterapia. Acompanha-se o nível sérico de tacrolimo em toda a fase do tratamento, e este tende a ser mais alto nos primeiros meses, podendo ser reduzido se a evolução for favorável.

INFECÇÕES OPORTUNISTAS

São um risco permanente nessa população imunodeprimida, servindo como exemplo a citomegalovirose, o herpes-zóster e infecções por *Clostridioides*.

Para tanto, as doses de imunossupressores devem ser as mínimas que inibem o fenômeno da rejeição. Ademais, apela-se para testes e profilaxias: pesquisa ativa de citomegalovirose com a dosagem quantitativa/PCR viral, com atenção para a conveniência de ganciclovir endovenoso, ivermectina (estrongiloidíase), sulfametoxazol-trimetoprima (pneumocistose), além da colheita rotineira de amostras laboratoriais para qualquer tipo de coleção ou secreção.

COMPLICAÇÕES PÓS-OPERATÓRIAS PRECOCES

Além das intercorrências gerais já discriminadas, uma das mais temidas é a trombose de artéria hepática, que deve ser ativamente excluída mediante ultrassonografia com Doppler. Pode ter como único tratamento o retransplante.

COMPLICAÇÕES TARDIAS

A mais comum é a estenose biliar (geralmente na região da anastomose), cujo diagnóstico é suspeitado quando há icterícia clínica, elevação de enzimas ou, às vezes, somente prurido sem alteração laboratorial. Ao ultrassom de abdome pode ser encontrada dilatação de vias biliares a montante (exame de alta sensibilidade).

O tratamento na maioria das vezes é por meio de colangiopancreatografia retrógrada endoscópica (CPRE), com dilatação da área estenosada por balão e inserção de próteses biliares (usualmente próteses plásticas), que são substituídas a cada 3 meses até a resolução da estenose. Quando há falha nas tentativas de tratamento endoscópico, pode ser realizado tratamento percutâneo por meio de drenagem transparieto-hepática (DTPH). O tratamento cirúrgico é de exceção, consistindo em conversão para anastomose biliodigestiva.

Podemos citar ainda o bloqueio de efluxo venoso hepático causado por estenose da anastomose caval, importante causa de elevação de enzimas, edema e ascite no pós-operatório. O diagnóstico de suspeição pode ser feito por meio da biópsia hepática, e o tratamento costuma ser realizado por radiointervenção, abrangendo cavografia, dilatação com balão e alocação de *stent*.

A estenose de artéria hepática no longo prazo pode se apresentar com complicações biliares, tais como elevação de enzimas e formação de bilomas (coleções biliares extraductais) do parênquima. O diagnóstico será suspeitado pelo ultrassom com Doppler ou angiotomografia e a confirmação por arteriografia. A radiointervenção é a primeira alternativa terapêutica, podendo ser necessária a alocação de *stent*.

Em circunstâncias de utilização de *stents* o paciente vai precisar de anticoagulação via oral (no caso venoso) ou droga antiagregação plaquetária (para a artéria hepática).

REJEIÇÃO CRÔNICA

Pode ser precoce ou tardia, e o principal fator de risco é a ocorrência de múltiplos episódios de rejeição celular aguda. Usualmente é abordada com reforço da terapia imunossupressora, agregando-se, caso necessário, novas drogas. A rejeição crônica tardia com ductopenia intensa é irreversível na maioria dos casos e poderá obrigar ao retransplante.

ROTINA DE ACOMPANHAMENTO PÓS-OPERATÓRIO

Após a alta há consultas regulares a cada 7 dias no primeiro mês. Objetiva-se proceder ao desmame de corticoide (usualmente com redução de dose e retirada completa no final do terceiro mês), bem como ao ajuste fino dos imunossupressores. Sucede também o rastreio de infecções (por meio de exames laboratoriais, PCR para citomegalovírus e sintomatologia do paciente) e das alterações enzimáticas (rejeição, trombose de artéria hepática, estenose de anastomose de via biliar). Casos especiais, como o transplante no hepatocarcinoma e metástase de tumor neuroendócrino, necessitam de um seguimento adicional direcionado para a evolução oncológica, nominalmente rastreio de recidivas.

REFERÊNCIAS

1. Busuttil RW, Klintmalm GB, ScienceDirect. Transplantation of the liver. 3.ed. Amsterdam: Elsevier Saunders; 2015.
2. Nacif LS, Zanini LY, Costa dos Santos JP, Pereira JM, Pinheiro RS, Rocha-Santos V et al. Intraoperative temporary portocaval shunt in liver transplant. Transplant Proc. 2020;52(5):1314-7.
3. Portaria n. 2.600, de 21 de outubro de 2009. Aprova o Regulamento Técnico do Sistema Nacional de Transplantes. Ministério da Saúde.
4. Resolução CFM n. 2.173/17 – atualização do CFM sobre os critérios para diagnóstico e manejo da morte encefálica, bem como o processo para doação de órgãos.
5. Villa R, Fondevila C, Erill I, Guimerà A, Bombuy E, Gómez-Suárez C et al. Real-time direct measurement of human liver allograft temperature from recovery to transplantation. Transplantation. 2006;81(3):483-6.
6. Yerdel MA, Gunson B, Mirza D, Karayalçin K, Oliff S, Buckels J et al. Portal vein thrombosis in adults undergoing liver transplantation: risk factors, screening, management, and outcome. Transplantation. 2000;69(9):1873-81.
7. Harding DJ, Perera MT, Chen F, Olliff S, Tripathi D. Portal vein thrombosis in cirrhosis: Controversies and latest developments. World J Gastroenterol. 2015;21(22):6769-84.
8. Silva NA, Waisberg DR, Fernandes MR, Pinheiro RS, Santos JPC, Lima MRD et al. Incidence of donor hepatic artery thrombosis in liver grafts recognized during organ procurement and backtable: a rare but treacherous pitfall in liver transplantation. Transplant Proc. 2022;54(5):1345-8.

CAPÍTULO 13

UTILIDADE DO PROTOCOLO ERAS EM CIRURGIA GERAL E COLORRETAL

Macarena Barbero

RESUMO

Há evidências científicas suficientes para afirmar que os programas Eras são seguros e eficazes para reduzir a inflamação, a dor, diversas complicações pós-operatórias e a duração da hospitalização. Podem revestir-se de vantagens econômicas, assim como de benefícios em longo prazo. Em que pese a considerável experiência acumulada, nem todos os profissionais e instituições são receptivos a essas ideias, o que poderá retardar ou impedir sua efetivação em certas circunstâncias.

INTRODUÇÃO

Os programas de Enhanced Recovery After Surgery (Eras), também conhecidos como *fast-track*, visam reduzir o estresse e a disfunção orgânica perioperatória, de modo a favorecer a recuperação, baixando a duração da hospitalização e as complicações. Iniciaram-se nos anos 1990 com cirurgia colorretal, disseminando-se subsequentemente para múltiplos domínios.

Já existem sociedades especializadas e guias internacionais para promover a investigação e incentivar a disseminação dos protocolos. A adoção tem sido muito variável, segundo as instituições e os países, observando-se mais entusiasmo na Europa e em partes da América do Sul que na América do Norte, por exemplo, e em determinadas especialidades mais que em outras, refletindo distintas análises críticas dos resultados ao lado de barreiras para implementação.

ANALGESIA PÓS-OPERATÓRIA

A primeira proposta dessa natureza surgiu na Dinamarca há quase três décadas, quando Kehlet e Dahl expuseram sua recomendação de analgesia pós-operatória em cirurgia colorretal, já se preocupando com uma reabilitação multimodal, visando otimizar os resultados pós-operatórios sem interferir na técnica cirúrgica propriamente dita.[1,2] Graças aos bons resultados logrados, inspirou esquemas análogos em outras modalidades cirúrgicas de grande frequência e morbimortalidade significativa, que poderiam se beneficiar de avanços, nominalmente cirurgia bariátrica, hepatobiliar e intervenções gerais de urgência.[3,4]

ESTRATÉGIAS E PONTO DE PARTIDA

Nem todas as instituições colhem bons frutos com a adoção dos protocolos tipo Eras. Estes dependem em parte da taxa de complicações prévias. Quanto mais problemas, mais uma padronização apropriada impactará significativamente os resultados. A quantidade de estratégias (alterações de conduta) é igualmente relevante. Nos primeiros ensaios de cirurgia colorretal, estas eram em número de quatro: opção pela laparoscopia, analgesia epidural, mobilização e realimentação precoces. Na compilação de Gianotti, em 2014, até 56 combinações distintas são encontradas na literatura, e as estratégias com maior nível de evidência estavam ausentes em cerca de 40% destas.[5] Agregue-se que, mesmo depois de adotados, apenas cerca de 50% dos profissionais cumprem de forma efetiva os passos da rotina Eras, o que logicamente refletirá nos desfechos.[6] Para a cirurgia colorretal já se conta com múltiplas metanálises; todavia, para outras especialidades, estas são inexistentes ou se referem a escassas séries apenas, o que dificulta sua interpretação.

BENEFÍCIOS – DURAÇÃO DA HOSPITALIZAÇÃO

Já o pioneiro grupo de Kehlet, nos anos 1990, observou redução de 2 dias na hospitalização, fato confirmado em metanálises tanto de cirurgia colorretal aberta como laparoscópica. Mesmo em hospitais com recursos limitados e enfermos complexos, isso se materializa,[7-11] abrangendo os idosos > 65 anos.[7] Alguns receiam que essa hospitalização encurtada seria mero artefato metodológico, que se oneraria com re-hospitalizações mais frequentes. Na cirurgia colorretal, no entanto, tal não sucede.[11] Tampouco há evidências negativas na maioria das demais especialidades, com exceção da cirurgia gástrica, em que reinternações parecem ocorrer mais amiúde.

Na cirurgia esofágica, em que a experiência é limitada e não há metanálises, a vantagem para a hospitalização seria de somente 1 dia. Note-se que, em termos percentuais, 2 dias para a alta significam mais em casos bariátricos ou colorretais (20 a 30% da internação total), os quais usualmente já são liberados cedo, que em procedimentos hepatobiliares (10 a 14%), cujas hospitalizações costumam ser alongadas.

COMPLICAÇÕES

Em todas as metanálises com metodologia Eras o risco relativo de morbidade se configura mais baixo, em uma proporção de apenas 52 a 69% da taxa esperada (RR 0,52-0,69). Abrangem-se casos de urgência de procedimentos colorretais, doença inflamatória intestinal e idosos com fragilidade.[7-9] Não deixam de se beneficiar, tampouco, operações hepáticas e pancreáticas, entretanto em proporções menores.[12,13]

No âmbito colorretal, em que a experiência permite uma estratificação, revestem-se de vantagens, sobretudo, as complicações menores (Clavien-Dindo/CD I e II) e aquelas de natureza clínica (cardiovasculares e pulmonares). Para os eventos maiores (CD III a V) e os acidentes cirúrgicos impactantes (deiscência de suturas, infecção da ferida cirúrgica), as reduções parecem ser menos consistentes.[6,14-16]

ATENUAÇÃO DAS COMPLICAÇÕES CLÍNICAS

A menor inflamação sistêmica propiciada pelo esquema Eras liberaria menos citocinas, que promovem a ruptura da membrana endotelial com extravasamento de líquido para o espaço extravascular. Isso justificaria a incidência menos frequente de íleo paralítico, edema pulmonar, disfunção renal, dano miocárdico na cirurgia não cardíaca (*myocardial injury after non-cardiac surgery* — Mins) e até mesmo perda cognitiva temporária. A proteção contra o delírio pós-operatório, que poderia se dever também à menor agressividade anestésica, destaca-se nos idosos em que se praticam intervenções colorretais.[17]

INFECÇÕES DA FERIDA E DAS VIAS URINÁRIAS

Uma proteção que pode se aproximar de 50% parece ocorrer após procedimentos colorretais pela metodologia Eras.[6,18,19] Mesmo sabendo que 20 a 30% das infecções gerais do pós-operatório e 50% daquelas da ferida são teoricamente evitáveis,[20] outros poucos protocolos até hoje lograram concretizar alguma diminuição.

INFECÇÕES PULMONARES

Analogamente, quase metade dessas infecções poderia ser poupada pela metodologia Eras nos procedimentos gástricos e colorretais.[21,22] As evidências para pacientes hepáticos, pancreáticos e bariátricos não são conclusivas. Especialmente nos obesos, as manobras propostas na rotina Eras, como analgesia multimodal, fisioterapia respiratória e recrutamento alveolar intraoperatório para prevenir a atelectasia, deveriam ser efetivas, dadas a hipoventilação crônica, o sedentarismo e outras aberrações características de tais pacientes, todavia carecem de confirmação em cirurgia bariátrica.[23]

DEISCÊNCIA DE SUTURAS E MORTALIDADE

Esses dois desfechos de elevada relevância, quais sejam, deiscências[6,11-13,19,21,22] e óbitos,[10,11] não têm respondido ao protocolo Eras em nenhuma das especialidades analisadas, em que pese o otimismo geral com as novas propostas.[4] Ou seja, a menor incidência de complicações e a hospitalização encurtada não se traduzem em maior sobrevida dessa população.[11,14,21,24] Vale enfatizar que, dentre as numerosas estratégias disponíveis na atualidade, permanecem como as mais importantes para redução da morbidade aquelas que historicamente foram as primeiras recomendadas, sobretudo a cirurgia por via laparoscópica e anestesia epidural, ao lado de mobilização e realimentação precoces.

RECUPERAÇÃO FUNCIONAL INTRA-HOSPITALAR

Esse é um dos terrenos em que as estratégias Eras mais parecem atuar, ainda que tal recuperação seja difícil de definir e caracterizar. Os parâmetros mais citados são o retorno mais acelerado da função digestiva (eliminação de flatos, evacuação) e a alta hospitalar. Todas as modalidades pesquisadas tendem a colher vantagens dessa natureza.[9,10,12,13,22,25]

RECUPERAÇÃO DE MÉDIO E LONGO PRAZOS

Sabe-se que tão somente após 3 a 4 semanas o indivíduo operado atinge adequada capacidade laboral e funcional. Nesse contexto, há indícios de que a metodologia Eras reduziria a fadiga e incrementaria a qualidade de vida, tanto objetiva quanto subjetiva, após 30 dias de intervenções colorretais ou hepatobiliares.[26,27]

INFLAMAÇÃO SISTÊMICA E TRAUMA CIRÚRGICO

Há limitadas pesquisas sobre os desdobramentos da proposta Eras para essas vertentes, mais voltadas para as emergências.[28] O estresse cirúrgico e a lesão endotelial seriam atenuados, principalmente por conta da utilização da via laparoscópica.[24] Isso se corroboraria por taxas mais modestas de proteína C-reativa e interleucina 6 (IL-6) nos dias 1, 3 e 5 de pós-operatório,[10] ou ainda de cortisol, prolactina, hormônio do crescimento e da resistência insulínica pós-cirúrgica.[26]

DOR

A dor não se reveste apenas de desconforto subjetivo. Associa-se à recuperação geral mais vagarosa, retorno do trânsito intestinal mais tardio e mesmo hospitalização prolongada.[29] Em cirurgia colorretal documenta-se menor utilização de opiáceos e, consequentemente, de suas complicações, como obstipação ou náuseas e vômitos,[19,29] atingindo a recuperação funcional na direta proporcionalidade do seu menor consumo.[30] Na cirurgia bariátrica há confirmação por metanálises para menos náuseas e vômitos.[25,31] Poucos ensaios se direcionaram para a dor na esfera hepatobiliar.[32]

A literatura exibe um debate entre analgesia multimodal, uma pedra angular do protocolo Eras, e aquela mais recente, livre de opiáceos (*opioid-free anesthesia*), sem que se demonstrem benefícios consistentes para a última metodologia.

RELAÇÃO CUSTO-BENEFÍCIO

Relatam-se economias de 900 até 9 mil dólares por internação, dependendo da especialidade e das peculiaridades do sistema de saúde.[32,33] Ainda é possível agregar a isso o menor consumo de recursos ambulatoriais e de perda de produtividade laboral.[33] Torna-se claro que, em cirurgia colorretal, o investimento inicial na implantação de um protocolo Eras se paga facilmente, sendo interessante aproveitar o superávit para gerar novos programas Eras.[34,35]

RESULTADOS EM LONGO PRAZO

Há iniciativas que buscam correlacionar a atenuação dos fenômenos inflamatórios com a história natural do câncer e o risco de recidivas, contudo inexistem resultados reprodutíveis. Seriam aconselháveis seguimentos de duração muito longa para tentar trazer à tona os possíveis impactos. Em que pesem as limitações, há ensaios em cirurgia oncológica que associam elevado nível de cumprimento dos parâmetros Eras com vantagens para a sobrevida de 5 anos.[36] Tais desfechos não dizem respeito à cirurgia hepatobiliar, na qual não se conta com protocolos que se debrucem sobre mortalidade tardia, qualidade de vida ou retorno às atividades habituais.[27]

ATRATIVOS E DESAFIOS

A efetividade, eficiência e segurança do modelo Eras atraem a atenção de muitas especialidades cirúrgicas,[35] todavia, mesmo décadas após seu nascimento, o método se ressente de aplicação bastante irregular ao longo dos países e instituições, na dependência da hesitação, da inércia e mesmo da oposição de profissionais individuais e de grupos organizados.

Na Espanha, há mais de 20 anos, estabeleceu-se o Grupo Espanhol de Reabilitação Multimodal (Germ), precipuamente voltado para essas formas de protocolo. Mais ainda, o Ministério da Saúde e 11 sociedades médico-cirúrgicas propagaram guias com o mesmo objetivo.[37] Não obstante, o ensaio observacional *Power* sobre cirurgia colorretal, enfocando mais de 80 hospitais do país, públicos e privados, de elevada e baixa complexidades, constatou que somente metade se pautava pelas normas Eras.[38]

A GESTÃO SANITÁRIA CENTRADA NOS VALORES SOCIAIS E FINANCEIROS

O envelhecimento, a epidemia de enfermidades crônicas não transmissíveis e a consequente subida constante no número de operações cirúrgicas praticadas desembocam no dispêndio de 40% dos gastos de saúde com o setor cirúrgico.[39]

Quase 40% do montante apontado, por sua vez, corresponde a intervenções diagnósticas e terapêuticas desnecessárias (*low value care*), ou ainda a complicações pós-operatórias evitáveis.[40] Demonstra-se que até metade das complicações cirúrgicas efetivamente poderia ser prevenida.[40] Nada mais apropriado que atuar com base em modelos de gestão atualizados, que uniformizem os protocolos e diminuam sua variabilidade, oferecendo cuidados confiáveis e bem estabelecidos. Isso implica abraçar cada vez mais a medicina baseada em evidências, afastando ou relegando a situações de exceção a experiência subjetiva do profissional da saúde, ao lado de fatores culturais e próprios do paciente, quando estes não forem suscetíveis de metodização em protocolos.

REALIMENTAÇÃO PRECOCE

Esse é um exemplo de como a tradição e os hábitos arraigados ainda antagonizam os protocolos clínicos. Para muitos cirurgiões, oferecer dieta rapidamente agravaria o íleo paralítico e ensejaria mais deiscências de sutura. Na realidade, trata-se de prática segura que reduz a resistência insulínica, protege da translocação bacteriana e aumenta o conforto do enfermo. Análogas considerações caberiam para rotinas como eliminação dos drenos profiláticos, o uso de lidocaína venosa pelos anestesistas e a mobilização do paciente por parte da enfermeira já no primeiro dia, algo que se choca com antigas crenças.

EMPODERAMENTO DO PACIENTE

Integra a mentalidade Eras dialogar com o paciente, recorrendo a total transparência e clareza, a fim de que desde o pré-operatório adquira noções sobre a natureza da operação, as alterações que surgirão no pós-operatório e como ele/ela poderá contribuir para uma recuperação mais satisfatória.

Toda a equipe profissional deverá se atualizar sobre resposta inflamatória, endócrina e imunológica da agressão cirúrgica, pois as estratégias Eras objetivam, justamente, otimizar tais respostas orgânicas.[41]

O hospital é parceiro inevitável nessa jornada, na medida em que favorece a criação de rotinas, processos e suporte informático para a efetiva implementação das estratégias Eras, inclusive no que se refere a pessoal paramédico. Finalmente, há espaço para auditorias periódicas, cujo papel é comprovar os progressos logrados por meio das técnicas Eras, assim como os obstáculos e eventuais insucessos que demandem correções e aprimoramentos.

REFERÊNCIAS

1. Kehlet H, Dahl JB. The value of "multimodal" or "balanced analgesia" in postoperative pain treatment. Anesth Analg. 1993;77:1048-56.
2. Bardram L, Funch-Jensen P, Jensen P, Kehlet H, Crawford ME. Recovery after laparoscopic colonic surgery with epidural analgesia, and early oral nutrition and mobilisation. Lancet. 1995;345(8952):763-4.
3. Kehlet H, Wilmore DW. Evidence-based surgical care and the evolution of fast-track surgery. Ann Surg. 2008;248(2):189-98.
4. Ljungqvist O, Scott M, Fearon KC. Enhanced recovery after surgery a review. JAMA Surgery. 2017;152(3):292-8.
5. Gianotti L, Beretta S, Luperto M, Bernasconi D, Valsecchi MG, Braga M. Enhanced recovery strategies in colorectal surgery: Is the compliance with the whole program required to achieve the target? Int J Colorect Dis. 2014;29(3):329-41.
6. Currie A, Burch J, Jenkins JT, Faiz O, Kennedy RH, Ljungqvist O et al. The impact of enhanced recovery protocol compliance on elective colorectal cancer resection: Results from an international registry. Ann Surg. 2015;261(6):1153-9.
7. Thillainadesan J, Yumol MF, Suen M, Hilmer S, Naganathan V. Enhanced recovery after surgery in older adults undergoing colorectal surgery: a systematic review and meta-analysis of randomized controlled trials. Dis Colon Rectum. 2021;64:1020-8.
8. Croasdale DR, Su EM, Olutola OE, Polito CP, Ata A, Keenan M et al. The effect of an enhanced recovery Program on Elective Right Hemicolectomies for Crohn's disease vs. colon cancer: a retrospective cohort analysis. Am Surg. 2022;88(1):120-5.
9. Lohsiriwat V, Jitmungngan R, Chadbunchachai W, Ungprasert P. Enhanced recovery after surgery in emergency resection for obstructive colorectal cancer: a systematic review and meta-analysis. Int J Colorectal Dis. 2020;35:1453-61.
10. Ni X, Jia D, Chen Y, Wang L, Suo J. Is the Enhanced Recovery After Surgery (ERAS) Program effective and safe in laparoscopic colorectal cancer surgery? A meta-analysis of randomized controlled trials. J Gastrointest Surg. 2019;23:1502-12.
11. Ban KA, Berian JR, Ko CY. Does implementation of Enhanced Recovery after Surgery (ERAS) Protocols in colorectal surgery improve patient outcomes? Clin Colon Rectal Surg. 2019;1(212):109-13.
12. Kuemmerli C, Tschuor C, Kasai M, Alseidi AA, Balzano G, Bouwense S et al. Impact of enhanced recovery protocols after pancreatoduodenectomy: meta-analysis. Br J Surg. 2022;109(3):256-66.
13. Noba L, Rodgers S, Chandler C, Balfour A, Hariharan D, Yip VS. Enhanced Recovery After Surgery (ERAS) reduces hospital costs and improve clinical outcomes in liver surgery: a systematic review and meta-analysis. J Gastrointest Surg. 2020;24:918-32.
14. Arrick L, Mayson K, Hong T, Warnock G. Enhanced recovery after surgery in colorectal surgery: Impact of protocol adherence on patient outcomes. J Clin Anesth. 2019;55:7-12.
15. Lång M, Niskanen M, Miettinen P, Alhava E, Takala J. Outcome and resource utilization in gastroenterological surgery. Brit J Surg. 2001;88(7):1006-14.
16. Dindo D, Demartines N, Clavien PA. Classification of surgical complications: A new proposal with evaluation in a cohort of 6336 patients and results of a survey. Ann Surg. 2004;240(2):205-13.
17. Thillainadesan J, Yumol MF, Suen M, Hilmer S, Naganathan V. Enhanced recovery after surgery in older adults undergoing colorectal surgery: a systematic review and meta-analysis of randomized controlled trials. Dis Colon Rectum. 2021;64:1020-8.

18. Zywot A, Lau CSM, Stephen Fletcher H, Paul S. Bundles prevent surgical site infections after colorectal surgery: meta-analysis and systematic review. J Gastrointest Surg. 2017;21:1915-30.
19. Kraeker C, Chandler C. Association of enhanced recovery pathway compliance with patient outcomes professionals. Acad Med. 2013;88(4):483-7.
20. Keenan JE, Speicher PJ, Thacker JKM, Walter M, Kuchibhatla M, Mantyh CR. The preventive surgical site infection bundle in colorectal surgery an effective approach to surgical site infection reduction and health care cost savings. JAMA Surgery. 2014;149(10):1045-52.
21. Greco M, Capretti G, Beretta L, Gemma M, Pecorelli N, Braga M. Enhanced recovery program in colorectal surgery: A meta-analysis of randomized controlled trials. World J Surg. 2014;38(6):1531-41.
22. Lee Y, Yu J, Doumouras AG, Li J, Hong D. Enhanced recovery after surgery (ERAS) versus standard recovery for elective gastric cancer surgery: A meta-analysis of randomized controlled trials. Surg Oncol. 2020;32:75-87.
23. Małczak P, Pisarska M, Piotr M, Wysocki M, Budzyński A, Pędziwiatr M. Enhanced recovery after bariatric surgery: systematic review and meta-analysis. Obes Surg. 2017;27:226-35.
24. Veenhof AAFA, Vlug MS, van der Pas MHGM, Sietses C, van der Peet DL, de Lange-De Klerk ESM et al. Surgical stress response and postoperative immune function after laparoscopy or open surgery with fast track or standard perioperative care: A randomized trial. Ann Surg. 2012;255(2):216-21.
25. Zhou J, Du R, Wang L, Wang F, Li D, Tong G et al. The application of Enhanced Recovery After Surgery (ERAS) for patients undergoing bariatric surgery: a systematic review and meta-analysis. Obes Surg. 2021;31:1321-31.
26. Neville A, Lee L, Antonescu I, Mayo NE, Vassiliou MC, Fried GM et al. Systematic review of outcomes used to evaluate Enhanced Recovery After Surgery. Brit J Surg. 2014;101(3):159-70.
27. Bond-Smith G, Belgaumkar AP, Davidson BR, Gurusamy KS. Enhanced recovery protocols for major upper gastrointestinal, liver and pancreatic surgery. Cochrane Database Syst Rev. 2016;2(2):CD011382.
28. Hajibandeh S, Hajibandeh S, Bill V, Satyadas T. Meta-analysis of Enhanced Recovery After Surgery (ERAS) protocols in emergency abdominal surgery. World J Surg. 2020;44:1336-48.
29. Chemali ME. A meta-analysis: postoperative pain management in colorecctal surgical patients and the effects on length of stay in an Enhanced Recovery After Surgery (ERAS) setting. Urban Educ. 2017;33(1):87-92.
30. Barbero-Mielgo M, García-Fernández J, Alonso-Menarguez B, Román BSAS, Molnar V, Gilsanz-Rodríguez F. Is postoperative acute pain control in colorectal surgery better within an Enhanced Recovery After Surgery program (ERAS)? J Healthcare Quality Res. 2020;35(2):65-72.
31. Monte SV, Rafi E, Cantie S, Wohaibi E, Sanders C, Scovazzo NC. Reduction in opiate use, pain, nausea, and length of stay after implementation of a bariatric enhanced recovery after surgery protocol. Obes Surg. 2021;31:2896-905.
32. Thiele RH, Sarosiek BM, Modesitt SC, McMurry TL, Tiouririne M, Martin LW et al. Development and impact of an institutional enhanced recovery program on opioid use, length of stay, and hospital costs within an academic medical center: a cohort analysis of 7774 patients. Anesth Analg. 2021;132:442-55.
33. Lee L, Li C, Landry T, Latimer E, Carli F, Fried GM et al. A systematic review of economic evaluations of enhanced recovery pathways for colorectal surgery. Ann Surg. 2014;259(4):670-6.
34. Najjar PA, Fields AC, Maldonado LJ, Ward A, Bleday R. Differential index-hospitalization cost center impact of enhanced recovery after surgery program implementation. Dis Colon Rectum. 2020;63:837-41.
35. Ljungqvist O, de Boer HD, Balfour A, Fawcett WJ, Lobo DN, Nelson G et al. Opportunities and challenges for the next phase of enhanced recovery after surgery: a review. JAMA Surgery. 2021;156:775-84.
36. Pang Q, Duan L, Jiang Y, Liu H. Oncologic and long-term outcomes of enhanced recovery after surgery in cancer surgeries — a systematic review. Vol. 19. World J Surg Oncol. 2021;19:191.
37. Guias RICA. Disponível em: seguridaddelpaciente.es/resources/documentos/2021/05/via-clinica-cirugia-adulto-rica-2021.pdf. Acesso em: 8 jun. 2022.
38. Ripollés-Melchor J, Ramírez-Rodríguez JM, Casans-Francés R, Aldecoa C, Abad-Motos A, Logroño--Egea M et al. Association between use of enhanced recovery after surgery protocol and postoperative complications in colorectal surgery: the postoperative outcomes Within Enhanced Recovery After Surgery Protocol (POWER) Study. JAMA Surgery. 2019;154(8):725-36.

39. Birkmeyer JD, Gust C, Baser O, Dimick JB, Sutherland JM, Skinner JS. Medicare payments for common inpatient procedures: Implications for episode-based payment bundling. Health Serv Res. 2010;45:1783-95.
40. Najjar PA, Whang EE, Urman RD, McGrath CT, Beloff JR, Bleday R. Institution-wide implementation strategies, finance, and administration for enhanced recovery after surgery programs. Int Anesthesiol Clin. 2017;55(4):90-100.
41. Lyon A, Solomon MJ, Harrison JD. A qualitative study assessing the barriers to implementation of enhanced recovery after surgery. World J Surg. 2014;38(6):1374-80.

CAPÍTULO 14

MANEJO PERIOPERATÓRIO DO PACIENTE DIABÉTICO SUBMETIDO À CIRURGIA GERAL OU CARDÍACA

Camila Perez de Souza Arthur
Flávio Abrão Neto
Bianca Maria Orlandi

RESUMO

O adequado controle do diabetes diminui os riscos de complicações perioperatórias. A classificação do diabetes, bem como o tempo do procedimento e seu caráter (eletivo ou emergencial), devem ser levados em conta no planejamento. As principais recomendações do manejo do paciente diabético são aqui apontadas, desde pré, intra, pós-operatório e alta, seja ele submetido à cirurgia geral ou cardíaca.

INTRODUÇÃO

Segundo a estimativa da Federação Internacional do Diabetes[1], em 2021 havia 537 milhões de adultos vivendo com diabetes. Trata-se do distúrbio metabólico mais prevalente no mundo, ressalvada a obesidade, e até 2045 10,9% da população sofrerá de diabetes, totalizando 700 milhões de pessoas.[2,3] Portadores de diabetes representam 35% dos casos encaminhados para cirurgias eletivas, com chance de hospitalização quatro vezes maior do que pessoas sem a doença, com maior morbimortalidade perioperatória e diminuição da sobrevida em longo prazo.[4,5]

Do ponto de vista socioeconômico, um estudo americano de 2017 mostrou que 24% do total de gastos do país destinou-se ao tratamento e diagnóstico do diabetes.[2] Constituiu-se na sétima causa de morte nos Estados Unidos em 2017, com 83.564 atestados de óbito listando o diabetes como a causa básica de morte.[6]

No contexto cirúrgico, estima-se que 10 a 40% dos pacientes são diabéticos.[7] Wang et al. avaliaram complicações em cirurgia geral e ortopédica. Dos 1.525 pacientes, 7,7% apresentaram complicações como atraso na extubação (36,4%), instabilidade hemodinâmica (12,7%), anormalidades respiratórias (19,5%), outras complicações (6,8%) e morte (2,5%). O controle glicêmico inadequado apresentou-se como fator relacionado a piores desfechos pós-operatórios, assim como complicações relacionadas ao diabetes.[8]

Em protocolo multicêntrico com pacientes diabéticos submetidos a cirurgias eletivas (colecistectomias laparoscópicas, correções de hérnias inguinais e umbilicais), detectou-se que, dos 86,7% dos pacientes que tiveram sua hemoglobina glicosilada (HbA1c) testada até 6 meses antes, 8,9% estavam com seus níveis acima de 6%, e, destes, 85,7% procederam à cirurgia sem otimização desses valores.[9] Com hemoglobina glicosilada maior que 8 o risco de complicações cirúrgicas duplica comparativamente ao diabético controlado,[10] abrangendo deiscência de ferida, infecções e insuficiência renal aguda.[11,12]

ENFERMIDADE CARDIOVASCULAR

Guidelines da Europa e o Programa Nacional de Educação do Colesterol, nos Estados Unidos, evidenciam que pacientes com diabetes tipo 2 têm a mesma chance de sofrer infarto agudo do miocárdio (IAM) do que pacientes que não são diabéticos e que já apresentaram IAM prévio.[13] O estudo *MRFIT*, de Framingham, revelou o diabetes como grande causa relacionada a doenças cardiovasculares, aumentando o risco destas em duas vezes nos homens e em três vezes nas mulheres. Mostrou ainda que 9,6% dos homens diabéticos morreram de doenças cardiovasculares no período de 12 anos, comparados a 2,6% dos não diabéticos.[14]

Níveis glicêmicos acima de 250 mg/dL aumentam 10 vezes o número de complicações nos pacientes submetidos a cirurgia de revascularização do miocárdio (CRM).[15] McAlister et al. reiteraram que a hiperglicemia é fator de risco independente para complicações pré e intraoperatórias.[16,17]

PREFERÊNCIA PELA REVASCULARIZAÇÃO CIRÚRGICA NA CORONARIOPATIA

O ensaio *Freedom* comparou angioplastia (com *stents* farmacológicos) e cirurgia de CRM, em combinação com terapia medicamentosa agressiva. Ocorreram mortalidade global, infarto agudo do miocárdio e acidente vascular encefálico (AVE) em proporções significativamente menores no grupo da cirurgia, confirmando que a CRM é a estratégia de escolha em pacientes com diabetes.[18] Analogamente, a diretriz da ESC/Eacts sobre CRM recomendou que todos os pacientes diabéticos com menos de 70 anos, sem obesidade mórbida e cuja dosagem de HbA1c fosse < 7%, deveriam fazer uso de duplo implante de mamária. Na doença coronariana multiarterial e com risco cirúrgico aceitável, a CRM é recomendada sobre a intervenção coronariana percutânea.[8]

INFUSÃO CONTÍNUA DE INSULINA

Com esta modalidade a mortalidade perioperatória nesses pacientes submetidos à CRM foi reduzida em 50%, semelhante à dos pacientes não diabéticos submetidos à

CRM. Houve uma diminuição da incidência de infecções de ferida operatória em pacientes tratados com o protocolo de infusão de Portland entre 2001 e 2005.[19] O esquema "Glicose 3" consiste na média dos valores de glicose obtidos na cirurgia, no primeiro e no segundo dia de pós-operatório. O aumento da "Glicose 3" demonstrou ser um fator independente de mortalidade perioperatória, sendo também relacionado ao aumento de incidência de infecções profundas do esterno, tempo de internação, necessidade de transfusões de sangue, fibrilação atrial e síndrome de baixo débito.[11,20]

CONTROLE RIGOROSO DA GLICEMIA

Proposto nos anos 1990, parece associar-se a índices cardíacos mais elevados, e menores necessidades de uso de drogas vasoativas e de estimulação cardíaca. Diminuição de infecções e de fibrilação atrial, assim como do tempo de internação de 9,2 dias para 6,5 dias, também são reportadas. Cinco anos depois, as curvas de Kaplan-Meier assinalam vantagem na sobrevida naqueles pacientes que receberam melhor manuseio glicêmico, com menos angina recorrente e infecção de ferida e uma classe inferior de angina.[10]

Van den Berghe et al. são grandes defensores da glicemia entre 80 e 110 mg/dL, em contraste com o alvo de alguns de 180 a 200 mg/dL. Comprovaram que a terapia insulínica contínua reduziu significativamente a mortalidade, sendo no grupo convencional de 20%, e de 10% no de infusão contínua. Na cirurgia cardíaca, contudo, não modificou a morbimortalidade dos que necessitaram de mais que 3 dias de unidade de terapia intensiva (UTI). Para todos os pacientes da cirurgia cardíaca, independentemente da permanência na UTI, a mortalidade foi reduzida de 5,1 para 2,1%.[19] Trata-se de prescrição agressiva associada com substancial risco de hipoglicemia, razão pela qual somente se popularizou em unidades muito experientes e equipadas.

DIABETES TIPO 1 (DM 1)

É mais comum em crianças e adolescentes, que apresentam deficiência grave de insulina decorrente da destruição das células beta, associada ao dano autoimune. Tem apresentação abrupta, propensão à cetose e cetoacidose, com necessidade de insulinoterapia plena desde o diagnóstico. Ainda existem outros tipos menos frequentes: monogênicos (Mody); diabetes neonatal; secundário a endocrinopatias; secundário a doenças do pâncreas exócrino; secundário a infecções; secundário a medicamentos.[21]

DIABETES *VERSUS* HIPERGLICEMIA

Um consenso formado pela American Diabetes Association (ADA) e pela American Association of Clinical Endocrinologists (AACE) definiu que em pacientes internados a hiperglicemia de estresse ou hiperglicemia relacionada ao hospital, bem como qualquer concentração persistente de glicose no sangue > 140 mg/dL (> 7,8 mmol/L), devem receber intervenções conservadoras imediatas para correção, como mudanças na dieta ou medicamentos anti-hiperglicemiantes.[22,23]

A Sociedade Brasileira de Diabetes (SBD) prioriza realizar o exame de HbA1c em todos os pacientes com DM ou glicemia > 140 mg/dL; consultar uma equipe em caso de hiperglicemia hospitalar, se possível;[24] não esquecer que hipoglicemia, hiperglicemia persistente, cetoacidose diabética e estado hiperglicêmico hiperosmolar requerem vigilância e tratamento,[25] abrangendo também perfil renal, lactato, cetonas.

Pacientes diabéticos que necessitam de cirurgias emergenciais devem ser investigados quanto ao seu status metabólico e glicêmico antes do evento cirúrgico. O exame de HbA1c, como frisado, impõe-se a todo paciente com DM ou com hiperglicemia detectada (glicemia > 140 mg/dL), assim que admitido no hospital. A ADA reitera a mesma exigência, desde que não realizada nos 3 meses anteriores.

Considerando que 50% dos indivíduos com diabetes desconhecem seu diagnóstico no Brasil, convém dosar a glicemia em jejum em todos os candidatos com idade superior a 40 anos, excesso de peso, aumento da circunferência abdominal, presença de hipertensão ou antecedente pessoal ou familiar de alterações de glicemia.[26] A SBD sugere também que, para indivíduos sabidamente diabéticos, o controle glicêmico deve ser otimizado antes do procedimento, e, se a cirurgia não puder ser adiada, o endocrinologista deve ser envolvido para manejo desses pacientes.

Os cuidados pré-operatórios visam a um controle de comorbidades associadas, orientações ao paciente, análise da HbA1c e ajuste medicamentoso visando a valores de HbA1c abaixo de 8,5. Há na literatura relatos de que níveis de hemoglobina glicada acima de 7 estão relacionados a risco 2,2 vezes maior de infarto agudo do miocárdio no período pós-operatório, lesão renal aguda, 2,78 vezes mais chance de acidentes vasculares encefálicos e aumento de 2,4 vezes no risco de infecção respiratória.[27,28]

PLANEJAMENTO CIRÚRGICO NO DIABETES TIPO 2

- HbA1c < 5%: postergar cirurgia, risco de hipoglicemia.
- HbA1c 5 a 6%: solicitar avaliação do endocrinologista, risco de hipoglicemia.
- HbA1c 6 a 8%: manutenção da cirurgia, com todos os cuidados requeridos.
- HbA1c 8 a 9%: solicitar avaliação do endocrinologista, risco aumentado de hiperglicemia.
- HbA1c > 9%: postergar cirurgia se não for emergencial, risco muito elevado de hiperglicemia.

CUIDADOS PERIOPERATÓRIOS

No dia anterior à cirurgia, manter alimentação usual, suspender a metformina se contraste radiológico endovenoso for necessário ou se a filtração glomerular posicionar-se abaixo de 30 mL/min/1,73 m², bem como os outros hipoglicemiantes nas oportunidades informadas: sulfonilureias em idosos, nefropatas ou risco de hipoglicemia, a mesma metformina e análogos de peptídeo semelhante ao glucagon-1 (GLP-1) nas cirurgias digestivas, como ainda inibidores de inibidor do cotransportador sódio-glicose 2 (SGLT2) nas cirurgias e procedimentos urológicos.

No dia da cirurgia, suspender todos os antidiabéticos orais e injetáveis, com ênfase em acarbose, meglitinidas, sulfonilureias, inibidores do dipeptidil peptidase IV (DPP-IV) e análogos do GLP-1, as duas últimas classes por reduzirem o tempo de esvaziamento gástrico e por aumentarem o risco de vômitos e broncoaspiração.[3,29]

Na hipótese de uso contínuo de insulina (lispro, aspart, glulisina ou regular), manter até após o jantar da véspera; em pacientes internados aguardando cirurgia, os esquemas mais utilizados são combinação de insulina subcutânea de curta e de longa duração ou um protocolo de infusão de insulina.

Outra normatização, especialmente se ocorrerem antecedentes de hipoglicemia, é a redução da dose de insulina em 20 a 30% no período noturno prévio ao dia da cirurgia e na dose da manhã no dia do procedimento. Para a insulina NPH, recomenda-se redução da dose em 50%.[28]

Nos enfermos críticos, a terapia insulínica deverá ser iniciada quando persistirem patamares glicêmicos acima de 180 mg/dL, com meta glicêmica de 140 a 180 mg/dL. Nos não críticos, um esquema basal agregado a doses de correção, pela via subcutânea, justifica-se tanto naqueles com boa aceitação alimentar quanto nos que demandam dietas de sonda.[28]

O *ADA 2022* reforça que metas mais rigorosas, como níveis glicêmicos de 110 a 140 mg/dL (6,1 a 7,8 mmol/L), podem ser apropriadas para pacientes selecionados, se eles puderem ser alcançados sem hipoglicemia significativa (Quadros 1 e 2).

QUADRO 1   Recomendações das sociedades em relação aos hipoglicemiantes orais

Medicações	Dia anterior à cirurgia		
	NHS *Guideline*	SBD	ADA
Acarbose	Manter	Omitir	Manter
Meglitinidas (repaglinida ou nateglinida)	Manter	Omitir	Manter
Metformina (sem contraste)	Manter	Omitir (em cirurgias digestivas)	Manter
Metformina (uso de contraste ou TFG < 50 mL/min/1,73 m²)	Manter	Omitir	Manter

(Continua)

QUADRO 1   Recomendações das sociedades em relação aos hipoglicemiantes orais (*continuação*)

Medicações	Dia anterior à cirurgia		
	NHS *Guideline*	SBD	ADA
Sulfonilureias (glibenclamida, gliclazida, glipizina, glimepirida)	Manter	Omitir (em idosos, nefropatas, risco de hipoglicemia)	Manter
Pioglitazona	Manter	Omitir	Manter
Inibidores DPP-IV (sitagliptina, vildagliptina, saxagliptina)	Manter	Omitir	Manter
Análogos GLP-1 (liraglutida)	Manter	Omitir (em cirurgias digestivas)	Manter
inibidores SGLT2	–	Omitir (em cirurgias urológicas)	Omitir 24 h antes da cirurgia

ADA: American Diabetes Association; DPP-IV: dipeptidil peptidase IV; GLP-1: peptídeo semelhante ao glucagon-1; SBD: Sociedade Brasileira de Diabetes; SGLT-2: inibidor do cotransportador sódio-glicose 2.
Fonte: Pontes et al.;[28] Dhatariya et al.;[29] Lazar et al.;[30] Blaha et al.;[31] Association AD.[32]

QUADRO 2   Principais recomendações conforme as sociedades: manejo da insulinoterapia no pré-operatório

Medicações	Dia da cirurgia		
	NHS *Guideline*	SBD	ADA
Acarbose	Omitir	Omitir	Omitir
Meglitinidas (repaglinida ou nateglinida)	Omitir	Omitir	Omitir
Metformina (sem contraste)	Manter	Omitir (em cirurgias digestivas)	Omitir
Metformina (uso de contraste ou TFG < 50 mL/min/1,73 m²)	Omitir	Omitir	Omitir
Sulfonilureias (glibenclamida, gliclazida, glipizina, glimepirida)	Omitir	Omitir (em idosos, nefropatas, risco de hipoglicemia)	Omitir
Pioglitazona	Manter	Omitir	Omitir
Inibidores DPP-IV (sitagliptina, vildagliptina, saxagliptina)	Omitir	Omitir	Omitir
Análogos GLP1 (liraglutida)	Omitir	Omitir (em cirurgias digestivas)	Omitir
Inibidores SGLT2	–	Omitir (em cirurgias urológicas)	Omitir

ADA: American Diabetes Association; SBD: Sociedade Brasileira de Diabetes; TFG: taxa de filtração glomerular.
Fonte: Pontes et al.;[28] Dhatariya et al.;[29] Lazar et al.;[30] Blaha et al.;[31] Association AD;[32] Toyoshima et al.;[33] Dunning et al.;[34] Nice-Sugar Study Investigators et al.[35]

INTRAOPERATÓRIO

A Organização Mundial da Saúde (OMS) advoga glicemias de 108 a 180 mg/dL em cirurgias não cardíacas, uma faixa excessivamente ampla não muito aceita na atualidade.[28] Há quem decline 150 a 200 mg/dL,[3] um patamar que não parece carrear vantagens perante o padrão 140 a 180 já referido. De todo modo, quanto mais próxima da faixa fisiológica a glicemia, menores os riscos de infecção de ferida, pneumonia, bacteremia, insuficiência renal e respiratória aguda.[2]

CIRURGIAS COM CIRCULAÇÃO EXTRACORPÓREA[32]

Se a infusão de insulina intravenosa é iniciada no pré-operatório, ela deve ser continuada durante todo o intra e pós-operatório imediato de acordo com protocolos institucionais para manter a glicemia ≤ 180 mg/dL. Níveis de glicemia > 180 mg/dL em pacientes sem diabetes, que ocorrem unicamente durante a circulação extracorpórea, podem ser tratados no início com dose única ou intermitente de insulina intravenosa, desde que se mantenham níveis de glicemia ≤ 180 mg/dL. Caso a glicemia persista > 180 mg/dL após a circulação extracorpórea, a infusão contínua de insulina por gotejamento deverá ser instituída e solicitada a avaliação de um endocrinologista.

Na oportunidade de infusão de insulina intravenosa, a glicemia será monitorada a cada 30 a 60 minutos. A monitorização a cada 15 minutos deve ser realizada para os períodos de rápida troca de sensibilidade, como durante a administração de cardioplegia e no resfriamento ou no aquecimento sistêmico.[30]

UNIDADE DE TERAPIA INTENSIVA

Sucede aumento de infecções em torno de 30% para cada incremento de 40 mg/dL (2,2 mmol/L) no nível de glicose pós-operatória acima de 110 mg/dL (6,1 mmol/L).[31] A ADA e a AACE reiteram que metas de glicose > 180 mg/dL (> 10 mmol/L) ou < 110 mg/dL (< 6,1 mmol/L) não são recomendadas em pacientes de UTI.[2]

Recomenda-se o manejo de fluidos adequado, dando preferência por Ringer lactato (solução de Hartmann) pelo menor risco de acidose hiperclorêmica em relação ao soro fisiológico 0,9% e assegurando a normoglicemia para evitar cetoacidose.[3,29]

Recomendações da Sociedade Brasileira de Diabetes

Com ou sem diabetes, a insulina intravenosa é valorizada para manter a glicemia ≤ 180 mg/dL durante sua permanência na UTI. Diante da possibilidade de mais de 3 dias na UTI por dependência da ventilação mecânica, inotrópicos, diálise ou hemofiltração venovenosa contínua, antiarrítmicos, balão intra-aórtico ou dispositivo de assistência ventricular esquerda, insulina intravenosa para manter uma glicemia < 150 mg/dL é apoiada, independentemente de se tratar ou não de diabético.

O desmame da insulina de infusão contínua

Uma transição para insulina subcutânea com monitorização da glicemia, pelo menos de hora em hora até estável, minimiza o risco de hipoglicemia, uma complicação com risco de morbidade.[10-12] Necessidades diárias de insulina após a alta podem ser calculadas em função da quantidade média requerida nas últimas 24 horas, e do esquema nutricional dos pacientes.[23] Em pacientes que estão se alimentando, o monitoramento da glicose à beira do leito deve ser realizado antes das refeições; para os que não estão, o monitoramento da glicose é recomendado a cada 4 a 6 horas. Testes com glicemia capilar a cada 30 minutos e a cada 2 horas são necessários para a infusão intravenosa de insulina[22] (Quadro 3).

QUADRO 3   Principais protocolos de insulinoterapia em unidades de terapia intensiva e/ou pacientes cirúrgicos

Protocolos de controle glicêmico	Breve resumo	mg/dL
ADA 2022	Infusão de insulina quando valores > 180 com dupla checagem	140-180 110-140
STS in cardiac surgery	Infusão de insulina contínua durante toda a permanência na UTI para todos com glicemia > 180	< 150
NHS	–	140-220
AACE	Infusão contínua de insulina regular e monitorização com glicemia capilar	140-180
Nice-sugar	Insulina intravenosa contínua com controle estrito	81-100 < 180
Matias	Taxas de infusão calculadas por computador de acordo com o algoritmo baseado em valor absoluto de glicose (PMZ1)	80-110
eMPC	Taxas de infusão calculadas por computador com base no modelo do algoritmo de controle preditivo (PZM2) com taxa de amostragem variável	80-110
Cleveland Clinic	Infusão de insulina regular em 24 h + glargina subcutânea conforme fórmula	110-150 < 150
Markovitz	Cinco algoritmos com taxas pré-calculadas usando o multiplicador. As taxas de infusão são determinadas pela faixa de glicose no sangue	120-199
Leuven	Diretrizes gerais sobre titulação por gotejamento de insulina	80-110
Yale	Taxas calculadas com base no valor glicêmico e taxas de mudança	90-120

(Continua)

QUADRO 3   Principais protocolos de insulinoterapia em unidades de terapia intensiva e/ou pacientes cirúrgicos (*continuação*)

Protocolos de controle glicêmico	Breve resumo	mg/dL
Portland	Taxas de infusão específicas em bólus de insulina de acordo com o nível de glicose no sangue. Cinco categorias estão disponíveis para UTI e enfermaria	70-110 80-120 100-150 125-175 150-200
Digam I	Infusão de glicoinsulina nas primeiras 24 h + insulina subcutânea (multidoses)	126-196
Digam II	Infusão de glicoinsulina nas primeiras 24 h + insulina subcutânea (multidoses)	126-180
Washington University	Quatro algoritmos com taxas pré-calculadas pelo multiplicador. As taxas de infusão são determinadas pela faixa glicêmica sérica	80-180
Atlanta Medical Center	Dez algoritmos com taxas pré-calculadas por multiplicador. As taxas de infusão são determinadas pela faixa glicêmica sérica	80-110
Glucommander	Taxas de infusão calculadas por computador de acordo com algoritmos programados	80-120

UTI: unidade de terapia intensiva.
Fonte: Pontes et al.;[28] Dhatariya et al.;[29] Lazar et al.;[30] Blaha et al.;[31] Association AD;[32] Toyoshima et al.;[33] Dunning et al.;[34] Nice-Sugar Study Investigators et al.[35]

ENFERMARIA

As diretrizes da Endocrine Society e ADA/AACE recomendam níveis de glicose pré-refeição < 140 mg/dL (< 7,8 mmol/L) e glicose aleatória de < 180 mg/dL (< 10 mmol/L) para a maioria dos insulino-dependentes[15,16,29] fora do ambiente de terapia intensiva.[22,23] Recentemente, a ADA reafirmou uma glicose-alvo de 140 a 180 mg/dL (7,8 a 10 mmol/L)[32] para a maioria dos pacientes de medicina geral e cirurgia fora da UTI. Logicamente, com a ingestão consolidada por via oral, migra-se para o regime de medicações antidiabéticas de uso prévio por via oral, sem negligenciar os cuidados com pé diabético, quando for o caso.[29] As recomendações da SBD, essencialmente, não divergem, a saber, não mais que 110 mg/dL de glicemia em jejum, e não mais que 180 mg/dL após as refeições.

Algo análogo sucede com a AACE, para a qual uma meta razoável para um paciente não crítico na enfermaria é < 110 mg/dL em jejum e < 180 mg/dL pós-prandial.[24] O melhor método para atingir esse controle é com insulina subcutânea programada (glargina ou detemir) ou a terapia por bólus (lispro, aspart ou glulisina).[22] Os pacientes com diabetes tipo 2 que faziam uso de antidiabéticos orais no pré-operatório podem reiniciar esses medicamentos, com possível exceção da metformina se a função renal ficou comprometida, quando então será necessário aguardar mais tempo. Igualmente, as glitazonas não podem ser reiniciadas nos pacientes com insuficiência cardíaca congestiva ou com disfunção hepática, salvo após a compensação clínica.[22]

ALTA HOSPITALAR

Todos os pacientes com hiperglicemia após cirurgia cardíaca deverão ser avaliados por uma equipe especializada para definir o controle da glicemia após a alta. Quando a hiperglicemia é descoberta pela primeira vez no perioperatório, ou se a insulina é administrada pela primeira vez, ou quando um novo protocolo de insulina é instituído, o paciente deverá receber orientação especializada de longo prazo antes da alta.[24] Isso abrange monitorização da glicemia, regime de administração medicamentosa e, se for o caso, também alimentação e estilo de vida. Sempre que possível, o clínico geral ou o especialista incumbido do caso deverá ser informado das alterações a que se procedeu.

Conduta de longo prazo

Se a HbA1c for inferior a 7%, manter o tratamento com que o paciente vinha em uso; entre 7 e 9%, haverá provável necessidade de adicionar uma dose de insulina basal aos antidiabéticos orais (ADO); superior a 9%, a necessidade será de prescrição de insulina em esquema basal-bólus. Pacientes com DM que iniciaram insulinoterapia exclusiva durante a internação, em substituição a fármacos orais que utilizavam ambulatorialmente, devem retornar aos medicamentos anteriores com pelo menos 1 ou 2 dias de antecedência da alta hospitalar. Como se aludiu, um retorno em no máximo 1 mês ao médico anterior deverá ser agendado, fornecendo um resumo detalhado do quadro clínico e da estratégia terapêutica adotada ao longo da internação.[4,24,26]

CUIDADOS COM A HIPOGLICEMIA

Pode suceder com hipoglicemiantes orais, entretanto é a insulina que se associa com os episódios ameaçadores da vida. A hipoglicemia moderada usualmente corresponde a < 70 mg/dL (3,9 mmol/L) e ≥ 54 mg/dL (3 mmol/L), e a grave a < 54 mg/dL (3 mmol/L). Entretanto, é a intensidade da sintomatologia que caracteriza esses quadros, e esta sofre variações individuais. De todo modo, trata-se de evento potencialmente fatal, caracterizando-se, sobretudo, por estado mental alterado e/ou incapacidade física, e necessitando de assistência de outra pessoa para recuperação.[24]

Fatores de risco

Inerentes à condição do paciente: idade avançada, duração do DM, hemoglobina glicada diminuída, caquexia, baixa ingestão nutricional.

Relacionados à gravidade das doenças de base: insuficiência renal, insuficiência hepática, doença cerebrovascular, infecções, hospitalização prolongada.

Inerentes à variabilidade glicêmica: doses e horários de aplicação de insulina inapropriados e, eventualmente, também antidiabéticos orais.[24]

Um dos esquemas terapêuticos preconiza para glicemia < 70 mg/dL; com paciente consciente e alimentando-se, administrar 15 g de carboidrato de absorção rápida (1 colher de sopa de açúcar ou 30 mL de soro glicosado a 50% diluído em água filtrada). Cumpre rever o valor da glicemia capilar após 15 minutos e, se não houver reversão, repetir o processo.[33]

A ADA recomenda, em circunstâncias de jejum intencional com acesso venoso pérvio, administrar 30 mL de glicose 50%, diluídos em 100 mL de soro fisiológico 0,9%. Repetir a glicemia capilar em 5 minutos e, se não houver recuperação, repetir a dose. Após a correção imediata, é necessário oferecer alimento, se possível, ou aumentar o aporte calórico endovenoso. Em caso de torpor ou inconsciência e sem acesso venoso pérvio, administrar 1 ampola de glucagon por via intramuscular ou subcutânea, e após recuperação da consciência oferecer alimento, se possível. Continuar tentativas de acesso venoso periférico, a fim de garantir soro adicional até a normalização do quadro.[24,25]

O QUE MUDA NO PACIENTE IDOSO?

Segundo SBD, ADA e EASD, em idosos são aceitos valores glicêmicos de jejum de até 150 mg/dL e pós-prandiais < 180 mg/dL, bem como alvos de HbA1c menos rigorosos (< 8%), visto que essa população exibe maior risco de hipoglicemia.[24,25]

Os quatro principais estudos internacionais na população idosa, *UKPDS*, *Advance*, *Accord* e *VADT*, sugerem que a tentativa de controle glicêmico rigoroso, principalmente naqueles com aterosclerose associada, não previne eventos cardiovasculares e ainda pode aumentar a mortalidade (*Accord*), não necessariamente por hipoglicemia.[34]

O estudo *Nice-sugar* comparou duas estratégias de controle glicêmico com base em insulina (glicemia-alvo < 180 mg/dL no grupo controle, e 81 a 108 mg/dL no grupo intervenção) em uma amostra de 6.104 pacientes de UTI, e o grupo de controle intensivo da glicemia se associou com maior mortalidade cardiovascular (diferença absoluta de 5,8%).[35]

Há evidências opostas de que o controle intensivo da glicemia pós-operatória se associou com redução do desfecho composto de mortalidade por todas as causas, infarto do miocárdio e insuficiência cardíaca aguda. E de que o controle glicêmico moderadamente estrito não apresentou diferenças entre os grupos em relação à mortalidade, porém se associou a reduções de 6% nas taxas de infecção e de 12% de redução na fibrilação atrial, nos submetidos à cirurgia cardíaca.[34]

Na atualidade, defende-se a opção de glicemias rigidamente controladas desde que o serviço seja experiente nessa modalidade, e a monitoração do enfermo seja confiável 24 horas/dia.

REFERÊNCIAS

1. International Diabetes Federation. IDF diabetes atlas. 10.ed. Brussels; 2021. Disponível em: diabetesatlas.org. Acesso em: 29 jul. 2022.

2. Dhatariya K, Corsino L, Umpierrez GE. Management of diabetes and hyperglycemia in hospitalized patients. In: Feingold KR, Anawalt B, Boyce A et al., editors. Endotext, South Dartmouth (MA, USA), 2000. Disponível em: ncbi.nlm.nih.gov/books/NBK279093/. Acesso em: 29 jul. 2022.

3. Kuzulugil D, Papeix G, Luu J, Kerridge RK. Recent advances in diabetes treatments and their perioperative implications. Curr Opin Anaesthesiol. 2019;32(3):398-404.

4. Pournaras DJ, Photi ES, Barnett N, Challand CP, Chatzizacharias NA, Dlamini NP et al. Assessing the quality of primary care referrals to surgery of patients with diabetes in the East of England: A multi--centre cross-sectional cohort study. Int J Clin Pract. 2017;71:e12971.

5. Harding JL, Benoit SR, Gregg EW, Pavkov ME, Perreault L. Trends in rates of infections requiring hospitalization among adults with versus without diabetes in the U.S., 2000-2015. Diabetes Care. 2020;43:106-16.

6. Prevention CfDCa. National vital statistics report. Deaths: Final data for 2017. 2019. Disponível em: cdc.gov/nchs/data/nvsr/nvsr68/nvsr68_09-508.pdf. Acesso em: 29 jul. 2022.

7. Albalawi Z, Laffin M, Gramlich L, Senior P, McAlister FA. Enhanced recovery after surgery (ERAS) in individuals with diabetes: a systematic review. World J Surg. 2017;41(8):1927-34.

8. Wang J, Chen K, Li X, Jin X, An P, Fang Y et al. Postoperative adverse events in patients with diabetes undergoing orthopedic and general surgery. Medicine. 2019;98(14):e15089.

9. Fletcher E, Askari A, Yang Y, Adegbola S, Al-Obudi Y, Bernstein D et al.; On behalf of the Surgical Trainees East of England Research (STEER) Collaborative. Diabetes in day case general and vascular surgery: A multicentre regional audit. Int J Clin Pract. 2020;74(4):e13472.

10. Arthur CP de S, Mejía OAV, Lapenna GA, Brandão CM de A, Lisboa LAF, Dias RR et al. Perioperative management of the diabetic patient referred to cardiac surgery. Brazilian J Cardiovasc Surg. 2018; 33(6):618-25.

11. Furnary AP, Wu Y, Bookin SO. Effect of hyperglycemia and continuous intravenous insulin infusions on outcomes of cardiac surgical procedures: the Portland Diabetic Project. Endocr Pract. 2004;10(Suppl 2):21-33.

12. Hornick T, Aron DC. Managing diabetes in the elderly: go easy, individualize. Cleve Clin J Med. 2008;75:70-8.

13. National Cholesterol Education Program (NCEP) Expert Panel on Detection, Evaluation, and Treatment of High Blood Cholesterol in Adults (Adult Treatment Panel III). Third Report of the National Cholesterol Education Program (NCEP) Expert Panel on Detection, Evaluation, and Treatment of High Blood Cholesterol in Adults (Adult Treatment Panel III) final report. Circulation. 2002;106(25):3143-421.

14. Kannel WB, McGee DL. Diabetes and cardiovascular risk factors: the Framingham study. Circulation. 1979;59:8.

15. Fish LH, Weaver TW, Moore AL, Steel LG. Value of postoperative blood glucose in predicting complications and length of stay after coronary artery bypass grafting. Am J Cardiol. 2003;92:74-6.

16. McAlister FA, Man J, Bistritz L, Amad H, Tandon P. Diabetes and coronary artery bypass surgery: an examination of perioperative glycemic control and outcomes. Diabetes Care. 2003;26:1518-24.

17. Gandhi GY, Nuttall GA, Abel MD, Mullany CJ, Schaff HV, Williams BA et al. Intraoperative hyperglycemia and perioperative outcomes in cardiac surgery patients. Mayo Clin Proc. 2005;80(7):862-6.

18. Farkouh ME, Domanski M, Sleeper LA, Siami FS, Dangas G, Mack M; FREEDOM Trial Investigators. Strategies for multivessel revascularization in patients with diabetes. N Engl J Med. 2012;367(25):2375-8.
19. Van den Berghe G, Wouters P, Weekers F, Verwaest C, Bruyninckx F, Schetz M et al. Intensive insulin therapy in the critically ill patients. N Engl J Med. 2001;345:1359-67.
20. Furnary AP, Gao G, Grunkemeier GL, Wu YX, Zerr KJ, Bookin SO et al. Continuous insulin infusion reduces mortality in patients with diabetes undergoing coronary artery bypass grafting. J Thorac Cardiovasc Surg. 2003;125(5):1007-21.
21. American Diabetes Association (ADA). Pharmacologic approaches to glycemic treatment: standards of medical care in diabetes – 2018. Diabetes Care. 2018;41(Suppl.1):S73-S85.
22. American Association of Clinical Endocrinologists medical guidelines for clinical practice for the management of diabetes mellitus. Endocr Pract. 2007;13(suppl 1):1-68.
23. American Diabetes Association. Standards of medical care in diabetes – 2022 abridged for primary care providers. Clin Diabetes. 2022;40(1):10-38.
24. Sociedade Brasileira de Diabetes (SBD). Diretrizes da Sociedade Brasileira de Diabetes 2019-2020. São Paulo: SBD; 2019-2020. Disponível em: portaldeboaspraticas.iff.fiocruz.br/wp-content/uploads/2021/08/Diretrizes-Sociedade-Brasileira-de-Diabetes-2019-20201.pdf. Acesso em: 29 jul. 2022.
25. Dhatariya K, Dhesi J, Selwyn D, Lobo D, Graja A, Grocott M et al. Guideline for perioperative care for people with diabetes mellitus undergoing elective and emergency surgery – Diabetes Guideline Working Group. Centre for Perioperative Care (CPOC). London, 2021. Disponível em: cpoc.org.uk/sites/cpoc/files/documents/2021-03/CPOC-Guideline%20for%20Perioperative%20Care%20for%20People%20with%20Diabetes%20Mellitus%20Undergoing%20Elective%20and%20Emergency%20Surgery.pdf. Acesso em: 29 jul. 2022.
26. Ribeiro RS, Peres RB, Yamamoto MT, Novaes AP, Laselva CR, Faulhaber AC et al. Impact of screening and monitoring of capillary blood glucose in the detection of hyperglycemia and hypoglycemia in non-critical inpatients. Einstein (São Paulo). 2011;9(1):14-7.
27. Bock M, Johansson T, Fritsch G, Flamm M, Hansbauer B, Mann E et al. The impact of preoperative testing for blood glucose concentration and haemoglobin A1c on mortality, changes in management and complications in noncardiac elective surgery: a systematic review. Eur J Anaesthesiol. 2015;32(3):152-9.
28. Pontes JPJ, Mendes FF, Vasconcelos MM, Batista NR. Avaliação e manejo perioperatório de pacientes com diabetes melito: um desafio para o anestesiologista. Rev Bras Anestesiol. 2018;68:75-86.
29. Dhatariya K, Levy N, Kilvert A, Watson B, Cousins D, Flanagan D et al.; Joint British Diabetes Societies. NHS diabetes guideline for the perioperative management of the adult patient with diabetes. Diabet Med. 2012;29(4):420-33.
30. Lazar HL, McDonnell M, Chipkin SR, Furnary AP, Engelman RM, Sadhu AR et al. The Society of Thoracic Surgeons practice guideline series: blood glucose management during adult cardiac surgery. Ann Thor Surg. 2009;87(2):663-9.
31. Blaha J, Mraz M, Kopecky P, Stritesky M, Lips M, Matias M et al. Perioperative tight glucose control reduces postoperative adverse events in nondiabetic cardiac surgery patients. J Clin Endocrinol Metab. 2015;100:3081-9.
32. Association AD. Diabetes care in the hospital: Standards of medical care in diabetes – 2020. Diabetes Care. 2020;43:S193-S202.
33. Toyoshima MT, de Souza AB, Admoni SN, Cukier P, Lottenberg SA, Latronico AC et al. New digital tool to facilitate subcutaneous insulin therapy orders: an inpatient insulin dose calculator. Diabetol Metab Syndr. 2015;7:114.
34. Dunning T, Sinclair A, Colagiuri S. New IDF guideline for managing type 2 diabetes in older people. Diabetes Res Clin Pract. 2014;103(3):538-40.
35. Nice-sugar Study Investigators, Finfer S, Chittock DR, Su SY-O, Blair D, Foster D, Dhingra V et al. Intensive versus conventional glucose control in critically ill patients. N England J Med. 2009;360(13):1283-97.

CAPÍTULO 15

AVALIAÇÃO E MANEJO INICIAL DO PACIENTE ADULTO TRAUMATIZADO

Gerard A. Baltazar
Patrizio Petrone
Ricardo Jacquez
Adam Stright
Hazim Hakmi
Yesha Maniar
Narinder P. Grewal
D'Andrea K. Joseph

RESUMO

Poucas entidades nosológicas sobrecarregam tanto os sistemas de saúde quanto o politrauma após lesões de alta energia. Com o propósito de alcançar os melhores desfechos é de suma importância uma abordagem organizada, sistemática e rápida para avaliação e manejo do paciente. Na atualidade já se conta com cursos e textos de elevada qualidade, com ênfase no programa Advanced Trauma Life Suport®/ ATLS, cujo material complementa este capítulo e merece uma análise em profundidade. Em síntese, serão aqui abordados triagem, avaliação primária, ressuscitação, testes e dispositivos fundamentais, avaliação secundária e revisão subsequente do caso.

INTRODUÇÃO

O atendimento pré-hospitalar do paciente é relevante e ocupa posição de realce no contexto dos cuidados gerais.[1-11] Não obstante, em situações de trauma há evidências de que esforços prolongados para estabilização do enfermo poderão ser contraproducentes, preferindo-se o transporte precoce para um centro de trauma.[12-14] Constituem exceção a intubação no local de traumatizados cranioencefálicos (TCE) graves, o que favorece a função neurológica,[15] e a aplicação de torniquetes no caso de profusa hemorragia de membros,[16-18] o que poderá resultar em maior sobrevida, assim como maior preservação de membros.

Comunicação pré-hospitalar

É precioso o estabelecimento de contato precoce entre a equipe de resgate e o centro de trauma, visando ativar e preparar rapidamente a equipe de trauma (em inglês, TTA).[19-21] Para tanto é indispensável que os socorristas transmitam informações precisas, claras e objetivas, quando possível em consonância com o protocolo MIST: mecanismo de agressão, lesões identificadas, sinais e sintomas e tratamentos iniciados.[22]

Preparo da equipe hospitalar

O Comitê de Trauma do American College of Surgeons (ACS-COT) delineou critérios para reduzir o número de óbitos decorrentes de triagem insuficiente ou falha.[23,24] Os critérios de ativação da equipe (TTA) são escalonados, requerendo-se menor mobilização quando os mecanismos de lesão são de menor potencial. A ativação máxima corresponde a sinais vitais instáveis e condições da via aérea, assim como funções respiratória, circulatória e neurológica ameaçadas.

Uma área física específica para ressuscitação é aconselhada, contando com equipamentos de proteção individual (EPI), macas, material de intubação e ventilação, monitores portáteis, agulhas e cateteres calibrosos para acesso venoso, dispositivos para infusão rápida de fluidos com aquecedor, além de caixas básicas com instrumental cirúrgico para emergências. O ultrassom à beira do leito[25] tornou-se na atualidade ferramenta indispensável para diagnóstico precoce de lesões vasculares e viscerais.

Equipe de emergência

Preconiza-se um chefe de equipe, um auxiliar principal, um especialista em via aérea, uma enfermeira e um profissional para providenciar o registro em prontuário de todos achados e condutas (escriba). Todos atuam simultaneamente dentro dos seus papéis. O chefe supervisiona tudo enquanto o auxiliar principal conduz a inspeção inicial da cabeça aos pés, visando identificar lesões ameaçadoras da vida. Outro enfoca a via aérea e toma as providências apropriadas, pois esta é uma conduta que não pode esperar nem um instante. Cabe à enfermeira coletar, assim que possível, os sinais vitais, conectar monitores e auxiliar na criação de acessos venosos. O escriba não só documenta os achados e as intervenções como também lhe cabe a tarefa de servir como ponte para serviços de retaguarda e vanguarda, como laboratório de análises, radiologia, terapia ventilatória, banco de sangue, centro cirúrgico, unidade de terapia intensiva (UTI) e cirurgiões de outras especialidades.

Comunicação interna

Na sala de atendimento é útil que todos os achados e providências sejam anunciados em voz alta, para conhecimento não somente do escriba incumbido de tomar notas, mas também dos demais componentes do time. Ademais, quando uma informação é transmitida para um membro específico do time (enfermeira, terapeuta ventilatório), este deve repetir o recado, confirmando que o entendeu claramente. Isso é útil porque o ambiente tende a ficar barulhento e conturbado quando há diversas pessoas atuando, e erros de comunicação poderão representar riscos para o paciente.[26]

Triagem

Conta-se com diversas sistematizações,[27-29] que devem ser confiáveis e de fácil aplicação, capazes de categorizar adequadamente os enfermos segundo a gravidade do trauma e, consequentemente, direcionar os recursos disponíveis da forma mais eficiente, sempre em consonância com os princípios da traumatologia. Não se deve negligenciar que as triagens usuais contemplam insuficientemente certas populações, as quais, portanto, devem ser mais bem revistas: crianças, idosos, gestantes, obesos e mesmo atletas.

Inspeção inicial

O ambiente de admissão do politraumatizado já foi descrito como um caos controlado. De qualquer modo é onde a inspeção deverá ser conduzida, e as lesões urgentes serão manejadas na ordem de letalidade decrescente: via aérea, respiração, circulação, risco de incapacidade e exposição geral do paciente (danos identificados com a análise segmentar total do organismo). Correspondem ao ABCDE do trauma (em inglês).

VIA AÉREA

A capacidade de intubar pronta e seguramente na admissão poderá ser crítica para evitar consequências funestas, inclusive a parada cardíaca. Entre as indicações mais prementes contam-se risco de aspiração por conta de refeição recente; fratura cervical ou necessidade de estabilização cervical; agressividade e agitação incontroláveis de pacientes alcoolizados ou drogados, que requerem sedação profunda e ventilação; hipóxia, casos selecionados de dor excruciante ou choque; afundamento, queimadura e edema de face; e hematomas ou lacerações profundas de pescoço que dificultem o fluxo de ar para os pulmões (Quadro 1).

QUADRO 1   Princípios para intubação traqueal rápida

1. Planeje um acesso cirúrgico, como precaução
2. Deixe à mão máscara de ventilação e material de aspiração
3. Administre oxigênio a 100% para uma pré-oxigenação
4. Pressione com os dedos a cartilagem cricoide
5. Injete um sedativo, usualmente etomidato (há vários genéricos)
6. Prossiga com um curarizante, geralmente succinilcolina (há genéricos)
7. Introduza uma sonda-padrão orotraqueal com *cuff*
8. Insufle o *cuff* e confirme o posicionamento pela ausculta, ou, se possível, por monitor de CO_2
9. Retire a pressão sobre a cricoide
10. Ajuste o aparelho e inicie a ventilação mecânica

Fonte: elaboração dos autores.

A condição da via aérea é predita pela capacidade de vocalização do paciente. Se ele enuncia as palavras de forma articulada e com clareza, provavelmente suas vias respiratórias encontram-se intactas e patentes. Caso não se comunique ou o faça, todavia, de modo que seja difícil a compreensão, as chances de compressão ou obstrução são elevadas, e a intubação deverá ser considerada. Enfermos de politrauma em coma (escore Glasgow ≤ 8) requerem uma via aérea definitiva (intubação traqueal). O equipamento necessário nesta etapa do atendimento inclui:

* Cânulas orofaríngea e nasofaríngea.
* Cânulas endotraqueais.
* Material de intubação (laringoscópio, anestésico local, sedativos, curarizantes).
* Cânula para aspiração de faringe tipo Yankauer.
* Bomba de vácuo para aspiração com reservatório.
* Bisturi para cricotireoidostomia de urgência.
* Monitor digital ou colorimétrico de CO_2 (padrão-ouro para confirmar intubação da traqueia).
* Videolaringofibroscópio (desejável para intubações difíceis).
* Fio-guia para intubação traqueal (desejável para intubações difíceis).

Abertura da boca

Caso o paciente não abra a boca sozinho, é aconselhada a manobra de *jaw-thrust* (elevação da mandíbula), pois esta minimiza o risco de movimentação do pescoço ou desestabilização de fratura cervical. As duas mãos do profissional são posicionadas embaixo da mandíbula, com os dedos médios e indicadores nos ângulos desta, de modo a projetá-la para a frente. Ao mesmo tempo os polegares posicionam-se sobre o lábio inferior, deprimindo-o e favorecendo o tracionamento seguro do osso. Caso seja conveniente, insere-se a seguir uma cânula orofaríngea (ou nasofaríngea) para trazer a língua para a frente e facilitar tanto a respiração como a aspiração de vômitos ou secreções.

Dentaduras e dispositivos ortodônticos móveis são retirados, manualmente ou com instrumentação em situações complicadas. Caso a intubação endotraqueal seja indispensável, todavia não seja imediatamente coroada de sucesso, deve-se considerar a utilização de um fio-guia traqueal ou da videofibroscopia de laringe, se disponível.

Ventilação confiável

O padrão-ouro para acesso ventilatório é uma cânula orotraqueal (ETT – *endotracheal tube*) com o *cuff* posicionado logo abaixo das cordas vocais. Diante do fracasso da intubação oral ou nasal, a alternativa imediata é a cricotireoidostomia cirúrgica no leito, especialmente em situações de grave trauma de face, inserindo-se a cânula traqueal convencional pela incisão. Existem também kits comerciais para cricotireoidostomia comuns (Smithsmedical.com, com distribuidores no Brasil), ou apelando para a técnica de Seldinger (cookmedical.com, também com distribuidores nacionais). Nesta última modalidade punciona-se a membrana cricotireóidea com a agulha, passa-se o fio-guia para a traqueia, e sobre o guia desliza-se subsequentemente a cânula especial do kit.

Movimentação do pescoço

Todas as canulações da via aérea devem ser conduzidas movimentando-se a coluna cervical o mínimo possível. Se um colar cervical estava sendo utilizado, enquanto este é removido para permitir a intubação alguém da equipe deve imobilizar o pescoço manualmente.

RESPIRAÇÃO

A ventilação mecânica é mandatória sempre que o paciente não respire ou o faça inadequadamente. Já na primeira triagem, se a frequência respiratória for de 35/min ou mais, um respirador deverá ser providenciado. Ambos os hemitóraxes devem ser auscultados. A ausência de murmúrio vesicular em um lado ou em ambos é um sinal grave que deve ser prontamente investigado. Entre as emergências mais frequentes deve-se considerar hemotórax, pneumotórax, ferimento torácico aberto, corpo estranho (ou vômito) ocluindo parcial ou totalmente a árvore bronquial e broncoespasmo asmático.

Equipamento para respiração exigido:

* Estetoscópio.
* Máscara para ressuscitação tipo Ambu (bolsa-válvula-máscara).
* Fonte de oxigênio e/ou ar comprimido.
* Bisturi e agulha de punção calibrosa (14 G).

O dispositivo bolsa-válvula-máscara (BVM) conectado com um fluxo de 15 L/min possibilita na maioria das eventualidades a restauração imediata da respiração.

Drenagem de pneumotórax (especialmente hipertensivo)

É essencial familiarizar-se com os sinais de pneumotórax, que, além de ausência de murmúrio vesicular de um dos lados, incluem desvio da traqueia (para o mesmo lado no colapso pulmonar usual, ou para o oposto se for pneumotórax hipertensivo). Poderá ser percebida ainda alguma distensão de veias cervicais e, mais raramente, enfisema subcutâneo. A ultrassonografia à beira do leito, caso disponível, é valiosa para confirmação. Caso a respiração se revele comprometida, deve-se proceder à drenagem de emergência com bisturi no quinto espaço intercostal, ao nível da linha axilar anterior, com subsequente introdução de um dreno apropriado. Uma agulha grossa inserida no mesmo local, ou alternativamente no segundo espaço intercostal, na linha hemiclavicular, também resolverá o problema imediato em caso de pneumotórax hipertensivo, providenciando-se a inserção do dreno em tempo posterior.

Ferimento torácico aberto (lesão aspirante)

Um curativo oclusivo deve ser providenciado inicialmente a fim de amenizar o grave dano respiratório. No entanto, não se deve fechá-lo completamente, deixando aberto pequeno espaço ou fresta com o intuito de prevenir um pneumotórax hipertensivo, até que o caso seja investigado e um tratamento definitivo assegurado.

CIRCULAÇÃO

A restauração da volemia em caso de perdas significativas é de grande prioridade, apelando-se para fluidos intravenosos. Se houver sangramento persistente, estancá-lo é elemento inadiável desse processo.

Hipotensão e choque hemorrágico (ou hipovolêmico)

Além da queda da pressão arterial, a pressão de pulso se alarga (diferença entre sistólica e diastólica), e ocorrem taquicardia, palidez e sinais de disfunções orgânicas, como oligúria e alterações mentais. É inadiável pesquisar a fonte de sangramento e estabilizá-la. Mecanismos frequentes de choque hemorrágico são relacionados a seguir.

- Sangramento nas cavidades torácica, abdominal ou pélvica.
- Sangramento relacionado a fratura de osso longo, ferimento do couro cabeludo ou de partes moles.
- Sangramentos volumosos externos em geral (que já podem ter cessado).

Equipamento:

* Agulhas intravenosas de vários calibres.
* Cateteres venosos centrais (de preferência 16 G e 18 G), que possibilitam infusão rápida).
* Kit Cordis de cateterismo central (cardinalhealth.com.br*).
* Soros fisiológico e Ringer lactato.
* Sangue tipo O Rh (–).
* Gazes e compressas.
* Torniquete tipo CAT (uso em combate **).

Cumpre assumir que todo paciente admitido na área de ressuscitação pós-trauma requer fluidos, e no caso de choque hemorrágico é preciso cogitar a necessidade de um protocolo de transfusão maciça (PTM), na dependência da intensidade do sangramento.

As manobras de hemostasia devem obedecer a uma hierarquia, iniciando com compressão local quando o vaso é externo. Para sangramento de membros, um torniquete poderá ser requerido se a compressão não for suficiente, ou mesmo dois torniquetes (um proximal e outro distal). Os torniquetes não devem cruzar ou se sobrepor às articulações.

Sangramentos do tronco não são compressíveis, e seu manejo passa pela cirurgia de urgência ou manobras de radiologia intervencionista, na dependência dos achados dos métodos de imagem.

INCAPACIDADE

Esta triagem se inicia com a conversa com o paciente. Se ele responde claramente, está consciente e sua via aérea é permeável. À medida que o estado mental se obnubila, a própria capacidade de proteger a via aérea de vômitos, sangramentos e secreções se debilita. Uma avaliação neurológica rápida das extremidades (função motora e sensitiva), bem como das pupilas (anisocoria, reatividade à luz), faz parte.

O escore da escala de coma de Glasgow (ECG) é útil nesta etapa (Quadro 2). Consiste na soma das respostas ocular, verbal e motora a estímulos padronizados. Logicamente, a resposta verbal ficará descartada se o paciente foi intubado.

---

* O kit Cordis é um dos mais completos, pois inclui bisturi, dilatador de tecidos, além de conjunto de seringas e conectores. Presta-se inclusive para cateterismo de veia femoral.
** Esse torniquete pode ser operado com uma mão apenas, e é aprovado pelo Instituto de Pesquisas do Exército (EUA).

QUADRO 2   Escala de coma de Glasgow

Ocular	Verbal	Motora
1) Não abre os olhos	1) Não responde	1) Nenhuma atividade motora
2) Abre os olhos na dor	2) Sons incompreensíveis	2) Extensão aberrante com dor
3) Abre os olhos com som	3) Palavras desconexas	3) Flexão aberrante com dor
4) Abre os olhos espontaneamente	4) Diálogo confuso	4) Remove membro diante de dor
	5) Diálogo orientado	5) Localiza estímulo doloroso
		6) Obedece a ordens motoras

Diante da suspeita de TCE ou raquimedular, faz-se necessária uma avaliação neurológica suficiente para determinar sua gravidade.

Hipertensão intracraniana aguda

Trata-se de emergência potencialmente fatal, por associar-se à herniação do tronco cerebral pelo forame maior. Uma ou ambas as pupilas dilatadas e pouco responsivas ao estímulo luminoso balizam a necessidade de rápida intervenção. Administra-se pela veia manitol ou soro fisiológico hipertônico, e no paciente intubado aumenta-se vigorosamente a ventilação, para remover CO_2 e promover vasoconstrição. O soro fisiológico hipertônico deve ser preferido sempre que disponível, pois o manitol estimula acentuadamente a diurese, o que poderá desidratar e agravar a perfusão tecidual no caso de grandes perdas hemáticas e instabilidade hemodinâmica. Uma piora da hipotensão e também a hipóxia poderão intensificar a lesão neurológica secundária, comprometendo mais o prognóstico.

Outros cuidados iniciais aplicam-se à prevenção da hipoglicemia no TCE, monitorando-se a taxa de glicose e administrando-se soluções glicosadas quando apropriado.

Trauma raquimedular

É preciso estimar o nível da lesão, se provavelmente é completa ou incompleta, e se o quadro do enfermo é compatível com choque neurogênico ou espinal. Este se caracteriza por hiporreflexia ampla mesmo acima do nível de lesão e disfunções autônomas (sudorese irregular, hipotermia, palidez ou hiperemia cutânea, tendência à hipertensão arterial e bradicardia).

EXPOSIÇÃO DO PACIENTE

Cabe remover (preferentemente cortar, pois a mobilização poderá acarretar riscos) toda a roupa e inspecionar o enfermo da cabeça aos pés, na busca de lesões que não apenas possam ameaçar a sobrevida como também ocasionar problemas gerais. Isso inclui obviamente virar o paciente de costas (usando o lençol como ferramenta) e pesquisar contusões, lacerações e perfurações na região dorsal.

Durante a virada com o lençol aconselha-se uma pessoa para estabilizar cabeça e pescoço, pois uma fratura de coluna cervical é sempre um risco, e duas para rodar o lençol acompanhando o movimento do tronco e membros. A quarta pessoa inspeciona todas as partes expostas, incluindo palpação de todas as vértebras. As duas axilas e regiões inguinais não podem ser esquecidas, pois poderão ocultar ferimentos penetrantes, assim como a face posterior do segmento craniano e de todo o dorso.

Todos os achados devem ser anunciados em voz alta para conhecimento não apenas do escriba como de toda a equipe. Em ambientes frios um aquecedor deverá estar ligado quando o paciente é desnudado, e mesmo no caso de inconsciência é obrigatório respeitar escrupulosamente a dignidade do paciente.

Ressuscitação por fluidos e para controle de danos (RCD)

A RCD refere-se a medidas que colimam a correção do choque com risco de vida, ao mesmo tempo que se minimizam intervenções capazes de piorar o prognóstico[30-33] (Quadro 3). Os estudos fundamentais sobre fluidoterapia foram enumerados no Quadro 4.

QUADRO 3   Princípios da RCD (ressuscitação para controle de danos)

1. Identificação precoce do choque secundário ao trauma
2. Hipotensão permissiva
3. Controle cirúrgico rápido da hemorragia
4. Prevenção/tratamento da hipotermia, acidose e coagulopatia
5. Minimização da hemodiluição por excesso de cristaloides
6. Introdução precoce de sangue e derivados (sangue total ou esquema 1:1:1)*

*Plasma, concentrado de glóbulos e concentrado de plaquetas sequencialmente 1:1:1.
Fonte: Jones et al.[32]

QUADRO 4   Ensaios clínicos clássicos sobre ressuscitação com fluidos

TRICC 1999; TRACS 2010; TRISS 2014; TRIC III 2017[45-49]
CRASH-2 2010[30,31,51]
PROMMTT 2013[34]
PROPPR 2015[35]
PAMPer 2018[37]

Volume intravenoso

Sangue e derivados não são dispensados na ressuscitação pós-trauma com graves perdas hemáticas. Além do clássico sangue total, uma estratégia adotada é o esquema 1:1:1 (plasma, concentrado de plaquetas e concentrado de glóbulos, sequencialmente).[34,35] Cristaloides são úteis, porém não devem ocupar totalmente o espaço do plasma e do concentrado de glóbulos, salvo em caráter temporário até que estes sejam providenciados.[36,37]

Quando a hipotensão é detectada na fase pré-hospitalar, 1 a 2 litros de cristaloides são uma opção vantajosa. Já na ausência de queda tensional, mais que 500 mL de cristaloides poderão agravar o desfecho e, consequentemente, devem ser evitados.[38]

Supercorreção da volemia

Um sério erro cometido por excesso de zelo ou por documentação incompleta das prescrições intravenosas prévias é a administração de mais fluidos que o exigido, o que poderá conduzir à piora da síndrome compartimental abdominal e à falência de múltiplos órgãos, quando não ao óbito do paciente.[31,39,40] Os ensaios clínicos PROMMTT e PROPPR e os que a eles se seguiram enfatizam que, em vez simplesmente do grande volume transfundido, o que salva o paciente é a precocidade da terapêutica.[41] Protocolos de transfusão maciça (PTM) devem ser adotados sempre que a intensidade da hemorragia os justifique.[42-44]

Particularidades do regime transfusional

São intrínsecas à programação no trauma a hipotensão permissiva e a transfusão mediante pontos de corte definidos.[45] No primeiro caso o alvo se traduz por pressão sistólica de 50 a 70 mmHg e pressão arterial média de 50 mmHg ou um pouquinho superior. Protocolos de normalização completa não elevam a sobrevida; ao contrário, reduzem-na.[46] De igual sorte, o patamar de hemoglobina de 7 g/dL preside a indicação/suspensão de sangue ou glóbulos na maioria das situações, pois já é compatível com a respiração aeróbica.[47,48]

Na cirurgia cardíaca ou após infarto do miocárdio deve-se mirar uma hemoglobina um pouco mais elevada, de 8 g/dL.[49-51] Um dos melhores parâmetros de oferta de fluidos apropriada é a manutenção de diurese de 0,5 mL/kg de peso ideal/hora. Outra variável a contemplar é o índice de choque (IC), ou frequência cardíaca dividida pela pressão arterial sistólica. O IC > 0,9 configura choque hemorrágico não resolvido. À medida que o IC se aproxima da faixa fisiológica (0,5 a 0,7), temos segurança crescente de que as prescrições estão cumprindo o prometido.

TESTES E MONITORIZAÇÕES ADICIONAIS

Eletrocardiograma (ECG)

Suas aplicações primárias ocorrem no trauma cardíaco fechado[52] e na suspeita de síndrome coronariana aguda (isquemia/infarto). Na primeira hipótese poderemos encontrar taquicardia, fibrilação atrial, extrassístoles ventriculares e desvios do segmento ST, que demandarão investigação por imagem. Na ausência de pulsos periféricos palpáveis, um ECG presente no monitor poderá sugerir tamponamento cardíaco, pneumotórax hipertensivo ou choque hemorrágico profundo. A bradicardia e bloqueios de ramo ou condução aberrante são achados preocupantes compatíveis com hipóxia ou hipotermia, analogamente requerendo investigação imediata.[53]

CATETER URINÁRIO

Sua grande vantagem está nos pacientes hemodinamicamente instáveis ou que receberam grandes volumes de fluidos EV, com o propósito de monitorar o débito urinário. Se houver indícios de trauma de uretra, como hematomas de períneo, sangue no meato ou elevação da próstata na ultrassonografia portátil, uma uretrografia retrógrada deverá ser solicitada antes.[53] A assepsia na inserção e no manuseio deverá ser meticulosa com o intuito de reduzir o risco de infecção urinária.[54]

Sonda gástrica

Necessitará ser passada pelo nariz ou pela boca em situações de refeição recente ou distensão gástrica, visando atenuar o risco de aspiração pulmonar. Outra indicação é a pesquisa de hemorragia digestiva alta, na dependência do tipo de trauma e sua localização anatômica. Diante de fraturas de nariz, em especial do osso etmoide (placa cribriforme), a sondagem deverá ser pela via orogástrica.[53]

Gasometria arterial (GA)

Torna-se tanto mais vantajosa quanto mais crítica a situação do enfermo, notadamente os que demandam intubação e ventilação mecânica.[53,55] A acidose metabólica, configurada por um excesso de bases negativo (< –6), é importante marcador de mau prognóstico e mortalidade.[56,57] Comportamento análogo e mais fidedigno corresponde a um valor de lactato > 2,0 mmol/L.[58]

Radiografias simples e tomografias

Para a pesquisa de traumatismo torácico ou pélvico especialmente combinado com instabilidade hemodinâmica, o raio X simples é benéfico, caso uma tomografia não possa ser obtida prontamente.[59-63] No tórax a atenção deve voltar-se para hemotórax, pneumotórax e alargamento de mediastino. Este último poderá sinalizar ruptura de aorta, que é gravíssima e demanda pronta confirmação por outros métodos de imagem. O posicionamento do tubo traqueal deverá ser igualmente confirmado.

O raio X simples de pelve denota essencialmente fraturas, sobretudo as instáveis, com quebra ou deformidade do anel pélvico, que demandarão investigação de danos viscerais associados (uretra, reto, vagina, inervação sacrococcígea), além de adequada fixação externa ou interna/cirúrgica.

Ultrassonografia com foco no trauma (FAST)

É adotada em muitos serviços como valiosa medida auxiliar à beira do leito. Inclui janela para o coração em posição subxifoidiana, visões posterolaterais dos recessos hepatorrenais e esplenorrenal, e da cavidade pélvica. Diante da instabilidade hemodinâmica sem causa externa, possibilita rápida identificação de sangue na cavidade pericárdica (trauma cardíaco), coleções hemáticas abdominais ou pélvicas e, no caso do eFAST (exame FAST estendido ou ampliado), identifica também hemo ou pneumotórax. Suas restrições dizem respeito à hemorragia retroperitoneal, que dificilmente é detectada, e falha diagnóstica também, quando a lesão intra--abdominal não é seguida de hemoperitônio significativo.[64]

Aspiração ou lavagem peritoneal diagnóstica (APD/LPD)

A lavagem (LPD) é executada mediante cateter inserido infraumbilicalmente, instilando-se, recuperando-se e analisando-se uma alíquota de soro fisiológico (1 L para adultos, 10 mL/kg para crianças). Sua utilidade reduziu-se muito com o advento da ultrassonografia FAST, menos invasiva, reservando-se para pacientes hemodinamicamente instáveis nos quais aquela foi inconclusiva. Achados positivos incluem 10 mL ou mais de sangue vivo na aspiração, > 500 leucócitos/mL, > 100.000 hemácias/mL ou conteúdo fecal. Na aspiração pura sem instilação de soro, valoriza--se basicamente o retorno de sangue.[65,66] Em todas as oportunidades de achado positivo uma laparotomia se impõe.

Tomografia computadorizada (TC)

Nos pacientes hemodinamicamente estáveis ela em geral integra a inspeção secundária. Devem-se direcionar as imagens para a natureza e localização do trauma, bem como para os achados previamente detectados, não se omitindo análise da coluna cervical. Há evidências de que a TC de corpo inteiro em traumas de grande porte, onde não há instabilidade hemodinâmica e o exame físico foi normal, desvenda lesões que passariam despercebidas em exames mais focalizados, e que alterariam a conduta do caso.[67] As limitações do método abrangem danos de vísceras ocas, assim como fraca resolução em ferimentos penetrantes de baixa velocidade, como aqueles ocasionados por arma branca.[68]

INSPEÇÃO SECUNDÁRIA

Seu foco são os danos que não ameaçam a vida e escaparam da inspeção primária, o que não desmerece a mesma meticulosidade da cabeça aos pés. Efetua-se com o paciente estabilizado sob o prisma das funções vitais e representa a oportunidade de coletar concomitantemente uma história detalhada, pareada com as primeiras informações laboratoriais e de imagem. A mesma relevância de uma equipe multidisciplinar se aplica. Há casos em que a inspeção primária já foi bastante completa e esclarecedora, cabendo agregar eventuais informações faltantes.

Anamnese tipo AMPLE

Assinalam-se os itens perquiridos nesta modalidade: alergias, medicações, história clínica e cirúrgica prévia, última refeição, eventos e contextos relacionados ao trauma. No item de eventos são abarcados ferimentos penetrantes *versus* fechados, força biomecânica envolvida (alta *versus* baixa energia) e traumatismos não mecânicos (térmicos, químicos, por energia radiante, toxicológicos).

Exame físico

Repetem-se as avaliações de corpo inteiro com adequada visualização, palpação e ausculta. Os sinais vitais confirmarão a resposta mais ou menos satisfatória às manobras de ressuscitação introduzidas. Note-se que há casos de deterioração subsequente em que o paciente retorna ao choque, quando então as normas de ressuscitação inicial necessitam ser reativadas.

Avaliação por segmentos anatômicos

Na cabeça a investigação deve ser cuidadosa com ênfase para hematomas, lacerações, depressões da calota craniana, instabilidade de ossos da face, tamanho pupilar e movimentos oculares (pode ocorrer perda de movimentos quando os músculos oculares são imobilizados por hematomas ou afundamentos ósseos).

A estabilização do pescoço é mandatória até que tomografia ou raio X simples (considerar posições de flexão e extensão se as primeiras imagens forem normais) excluam a hipótese de fratura cervical. Marcas de cinto de segurança no pescoço, enfisema subcutâneo, desvio de traqueia e sopros ou frêmitos vasculares potencializam a suspeita de danos importantes de estruturas vasculares, aéreas ou digestivas da região.

O tórax necessita ser examinado tanto pela frente quanto por trás, com mobilização cautelosa do enfermo. Enfisema subcutâneo, pontos dolorosos e crepitação óssea são compatíveis com pneumotórax e fraturas de costelas ou esterno. Batimentos cardíacos pouco audíveis juntamente com pulso esmagado são característicos de tamponamento cardíaco, que requer confirmação e intervenção extremamente urgentes. De igual sorte, murmúrio vesicular diminuído ou ausente em um hemitórax deverá alertar para hemo ou pneumotórax.

No abdome e na pelve observam-se distensão, pontos dolorosos, escarificação da pele, marcas de cinto de segurança e outros sinais externos ou internos de dano local. Em alguns casos, já entre a inspeção primária e secundária, percebem-se diferenças na rigidez de parede e descompressão brusca dolorosa do abdome consistentes com instalação de peritonite, o que indicaria exploração por laparotomia.

Na pelve, além de escarificações e pontos dolorosos, é importante palpar os ossos da bacia para denotar fraturas, desvios e mobilidade anormal. O períneo não pode ser esquecido, aconselhando-se não apenas inspeção da genitália como toque retal. Uma faixa compressiva pélvica é relevante em todos os casos de instabilidade da cintura pélvica, particularmente quando a sínfise púbica se encontra alargada ou lesionada.

Todos os ossos das extremidades devem ser palpados com vistas a fraturas ou deformidades, e a pele examinada para escarificações e hematomas. No decurso da avaliação neurológica, ao se repetirem os itens do escore da escala de coma de Glasgow, aproveita-se para conferir a sensibilidade e a motricidade, tanto dos membros superiores como inferiores.

O politraumatizado idoso

A perda sensorial do idoso (da audição, mas também de visão), os déficits cognitivos pertinentes à doença de Alzheimer e outras demências, bem como sequelas neurológicas de possível acidente vascular encefálico (AVE), tumultuam e confundem sua avaliação pós-trauma. Consequentemente, deve-se apelar para maior número de métodos de imagem sempre que a análise inicial gerar dúvidas e insegurança.

Gestação

A prioridade sempre é resgatar a vida da mãe, posto que sua estabilização e sobrevida são essenciais para o futuro do feto. Em se tratando de inspeção secundária, é forçoso incluir um exame obstétrico completo, sem omitir medida da altura uterina, ausculta do feto e avaliação da presença de contrações.

Consulta a especialistas

Tais consultas, assim como testes e pesquisas adicionais, caso apropriados, integram a inspeção secundária. Não se pode deixar de fora o questionamento sobre vacinação antitetânica (arranhões, ferimentos e queimaduras), ao lado de remoção de curativos e ataduras pré-hospitalares, se ainda houver, para reavaliação local. Em nenhum momento a dignidade e o recato do paciente podem ser infringidos, o que se aplica de igual modo a pessoal auxiliar eventualmente permitido na sala de admissão. O processo só se encerra quando uma decisão sobre admissão, alta ou transferência é adotada.

REAVALIAÇÃO

Uma investigação mais tardia ("inspeção terciária") naqueles casos que foram hospitalizados se impõe, em especial nos que se deterioram clinicamente, ou quando surgem incertezas sobre lesões que talvez tenham passado despercebidas. A nova inspeção se torna mais premente quando algum sistema vital se descompensa, a saber, permeabilidade das vias aéreas ou condição geral respiratória, estado de consciência e variáveis hemodinâmicas. Outras indicações para tal inspeção seriam sua realização precedendo transporte do enfermo para outra cidade (ou após recepção de caso já ressuscitado trazido de fora), e mesmo transferências dentro da mesma instituição, porém para outro serviço.

Pioras neurológicas após uma evolução inicial assintomática são particularmente preocupantes em caso de traumatismo cranioencefálico, pois podem instalar-se a qualquer momento e não serão detectadas a tempo se não houver reavaliações frequentes. Outro item que requer vigilância redobrada, sobretudo se o paciente será transferido, são cateteres venosos e arteriais, cânulas de intubação traqueal e drenos torácicos. Qualquer um destes poderá se deslocar, se obstruir ou parar de funcionar sem prévio aviso, criando transtornos potencialmente graves.

POLÍTICA DE TRANSFERÊNCIAS

É praxe em todas as partes que politraumatizados graves, atendidos preliminarmente em serviço pouco equipado, deverão ser transferidos para instituições de hierarquia superior assim que houver condições logísticas para tanto. Naturalmente, o enfermo deverá reunir condições mínimas de transporte, o que pressupõe ressuscitação e estabilização inicial no tocante a risco de morte e de outras graves consequências. A justificativa de encaminhamento deve residir na suspeita fundamentada de lesões importantes, para as quais o centro inicial de atendimento não conta com profissionais ou equipamentos adequados. Não se deve retardar a transferência uma vez preenchidas as condições citadas, por razões meramente secundárias. Por exemplo, se um paciente sofreu grave ferimento penetrante de abdome, caso não se conte com TC, ele deverá ser enviado sem o exame, pois a indicação cirúrgica já existe.

Cuidados a caminho do outro hospital

Ambulância e profissionais devidamente capacitados e equipados são indispensáveis para conduzir pacientes de trauma. Isso se reforça na hipótese de intubação e ventilação mecânica (fonte de oxigênio, sedativos e analgésicos para evitar agitação e extubação, posição e funcionalidade de cânula traqueal e eventuais drenos de tórax), ou de hipotensão ou choque (acessos venosos confiáveis, sangue e fluidos intravenosos suficientes). Em pacientes com escore Glasgow caindo progressivamente, deve-se considerar a conveniência de intubação traqueal preventiva antes da transferência.

A unidade recebedora deve ser comunicada previamente, e se possível transferem-se eletronicamente o prontuário e exames subsidiários. Os itens mais relevantes dessa troca de informações são conhecidos como SBAR pelo acrônimo em inglês (situação, antecedentes, avaliação e recomendações).

PLANEJAMENTO PARA DESASTRES

Idealmente, toda unidade de trauma deveria se integrar a uma rede regional, com comando hierarquizado e planos de contingência, no intuito de direcionar a equipe e as atividades na eventualidade de grandes acidentes ou calamidades públicas. Os cinco elementos-chave de tal atuação são: busca, salvamento, evacuação, triagem e cuidados definitivos.

Equipes externas

Veículos de emergência usualmente se incumbem dos três primeiros itens, incluindo uma ressuscitação preliminar concomitante com o primeiro atendimento e a evacuação. A triagem classificará as vítimas em urgentes, menos urgentes e falecidos ou de sobrevida improvável. Isso definirá a ordem de encaminhamento dos enfermos para tratamento definitivo.

ASPECTOS ÉTICOS E LEGAIS DA DOCUMENTAÇÃO

Sem documentação clínica precisa e abrangente, o reconhecimento das lesões e a execução de intervenções serão fortemente prejudicados. Ademais, esse é um material inestimável para fins didáticos e de pesquisa científica. Na eventualidade de litígio judicial, que não é tão excepcional em nosso meio, esse é o pilar que comprovará (ou não) se os protocolos e as rotinas usuais foram cumpridos.

Em tempos de prontuários eletrônicos e de comunicação via internet, esse mecanismo se presta para atualizar pacientes e familiares sobre os achados e os serviços prestados, os objetivos ainda não alcançados e as necessidades de atendimentos ou cuidados futuros. Note-se que em nosso país toda informação de saúde para o paciente ou outros destinos externos deverá ser providenciada por rota segura (whatsapp ou similares).

Trabalho em equipe

Para minimizar a morbidade, mortalidade e sequelas, o paciente de trauma deve contar com a atenção de equipe experiente e sincronizada. Isso se torna ainda mais prioritário diante de graves quadros, como instabilidade hemodinâmica, em que o tempo para diagnóstico e intervenções corretivas é crítico. Como já se aludiu anteriormente, comunicação eficiente com os times de atendimento pré-hospitalar (ambulância), com outros componentes da equipe multidisciplinar e com instituições para futura transferência (se for o caso) posicionam-se no fulcro desse trabalho integrado.

REFERÊNCIAS

1. Corso P, Finkelstein E, Miller T, Fiebelkorn I, Zaloshnja E. Incidence and lifetime costs of injuries in the United States. Inj Prev. 2006;12(4):212-8.
2. Nathens AB, Brunet FP, Maier RV. Development of trauma systems and effect on outcomes after injury. Lancet. 2004;363(9423):1794-801.
3. Patel HC, Bouamra O, Woodford M, King AT, Yates DW, Lecky FE. Trends in head injury outcome from 1989 to 2003 and the effect of neurosurgical care: an observational study. Lancet. 2005;366(9496):1538-44.
4. Evans JA, van Wessem KJ, McDougall D, Lee KA, Lyons T, Balogh ZJ. Epidemiology of traumatic deaths: comprehensive population-based assessment. World J Surg. 2010;34(1):158-63.
5. West JG, Trunkey DD, Lim RC. Systems of trauma care. A study of two counties. Arch Surg. 1979;114(4):455-60.
6. Shackford SR, Hollingworth-Fridlund P, Cooper GF, Eastman AB. The effect of regionalization upon the quality of trauma care as assessed by concurrent audit before and after institution of a trauma system: a preliminary report. J Trauma. 1986;26(9):812-20.
7. Mullins RJ, Veum-Stone J, Helfand M, Zimmer-Gembeck M, Hedges JR, Southard PA et al. Outcome of hospitalized injured patients after institution of a trauma system in an urban area. JAMA. 1994;271(24):1919-24.
8. Nathens AB, Jurkovich GJ, Rivara FP, Maier RV. Effectiveness of state trauma systems in reducing injury-related mortality: a national evaluation. J Trauma. 2000;48(1):25-31.
9. Demetriades D, Martin M, Salim A, Rhee P, Brown C, Chan L. The effect of trauma center designation and trauma volume on outcome in specific severe injuries. Ann Surg. 2005;242(4):512-9.
10. MacKenzie EJ, Rivara FP, Jurkovich GJ, Nathens AB, Frey KP, Egleston BL et al. A national evaluation of the effect of trauma-center care on mortality. N Engl J Med. 2006;354(4):366-78.
11. American College of Surgeons Committee on Trauma. Advanced trauma life support. Disponível em: facs.org/quality-programs/trauma/atls. Acesso em: 29 abr. 2022.

12. Smith JP, Bodai BI, Hill AS, Frey CF. Prehospital stabilization of critically injured patients: a failed concept. J Trauma. 1985;25(1):65-70.

13. Sampalis JS, Lavoie A, Williams JI, Mulder DS, Kalina M. Impact of on-site care, prehospital time, and level of in-hospital care on survival in severely injured patients. J Trauma. 1993;34(2):252-61.

14. Sampalis JS, Denis R, Fréchette P, Brown R, Fleiszer D, Mulder D. Direct transport to tertiary trauma centers versus transfer from lower level facilities: impact on mortality and morbidity among patients with major trauma. J Trauma. 1997;43(2):288-96.

15. Bernard SA, Nguyen V, Cameron P, Masci K, Fitzgerald M, Cooper DJ et al. Prehospital rapid sequence intubation improves functional outcome for patients with severe traumatic brain injury: a randomized controlled trial. Ann Surg. 2010;252(6):959-65.

16. Scerbo MH, Holcomb JB, Taub E, Gates K, Love JD, Wade CE et al. The trauma center is too late: Major limb trauma without a pre-hospital tourniquet has increased death from hemorrhagic shock. J Trauma Acute Care Surg. 2017;83(6):1165-72.

17. Teixeira PGR, Brown CVR, Emigh B, Long M, Foreman M, Eastridge B et al. Civilian prehospital tourniquet use is associated with improved survival in patients with peripheral vascular injury. J Am Coll Surg. 2018;226(5):769-76.e1.

18. Ali F, Petrone P, Berghorn E, Jax J, Brathwaite CEM, Brand D et al. Teaching how to stop the bleed: does it work? A prospective evaluation of tourniquet application in law enforcement officers and private security personnel. Eur J Trauma Emerg Surg. 2021;47(1):79-83.

19. Celso B, Tepas J, Langland-Orban B, Pracht E, Papa L, Lottenberg L et al. A systematic review and meta-analysis comparing outcome of severely injured patients treated in trauma centers following the establishment of trauma systems. J Trauma. 2006;60(2):371-8.

20. Synnot A, Karlsson A, Brichko L, Chee M, Fitzgerald M, Misra MC et al. Prehospital notification for major trauma patients requiring emergency hospital transport: A systematic review. J Evid Based Med. 2017;10(3):212-21.

21. Goulet ND, Liu H, Petrone P, Islam S, Glinik G, Joseph DK et al. Smartphone application alerts for early trauma team activation: Millennial technology in healthcare. Surgery. 2022;171(2):511-7.

22. Maddry JK, Arana AA, Clemons MA, Medellin KL, Shults NM, Perez CA et al. Impact of a standardized EMS handoff tool on inpatient medical record documentation at a level I trauma center. Prehosp Emerg Care. 2021;25(5):656-63.

23. Waydhas C, Baake M, Becker L, Buck B, Düsing H, Heindl B et al. A Consensus-based criterion standard for the requirement of a trauma team. World J Surg. 2018;42(9):2800-9.

24. Tignanelli CJ, Vander Kolk WE, Mikhail JN, Delano MJ, Hemmila MR. Noncompliance with American College of Surgeons Committee on Trauma recommended criteria for full trauma team activation is associated with undertriage deaths. J Trauma Acute Care Surg. 2018;84(2):287-94.

25. Montoya J, Stawicki SP, Evans DC, Bahner DP, Sparks S, Sharpe RP et al. From FAST to E-FAST: an overview of the evolution of ultrasound-based traumatic injury assessment. Eur J Trauma Emerg Surg. 2016;42(2):119-26.

26. Bhangu A, Notario L, Pinto RL, Pannell D, Thomas-Boaz W, Freedman C et al. Closed loop communication in the trauma bay: identifying opportunities for team performance improvement through a video review analysis. CJEM. 2022; 24:419-25.

27. Bazyar J, Farrokhi M, Khankeh H. Triage systems in mass casualty incidents and disasters: a review study with a worldwide approach. Open Access Maced J Med Sci. 2019;7(3):482-94.

28. Gabbe BJ, Veitch W, Mather A, Curtis K, Holland AJA, Gomez D et al. Review of the requirements for effective mass casualty preparedness for trauma systems. A disaster waiting to happen? Br J Anaesth. 2022;128(2):e158-e167.

29. Sockeel P, De La Villeon B, Goudard Y, Goin G, Monchal T, Pauleau G. Medical and surgical triage. J Visc Surg. 2017;154(Suppl 1):S13-S17.

30. Schreiber MA, Meier EN, Tisherman SA, Kerby JD, Newgard CD, Brasel K et al. A controlled resuscitation strategy is feasible and safe in hypotensive trauma patients: results of a prospective randomized pilot trial. J Trauma Acute Care Surg. 2015;78(4):687-97.

31. Cotton BA, Reddy N, Hatch QM, LeFebvre E, Wade CE, Kozar RA et al. Damage control resuscitation is associated with a reduction in resuscitation volumes and improvement in survival in 390 damage control laparotomy patients. Ann Surg. 2011;254(4):598-605.

32. Jones DG, Nantais J, Rezende-Neto JB, Yazdani S, Vegas P, Rizoli S. Crystalloid resuscitation in trauma patients: deleterious effect of 5L or more in the first 24h. BMC Surg. 2018;18(1):93.

33. Cannon JW, Khan MA, Raja AS, Cohen MJ, Como JJ, Cotton BA et al. Damage control resuscitation in patients with severe traumatic hemorrhage: A practice management guideline from the Eastern Association for the Surgery of Trauma. J Trauma Acute Care Surg. 2017;82(3):605-17.

34. Holcomb JB, del Junco DJ, Fox EE, Wade CE, Cohen MJ, Schreiber MA et al. The prospective, observational, multicenter, major trauma transfusion (PROMMTT) study: comparative effectiveness of a time-varying treatment with competing risks. JAMA Surg. 2013;148(2):127-36.

35. Holcomb JB, Tilley BC, Baraniuk S, Fox EE, Wade CE, Podbielski JM et al. Transfusion of plasma, platelets, and red blood cells in a 1:1:1 vs a 1:1:2 ratio and mortality in patients with severe trauma: the PROPPR randomized clinical trial. JAMA. 2015;313(5):471-82.

36. Sperry JL, Guyette FX, Brown JB, Yazer MH, Triulzi DJ, Early-Young BJ et al. Prehospital plasma during air medical transport in trauma patients at risk for hemorrhagic shock. The New Engl J Med. 2018;379(4):315-26.

37. Guyette FX, Sperry JL, Peitzman AB, Billiar TR, Daley BJ, Miller RS et al. Prehospital blood product and crystalloid resuscitation in the severely injured patient: a secondary analysis of the prehospital air medical plasma trial. Ann Surg. 2021;273(2):358-64.

38. Brown JB, Cohen MJ, Minei JP, Maier RV, West MA, Billiar TR et al. Goal-directed resuscitation in the prehospital setting: a propensity-adjusted analysis. J Trauma Acute Care Surg. 2013;74(5):1207-14.

39. Velmahos GC, Demetriades D, Shoemaker WC, Chan LS, Tatevossian R, Wo CC et al. Endpoints of resuscitation of critically injured patients: normal or supranormal? A prospective randomized trial. Ann Surg. 2000;232(3):409-18.

40. Balogh Z, McKinley BA, Cocanour CS, Kozar RA, Valdivia A, Sailors RM et al. Supranormal trauma resuscitation causes more cases of abdominal compartment syndrome. Arch Surg. 2003;138(6):637-43.

41. Meyer DE, Vincent LE, Fox EE, O'Keeffe T, Inaba K, Bulger E et al. Every minute counts: Time to delivery of initial massive transfusion cooler and its impact on mortality. J Trauma Acute Care Surg. 2017;83(1):19-24.

42. Camazine MN, Hemmila MR, Leonard JC, Jacobs RA, Horst JA, Kozar RA et al. Massive transfusion policies at trauma centers participating in the American College of Surgeons Trauma Quality Improvement Program. J Trauma Acute Care Surg. 2015;78(6 Suppl 1):S48-S53.

43. Sanderson B, Coiera E, Asrianti L, Field J, Estcourt LJ, Wood EM. How well does your massive transfusion protocol perform? A scoping review of quality indicators. Blood transfusion. 2020;18(6):423-33.

44. Yazer MH, Sperry JL, Cap AP, Seheult JH. If not now, when? The value of the MTP in managing massive bleeding. Blood transfusion. 2020;18(6):415-8.

45. Morrison CA, Carrick MM, Norman MA, Scott BG, Welsh FJ, Tsai P et al. Hypotensive resuscitation strategy reduces transfusion requirements and severe postoperative coagulopathy in trauma patients with hemorrhagic shock: preliminary results of a randomized controlled trial. J Trauma. 2011;70(3):652-63.

46. Tran A, Yates J, Lau A, Lampron J, Matar M. Permissive hypotension versus conventional resuscitation strategies in adult trauma patients with hemorrhagic shock: A systematic review and meta-analysis of randomized controlled trials. J Trauma Acute Care Surg. 2015;84(5):802-8.

47. Holst LB, Haase N, Wetterslev J, Wernerman J, Aneman A, Guttormsen AB et al. Transfusion requirements in septic shock (TRISS) trial – comparing the effects and safety of liberal versus restrictive red blood cell transfusion in septic shock patients in the ICU: protocol for a randomised controlled trial. Trials. 2013;14:150.

48. Hébert PC, Wells G, Blajchman MA, Marshall J, Martin C, Pagliarello G et al. A multicenter, randomized, controlled clinical trial of transfusion requirements in critical care. Transfusion requirements in critical care investigators, Canadian Critical Care Trials Group. N Eng J Med. 1999;340(6):409-17.

49. Hajjar LA, Vincent JL, Galas FR, Nakamura RE, Silva CM, Santos MH et al. Transfusion requirements after cardiac surgery: the TRACS randomized controlled trial. JAMA. 2010;304(14):1559-67.

50. Mazer CD, Whitlock RP, Fergusson DA, Hall J, Belley-Cote E, Connolly K et al. Restrictive or liberal red-cell transfusion for cardiac surgery. N Eng J Med. 2017;377(22):2133-44.

51. Ducrocq G, Gonzalez-Juanatey JR, Puymirat E, Lemesle G, Cachanado M, Durand-Zaleski I et al. Effect of a restrictive vs liberal blood transfusion strategy on major cardiovascular events among patients with acute myocardial infarction and anemia: The REALITY randomized clinical trial. JAMA. 2021;325(6):552-60.

52. Benjamin AJ, Rogers SO. Is there a gold standard for screening blunt cardiac injury? Diff Dec Trauma Surg. 2021;267-79.

53. ATLS Subcommittee; American College of Surgeons' Committee on Trauma; International ATLS working group. Advanced trauma life support (ATLS®): the ninth edition. J Trauma Acute Care Surg. 2013;74(5):1363-6.

54. Huang S, Vohora A, Russ MK, Mathew JK, Johnny CS, Stevens J et al. Delaying urinary catheter insertion in the reception and resuscitation of Blunt multitrauma and using a full bladder to tamponade pelvic bleeding. Injury. 2015;46(6):1081-3.

55. Paladino L, Sinert R, Wallace D, Anderson T, Yadav K, Zehtabchi S. The utility of base deficit and arterial lactate in differentiating major from minor injury in trauma patients with normal vital signs. Resuscitation. 2008;77(3):363-8.

56. Davis J, Kaups K. Base deficit in the elderly. J Trauma. 1998;44(2):427.

57. MacLeod J, Lynn M, McKenney MG, Jeroukhimov I, Cohn SM. Predictors of mortality in trauma patients. Am Surg. 2004;70(9):805-10.

58. Husain FA, Martin MJ, Mullenix PS, Steele SR, Elliott DC. Serum lactate and base deficit as predictors of mortality and morbidity. Am J Surg. 2003;185(5):485-91.

59. Sears BW, Luchette FA, Esposito TJ, Dickson EL, Grant M, Santaniello JM et al. Old fashion clinical judgment in the era of protocols: is mandatory chest X-ray necessary in injured patients? J Trauma. 2005;59(2):324-32.

60. Ziegler K, Feeney JM, Desai C, Sharpio D, Marshall WT, Twohig M. Retrospective review of the use and costs of routine chest x rays in a trauma setting. J Trauma Manag Outc. 2013;7(1):2.

61. Gonzalez RP, Fried PQ, Bukhalo M. The utility of clinical examination in screening for pelvic fractures in blunt trauma. J Am Coll Surg. 2002;194(2):121-5.

62. Guillamondegui OD, Pryor JP, Gracias VH, Gupta R, Reilly PM, Schwab CW. Pelvic radiography in blunt trauma resuscitation: a diminishing role. J Trauma. 2002;53(6):1043-7.

63. Soto JR, Zhou C, Hu D, Arazoza AC, Dunn E, Sladek P. Skip and save: utility of pelvic x-rays in the initial evaluation of blunt trauma patients. Am J Surg. 2015;210(6):1076-81.

64. Chiu WC, Cushing BM, Rodriguez A, Ho SM, Mirvis SE, Shanmuganathan K et al. Abdominal injuries without hemoperitoneum: a potential limitation of focused abdominal sonography for trauma (FAST). J Trauma. 1997;42(4):617-25.

65. Whitehouse JS, Weigelt JA. Diagnostic peritoneal lavage: a review of indications, technique, and interpretation. Scand J Trauma Resus Emerg Med. 2009;17:13.

66. Schellenberg M, Owattanapanich N, Emigh B, Karavites L, Clark DH, Lam L et al. Contemporary utility of diagnostic peritoneal aspiration in trauma. J Trauma Acute Care Surg. 2021;91(5):814-9.

67. Salim A, Sangthong B, Martin M, Brown C, Plurad D, Demetriades D. Whole body imaging in blunt multisystem trauma patients without obvious signs of injury: results of a prospective study. Arch Surg. 2006;141(5):468-75.

68. Bonatti H, Calland JF. Trauma. Emerg Med Clin North Am. 2008;26(3):625-48.

CAPÍTULO 16

UTILIZAÇÃO DA ULTRASSONOGRAFIA E DA FLUOROSCOPIA NO CATETERISMO VENOSO CENTRAL

Marcelo Kalil Di Santo
Mariana Yumi Miyaoka

RESUMO

O cateterismo ou acesso venoso central (CVC) é definido como o implante de um cateter em um grande vaso venoso, procedimento indicado para a administração de nutrição parenteral, antibióticos, quimioterápicos, derivados de sangue, medicamentos, coleta laboratorial, além de plasmaférese e hemodiálise, podendo ser considerado em crianças e adultos em tratamento durante a internação hospitalar. A agulha do ultrassom (US), uma das ferramentas auxiliares para a inserção venosa, pode ser visualizada dinamicamente com o uso das abordagens de US "no plano" (ao longo do eixo do vaso) ou "fora do plano" (perpendicular à agulha, correspondendo ao eixo curto do vaso). Também a fluoroscopia tem diversas aplicações em CVC, ao lado de riscos de efeitos biológicos da radiação.

ASPECTOS HISTÓRICOS

Ian Donald, em 1956, introduziu o ultrassom (US) no diagnóstico e na medicina, utilizando o modo A unidimensional (modo de amplitude) para medir o diâmetro parietal da cabeça fetal. O uso comercial de aparelhos de US data de 1963 – desenvolvimento dos aparelhos modo B ("modo brilho") –, permitindo ao examinador visualizar a imagem em sua forma bidimensional. Em meados dos anos 1970, a escala de cinza foi introduzida, levando à introdução dos *scanners* de US em tempo real. Uma década depois, o efeito Doppler serviu de base para desenvolver o equipamento que possibilitou a visualização da circulação sanguínea, o US Doppler colorido.[1,2]

Wilhelm Röntgen, em 1895, descobriu os raios X (RX), registrando a primeira radiografia: a imagem da mão e o anel de casamento de sua esposa – *"hand-mit ringen"* –, dando início ao desenvolvimento dos primeiros fluoroscópios meses após, uma fase de euforia e de desconhecimento dos riscos envolvidos.[3] A invenção do intensificador de RX e da câmera de televisão na década de 1950 aprimorou a tecnologia da fluoroscopia, permitindo a visualização da imagem no monitor em uma sala longe do risco de exposição à radiação.[3,4]

Sir Christopher Wren, em 1656, foi o pioneiro na infusão de solução endovenosa em cães, utilizando uma pena de ganso conectada a uma bexiga suína.[5] Blundell, em 1818, realizou a primeira transfusão sanguínea entre humanos.[6] Werner Theodor Otto Forssmann, em 1929, descreveu na literatura o cateter venoso central de inserção periférica (*peripherally inserted central cateter* – PICC), ao inserir uma cânula em sua própria veia antecubital e introduzir um cateter até o átrio direito, sendo confirmada a localização anatômica por imagem radiográfica.[7] Aubaniac, cirurgião militar francês, em 1952, descreveu o acesso por punção da veia subclávia para reposição rápida de fluidos nos pacientes em choque hipovolêmico.[8]

INTRODUÇÃO

O cateterismo ou acesso venoso central (CVC) é definido como o implante de um cateter em um grande vaso venoso: a veia cava superior, inferior, veias braquiocefálicas, jugulares internas, subclávias, ilíacas e femorais comuns,[9] permitindo acesso venoso confiável para a administração de nutrição parenteral, antibióticos, quimioterápicos, derivados de sangue, medicamentos, coleta laboratorial, além de plasmaférese e hemodiálise. O sucesso do procedimento depende da anatomia do paciente, comorbidades existentes, habilidade e experiência do médico que o executa,[10,11] podendo ser considerado em crianças e adultos em tratamento durante a internação hospitalar. Perdas frequentes do acesso venoso periférico (indicado para infusão única ou a curto prazo – até 72 horas), esgotamento venoso, necessidade de infusões a longo prazo, dor e sofrimento vivenciados pelos pacientes como consequência das repetidas punções, serviram de impulso à indústria para o avanço da tecnologia, resultando na melhoria dos equipamentos de imagem e no desenvolvimento de modernos dispositivos intravenosos.

Universalização da técnica

O consumo de dispositivos de CVC excede 7 milhões de unidades por ano nos EUA e 10 milhões em todo o mundo. Devido ao aumento de sua popularidade, facilidade de inserção, reduzidos índices de complicações relacionadas à inserção, custo reduzido e ao implante realizado por equipes de acesso vascular, os PICC compreendem quase metade de todos os CVC usados atualmente nos EUA.[12]

A ultrassonografia coadjuvante

O US para o CVC está na prática clínica há mais de 30 anos e tem sido cada vez mais utilizado para visualização do vaso-alvo (Figuras 1 e 2), com aumento significativo da segurança e eficiência na primeira punção, quando comparado ao acesso realizado somente pelo uso de referências anatômicas.[13-15] É também considerado ferramenta essencial na escolha da veia na extremidade superior para o posicionamento do PICC (Figura 3).

Na atualidade, deve-se evitar ao máximo realizar qualquer tipo de acesso vascular sem utilizar essa indispensável ferramenta. Elevado nível de evidência demonstra que a punção venosa guiada por US em tempo real é associada a menor incidência de complicações imediatas, acesso vascular mais rápido, maiores taxas de sucesso e redução dos custos.[13,16-25] Deve ser utilizada rotineiramente em pacientes adultos e pediátricos – nível de evidência A –,[26] sendo exceção não a utilizar, somente na indisponibilidade do equipamento associada à urgência na realização do procedimento.

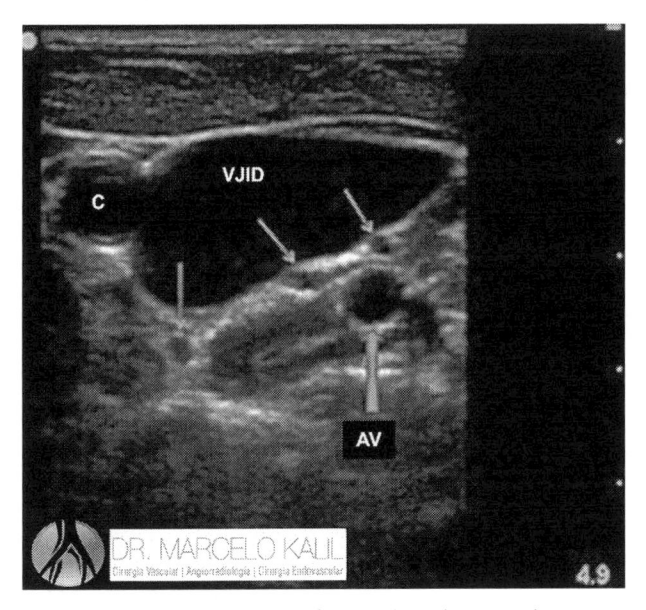

Figura 1   Ultrassonografia (US) modo B, em eixo fora do plano dos vasos da região cervical direita. A artéria carótida (C) e a veia jugular interna direita (VJID) ficam lado a lado. A artéria atrás da VJID, a artéria vertebral (AV – um ramo principal da artéria subclávia), é claramente vulnerável se a veia for transfixada pela agulha na punção em eixo fora do plano. A US de alta resolução e a visualização precisa da agulha permitem que tais estruturas colaterais sejam identificadas e evitadas durante a punção.
Fonte: acervo de imagens do autor Marcelo Kalil.

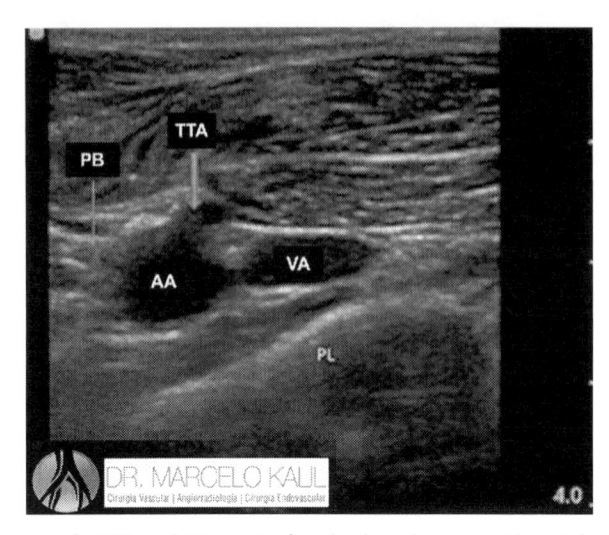

Figura 2 Ultrassonografia (US) modo B, em eixo fora do plano dos vasos axilares infraclaviculares, vista do lado direito do paciente. A profundidade de campo é de 4,0 cm. A veia axilar (VA) encontra-se próxima à artéria axilar (AA), com a parede torácica e a pleura (PL) abaixo. É evidenciado um ramo significativo da artéria axilar, o tronco toracocromial (TTA), que se ramifica com ramos anteriores cruzando sobre a veia. O plexo braquial (PB) está tipicamente em estreita proximidade com a artéria. A US de alta resolução e a visualização precisa da agulha permitem que tais estruturas colaterais sejam identificadas e evitadas durante a punção.
Fonte: acervo de imagens do autor Marcelo Kalil.

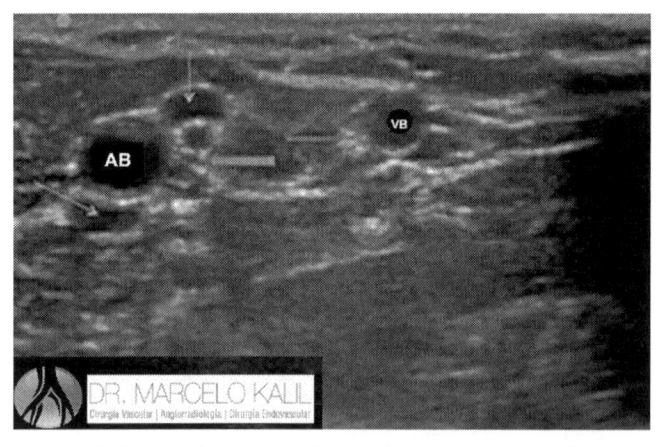

Figura 3 Ultrassonografia (US) modo B, em eixo fora do plano da região medial do braço direito (meio do caminho entre a flexão do cotovelo e a axila). A profundidade de campo é de 2,7 cm. A artéria braquial (AB) é acompanhada por 2 veias basílicas parcialmente comprimidas (VB – veias comitentes, seta pequena) e um plexo nervoso (seta grande). A veia basílica geralmente é acompanhada pelos nervos cutâneos mediais do antebraço (seta média). A US de alta resolução e a visualização precisa da agulha permitem que tais estruturas colaterais sejam identificadas e evitadas durante a punção.
Fonte: acervo de imagens do autor Marcelo Kalil.

Classificação das cânulas

Os cateteres venosos centrais podem ser divididos em 5 tipos (Quadros 1 e 2): não tunelizados, PICC, tunelizados com manguito subcutâneo (*cuff*), totalmente implantáveis e para aférese/diálise. O guia de adequação de Michigan para cateteres intravenosos (MAGIC), derivado de estudos multicêntricos e randomizados, é utilizado em nossa prática clínica diária.[12] Foi estabelecido por diretrizes para orientar a indicação dos dispositivos que serão implantados com o uso da US e/ou fluoroscopia.

QUADRO 1   Perfil geral dos cateteres

Tipos de cateteres venosos centrais	Indicações	Contraindicações
Temporários – curta permanência (não tunelizados – inserção direta): * Único lúmen * Duplo lúmen * Triplo lúmen	* Duração da terapia até 14 dias * Pacientes em instabilidade hemodinâmica * Acesso venoso em caráter de urgência/emergência * Grandes infusões de fluidos e ressuscitação volêmica * Administração de sangue ou hemoderivados * Monitorização da pressão venosa central	* Duração da terapia superior a 14 dias
Cateter venoso central de inserção periférica (PICC) – inserção direta: * Único lúmen * Duplo lúmen * Triplo lúmen	* Duração da terapia superior a 14 dias * Pacientes em estabilidade hemodinâmica e necessidade de terapia intravenosa com soluções periféricas incompatíveis * Infusão de vesicantes, irritantes, nutrição parenteral, agentes quimioterápicos ou não perifericamente compatíveis, independentemente da duração * Quimioterapia cíclica com câncer ativo e tratamento superior a 3 meses * Grandes queimados * Pacientes em tratamento paliativo ou psiquiátricos e necessidade de terapia intravenosa	* Trombose venosa profunda bilateral em membros superiores * Tromboflebite da veia escolhida para o acesso * Pacientes dialíticos ou pré-dialíticos (insuficiência renal estágio 3b ou maior)
Definitivos ou de longa permanência semi-implantáveis (tunelizados – inserção cirúrgica): * Único lúmen * Duplo lúmen	* Duração da terapia superior a 31 dias * Infusão de vesicantes, irritantes, nutrição parenteral ou agentes quimioterápicos, independentemente da duração * Internações frequentes, superiores a 6 vezes ao ano, e duração prevista da terapia por mais de 15 dias	* Necessidade de uso do cateter com intervalos maiores de tempo * Considerar cateter totalmente implantável se o uso for menos frequente

(Continua)

QUADRO 1 Perfil geral dos cateteres (*continuação*)

Tipos de cateteres venosos centrais	Indicações	Contraindicações
Totalmente implantáveis/ *Port-o-cath* (inserção cirúrgica): ⬜ Reservatório único ⬜ Reservatório duplo	⬜ Duração da terapia superior a 6 meses ⬜ Infusão intermitente ou cíclica (pouco frequente) superior a 6 meses	⬜ Quando o acesso venoso é regularmente necessário (as punções frequentes com agulha podem ser desconfortáveis para o paciente)
Cateteres para aférese/ hemodiálise temporários – curta permanência (não tunelizados): ⬜ Duplo lúmen para hemodiálise ⬜ Triplo lúmen para hemodiálise Definitivos ou de longa permanência (tunelizados): ⬜ Duplo lúmen para aférese e/ou hemodiálise	⬜ Para curta ou longa permanência, quando há indicação de aférese ou diálise	⬜ Quando esses procedimentos não estão indicados, utilizar cateteres não tunelizados ou tunelizados de lúmen menor

Fonte: adaptação de Chopra e Moureau.[12]

QUADRO 2 Análise comparativa das cânulas

Tipos de cateteres venosos centrais	Vantagens	Desvantagens
Temporários – curta permanência (não tunelizados – inserção direta): ⬜ Único lúmen ⬜ Duplo lúmen ⬜ Triplo lúmen	⬜ Escolha do local de inserção ⬜ Fácil de inserir e remover ⬜ Múltiplos lumens disponíveis ⬜ CVC revestidos com antimicrobianos são indicados para pacientes críticos com redução do risco de infecção em aproximadamente 40%	⬜ Uso por curto período
Cateter venoso central de inserção periférica (PICC) – inserção direta: ⬜ Único lúmen ⬜ Duplo lúmen ⬜ Triplo lúmen	⬜ Fácil de inserir e remover ⬜ Inserção do cateter sob anestesia local ⬜ Redução do desconforto do paciente (em comparação a outros cateteres venosos centrais, além de evitar múltiplas punções venosas periféricas) ⬜ Possibilidade de ser inserido à beira do leito ⬜ Uso por período prolongado ⬜ Menores taxas de infecção que os cateteres não tunelizados ⬜ Preservação do sistema venoso periférico ⬜ Possível indicação de terapia domiciliar ⬜ Não necessita de correção de coagulopatia antes da implantação/remoção	⬜ Rede vascular íntegra e calibrosa ⬜ Treinamento especial para inserção e manutenção ⬜ Monitorização rigorosa ⬜ Necessidade de raio X de tórax, fluoroscopia ou tecnologia eletromagnética para localização da ponta do cateter ⬜ Aumento da taxa de trombose venosa no membro escolhido ⬜ Inadequado para situações de urgência/emergência

(Continua)

QUADRO 2   Análise comparativa das cânulas (*continuação*)

Tipos de cateteres venosos centrais	Vantagens	Desvantagens
Definitivos ou de longa permanência semi-implantáveis (tunelizados – inserção cirúrgica): * Único lúmen * Duplo lúmen	* Menor incidência de infecção que os não tunelizados * Uso por período prolongado	* Inserção e remoção cirúrgicas
Totalmente implantáveis/ *Port-o-cath* (inserção cirúrgica): * Reservatório único * Reservatório duplo	* Uso por longos períodos * Ausência de cateter externo – melhoria estética * Paciente pode nadar e tomar banho normalmente * Pouca manutenção * Menores taxas de infecção que cateteres tunelizados	* Inserção e remoção cirúrgicas * Não ideal para punções frequentes * Punção com agulha para uso * Risco de desconexão entre os componentes reservatório (*port*) e cateter
Cateteres para aférese/ hemodiálise temporários – curta permanência (não tunelizados): * Duplo lúmen para hemodiálise * Triplo lúmen para hemodiálise Definitivos ou de longa permanência (tunelizados): * Duplo lúmen para aférese e/ou hemodiálise	* Altas taxas de fluxo sanguíneo * Fácil de inserir e remover * Tunelizados apresentam menores taxas de infecção que os cateteres não tunelizados * Mais confortável para pacientes com esgotamento venoso periférico, necessidade de coleta frequente e transplante	* Elevado diâmetro * Requer preenchimento dos lumens com solução concentrada de heparina de acordo com cada fabricante * Uso por curto período dos cateteres não tunelizados * Inserção e remoção cirúrgicas dos cateteres tunelizados

Fonte: adaptação de Chopra e Moureau.[12]

EQUIPAMENTO E TÉCNICA DE UTILIZAÇÃO DA ULTRASSONOGRAFIA

A US atual utiliza um "cristal" (quartzo ou material elétrico composto) que transmite e recebe o som. O modo padrão indicado para o CVC é o modo B (bidimensional ou em escala de cinza), não sendo necessário utilizar o efeito Doppler – nível de evidência B.[26] A matriz de cristais (geralmente 128 ou mais) na face do transdutor produz uma linha de varredura que é atualizada muitas vezes por segundo e produz a imagem em movimento na tela.[27] O fluido (p. ex., sangue) é completamente anecoico e aparece na cor preta nas imagens de US, tornando-o particularmente útil para diferenciar áreas císticas ou vasculares de estruturas sólidas.[27]

Há diversos aparelhos e fabricantes de US no mundo, disponíveis no Brasil. O preferido em nosso serviço é o sistema de US Site Rite® 8 (Bard® Access Systems, Salt Lake City, UT, EUA), portátil, intuitivo e projetado para simplificar a colocação de dispositivos vasculares. Inclui recursos como tela com tecnologia *touch screen*, ferramenta de medições do vaso-alvo (Figura 4), predefinições/configurações clínicas personalizadas (campos personalizados para documentação do caso), conectividade *high definition multimidia interface* (HDMI), terminal de conexão USB 2.0 e rastreamento visual do cateter com confirmação da ponta (SHERLOCK 3CG Diamond Tip Confirmation System – TCS^{TM}).

Indicado para orientação e posicionamento de PICC, fornece informações de localização da ponta em tempo real, utilizando rastreamento magnético passivo e a atividade elétrica cardíaca (ECG) do paciente. A tecnologia é indicada para evitar o uso da radiografia de tórax e fluoroscopia para confirmação da ponta do PICC em pacientes adultos. Situações limitantes (mas não contraindicadas) para essa técnica são pacientes nos quais as alterações do ritmo cardíaco alteram a apresentação da onda P: fibrilação atrial, *flutter* atrial, taquicardia grave e ritmo impulsionado pelo marca-passo. Em tais pacientes, o uso do RX de tórax ou da fluoroscopia é necessário para confirmar a localização da ponta.

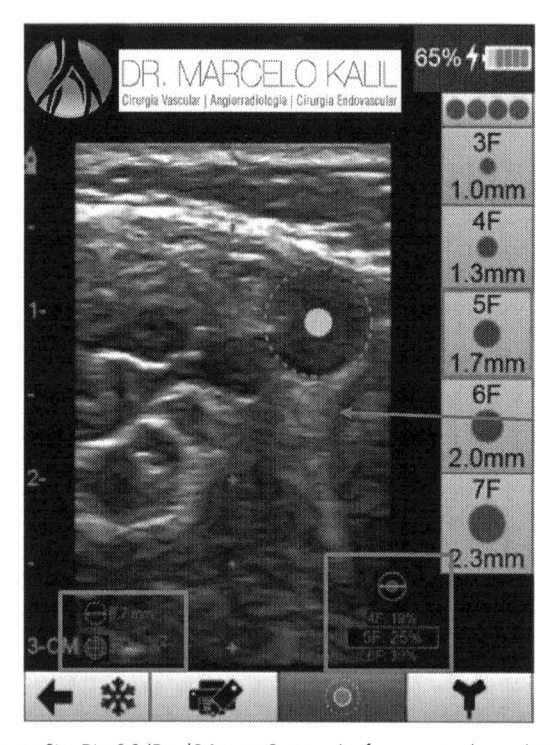

Figura 4   Equipamento Site Rite® 8 (Bard® Access Systems) e ferramenta de medição do vaso-alvo: por meio da tecnologia *touch screen*, é possível adequar a mensuração do diâmetro do vaso à seleção do tamanho do PICC (em French), sendo aceitáveis os diâmetros que não sejam superiores a 45% do lúmen da veia desejada ao implante.
PICC: cateter venoso central de inserção periférica.
Fonte: acervo de imagens do autor Marcelo Kalil.

Considerações práticas

A avaliação US pré-procedimento é essencial, permitindo diagnosticar a trombose venosa profunda (TVP) no vaso eleito para punção. O CVC deve ser realizado sob condições de barreira máxima estéril (gorro, máscara, avental cirúrgico, luvas e campos). Antes da paramentação da equipe, utilizamos solução de clorexidina degermante (Riohex® – rioquimica.com.br) a 2% no local desejado, respeitando os procedimentos (*bundle* de inserção) padronizados pelo serviço de controle de infecção hospitalar.

Na ausência de aparelhagem, a pesquisa manual da compressibilidade da veia é um procedimento simples, que faz o diagnóstico de TVP no local da punção sem a necessidade de recurso do US Doppler colorido (Figura 5).

Manuseio do equipamento

A posição do transdutor (*probe*) em relação à agulha e ao vaso tem impacto na imagem gerada. A agulha pode ser visualizada dinamicamente com o uso das

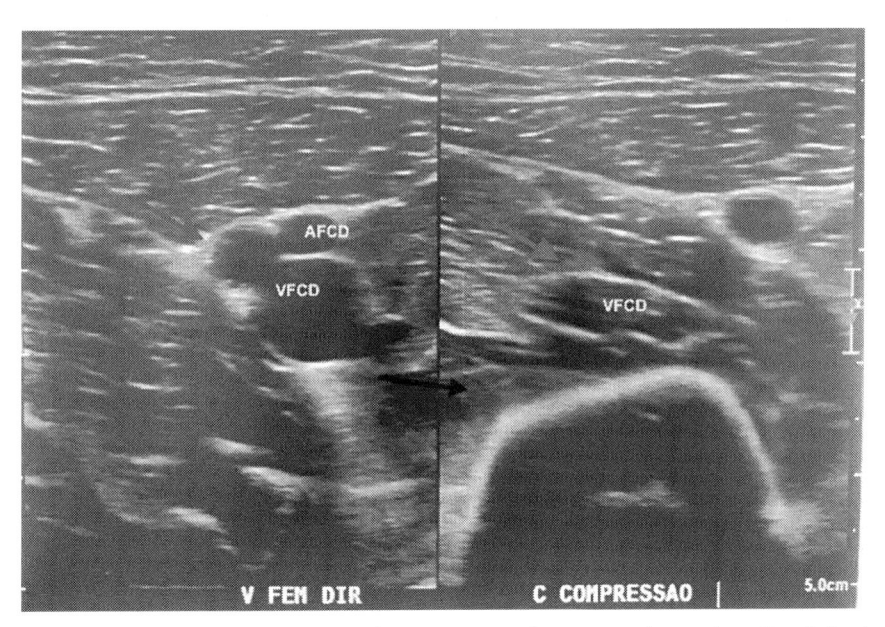

Figura 5 A pesquisa da compressibilidade da veia é um procedimento simples que faz o diagnóstico de trombose venosa profunda (TVP) no local da punção, sem a necessidade de recurso do US Doppler colorido. Ao se realizar a compressão venosa (seta) com o transdutor do ultrassom (US), espera-se o colabamento completo da veia escolhida, descartando com segurança a presença de trombos no local.
AFCD: artéria femoral comum direita; VFCD: veia femoral comum direita.
Fonte: acervo de imagens da autora Mariana Miyaoka.

abordagens de US "no plano" (ao longo do eixo do vaso) ou "fora do plano" (perpendicular à agulha, correspondendo ao eixo-curto do vaso – Figura 6). A decisão sobre qual utilizar é baseada na preferência e experiência individuais, com vantagens e desvantagens bem estabelecidas.

A abordagem no plano é geralmente preferida para o CVC, porque todo o comprimento da agulha (incluindo a ponta) pode ser visualizado ao longo do procedimento. No entanto, pode ser mais difícil manter a agulha à vista e, para vasos menores, pode ser difícil obter a imagem de todo o vaso ao longo do eixo. A agulha poderá estar desalinhada do eixo-alvo da punção.[27]

A abordagem fora do plano é bastante utilizada para acessos temporários; a vantagem é que a agulha pode ser centralizada no meio do vaso. Também é mais fácil manter o vaso e a agulha à vista no eixo curto, traduzindo-se como desvantagem a subestimativa da profundidade da ponta da agulha (se o plano do ultrassom cortar a haste da agulha, próximo à ponta).[27]

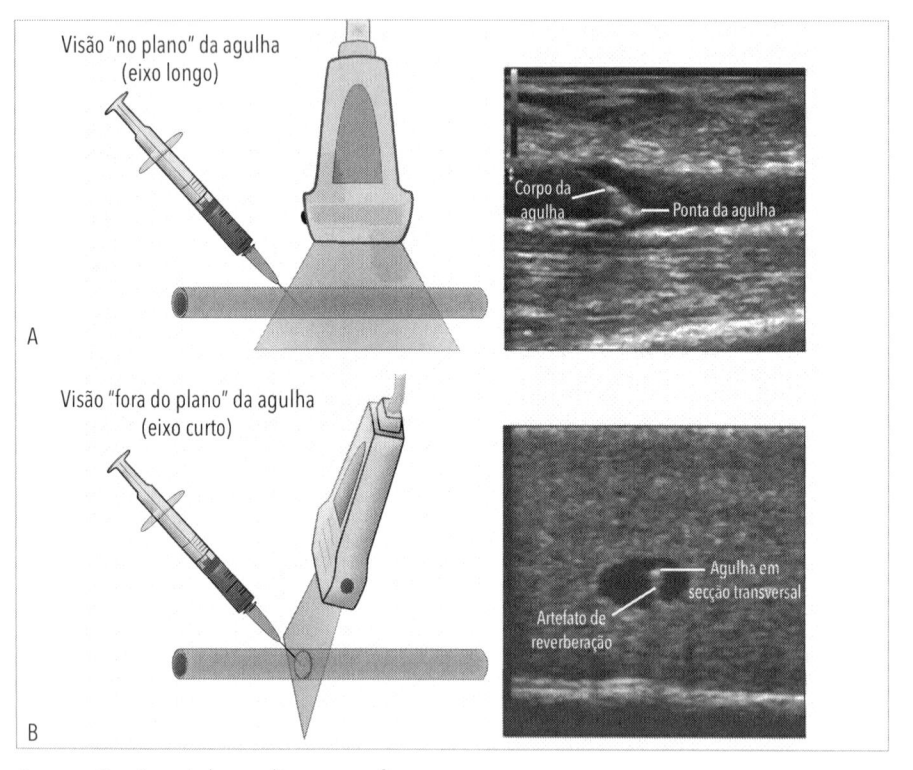

Figura 6 Punção guiada por ultrassonografia.
Fonte: elaboração dos autores.

Os troncos venosos para CVC guiado por US mais utilizados são: acessos anterior e posterior para a veia jugular interna (VJI), infraclavicular para a veia subclávia (VS) e canulação de veia femoral (VF), descritos a seguir.

Punção da veia jugular interna

Acesso anterior

Feita com o paciente em posição de Trendelemburg a 15 graus (aumenta o calibre da veia e reduz o risco de embolia gasosa), com discreta rotação contralateral da cabeça (apoiada sobre coxins), mantendo-a próxima da linha média. A rotação excessiva da cabeça para o lado contralateral pode causar sobreposição da VJI com a artéria carótida (AC), encurtando a distância entre ambas e aumentando o risco de punção inadvertida da AC.

Evitamos pressão excessiva sobre o *probe* do US, para não levar ao colabamento da VJI. A posição de Trendelemburg e/ou manobra de Valsalva (hiperinsuflação se intubado) podem aumentar a área do corte transversal da VJI em quase 40%.

Jugular interna direita

A punção da VJI constitui a primeira escolha no CVC pela localização mais superficial (facilitando a punção especialmente em obesos), ausência de interferência de saliências ósseas e pequeno risco de complicações associadas. A VJI direita tem trajeto retilíneo quase direto à veia cava superior, é de larga utilização e leva a um reduzido índice de mau posicionamento do cateter, especialmente na população pediátrica. Pode ser realizada com o *probe* em plano ou fora do plano, posicionado em meio a um triângulo imaginário, formado medialmente pelo ventre esternal e lateralmente pelo ventre clavicular do músculo esternocleidomastóideo (MECM) e tendo como base a clavícula (triângulo de Sedellot). A abordagem fora do plano é a de preferência do autor para esse tipo de acesso (Figura 7).

Quando o bisel da agulha penetra a veia sob aspiração contínua, ocorre a entrada de sangue na seringa. Desconectamos a seringa da agulha e introduzimos o fio-guia. Realizamos mínima incisão no local da punção (bisturi lâmina 11) e introduzimos a bainha dilatadora até sua metade; através do fio-guia, insere-se o cateter escolhido, que deve apresentar fluxo e refluxo adequados em todas as suas vias. A confirmação do adequado posicionamento do cateter no interior da veia com o *probe* do US é etapa fundamental. Esses passos descritos valem para as demais técnicas de implante a seguir.

Quando sucede punção acidental da pleura, o US pode detectar complicações com acurácia, como o pneumotórax – nível de evidência B.[26]

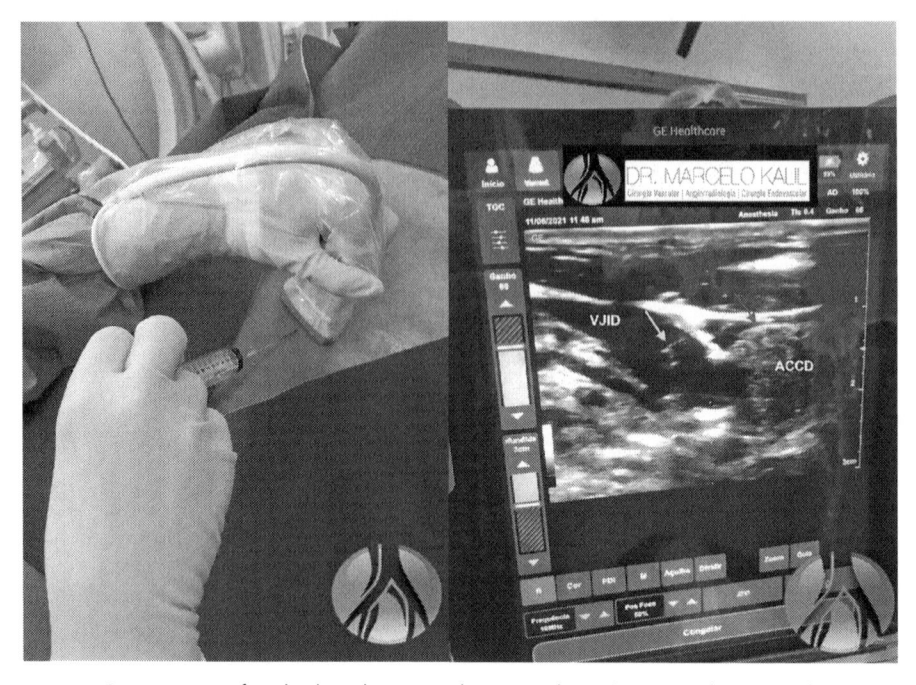

Figura 7   Punção anterior fora do plano da veia jugular interna direita (VJID) guiada por US. Observamos a ponta da agulha (seta amarela) empurrando e penetrando a parede da VJID. A artéria carótida comum direita (ACCD) está representada pela seta vermelha.
Fonte: acervo dos autores.

Acesso posterior

O ponto mais indicado para a punção da VJI é no cruzamento da veia jugular externa com a borda posterior do MECM. Transdutor, seringa e agulha devem estar posicionados e alinhados paralelamente ao ventre posterior do MECM em direção à fúrcula esternal (aproximadamente 5 a 7 cm de percurso da agulha até a veia). A agulha e a seringa devem ser introduzidas em aspiração contínua.

Punção da veia subclávia

Acesso infraclavicular

O ponto mais indicado para a punção da VS é um dedo abaixo da clavícula e lateralmente à curvatura posterior da primeira costela, em que a VS cruza a clavícula (transição entre o terço medial e o médio da clavícula). A partir desse ponto, o sentido da punção deve seguir direção cranial, visando ao ponto localizado a 2 cm acima da fúrcula esternal. Solicitamos ao paciente ou anestesista que realize a manobra de Valsalva enquanto aspiramos a seringa, gerando pressão negativa.

O uso da US pode ser útil e vantajoso para a punção da VS, evidenciando, além dos vasos subclávios, também a pleura. Ao contrário da punção anterior da jugular, o espaço ocupado pelo *probe* dificulta uma punção excessivamente medial em que o espaço entre a primeira costela e a clavícula é mais estreito (Figura 8), causando compressão do cateter, o que é causa frequente de fratura do dispositivo (importante na passagem de cateteres definitivos).

Punção da veia femoral

A frequência de infecção associada ao CVC da VF é mais alta que aquela vista em outros locais, sobretudo em pacientes obesos. Nos que deambulam, limita a mobilidade e há maior risco de perfuração venosa, sendo por esses motivos considerado acesso de última opção, especialmente quando não há possibilidade de utilizar outra via através da veia cava superior. Sua grande vantagem é a punção em local sem estruturas nobres que possam acarretar graves complicações.

É feita com o paciente em posição supina e proclive para que haja aumento da pressão venosa periférica e ingurgitamento da VF (Figura 9), com ou sem abdução e rotação externa da coxa. O ponto mais indicado é na prega inguinal, 2 a 3 cm medialmente ao local onde é palpado o pulso femoral em ângulo de 60 graus.

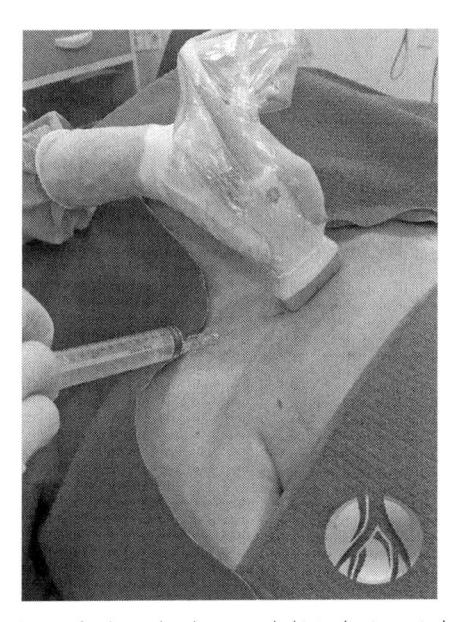

Figura 8   Punção fora do plano infraclavicular da veia subclávia direita guiada por ultrassom. O espaço ocupado pelo *probe* dificulta uma punção mais medial dessa veia, o que é vantajoso para evitar compressões: uma causa frequente de fratura de cateteres definitivos.
Fonte: acervo dos autores.

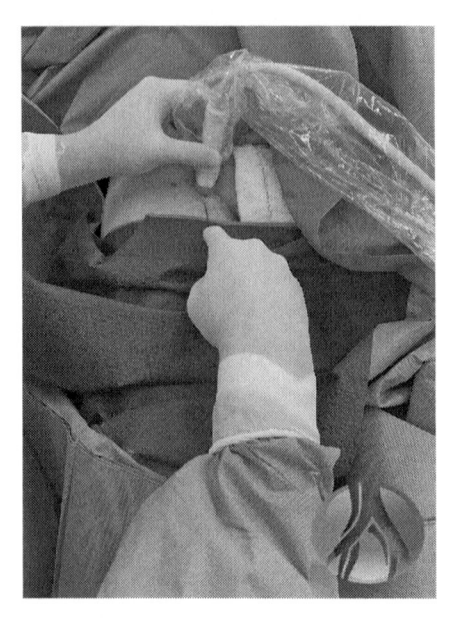

Figura 9   Punção em plano da veia femoral comum direita guiada por ultrassom (US). Em comparação ao acesso jugular, a abordagem por US em plano é mais vantajosa no acesso femoral, por permitir maior espaço de entrada percutânea (maior espaço *probe*-agulha).
Fonte: acervo dos autores.

Em comparação ao acesso jugular, a abordagem por US em plano é mais vantajosa no acesso femoral, por permitir maior espaço de entrada percutânea (maior espaço *probe*-agulha).

A confirmação do adequado posicionamento da ponta dos acessos descritos deve ser realizada, de rotina, de duas formas preferenciais: RX simples de tórax (realizado ou não à beira-leito) ou fluoroscopia.

PICC

É inserido através de veia superficial ou profunda da extremidade e que progride até o terço distal da veia cava superior ou proximal da veia cava inferior. Mede de 20 a 65 cm de comprimento, de 1 a 6 French (Fr). Tem 1 a 3 lumens, valvulado (proximal ou distal) ou não valvulado. É flexível, radiopaco, confeccionado em silicone, polietileno, poliuretano ou carbotano. Sua especial vantagem é a redução do risco de complicações relacionadas ao procedimento, como pneumotórax, hemotórax ou hemorragia ameaçadora à vida.[28] O mau posicionamento da ponta é o problema mais frequente (Figura 10), especialmente quando o procedimento é realizado à beira do leito sem orientação, o que pode facilitar a ocorrência de TVP ou tamponamento cardíaco.[28,29]

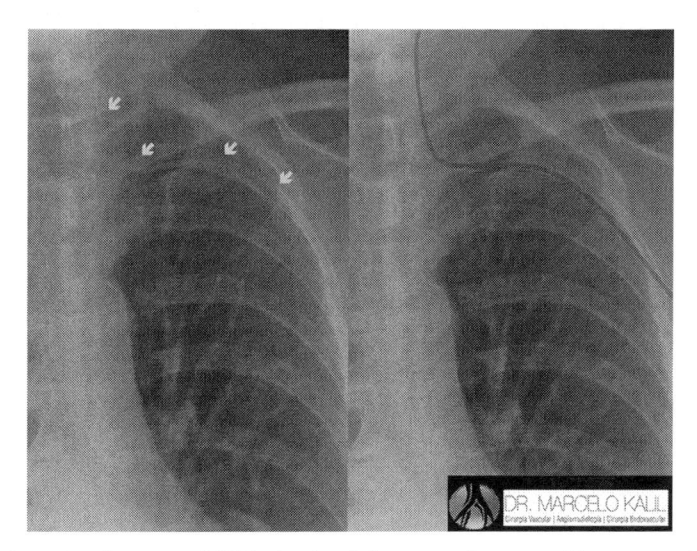

Figura 10   A veia jugular interna (VJI) é o local mais frequente de mau posicionamento da ponta do cateter (setas), especialmente quando o procedimento é realizado à beira do leito, facilitando a ocorrência de trombose venosa profunda (TVP) e de tamponamento cardíaco.
Fonte: acervo de imagens do autor Marcelo Kalil.

É executada com o paciente em decúbito dorsal horizontal (DDH), com o membro superior (MS) estendido a um ângulo de 90 graus em relação ao corpo. A veia periférica selecionada é puncionada com aparelho de US em modo B. Optamos pelo tipo de punção fora do plano, com agulha 21 G e, se possível, da veia basílica direita no terço médio do braço – nível de evidência A,[26] de preferência em área seca (pouca tendência a acúmulo de sudorese) e de escassa mobilidade. Após a passagem do fio guia metálico, realizamos mini-incisão no local da punção (bisturi lâmina 11) e introduzimos a bainha dilatadora até o final (*peel-away*). O conjunto fio-guia e bainha dilatadora é retirado, e o cateter é inserido lenta e cuidadosamente, após prepará-lo através de secção do comprimento aproximado – medido (em cm) do 5° espaço intercostal (sempre o direito) até a fúrcula esternal, e desta até o local de punção escolhido .

Ele deve apresentar progressão sem dificuldades, com fluxo e refluxo adequados. A confirmação do posicionamento da ponta pode ser realizada de três formas: RX à beira do leito, uso da fluoroscopia ou no intraprocedimento através do uso da tecnologia SHERLOCK 3CG® por intermédio de monitor eletrocardiográfico específico (Becton Dickinson, Franklin Lakes, NJ, EUA – bd.com/en-us/offerings/capabilities/vascular-access/catheter-guidance-systems/tip-confirmation-and-location-systems/sherlock-3cg-tip-confirmation-system). Esta última, de escolha do autor, demonstrou alta taxa de sucesso técnico e baixa taxa de mau posicionamento da ponta, independentemente do lado de inserção, sendo considerada método viável e seguro.[29] Fixamos o cateter com a borboleta de fixação Statlock® (Bard® Access Systems, Salt Lake City, UT, EUA) e autorizamos o uso somente após confirmação da ponta.

A experiência inicial do nosso grupo (que incluiu 236 PICC implantados), publicada em 2017,[28] concluiu que o dispositivo apresenta baixa incidência de complicações, reduzidos índices de infecção, é seguro e eficaz, sendo considerado dispositivo preferencial de escolha em CVC. Atualmente, contamos com a experiência de aproximadamente 4 mil destes implantados pelos autores em São Paulo, no Hospital e Maternidade São Luiz – unidade Itaim – Rede D'Or.

ULTRASSONOGRAFIA PORTÁTIL: É POSSÍVEL O CATETERISMO ASSISTIDO EM AMBULÂNCIA?

A US *point-of-care* é uma técnica moderna de assistência ultraportátil, na qual a avaliação é feita à beira do leito de forma rápida e sistemática, potencializando o atendimento pré-hospitalar. Podemos realizar CVC guiado por US em ambulância, ambiente de condições difíceis, em caráter de urgência ou emergência, com segurança e eficiência, em pacientes graves que necessitam de um acesso venoso superficial ou profundo.

Há diversos aparelhos e fabricantes de US no mundo, disponíveis no Brasil. O US Mobissom® (Figura 11) cabe no bolso, apresenta conectividade *wireless* e é de fácil manuseio, podendo ser coberto por uma luva estéril para realizar procedimentos.[30] O ultrassom portátil da GE (Figura 12) é acoplado a um visor com a mesma praticidade e qualidade.[31]

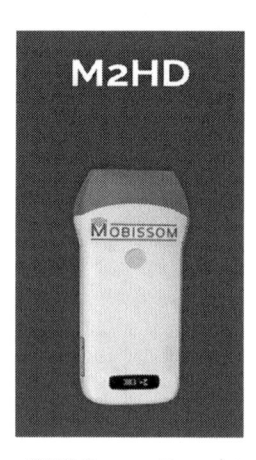

Figura 11   Ultrassom portátil Mobissom® M2HD: possui transdutor linear, multifrequencial 7,5-10 Mhz, com profundidade de 20-55 mm, autonomia de 3 h, modo: B, B/M, com aplicações em acesso central e superficial, bloqueios de nervos superiores e inferiores, infiltrações e sistema musculoesquelético.
Fonte: mobisson.com.br

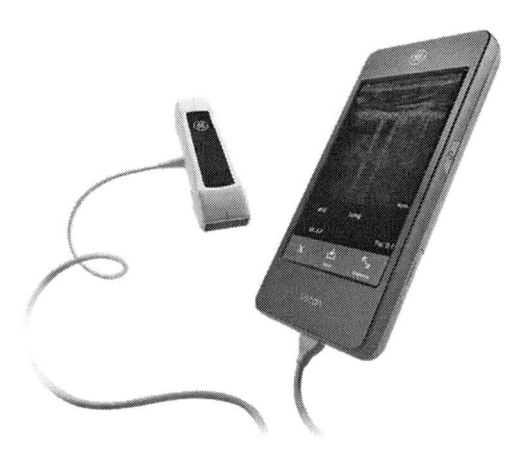

Figura 12 Ultrassom GE® Vscan Extend Dual Probe: possui o *probe* linear e setorial, multifrequencial 1,7-3,8 Mhz, com profundidade de até 25 cm, autonomia de 1 h, modo: B, Doppler colorido, com aplicabilidade em acesso central e superficial, avaliação intracavitária, intratorácica e cardíaca.
Fonte: ge.com

DESAFIOS DO CATETERISMO VENOSO NO PACIENTE CRÍTICO

Cerca de 60% dos pacientes hospitalizados encontram-se em cuidados agudos em todo o mundo, necessitando de um dispositivo de acesso vascular.[12] Pacientes em unidade de terapia intensiva (UTI) apresentam múltiplas comorbidades, podem estar imobilizados, em internação prolongada, em ventilação mecânica, em uso de sondas, drenos e diversos tipos de cateteres. É comum que apresentem múltiplas punções prévias, cateteres venosos centrais diversos (incluindo os de hemodiálise), maiores índices de desordens hematológicas, infecções, tromboses arteriais e venosas (Figura 13). Todos esses fatores dificultam o CVC, exigem uma avaliação minuciosa das veias passíveis de punção e um cuidado maior no implante dos dispositivos. O combate à infecção da corrente sanguínea associada ao CVC leva à menor perda de acessos centrais. No último ano, no Brasil, houve aumento na taxa de infecção em 0,65%, redobrando a necessidade desse importante cuidado.[32]

Veias dos membros inferiores

O CVC femoral em pacientes imobilizados acarreta maior risco de TVP, à luz das razões de fluxo da VF mais baixas que aquelas nas VS e VJ, especialmente em estados de baixo débito.

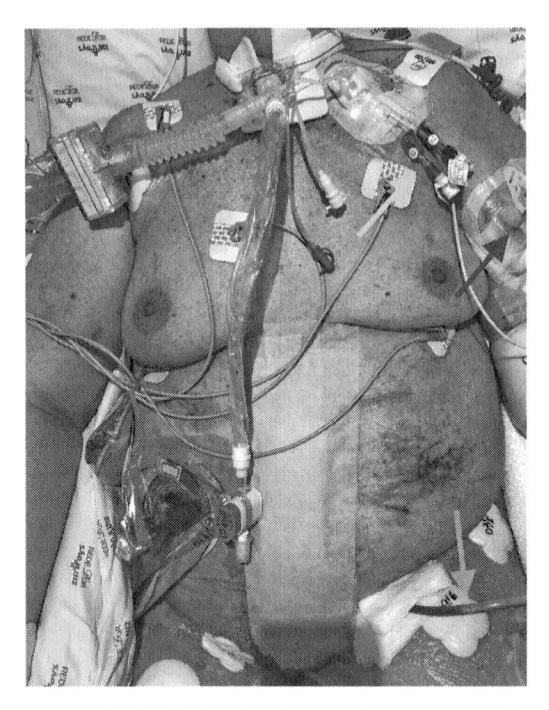

Figura 13   Paciente portador de obesidade mórbida e trombose venosa profunda (TVP) de veias do membro superior direito (incluindo a veia braquiocefálica direita), além de múltiplos cateteres venosos centrais implantados. Observamos cateter de hemodiálise de longa permanência de 2 vias (seta superior) implantado em veia subclávia (VS) esquerda e cateter venoso central de inserção periférica (PICC) em membro superior esquerdo disfuncionante (seta à direita). Todos esses fatores dificultam o cateter venoso central (CVC) e necessitam de avaliação minuciosa das veias passíveis de punção. Abordagens alternativas como acesso trans-hepático e translombar poderão se impor em situações desafiadoras como esta.
Fonte: acervo de imagens do autor Marcelo Kalil.

LACTENTES, OBESOS, GRANDES TATUAGENS, TROMBOSES VENOSAS PRÉVIAS

Em neonatos de risco, o cateterismo umbilical venoso (CUV) é considerado acesso central de primeira escolha, utilizado para administração de fluidos intravenosos (IV), podendo ser realizado em centro obstétrico para administração de drogas de urgência durante a reanimação. Indicado nas primeiras 6 horas de vida (preferencialmente aplicando cânulas de silicone, que são menos trombogênicas), com retirada em até 14 dias. PICC guiado por US é indicado para recém-nascidos (RN) que requeiram terapias IV (por qualquer período de tempo), transitando de um CUV prévio, ou demandando CVC contínuo. Veias de grosso calibre dos MS e inferiores (de preferência à direita) podem ser utilizadas. Calibres mais utilizados são os de 1 a 3 Fr (único ou duplo lúmen – maioria 1.9 Fr). A desvantagem é a incapacidade de coleta ou administração de sangue em cateter de lúmen inferior a 3 Fr. Tampouco são indicados para administrar drogas em situação de emergência devido ao pequeno diâmetro de lúmen utilizado.[33]

Obesos e tatuados

O CVC pode ser extremamente difícil em pacientes com obesidade e nos que possuem grandes tatuagens na pele. Os pontos de referência anatômicos não são evidentes ou estão mais camuflados, escondidos pelos desenhos. O uso da US aumenta a taxa de sucesso e diminui a incidência de complicações associadas ao CVC. Vantagens do uso do dispositivo em obesos são a visualização das estruturas anatômicas antes da punção da pele, ao lado do acompanhamento da agulha e do fio-guia durante o procedimento.

O PICC também deve ser considerado como de primeira opção em CVC para pacientes obesos. O uso do US combinado com o ECG tem alta precisão na detecção do posicionamento incorreto da ponta do cateter, podendo diminuir ainda mais a morbidade correspondente.[34] A rede venosa em MS é mais profunda em obesos quando comparada à população não obesa, distando cerca de 2 cm profundamente à pele, necessitando de punção guiada por US muito mais cuidadosa.

Cateteres superdimensionados

CVC em VS pode não ter comprimento adequado em pacientes gravemente obesos (ou de excepcional estatura) para que seja locado na veia cava superior. Alguns fabricantes disponibilizam cateteres centrais extralongos. Outra alternativa é recorrer a uma cânula tipo PICC para inserção central, pois sua extensão é consideravelmente maior. O IMC elevado e a presença de clavícula plana limitam a capacidade de visualização da VS, sendo a USG para o acesso em VS de menor utilidade nesses pacientes.[35] Em obesos mórbidos, a ponta do cateter pode mudar mais com o movimento, e sua posição deve ser reconfirmada periodicamente.

Trombose venosa profunda

A TVP prévia é considerada contraindicação para o CVC na veia escolhida, devendo ser dada preferência para outras veias patentes. O estado de anticoagulação plena em que se encontram alguns desses pacientes é ainda mais desafiador, pelo aumento de complicações hemorrágicas relacionadas ao CVC, e o implante do PICC deve ser considerado quando não houver contraindicações (Quadros 1 e 2). Apenas

28% dos pacientes com TVP em membro superior apresentam sintomas (dor, edema e desenvolvimento de vasos colaterais). A síndrome pós-trombótica ocorre em 15% dos pacientes após uma TVP de MS, levando a maior dificuldade na punção, progressão do fio-guia e/ou passagem do PICC[36] e devendo ser considerado CVC em VJ, VS ou VF, em qualquer dos membros, a depender da disponibilidade.

A incidência de TVP de MS relacionado ao PICC varia de 0,5 a 19,4%,[28] sendo possível a preservação do cateter caso ele se revele funcionante, associada a anticoagulação plena por 3 meses – nível de recomendação 2C.[37]

FLUOROSCOPIA (CONJUGADA À ANGIOGRAFIA)

A fluoroscopia é a imagem de RX de projeção em tempo real que orienta procedimentos diagnósticos e terapêuticos em hemodinâmica e outras situações. Pode ser utilizado meio de contraste, e o operador controla a ativação do tubo de RX (através de um pedal) para a formação das imagens digitais do paciente, que aparecem em uma escala de cinza invertida (preto/branco opostos) quando comparada ao RX convencional; é possível revertê-la.

Nos sistemas atuais, a tela fluorescente é acoplada a um dispositivo eletrônico que amplifica e transforma a luz brilhante em um sinal de vídeo adequado para apresentação em um monitor. Dessa maneira, o profissional que a utiliza fica distante da tela fluorescente, resultando em uma redução substancial na dose de radiação recebida. Os pacientes também recebem menor dose de radiação, devido à amplificação e eficiência geral do sistema de imagem.[38]

Os sistemas de fluoroscopia angiográfica podem ser fixos ou móveis. Empregam uma geometria de "braço em C", permitindo acesso à anatomia do paciente, orientando o CVC e incluindo recursos avançados como subtração digital e road-mapping (realce de imagens vasculares). Os sistemas modernos atuais fixos disponibilizam imagem 3D em qualidade 4K ultra HD, possuem angiografia rotacional 3D e imagem de fusão/reconstrução tomográfica – TC de feixe cônico (cone beam CT) – projetados para a radiologia vascular intervencionista (Figura 14). Os sistemas angiográficos de braço C móvel são os mais utilizados em sala cirúrgica, por se configurarem menores e portáteis.

Princípios técnicos

O uso da fluoroscopia requer equipamentos de proteção individual (óculos, gorro e aventais de chumbo – Figura 15), reduzindo-se assim a ocorrência dos efeitos biológicos da radiação:[3] os estocásticos – independentes da dose de radiação recebida (especialmente neoplasias, em geral anos após) – ou determinísticos – proporcionais/dependentes da dose de radiação recebida (efeitos deletérios inflamatórios ou degenerativos, em geral dias ou semanas após órgão/tecido irradiado).

A fluoroscopia é utilizada em CVC na avaliação da progressão do fio-guia, bainha dilatadora e/ou cateter durante implantes, verificação da ponta do cateter pós-implante, avaliação de cateteres disfuncionantes (trombose, rotação ou formação de bainha de fibrina em ponta), procedimentos de resgate endovascular de corpo estranho (fio-guia, cateter ou partes fragmentadas destes) e em procedimentos para avaliação e recanalização de oclusões venosas crônicas.

A técnica padrão do uso em CVC é realizada com o arco em posição anteroposterior (AP – não oblíqua), aproximando-se o intensificador de imagens do paciente, ao mesmo tempo que é elevada a mesa cirúrgica (ou de hemodinâmica), objetivando o aumento da qualidade da imagem e a diminuição da exposição à radiação dispersada/recebida pelo operador (se possível, afastando este do tubo de RX). Assim, otimizamos a radioproteção e asseguramos menor dose de radiação recebida (respeito ao princípio ALARA – *As Low As Reasonably Achievable*; Figura 15).

Há abordagens incomuns de CVC, como acessos trans-hepático e translombar, utilizadas principalmente para pacientes com extensas oclusões de veias centrais, por exemplo, por hemodiálise em longos períodos. Essa seria outra indicação relevante para uso de dispositivos auxiliares da canulação.

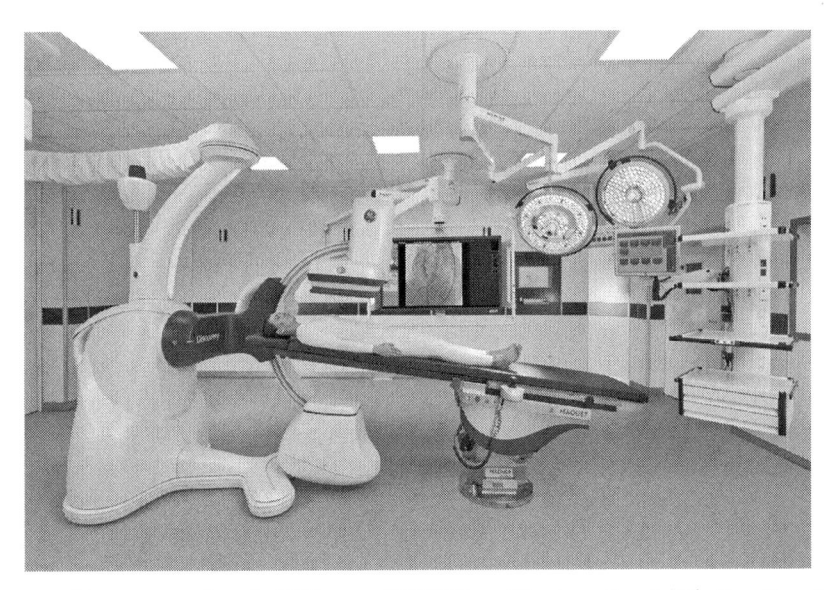

Figura 14   Sistema de angiografia GE Discovery™ IGS 7 fixo, utilizado no Hospital Vila Nova Star – Rede D'Or: disponibiliza imagem em 3D e imagem de fusão/reconstrução tomográfica – tomografia computadorizada (TC) de feixe cônico (*cone beam* CT), recurso útil em procedimento de cateter venoso central (CVC) associado a oclusões venosas crônicas.
Fonte: ge.com

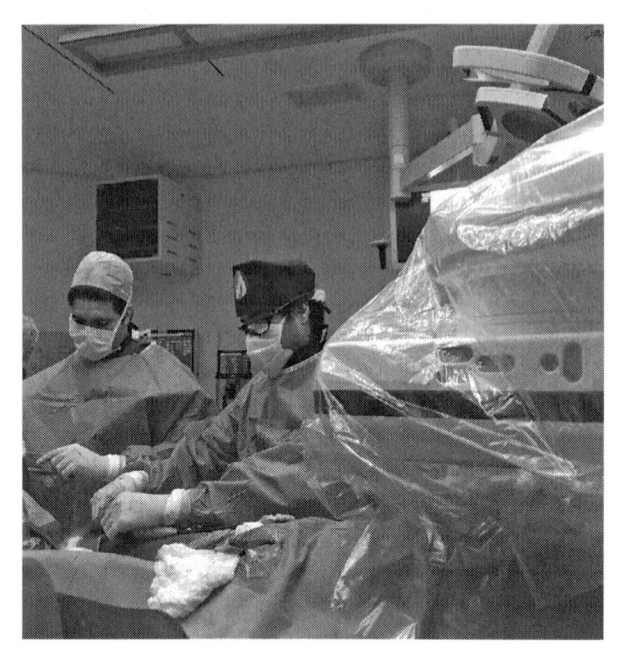

Figura 15 Equipamentos de proteção individual, técnica do uso da fluoroscopia em CVC e em procedimentos de recanalização endovascular de oclusão venosa crônica: arco em posição anteroposterior, aproximando-se o intensificador de imagens do paciente, ao mesmo tempo que é elevada a mesa cirúrgica (ou de hemodinâmica), objetivando o aumento da qualidade da imagem e a diminuição da exposição à radiação espalhada/recebida pelo operador – respeito ao princípio ALARA – *As Low As Reasonably Achievable*.
Fonte: acervo de imagens do autor Marcelo Kalil.

Limitações da fluoroscopia (lactentes e mulheres em idade fértil)

A exposição dos ovários às radiações pode, além de impedir a gestação, acarretar efeitos teratogênicos no feto; portanto há limitação de dose específica:

- Mulheres com capacidade reprodutiva (fora de gestação): a dose no abdome não deve exceder 10 mSv (miliSievert) em qualquer período de 3 meses consecutivos.[3]
- Detectada a gravidez ou suspeita, o feto deve ser protegido com aventais de chumbo especiais, e a dose efetiva acumulada durante a gravidez não deve exceder 1 mSv.[3] Na prática, deve-se visar à abolição completa de qualquer exposição a radiações ionizantes.

CONSIDERAÇÕES FINAIS

O uso apropriado da US e da fluoroscopia diminui a incidência de complicações e iatrogenias relacionadas ao CVC,[3] promovendo maior segurança e eficiência na realização dos procedimentos. Treinamento contínuo e atualizado em CVC das equipes é essencial para a melhor assistência ao paciente.

REFERÊNCIAS

1. British Medical Ultrasound Society. The history of ultrasound. Disponível em: https://www. bmus.org/for-patients/history-of-ultrasound. Acesso em: 26 maio 2021.
2. Bell DJ et al. The history of ultrasound in medicine. Disponível em: https://radiopaedia.org/articles/history-of-ultrasound-in-medicine?lang=us. Acesso em: 26 maio 2021.
3. Soares JC. Princípios básicos de física em radiodiagnóstico. 2.ed. rev. São Paulo: Colégio Brasileiro de Radiologia; 2008. p.6-9.
4. Tharaga, Thushya, Vishnuga. Fluoroscopy history. Disponível em: https://biologyisu.wordpress.com/history-2/. Acesso em: 26 maio 2021.
5. Dudrick SJ. History of vascular access. J Parenter Enteral Nutr. 2006;30(1Suppl):S47-56.
6. Blundell J. Successful case of transfusion. Lancet. 1829;I:431-2.
7. The Nobel Prize. Werner Forssmann biographical. Disponível em: https://www. nobelprize.org/prizes/medicine/1956/forssmann/biographical/. Acesso em: 26 maio 2021.
8. Aubaniac R. L'injection intraveineuse sous-claviculaire: advantages et technique. Presse Med. 1952;60:1456.
9. American Society of Anesthesiologists Task Force on Central Venous Access; Rupp SM, Apfelbaum JL, Blitt C, Caplan RA, Connis RT, Domino KB et al. Practice guidelines for central venous access: A report by the American Society of Anesthesiologists Task Force on Central Venous Access. Anesthesiology. 2012;116:539-73.
10. McGee DC, Gould MK. Preventing complications of central venous catheterization. N Engl J Med. 2003;348:1123-33.
11. Oliver W, Nuttall G, Beynen F. The incidence of artery puncture with central venous cannulation using a modified technique for detection and prevention of arterial cannulation. J Cardiothorac Vasc Anesth. 1997;11:851-5.
12. Chopra V, Moureau NL. Indications for peripheral, midline and central catheters: Summary of the MAGIC recommendations. British Journal of Nursing. 2016;25:S15-S24.
13. Randolph A, Cook D, Gonzales C, Pribble C. Ultrasound guidance for placament of central venous catheters: a meta-analysis of the literature. Crit Care Med. 1996;24:2053-8.
14. Schummer W, Schummer C, Tuppatsch H, Fuchs J. Ultrasound-guided central venous cannulation: is there a difference between Doppler and B-mode ultrasound? J Clin Anesth. 2006;18:167-72.
15. Verghese S, McGill W, Patel R, Sell J, Midgley F, Ruttimann R. Comparison of three techniques for internal jugular vein cannulation in infants. Paed Anaesth. 2000;10:505-11.
16. Hind D, Calvert N, McWilliams R, Davidson A, Paisley S, Beverley C et al. Ultrasonic locating devices for central venous cannulation: meta-analysis. BMJ. 2003;327:361.
17. Keenan SP. Use of ultrasound to place central lines. J Crit Care. 2002;17:126-37.
18. Leung J, Duffy M, Finckh A. Real-time ultrasonographically-guided internal jugular vein catheterization in the emergency department increases success rates and reduces complications: a randomized, prospective study. Ann Em Med. 2006;48:540-7.
19. Karakitsos D, Labropoulos N, De Groot E, Patrianakos AP, Kouraklis G, Poularas J. Real-time ultrasound-guided catheterisation of the internal jugular vein: a prospective comparison with the landmark technique in critical care patients. Crit Care. 2006;10:R162.
20. Augoustides J, Horak J, Ochroch A. A randomized controller clinical trial of real-time needle-guided ultrasound for internal jugular venous cannulation in a large university anesthesia department. J Cardiothorac Vasc Anesth. 2005;19:310-5.
21. Troianos C, Jobes D, Ellison N. Ultrasound-guided cannulation of the internal jugular vein. A prospective, randomized study. Anesth Analg. 1991;72:823-6.
22. Mallory D, McGee W, Shawker T. Ultrasound guidance improves the success rate of internal jugular vein cannulation. A prospective, randomized trial. Chest. 1990;98:157-60.

23. Rothschild JM, The AHRQ Committee. Making health care safer a critical analysis of patient safety practices. Evidence report/technology assessment: number 43 AHRQ. 2001. Disponível em: www. ahrq. gov/clinic/ptsafety/ summary.htm. Acesso em: 27 maio 2021.

24. National Institute for Clinical Excellence. Guidance on the use of ultrasound locating devices for placing central venous catheters. London: National Institute for Clinical Excellence; 2002. Disponível em: www. nice.org.uk. Acesso em: 27 maio 2021.

25. Pittiruti M, Hamilton H, Biffi R, MacFie J, Pertkiewicz M. ESPEN guidelines on parenteral nutrition: central venous catheters (access, care, diagnosis and therapy of complications). Clinical Nutrition. 2009;28:365-77.

26. Lamperti M, Bodenhan A, Pittiruti M et al.; International evidence-based recommendations on ultrasound-guided vascular access. Intensive Care Med. 2012;38:1105-17.

27. Moore C, Copel J. Current concepts: point-of-care ultrasonography. N Engl J Med. 2011;364:749-57.

28. Di Santo M, Takemoto D, Nascimento R, Nascimento A, Siqueira E, Duarte C et al. Cateteres venosos centrais de inserção periférica: alternativa ou primeira escolha em acesso vascular?. J Vasc Bras. 2017;16(2):104-12.

29. Yamagishi T, Ashida H, Igarashi T, Matsui Y, Nozawa Y, Higuchi T et al. Clinical impact of the Sherlock 3CG® Tip Confirmation System for peripherally inserted central catheters. J Int Med Res. 2018;46:5176-82.

30. Mobissom 2020. Disponível em: https:// mobissom.com.br. Acesso em: 4 jun. 2021.

31. GE Healthcare 2020; General Electric Company. Disponível em: https://www.gehealthcare.com.br/ products/ultrasound/vscan-family. Acesso em: 4 jun. 2021.

32. Ribeiro A, Medici A. Observatório Anahp. 13 ed. 2021. Disponível em: https://conteudo.anahp.com. br/observatorio-2021. Acesso em: 30 set. 2022.

33. Gorski LA et al. Infusion therapy standards of practice. 8th ed. J Infus Nurs. 2021;44:S1-S224.

34. Brusasco C, Corradi F, Zattoni PL, Launo C, Leykin Y, Palermo S. Ultrasound-guided central venous cannulation in bariatric patients. Obes Surg. 2009;19:1365-70.

35. McGrath TM, Farabaugh EA, Pickett MJ, Wagner DK, Griswold-Theodorson S. Obesity hinders ultrasound visualization of the subclavian vein: implications for central venous access. J Vasc Access. 2012;13(2):246-50.

36. Baskin J, Reiss U, Wilimas J, Ribeiro R, Metzger M, Pui C et al. Management of occlusion and thrombosis associated with long-term indwelling central venous catheters. Lancet. 2009;374(9684):159.

37. Kearon C, Akl EA, Ornelas J, Blaivas A, Jimenez D, Bounameaux H et al. Antithrombotic therapy for VTE disease: CHEST Guideline and Expert Panel Report. Chest. 2016;149(2):315-52.

38. Schueler BA. The AAPM/RSNA physics tutorial for residents: general overview of fuoroscopic imaging. Radiographics. 2000;20(4):1115-26.

TÉCNICAS E PROCEDIMENTOS INTERVENCIONISTAS

INDICAÇÕES, RESULTADOS E VIAS DE ACESSO ALTERNATIVAS DA GASTROSTOMIA ENDOSCÓPICA PERCUTÂNEA PARA TERAPIA NUTRICIONAL

Diego Laurentino Lima
Raquel Nogueira C. L. Lima
Luiz Eduardo Correia Miranda

RESUMO

A gastrostomia é um método estabelecido para manter a nutrição enteral quando o paciente apresenta dificuldade para deglutir e um tratamento de longa duração é contemplado. A gastrostomia pode ser feita por procedimento cirúrgico (laparotômico ou laparoscópico) ou mediante endoscopia, a gastrostomia percutânea endoscópica. Os métodos cirúrgicos de colocação de gastrostomia através de laparotomia não são desprovidos de complicações como infecção de ferida e deiscência, que são atenuadas pela via endoscópica.

INTRODUÇÃO

Gauderer et al., em 1980, descreveram uma nova técnica endoscópica realizada em 12 crianças e 19 adultos na tentativa de diminuir complicações inerentes ao procedimento. Dentre suas vantagens: a possível realização do procedimento sem anestesia geral, em pacientes com deformidades musculoesqueléticas, com mínimo desconforto no pós-operatório e ausência de íleo, sendo o paciente observado por 24 horas antes de iniciar a alimentação pela sonda.

Em 1999, cerca de 200 mil gastrostomias endoscópicas percutâneas (GEP) foram realizadas nos Estados Unidos, constituindo-se na segunda maior indicação de endoscopia digestiva alta em pacientes hospitalizados. Inúmeras adaptações da técnica original foram realizadas, e mais de 700 artigos podiam ser encontrados até o fim do século XX no PubMed/Medline.

INDICAÇÕES

Pacientes com status nutricional adequado podem tolerar até 10 dias de jejum parcial com oferta de fluidos intravenosos antes que uma espoliação proteica grave ocorra. A sonda nasoentérica (nasogástrica, nasoduodenal ou nasojejunal) é usada para nutrição enteral por menos de 30 dias de duração. A gastrostomia endoscópica é considerada em pacientes que estejam sob risco moderado a grave de desnutrição e que já estejam recebendo alimentação por sonda nasoentérica por 2 a 3 semanas. Os pacientes necessitam ter o trato digestivo funcionante, todavia sendo incapazes de se alimentar por via oral. Os pacientes com eventual contraindicação para o procedimento ou com impossibilidade de concluir o procedimento endoscópico podem ser submetidos a gastrostomia cirúrgica por laparotomia ou técnica minimamente invasiva.

Enfermidades de base atualmente aceitas

* Neoplasia:
  - Câncer de cabeça e pescoço.
  - Câncer de faringe.
  - Carcinoma esofágico.
  - Câncer com obstrução intestinal funcional (GEP descompressiva).
* Doenças neurodegenerativas com disfagia avançada:
  - Acidente vascular encefálico.
  - Lesão cerebral por vários motivos (paralisia cerebral, trauma, estado vegetativo).
  - Esclerose lateral amiotrófica (ELA).
  - Esclerose múltipla.

Contraindicações principais

* Distúrbios da coagulação.
* Instabilidade hemodinâmica ou sepse.
* Gastrectomia total.
* Gastroparesia grave.
* Ascite de moderado ou grande volume.
* Carcinomatose peritoneal.
* Paciente em fase terminal de doença incurável.
* Características anatômicas que impeçam a realização da técnica.
* Celulite de parede abdominal anterior.
* Ausência de consentimento do paciente ou de seus responsáveis.
* Demência.
* Hipoalbuminemia grave.

Por muitos anos, a demência, inclusive por moléstia de Alzheimer, foi indicação clássica da colocação da gastrostomia endoscópica. Entretanto, vários estudos não trouxeram evidência de benefício e mostraram prognóstico desfavorável para os pacientes; e hoje ela é contraindicação formal da colocação da GEP.

Contraindicações relativas

* Gestação avançada.
* Varizes abdominais causadas por hipertensão portal.
* Hérnia incisional ou ventral primária.
* Condições socioeducacionais insuficientes para os cuidados adequados.
* Neoplasia maligna orofaríngea ou esofágica não obstrutivas.
* Hepatomegalia.
* Esplenomegalia.
* Diálise peritoneal.

VIAS DE ACESSO PARA A GASTROSTOMIA

Os defensores da técnica laparoscópica advogam que a laparoscopia traria menos complicações e o cirurgião conseguiria visualizar melhor a anatomia abdominal, fazendo a fixação do estômago à parede abdominal de forma mais efetiva e segura. Entretanto, a necessidade de anestesia geral, a tolerância nem sempre satisfatória do paciente à insuflação da cavidade abdominal com CO_2 e o elevado custo são desvantagens. A laparoscopia acaba sendo usada nos pacientes que não podem ser submetidos à endoscopia digestiva alta, por problemas anatômicos, por exemplo.

TÉCNICA DA GASTROSTOMIA ENDOSCÓPICA PERCUTÂNEA

O procedimento pode ser realizado em bloco cirúrgico ou em sala de endoscopia que atenda às exigências previstas na legislação brasileira, e o paciente é mantido sob sedação venosa e anestesia local no ponto de punção abdominal. Deve-se monitorizar a oximetria de pulso, frequência e ritmo cardíaco e pressão arterial e prescrever uma dose endovenosa de antibiótico profilaticamente antes do início do procedimento, normalmente cefalosporina de primeira geração. O profissional deve levar em consideração se o paciente já não está fazendo uso de outro antibiótico, dispensando o profilático. Um jejum prévio por 8 horas é determinado.

Técnica por tração

É de longe a mais comum. Mediante observação e controle endoscópico, uma punção é feita até o estômago através da parede abdominal usando uma agulha longa e calibrosa (Figura 1), comumente das utilizadas para cateterismo venoso tipo abocath número 16. Por essa agulha é passado um longo fio-guia, que é capturado pelo endoscopista e exteriorizado junto com o aparelho pela boca do paciente. A esse guia é atada a sonda de gastrostomia. O profissional traciona o fio-guia pela parede abdominal, conduzindo suavemente a sonda desde a boca até o estômago, e exteriorizando-a pela parede abdominal. Um dispositivo de silicone em forma de disco embutido próximo à extremidade final da sonda impede que ela seja excessivamente tracionada para fora do estômago (Figuras 2 e 3). Um contradisco de silicone é colocado externamente sobre a porção exteriorizada da sonda, mantendo-a fixa e ancorada à parede abdominal (Figura 4), com o estômago justaposto à parede abdominal interna. Cria-se, assim, uma comunicação protegida e duradoura entre o estômago e o meio externo. Essa comunicação é composta por um orifício interno (gástrico), um trajeto através da parede abdominal e um orifício externo (cutâneo), garantidos pela presença da sonda através do pertuito (Figura 4).

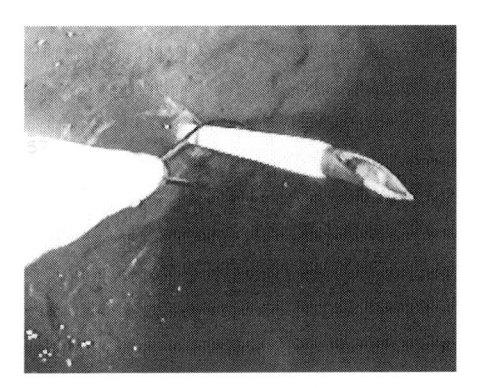

Figura 1   Punção no estômago através da parede abdominal usando uma agulha longa e calibrosa.
Fonte: acervo dos autores.

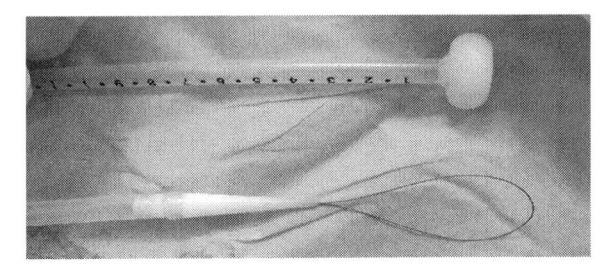

Figura 2   As duas extremidades da sonda da gastrostomia endoscópica. Na parte superior está o aparato de fixação interna que mantém o estômago junto à parede do estômago. Na parte inferior está a alça que é atada ao fio-guia.
Fonte: acervo dos autores.

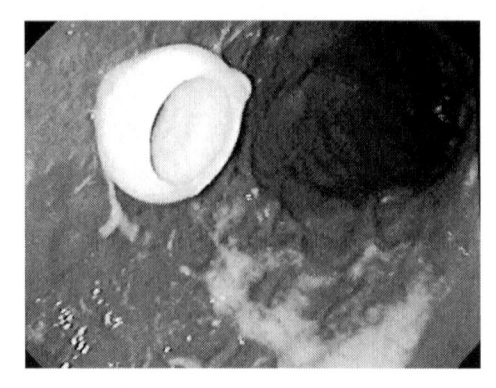

Figura 3   Visão da endoscopia. Visualizamos o aparato interno de silicone, o qual impede a exteriorização completa da sonda. Assim, o estômago fica junto à parede abdominal anterior.
Fonte: acervo dos autores.

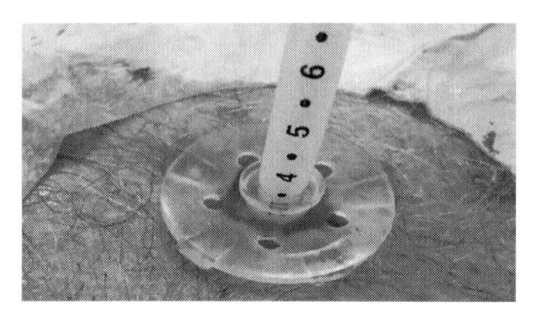

Figura 4   Aparato externo de fixação da gastrostomia.
Fonte: acervo dos autores.

Por pulsão

O estômago é distendido com ar mediante endoscopia, aproximando-o da parede abdominal anterior e, a seguir, puncionado percutaneamente com agulha mais fina. Por essa agulha é introduzido um fio-guia curto que é capturado dentro do estômago pelo endoscopista, e mantido tensionado nessa posição. Pelo fio-guia é passada a sonda de gastrostomia, de fora para dentro, onde é fixada de maneira semelhante ao método anterior. Por esse método, a sonda é empurrada para o interior do estômago, ao invés de ser puxada para o exterior.

Qualquer que seja o método empregado, o ponto de punção da parede abdominal é escolhido observando-se a região do abdome onde a luz do aparelho de endoscopia no interior do estômago pode ser percebida. Para ambos os métodos existem kits comerciais mais ou menos completos. Graças a esses recursos, o procedimento pode ser feito em poucos minutos e com segurança.

INTRODUÇÃO DA DIETA

A alimentação pelo tubo pode ser parcialmente iniciada 6 horas depois do procedimento (soro glicosado e/ou eletrólitos), e depois de 24 horas os pacientes recebem uma dieta líquida. A equipe de cirurgia deve acompanhar os pacientes para diagnosticar eventuais disfunções ou complicações. Cuidadores ou familiares devem ser instruídos e capacitados para manusear a gastrostomia e a respectiva dieta, com acesso a ajuda e orientação em caso de dúvidas ou complicações.

Complicações maiores

* Sangramento da ferida operatória ou do estômago.
* Pneumonia aspirativa.
* Fasciite necrotizante.
* Perfuração ou obstrução intestinal.
* Síndrome de afundamento (sepultamento do aparato interno da sonda).
* Abscesso da parede abdominal.
* Peritonite causada por descolamento precoce do estômago com consequente vazamento de conteúdo gástrico para a cavidade.

Complicações menores

* Infecção de ferida.
* Afrouxamento do aparato de fixação externa.
* Pneumoperitôneo.
* Granuloma de corpo estranho ao redor do orifício cutâneo.
* Persistência da fístula gástrica após a retirada da sonda de gastrostomia.
* Dermatite ao redor do orifício cutâneo.
* Retirada inadvertida da sonda de gastrostomia.

A síndrome do sepultamento do aparato interno ocorre na falta do afrouxamento do aparato externo da gastrostomia. Esse aparato deve ser afrouxado após os primeiros dias pós-operatórios. Manter esse aparato apertado permite que o aparato interno seja lentamente expulso do interior do estômago, o que causa a cicatrização do orifício gástrico e a perda do lúmen.

O USO DA SONDA DE GASTROSTOMIA

A sonda deve ser usada para a administração da dieta líquida enteral, administração de medicações e hidratação do paciente. A sonda deve ser lavada com água sempre após o uso para evitar sua obstrução por restos de alimentos ou de medicações. Uma sonda bem cuidada tem um tempo de vida útil de cerca de 1 ano. Esse tempo varia de acordo com os cuidados diários com a sonda. A troca da sonda pode ser feita sem a necessidade de uma nova endoscopia, pois o trajeto fistuloso já está estabelecido.

MORTALIDADE PRECOCE APÓS COLOCAÇÃO DA GASTROSTOMIA PERCUTÂNEA

Embora a realização da GEP seja segura e rápida, sendo observada com muita frequência no mundo inteiro, ela não é livre de complicações e é associada com uma taxa de mortalidade em 30 dias que varia entre 1,2 e 32,5%. Essa taxa de mortalidade aumenta quando avaliamos pacientes hospitalizados ou com demência. Assim, é necessário o critério de seleção melhor e mais objetivo para evitar indicações fúteis do procedimento. Muitos autores identificaram fatores de risco associados com mortalidade precoce: hipoalbuminemia, proteína C-reativa, anemia, internamento em unidade de terapia intensiva (UTI) antes do procedimento e hipernatremia, dentre outros.

ASPECTOS ÉTICOS DA GASTROSTOMIA

Há questões bioéticas envolvidas especialmente na indicação do procedimento. Basicamente essas questões se colocam no dilema entre oferecer suporte nutricional a um paciente em sofrimento extremo, como idosos com grave sequelas e com demência avançada, e consequentemente prolongar uma existência de dor e sofrimento, ou deixar que a natureza siga o seu caminho natural sem interferir para prolongar a dolorosa existência de uma ser humano em idade avançada.

A Sociedade Europeia de Nutrição Clínica e metabolismo (ESPEN) publicou em sua última diretriz que a indicação para a colocação da gastrostomia endoscópica não pode ser uma medida terminal em pacientes com baixa expectativa de vida ou demência avançada. A Sociedade Europeia de Endoscopia Gastrointestinal (ESGE) também recomenda a não realização da GEP em pacientes com expectativa de vida inferior a 30 dias. Além disso, as diretrizes de 2021 da ESGE também recomendam a realização precoce da gastrostomia endoscópica em pacientes com doença degenerativa e naqueles com alguns tipos de neoplasias se estiverem apresentando perda de peso apesar da nutrição oral.

É de extrema importância selecionar adequadamente os pacientes para a realização do procedimento. Realizar o procedimento quando o paciente já está desnutrido e sofrendo de uma doença avançada pode contribuir para sua mortalidade precoce.

QUAL O MELHOR MOMENTO PARA A COLOCAÇÃO DA GASTROSTOMIA ENDOSCÓPICA?

Talvez o erro não esteja na indicação ou não da colocação da GEP. Estudos têm mostrado que o que pode estar errado é o momento no qual é proposta sua colocação. A gastrostomia faz parte do arsenal terapêutico em doenças neurodegenerativas como a esclerose lateral amiotrófica. Esses pacientes apresentam perda de peso mesmo sem ter desenvolvido sinais de disfagia. A literatura mostra que os pacientes com ELA têm uma sobrevida melhor quando a nutrição enteral foi iniciada antes do início da perda de peso. Obviamente, a nutrição não será responsável por curar o paciente da doença, mas sim por fornecer melhor qualidade de vida e aumento da sobrevida.

O mesmo pode ser pensado para pacientes com demência. A literatura mostra que a colocação da GEP não traz benefícios para pacientes com demência avançada. Entretanto, em pacientes com demência em estágio inicial, a nutrição enteral por gastrostomia pode preservar sua qualidade de vida por mais tempo. Assim como ocorre na ELA, a gastrostomia não vai impedir o desenvolvimento da demência, mas pode proporcionar melhor qualidade de vida para o paciente.

CONSIDERAÇÕES FINAIS

A gastrostomia endoscópica percutânea é técnica descrita há mais de 40 anos e nesse período ganhou ampla aceitação em razão de sua simplicidade, custos, efetividade e segurança. Nos últimos anos sua indicação vem sendo questionada em situações nas quais foi classicamente indicada, especialmente em doentes com demência avançada. Estudos futuros esclarecerão o momento oportuno para indicá-la em pacientes com demência e apontarão fatores de risco para morbimortalidade associada a ela, permitindo o aprimoramento das indicações clínicas e pacificando as questões éticas ainda não resolvidas.

LEITURA RECOMENDADA

1. Cunha F. Gastrostomy: Its inception and evolution. The American Journal of Surgery. 1946 Oct 1;72(4):610-34.
2. Gallagher MW, Tyson KR, Ashcraft KW. Gastrostomy in pediatric patients: an analysis of complications and techniques. Surgery. 1973 Oct;74(4):536-9.
3. Gauderer MW, Ponsky JL, Izant RJ. Gastrostomy without laparotomy: a percutaneous endoscopic technique. J Pediatr Surg. 1980 Dec;15(6):872-5.
4. Gauderer M. Twenty years of percutaneous endoscopic gastrostomy: origin and evolution of a concept and its expanded applications. Gastrointest Endosc. 1999 Dec;50(6):879-83.
5. Edmonson JM. History of the instruments for gastrointestinal endoscopy. Gastrointest Endosc. 1991 Apr;37(2 Suppl):S27-56.
6. Lee C, Im JP, Kim JW, Kim S-E, Ryu DY, Cha JM et al. Risk factors for complications and mortality of percutaneous endoscopic gastrostomy: a multicenter, retrospective study. Surg Endosc. 2013 Oct;27(10):3806-15.

7. Löser C, Aschl G, Hébuterne X, Mathus-Vliegen EMH, Muscaritoli M, Niv Y et al. ESPEN guidelines on artificial enteral nutrition – percutaneous endoscopic gastrostomy (PEG). Clin Nutr. 2005 Oct;24(5):848-61.

8. Arvanitakis M, Gkolfakis P, Despott EJ, Ballarin A, Beyna T, Boeykens K et al. Endoscopic management of enteral tubes in adult patients – Part 1: Definitions and indications. European Society of Gastrointestinal Endoscopy (ESGE) guideline. Endoscopy. 2021 Jan;53(1):81-92.

9. Suzuki Y, Tamez S, Murakami A, Taira A, Mizuhara A, Horiuchi A et al. Survival of geriatric patients after percutaneous endoscopic gastrostomy in Japan. World J Gastroenterol. 2010 Oct 28;16(40):5084-91.

10. Light VL, Slezak FA, Porter JA, Gerson LW, McCord G. Predictive factors for early mortality after percutaneous endoscopic gastrostomy. Gastrointest Endosc. 1995 Oct;42(4):330-5.

11. Miranda LE, Penha MRC da, Miranda ACG, Lima DL, Costa MWF, Amorim A de O. Risk factors associated with early mortality after percutaneous endoscopic gastrostomy in patients at a tertiary care center in Brazil: a retrospective single-center survival study. Arq Gastroenterol. 2019 Dec;56(4):412-8.

12. Oh DJ, Kim B, Lee JK, Kang HW, Kim JH, Lim YJ et al. Can percutaneous endoscopic gastrostomy be carried out safely in the elderly? Geriatr Gerontol Int. 2016 Apr;16(4):481-5.

13. Callahan CM, Haag KM, Weinberger M, Tierney WM, Buchanan NN, Stump TE et al. Outcomes of percutaneous endoscopic gastrostomy among older adults in a community setting. J Am Geriatr Soc. 2000 Sep;48(9):1048-54.

14. Barbosa M, Magalhaes J, Marinho C, Cotter J. Predictive factors of early mortality after percutaneous endoscopic gastrostomy placement: The importance of C-reactive protein. Clin Nutr ESPEN. 2016 Aug;14:19-23.

15. Zettervall SL, Holzmacher JL, Radomski M, Skancke M, Shafa J, Amdur R et al. Comparison of complications following laparoscopic and endoscopic gastrostomy placements. J Gastrointest Surg. 2017 Sep;21(9):1396-403.

16. Dietrich CG, Schoppmeyer K. Percutaneous endoscopic gastrostomy – Too often? Too late? Who are the right patients for gastrostomy? World J Gastroenterol. 2020 May 28;26(20):2464-71.

17. Rahnemai-Azar AA, Rahnemaiazar AA, Naghshizadian R, Kurtz A, Farkas DT. Percutaneous endoscopic gastrostomy: indications, technique, complications and management. World J Gastroenterol. 2014 Jun 28;20(24):7739-51.

CAPÍTULO 18

GASTROSTOMIA LAPAROSCÓPICA TUBULARIZADA CONTINENTE

Marco Lotti
Giulia Carrara
Michela Giulii Capponi
Marco Antonio Zappa

RESUMO

Sondas de gastrostomia inseridas endoscópica ou cirurgicamente são a metodologia mais empregada para prover nutrição enteral a enfermos incapazes de se alimentar oralmente por longo prazo. As gastrostomias são comparativamente rápidas e de reduzido custo, assegurando uma via confiável para administração da dieta. Não obstante, complicações como perfuração intestinal, deslocamento da sonda, infecção periestomal ou sangramento poderão suceder em até 17% dessa população, razão por que reintervenções sobre a gastrostomia não raramente são necessárias. Uma técnica laparoscópica é aqui exposta, originalmente concebida para casos em que a gastrostomia endoscópica percutânea se mobilizou ou se perdeu. Ela é fixada à aponeurose e à pele como uma ileostomia e utiliza todas as camadas da parede gástrica, de modo que resiste bem ao suco gástrico. Assim que a intervenção se cicatriza, a presença de um tubo no sistema torna-se desnecessária, aplicando-se apenas um leve curativo de gaze. O estômago poderá ser acessado mediante cateterização intermitente, tantas vezes quanto prescrito ao longo do dia. Nesse sentido, substitui com vantagens a gastrostomia convencional com sonda.

INTRODUÇÃO

A gastrostomia é uma opção para pacientes incapazes de se alimentar por mais que 3 a 4 semanas, ou que necessitarão de administrações suplementares periódicas para atender a suas exigências metabólicas. O método tem ampla utilização por suas características de custo, rapidez e segurança usualmente convenientes.[1,2]

Sondas transabdominais são passíveis de inserção mediante estratégias endoscópicas, radiológicas, ultrassonográficas ou cirúrgicas, seja por via aberta ou laparoscópica. A escolha usualmente se pauta em critérios anatômicos, na eventual presença de obstrução faringoesofágica, bem como na necessidade ou não de futuros procedimentos abdominais, principalmente em pacientes oncológicos.[3]

INDICAÇÕES E CONTRAINDICAÇÕES

Indicações frequentes abrangem enfermidades neurológicas (doença cerebrovascular, esclerose múltipla, esclerose lateral amiotrófica, Parkinson, tumores cerebrais, demência, trauma de crânio, coma prolongado), além de casos com recuperação tardia da capacidade de ingestão alimentar após longas internações na unidade de terapia intensiva (UTI), bem como neoplasias de cabeça e pescoço ou trato digestório alto.

Muitos desses enfermos encontram-se desnutridos, o que deverá ser prontamente corrigido sobretudo em candidatos a cirurgia de grande porte, quimioterapia ou radioterapia. Indicações menos comuns direcionam-se para anomalias congênitas, fibrose cística, trauma ou cirurgia extensa de face, queimados e politraumatizados, como ainda para descompressão gástrica em eventualidades muito prolongadas de íleo paralítico ou obstrução intestinal.[4]

GASTROSTOMIA ENDOSCÓPICA PERCUTÂNEA (GEP)

Trata-se de modalidade popular em quase todas as partes do mundo, conforme descrito em capítulo separado, e geralmente constitui-se na primeira opção. Para utilização por alguns dias ou 1 a 3 semanas, a clássica sonda nasogástrica ainda é imbatível, notadamente em pacientes com reflexos das vias aéreas conservados. Ainda assim há quem prefira GEP pela conveniência e segurança de uso por parte de doentes e cuidadores, com menos desconforto que a sonda transnasal.[3-6]

Sepse, coagulopatia grave, fratura cervical, órgãos interpostos à frente do estômago, obstrução ou suboclusão intestinal e instabilidade hemodinâmica são as contraindicações mais referidas para PEG.

Em contextos de câncer de cabeça e pescoço, estima-se em 0,1 a 0,3% a chance de disseminação de células malignas pela tração ou pulsão da sonda endoscópica através da lesão, deteriorando o prognóstico oncológico.[7-9] Uma técnica que se valha de introdução direta no estômago evitará tal risco.[10] Procedimentos auxiliados por radiologia constituem-se, portanto, em uma alternativa, inclusive em câncer de esôfago. Nenhum endoscópio atravessa a zona cancerosa, e a anestesia local é muitas vezes factível, um benefício em pacientes hemodinamicamente instáveis. Não se percebem diferenças de morbidade ou mortalidade entre gastrostomias endoscópicas e radiológicas.[3]

GASTROSTOMIA CIRÚRGICA

Trata-se de modalidade antiga, todavia com morbidade e mortalidade não significativamente diferentes de GEP, quando executada por equipe experiente. No entanto, esta última é mais bem-aceita por conta da conveniência e custo usualmente menores. É consuetudinário reservar a via operatória para aqueles com contraindicações às vias endoscópica ou radiológica, ou ainda quando o enfermo será obrigatoriamente conduzido à mesa cirúrgica por outras razões.[11,12] Saliente-se que a gastrostomia cirúrgica padece de limitações em circunstâncias de grave coagulopatia, instabilidade hemodinâmica ou risco anestésico elevado.[3]

COMPLICAÇÕES DA GASTROSTOMIA

Tanto eventos menores (pequeno processo infeccioso e secreções, sangramento discreto) como intercorrências mais ameaçadoras (sangramento significativo, fístula colocutânea, fascite necrotizante) devem ser cogitados. Para GEP a literatura consigna índices oscilando amplamente, de 16 a 70%.[13,14] Os valores mais preocupantes tendem a se concentrar em candidatos idosos e com múltiplas comorbidades.[15] Em uma avaliação retrospectiva, o obituário da GEP foi classificado como imediato (0,2%), de 30 dias (2,4%) e global (14%).[16] Estima-se em 2% a ocorrência de complicações maiores.[17] Em se tratando de opção menos usual, há poucas grandes séries recentes enfocando gastrostomia cirúrgica, razão por que os números referentes a GEP são trazidos a título indicativo.

COMPLICAÇÕES ESPECÍFICAS – DISFUNÇÃO DA SONDA

A sonda poderá se ocluir a qualquer momento por conta de nutrientes ou medicamentos que não foram bem homogeneizados ou formaram precipitados. Também a deterioração ou má fixação do dispositivo empregado poderá ser causa de vazamentos ou ruptura do tubo.

A remoção acidental precoce da sonda (0,6 a 4%) deve-se à tração externa excessiva, geralmente por ocasião de episódios de agitação ou confusão do enfermo. Nas primeiras 4 semanas, em especial se a serosa do estômago não aderiu firmemente ao peritônio parietal, a reintrodução às cegas deverá ser evitada por conta do risco de falso trajeto e peritonite. Aconselha-se buscar outra via de acesso e observar o caso clinicamente, administrando antibióticos se surgir suspeita de contaminação da cavidade.

Após a quarta semana costuma ser seguro repassar uma sonda análoga ou um tubo de Foley, precocemente após o escape da sonda, para que o trajeto da gastrostomia não se perca. Uma possibilidade menos comum quando a sonda não está bem fixada é sua migração para o duodeno ou jejuno, potencialmente gerando obstrução gástrica ou intestinal.[10]

INFECÇÕES LOCAIS E INVASIVAS

A infecção de pele e subcutâneo é a intercorrência mais comum (5 a 25%), usualmente caracterizada por eritema, dolorimento e secreções purulentas. Uma cefalosporina profilática administrada 1 hora antes do procedimento parece reduzir a incidência.[18] A retirada da sonda não costuma ser necessária, a menos que o quadro se configure como peritonite ou fascite necrotizante, quando a gastrostomia deverá ser removida e o paciente tratado cirurgicamente.[19]

A fascite necrotizante é rara, todavia potencialmente fatal. Atinge geralmente pele, subcutâneo, músculos e plano fascial/aponeurótico, sendo típicos, além do eritema e edema, o aparecimento de bolhas ou flictenas. Germes anaeróbios poderão estar presentes, ou ainda estreptococos hemolíticos do grupo A ou *Staphylococcus aureus*. Além de antibioticoterapia que contemple essas possibilidades, o debridamento cirúrgico se impõe. A afecção onera sobretudo enfermos idosos com diabetes tipo 2, mau estado nutricional, imunodepressão e outros focos infecciosos. Note-se que o excesso de pressão ou tração quando se fixa o tubo de gastrostomia, mantida por muitos dias, também cria condições de isquemia e anaerobiose na parede adjacente, especialmente na terceira idade, podendo predispor à fascite.[20,21]

SANGRAMENTO

Não constitui fenômeno frequente (2,7%) e é geralmente responsivo à compressão temporária.[10] Poderá ser necessário, em alguns casos, apertar um pouco a fixação da sonda de gastrostomia com o propósito de aumentar a pressão sobre o trajeto do tubo (até 48 h). Se acaso surgir anemia, melena ou instabilidade hemodinâmica, uma investigação endoscópica e eventual cauterização poderão ser imperiosas, sendo excepcionais as circunstâncias que demandam reoperação.

VAZAMENTO AO REDOR DO ESTOMA

Usualmente precoce (primeiros dias), poderá suceder mais tarde também. Caso o trajeto da sonda esteja razoavelmente consolidado (3 a 4 semanas), uma estratégia é retirá-la por alguns dias, objetivando permitir o fechamento parcial do pertuito de modo a estreitá-lo. Por segurança mantém-se um fio-guia inserido todo o tempo, evitando dificuldades por ocasião da reintrodução da sonda.[18]

PERITONITE

Quando precoce (primeiros dias), usualmente se deve à remoção ou perda acidental da sonda, ensejando o escape de secreções gástricas ou alimento para a cavidade abdominal. O quadro típico é de febre, dor abdominal, íleo paralítico e leucocitose.[10] Suspende-se imediatamente a infusão de nutrientes, prescrevem-se antibióticos de largo espectro (até a obtenção de culturas) e o paciente é conduzido ao gabinete radiológico para investigação por métodos de imagem (geralmente tomografia computadorizada). Caso confirmada uma peritonite ou coleções na cavidade, a reintervenção cirúrgica quase sempre se impõe.

OUTRAS COMPLICAÇÕES PRECOCES – PNEUMOPERITÔNIO

Mais observado após gastrostomia endoscópica (GEP) do que cirúrgica, posto que na primeira se insufla o estômago com ar, o que poderá criar condições para vazamento. Caso não haja sinais de contaminação da cavidade, o tratamento consiste em observação apenas. Só a concomitância de peritonite exige medidas terapêuticas agressivas.[22]

ÍLEO PARALÍTICO

Não se trata de eventualidade comum, todavia poderá ser prenúncio de uma perfuração visceral. Nesse sentido, distensão abdominal, vômitos e ruídos hidroaéreos ausentes merecem uma meticulosa investigação por imagem. Caso tal seja excluído, o tratamento é conservador, consistindo em jejum com suporte nutricional parenteral e sonda nasogástrica aberta, até a resolução da intercorrência.[23] Em tese qualquer órgão do andar superior do abdome poderá sofrer perfuração acidental, tais como esôfago, o próprio estômago, cólon ou fígado, todavia se trata de ocorrências inusitadas.

COMPLICAÇÕES TARDIAS – IRRITAÇÕES E MACERAÇÕES NO ENTORNO DA SONDA

Sondas mantidas por longos períodos, particularmente sem curativos frequentes, delicados e cuidadosos, poderão se seguir de maceração da pele, aumento do diâmetro do trajeto, vazamento e danos extensos da parede abdominal. Nessas oportunidades não é improvável a ocorrência de sangramento, infecção local e mesmo afundamento da sonda.

AFUNDAMENTO DA SONDA

Tende a suceder quando a fixação da sonda é muito apertada, de sorte que o dispositivo de fixação interna migra para fora do estômago, posicionando-se entre a parede gástrica e a pele. A porção externa da sonda usualmente afunda também, criando dor e deformidade do trajeto, o que impede a oferta de alimentação. A endoscopia geralmente confirma o diagnóstico,[24] podendo reposicionar o dispositivo. Caso não haja sucesso, retira-se completamente a sonda deslocada e passa-se novo dispositivo pelo mesmo pertuito. Muito raramente se forma um abscesso na região que demanda drenagem, além da remoção temporária da sonda.[24]

Fístulas entéricas ou colônicas, obstrução intestinal e hérnias orificiais: eventos extremamente incomuns que são aqui apenas citados.

INCONVENIENTES DA GASTROSTOMIA DE LONGA DURAÇÃO

Toda gastrostomia é uma comunicação do estômago com o exterior mediante um tubo e um trajeto. Esse trajeto toma algum tempo para maturar e está sujeito a permanentes fenômenos de remodelação e cicatrização.[25] Gastrostomias antigas tendem a padecer de maior número de complicações.[26-28] Ademais de afundamento da sonda, sangramentos e infecções, é preciso contar com escape e mesmo rachaduras ou rupturas da sonda, em uma proporção geral de até 17%.[26] Não podem ser omitidas as hipóteses de dor, desconforto ou vergonha da gastrostomia, e, mais raramente, de odores provocados por esta.

A GASTROSTOMIA TUBULARIZADA

A proposta não é recente e foi capitaneada por Janeway em 1913,[29] permanecendo atual mormente em casos nos quais há obstrução digestiva alta e a sondagem endoscópica não é factível.[30-35] Naquela e em outras circunstâncias um retalho de parede total de estômago é empregado para fabricar um tubo cilíndrico que é trazido à pele. A presença de um corpo estranho (sonda) é desnecessária e postula-se continência do sistema, ainda que não haja estudos de muito longa duração. Os óbices poderiam se prender à má vascularização desse retalho com risco de isquemia, atrofia da mucosa, ulceração e sangramento.[36] Em casos muito manipulados por gastrostomia endoscópica (GEP) a parede anterior do estômago poderá se revelar inflamada ou espessada, inviabilizando a aplicação da técnica.

GASTROSTOMIA SEM REFLUXO

Defendida originalmente por Bianchi et al. em casos pediátricos, confecciona o retalho com um segmento bem vascularizado de grande curvatura gástrica, mediante incisão aberta[37] ou laparoscópica.[38] Nós atualizamos a proposta com base nas dificuldades observadas com pacientes em nosso departamento de emergência, portadores de GEP que se deslocou ou escapou, usualmente já com contaminação da cavidade e peritonite,[39] requerendo nova e confiável via de acesso de longo prazo.

PROCEDIMENTO PARA GASTROSTOMIA LAPAROSCÓPICA TUBULARIZADA CONTINENTE

Posicionamento do enfermo e trocartes

Coloca-se o paciente em posição de litotomia e proclive (Trendelemburg reverso). O cirurgião permanece entre as pernas e o assistente do lado direito do enfermo. O monitor é deixado atrás do ombro esquerdo do doente. Um trocarte Hasson de 10 mm é inserido após pequena incisão logo acima da cicatriz umbilical e se cria o pneumoperitônio. Passa-se o laparoscópio e se inspeciona a cavidade. Não são incomuns as aderências quando um GEP escapou e secreções irritaram a cavidade.

Um segundo trocarte, de 5 mm, é providenciado no epigástrio à esquerda da linha mediana, prestando-se para o afastador de 5 mm, que deslocará o fígado, possibilitando boa visão do estômago. Em casos de emergência pós-escape de GEP, pode-se aproveitar o orifício da gastrostomia anterior para introduzir o afastador. O assistente fica incumbido de manejar o laparoscópio e o afastador (A1 e A2).

Mais dois trocartes de 5 mm são requeridos respectivamente nos quadrantes superior direito e esquerdo (S1 e S2), lateralmente à linha medioclavicular, a cargo do cirurgião (Figura 1). Em eventualidades de escape de GEP, é preferível um trocarte de 10 mm (S1) para que o cirurgião passe com facilidade fios agulhados e suture o orifício gástrico, antes de iniciar a gastrostomia tubularizada propriamente dita.

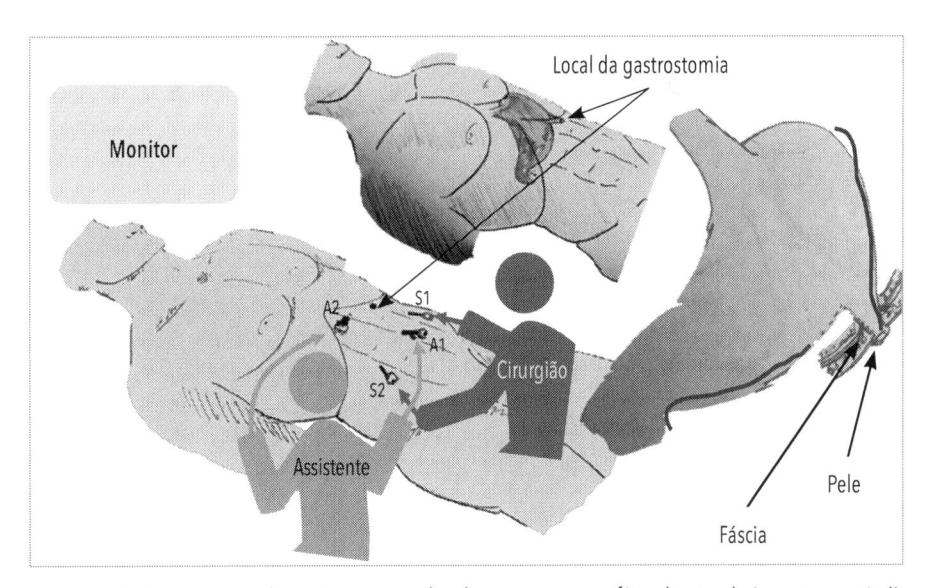

Figura 1 Posicionamento do paciente, entradas dos trocartes e orifício destinado à gastrostomia (à esquerda). Representação da gastrostomia tubularizada no local (à direita).
Fonte: elaboração dos autores.

TEMPOS CIRÚRGICOS

A emergência da gastrostomia na parede abdominal costuma ser no epigástrio um pouco abaixo dos arcos costais (linha subcostal), medialmente à linha medio-clavicular esquerda. Antes é conferido se o estômago atinge esse local facilmente e sem tensão. Na clássica modalidade Janeway o tubo é confeccionado com parede anterior, entretanto optamos pela grande curvatura, incluindo os vasos gastroepi-ploicos esquerdos, assegurando ampla irrigação e inervação do retalho. Inspeciona-se a arcada dos vasos e secciona-se o tubo de modo a preservá-la.

Antes se remove eventual gordura aderida e pequenos ramos vasculares no trajeto da secção. Penetra-se na retrocavidade dos epíplons (bolsa omental) a fim de possibi-litar também a secção da parede posterior do estômago sob adequado controle visual.

O ligamento gastrocólico é cuidadosamente seccionado de modo que uma por-ção permaneça intacta junto à grande curvatura mobilizada, contendo a arcada dos vasos gastroepiploicos.

Novo trocarte (12 mm sem lâmina cortante) é inserido no ponto de exterioriza-ção da gastrostomia. Passa-se por ali um grampeador endoscópico linear com cartu-cho azul (60 mm), dotado de grampos de titânio em duas linhas triplas. Este é apli-cado na grande curvatura para gerar o retalho (tubo gástrico). Caso o ângulo para aplicação do grampeador não seja conveniente, deve-se repassar o trocarte de 12 mm e respectivo grampeador pelo orifício já existente mais abaixo, originalmente aberto para a mão esquerda do cirurgião (S2). A preferência por trocarte sem lâmina é para não seccionar as estruturas da parede abdominal, assegurando tônus musculoapo-neurótico bem conservado e, consequentemente, boa continência da gastrostomia.

Antes de ativar o grampeador, revisam-se as duas paredes gástricas para asse-gurar-se do seu posicionamento livre, desimpedido e no local ideal. Um disparo apenas costuma ser suficiente (60 mm), não sendo usualmente necessários nem grampos adicionais nem sutura de reforço. Uma vez construído o tubo, este é con-duzido até o orifício subcostal esquerdo já referido.

O trocarte lá inserido é retirado, e quatro suturas seromusculares nos pontos car-deais são utilizadas para ancorar o tubo internamente junto ao peritônio parietal e fáscia respectiva. A extremidade do tubo é aberta e suas bordas são suturadas à pele.

A continência da gastrostomia é testada insuflando ar por intermédio de uma sonda nasogástrica. Usualmente o tônus da musculatura da parede abdominal, bas-tante superior à resistência do delicado segmento tubularizado, é suficiente para mantê-lo colabado e sem escape de conteúdo gástrico. Confere-se analogamente sua permeabilidade, inserindo sem forçar uma sonda flexível de Nelaton 14 Fr pelo orifício externo da gastrostomia. Não temos o hábito de deixar qualquer sonda in-serida ao término da elaboração da gastrostomia, pois esta não apresenta tendên-cia a se fechar espontaneamente, a menos que abandonada por extensos períodos. Um curativo de gaze seca é suficiente (Figura 2).

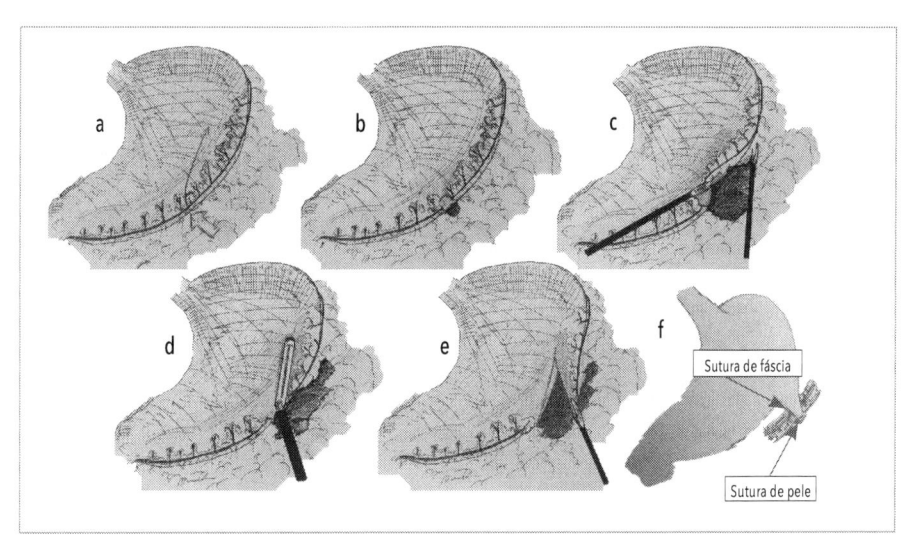

Figura 2   a) Secção da arcada gastroepiploica; b) preparação da extremidade superior do retalho gástrico; c) abertura do ligamento gastrocólico, preservando-se a porção esquerda da arcada gastroepiploica; d) e e) o grampeador é disparado na grande curvatura para confeccionar o tubo gástrico; f) o tubo elaborado é trazido até a pele.
Fonte: elaboração dos autores.

EXPERIÊNCIA CLÍNICA

Desde quando iniciamos a execução da técnica, em casos de escape de GEP já com peritonite, o tempo cirúrgico específico tem sido de 45 minutos, não se computando logicamente aquele despendido para eventualmente lavar e drenar o processo infeccioso da cavidade. Os pacientes são seguidos por 3 semanas a fim de descartar qualquer intercorrência.

Constatamos que em 6 a 9 dias a gastrostomia encontra-se cicatrizada, consequentemente passível de utilização rotineira mediante uma sonda inserida a cada infusão dietética. Preferimos sondas de Nelaton 12 a 14 Fr, contudo um Foley 12 Fr é aplicável também. Caso se deseje insuflar o seu balonete, é preciso certificar-se de que foi suficientemente inserido e se encontra livre na câmara gástrica. Uma insuflação volumosa no trajeto do tubo poderá acarretar danos à gastrostomia.

As cateterizações para fins dietéticos são usualmente bem toleradas e indolores. No entanto, é preciso manusear a sonda de alimentação com delicadeza, evitando gestos bruscos, que poderão ensejar pequenos sangramentos da mucosa, especialmente quando a cicatrização ainda não está perfeita.

Diferentemente de algumas gastrostomias,[37] a nossa é construída à esquerda da arcada gastroepiploica por aproveitar para a confecção do tubo o corpo gástrico e não o antro. O risco de estenose gástrica é menor e há tecido suficiente para trazer a gastrostomia ao exterior sem tensão. Não vemos vantagem em tubos antiperistálticos, pois o movimento do conteúdo gástrico é muito mais complexo que o peristaltismo ordenado descrito nos livros.[40,41] O ângulo do nosso tubo inclusive fica mais agudo e, portanto, mais continente à medida que o estômago se repleta do alimento introduzido, ao contrário do que sucede no modelo clássico de Janeway, em que a movimentação do estômago cheio, para a frente e para baixo, abre o ângulo da gastrostomia e surge o risco de vazamento pós-prandial.

REFERÊNCIAS

1. Shellito PC, Malt RA. Tube gastrostomy. Techniques and complications. Ann Surg. 1985;201(2):180-5.
2. Zettervall SL, Holzmacher JL, Radomski M, Skancke M, Shafa J, Amdur R et al. Comparison of complications following laparoscopic and endoscopic gastrostomy placements. J Gastrointest Surg. 2017;21(9):1396-403.
3. Nunes G, Fonseca J, Barata AT, Dinis-Ribeiro M, Pimentel-Nunes P. Nutritional support of cancer patients without oral feeding: how to select the most effective technique? GE Port J Gastroenterol. 2020;27(3):172-84.
4. Rahnemai-Azar AA, Rahnemaiazar AA, Naghshizadian R, Kurtz A, Farkas DT. Percutaneous endoscopic gastrostomy: Indications, technique, complications and management. World J Gastroenterol. 2014;20(24):7739-51.
5. Lochs H, Dejong C, Hammarqvist F, Hebuterne X, Leon-Sanz M, Schütz T et al. ESPEN Guidelines on enteral nutrition: gastroenterology. Clin Nutr. 2006;25(2):260-74.
6. Löser C, Aschl G, Hébuterne X, Mathus-Vliegen EMH, Muscaritoli M, Niv Y et al. ESPEN guidelines on artificial enteral nutrition — Percutaneous endoscopic gastrostomy (PEG). Clin Nutr. 2005;24(5):848-61.
7. Fonseca J, Adriana C, Fróis-Borges M, Meira T, Oliveira G, Santos JC. Ostomy metastasis after pull endoscopic gastrostomy: A unique favorable outcome. Nutr Hosp. 2015;31(4):1879-81.
8. Rowell NP. Tumor implantation following percutaneous endoscopic gastrostomy insertion for head and neck and oesophageal cancer: Review of the literature. Head Neck. 2019;41(6):2007-15.
9. Siu J, Fuller K, Nadler A, Pugash R, Cohen L, Deutsch K et al. Metastasis to gastrostomy sites from upper aerodigestive tract malignancies: a systematic review and meta-analysis. Gastrointest Endosc. 2020;91(5):1005-14.e17.
10. Boeykens K, Duysburgh I. Prevention and management of major complications in percutaneous endoscopic gastrostomy. BMJ Open Gastroenterol. 2021;8(1):e000628.
11. Pereira Bravo JG, Ide E, Kondo A, Hourneaux de Moura DT, Hourneaux de Moura ET, Sakai P et al. Percutaneous endoscopic versus surgical gastrostomy in patients with benign and malignant diseases: A systematic review and meta-analysis. Clinics (Sao Paulo). 2016;71(3):169-78.
12. Oliveira GP, Santos CA, Fonseca J. The role of surgical gastrostomy in the age of endoscopic gastrostomy: A 13 years and 543 patients retrospective study. Rev Esp Enferm Dig. 2016;108(12):776-9.
13. Blomberg J, Lagergren J, Martin L, Mattsson F, Lagergren P. Complications after percutaneous endoscopic gastrostomy in a prospective study. Scand J Gastroenterol. 2012;47(6):737-42.
14. Keung EZ, Liu X, Nuzhad A, Rabinowits G, Patel V. In-hospital and long-term outcomes after percutaneous endoscopic gastrostomy in patients with malignancy. J Am Coll Surg. 2012;215(6):777-86.
15. Raha SK, Woodhouse K. The use of percutaneous endoscopic gastrostomy (PEG) in 161 consecutive elderly patients. Age Ageing. 1994;23(2):162-3.
16. Lee C, Im JP, Kim JW, Kim SE, Ryu DY, Cha JM et al. Risk factors for complications and mortality of percutaneous endoscopic gastrostomy: A multicenter, retrospective study. Surg Endosc. 2013;27(10):3806-15.
17. Vujasinovic M, Ingre C, Baldaque Silva F, Frederiksen F, Yu J, Elbe P. Complications and outcome of percutaneous endoscopic gastrostomy in a high-volume centre. Scand J Gastroenterol. 2019;54(4):513-8.
18. Zouk AN, Batra H. Managing complications of percutaneous tracheostomy and gastrostomy. J Thorac Dis. 2021;13(8):5314-30.

19. Jafri NS, Mahid SS, Minor KS, Idstein SR, Hornung CA, Galandiuk S. Meta-analysis: Antibiotic prophylaxis to prevent peristomal infection following percutaneous endoscopic gastrostomy. Aliment Pharmacol Ther. 2007;25(6):647-56.

20. Martindale R, Witte M, Hodges G, Kelley J, Harris S, Andersen C. Necrotizing fasciitis as a complication of percutaneous endoscopic gastrostomy. JPEN J Parenter Enteral Nutr. 1987;11(6):583-5.

21. Hucl T, Spicak J. Complications of percutaneous endoscopic gastrostomy. Best Pract Res Clin Gastroenterol. 2016;30(5):769-81.

22. Park WY, Lee TH, Lee JS, Hong SJ, Jeon SR, Kim HG et al. Reappraisal of pneumoperitoneum after percutaneous endoscopic gastrostomy. Intest Res. 2015;13(4):313-7.

23. Dulabon GR, Abrams JE, Rutherford EJ. The incidence and significance of free air after percutaneous endoscopic gastrostomy. Am Surg. 2002;68(6):590-3.

24. Afifi I, Zarour A, Al-Hassani A, Peralta R, El-Menyar A, Al-Thani H. The challenging buried bumper syndrome after percutaneous endoscopic gastrostomy. Case Rep Gastroenterol. 2016;10(2):224-32.

25. Lohsiriwat V. Percutaneous endoscopic gastrostomy tube replacement: A simple procedure? World J Gastrointest Endosc. 2013;5(1):14-8.

26. Siau K, Troth T, Gibson E, Dhanda A, Robinson L, Fisher NC. How long do percutaneous endoscopic gastrostomy feeding tubes last? A retrospective analysis. Postgrad Med J. 2018;94(1114):469-74.

27. Gawande RS, Bailey CR, Jones C, Fishman EK. MDCT evaluation of complications of percutaneous gastrostomy tube placement. Emerg Radiol. 2019;26(6):663-74.

28. Prosser B. Common issues in PEG tubes – what every fellow should know. Gastrointest Endosc. 2006;64(6):970-2.

29. Janeway HH. Eine neue Gastrostomiemethode (Um novo método de gastrostomia). Munchen Med Wochenschr. 1913;60:1705-7.

30. Edelman DS, Unger SW. Laparoscopic gastrostomy. Surg Gynecol Obstet. 1991;173:401.

31. Cossa JP, Marmuse JP, Lecomte P, Le Goff JY, Johanet H, Benhamou G. Gastrostomie tubulée sous coelioscopie. (Gastrostomia tubularizada por laparoscopia) Presse Med. 1992;21:1519-21.

32. Arnaud JP, Casa C, Manunta A. Laparoscopic continent gastrostomy. Am J Surg. 1995;169:629-30.

33. Molloy M, Ose KJ, Bower RH. Laparoscopic Janeway gastrostomy: an alternative to celiotomy for the management of a dislodged percutaneous gastrostomy. J Am Coll Surg. 1997;185:187-9.

34. Raakow R, Hintze R, Schmidt S, Adler A, Neuhaus P. The laparoscopic Janeway gastrostomy. An alternative technique when percutaneous endoscopic gastrostomy is impractical. Endoscopy. 2001;33:610-3.

35. Arnal E, Voiglio EJ, Robert M, Schreiber V, Ceruze P, Caillot JL. Laparoscopic Janeway gastrostomy: an advantageous solution for self-sufficient enteral feeding. Ann Chir. 2005;130:613-7.

36. Marrone GC, Silen W. Pathogenesis, diagnosis and treatment of acute gastric mucosal lesions. Clin Gastroenterol. 1984;13(2):635-50.

37. Bianchi A, Pearse B. The non-refluxing gastrostomy: an evaluation. Pediatr Surg Int. 1997;12(7):494-6.

38. Adham M, Baulieux J. Laparoscopic gastrostomy. Surg Endosc. 2000 May;14(5):500.

39. Lotti M, Carrara G, Lovece A, Giulii CM. Laparoscopic tubularized continent gastrostomy: an alternative to tube gastrostomies. Updates Surg. 2020;72(3):901-5.

40. Li Y, Fortner L, Kong F. Development of a Gastric Simulation Model (GSM) incorporating gastric geometry and peristalsis for food digestion study. Food Res Int. 2019;125:108598.

41. Miyagawa T, Imai Y, Ishida S, Ishikawa T. Relationship between gastric motility and liquid mixing in the stomach. Am J Physiol Gastrointest Liver Physiol. 2016;311(6):G1114-21.

CAPÍTULO 19

JEJUNOSTOMIA LAPAROSCÓPICA À WITZEL

Marco Lotti
Giulia Carrara
Elena Manzo
Michela Giulii Capponi
Marco Antonio Zappa

RESUMO

Jejunostomias para alimentação podem ser úteis no câncer gástrico ou de transição esofagogástrica, para reabilitação pré-operatória e também pós-cirúrgica. Uma das opções de inserção é quando se executa laparoscopia para estadiamento prévio, porém no intraoperatório isso também é de fácil realização. A técnica de Witzel nas jejunostomias é clássica, todavia perdeu popularidade em decorrência das dificuldades de recobrir a sonda com jejuno, bem como de sua fixação na parede abdominal. Neste capítulo os autores exibem sua técnica com uma única sutura sem nós (fio tipo arame farpado) para tunelizar o cateter de jejunostomia e proceder à sua fixação, segundo os cânones de Witzel.

INTRODUÇÃO

A nutrição enteral é requerida no jejum prolongado e nos desnutridos em geral, particularmente na concomitância de enfermidades oncológicas, visando a restauração nutricional e metabólica relevante para o tratamento cirúrgico e a quimioterapia neoadjuvante perioperatória, cujo desfecho é afetado naquelas circunstâncias.[1,2] A terapia nutricional precoce pode amenizar a taxa de complicações, a duração da hospitalização, a frequência de reinternações, a mortalidade e o custo do tratamento. Nesse diapasão, enfermos em risco nutricional ou com a desnutrição já instalada devem ser identificados a tempo de se introduzir um tratamento efetivo.[3]

A via enteral se reveste de vantagens óbvias diante da alternativa intravenosa, tais como reduzido risco de infecção, balanceamento nutricional mais satisfatório e melhor trofismo entérico com manutenção da função de barreira da mucosa.[2]

JEJUNOSTOMIA

Refere-se aos métodos que administram nutrientes abaixo do ligamento de Treitz (músculo suspensor do duodeno). Substitui a gastrostomia quando esta não é factível.[4] Suas indicações sempre foram bastante discutidas, entretanto fazem sentido nas estenoses do trato digestório alto (notadamente neoplásicas), quando o jejum ou a subnutrição se estende por mais de 6 semanas, e nos candidatos à cirurgia de grande porte do abdome alto e, ocasionalmente, de cabeça e pescoço, quando um pós-operatório tumultuado e complexo é esperado, sobretudo por deiscências de anastomoses e fístulas. Candidatos a esquemas agressivos e prolongados de químio e radioterapia seriam outra eventualidade a considerar, quando a gastrostomia por alguma razão não é conveniente.[1]

As indicações se robustecem em enfermos com transtornos da motilidade gástrica (gastroparesia), no refluxo gastroesofágico acentuado ou em casos que já sofreram episódios de aspiração pulmonar, sempre que uma nutrição enteral prolongada é prevista e a sonda nasoenteral não proporciona bons resultados.[1]

PLANEJAMENTO CRONOLÓGICO

A maioria dos grupos prioriza a alimentação desde o pré-operatório precoce, ainda que a introdução da jejunostomia após o procedimento cirúrgico não seja prejudicial para a sobrevida.[5] Antes da cirurgia, o risco de bridas e aderências capazes de interferir na operação subsequente é modesto, por exemplo, em eventualidades de câncer esofagogástrico.[2] Note-se que na pancreatite aguda grave a nutrição jejunal já foi julgada praticamente obrigatória, entretanto avaliações recentes não sugerem diferenças significativas em face da opção intragástrica.[6]

Na população pediátrica as indicações são mais raras, podendo dizer respeito a malformações congênitas do esôfago ou estômago, enfermidades neurológicas, trauma e fibrose cística, quando a via gástrica não pode ser empregada.[7] Como todas as estomias cirúrgicas, a jejunostomia deve ser descartada na presença de suboclusão ou obstrução intestinal. Contraindicações relativas subordinam-se a edema da parede intestinal, enterite actínica, moléstia de Crohn do delgado, ascite, coagulopatias e síndromes de imunodeficiência.[1]

COMPLICAÇÕES

São elencadas aquelas relacionadas a posicionamento inadequado do tubo jejunal ou sua subsequente migração, angulação, fratura ou escape (perda da sonda), além de obstrução ou coagulação pela dieta administrada. Infecções da parede e mesmo fascite necrotizante (gangrena gasosa) constam da literatura, assim como sangramento no nível jejunal ou da parede. Também excepcionalmente sucedem contaminação peritoneal e peritonite generalizada, torção ou volvo do jejuno e íleo paralítico prolongado. A fístula enterocutânea é muito rara, todavia de elevada gravidade.[8-10]

EXPERIÊNCIA CLÍNICA GERAL

Um levantamento retrospectivo de 3.900 pacientes detectou eventos adversos em 22%. As intercorrências abrangeram deslocamento ou saída do tubo (34% das complicações), entupimento (15,7%) e vazamentos periestomais (13,1%). Infecções, falta de refluxo pela sonda, intolerância, sangramento e dor ocorreram em proporções menores que 10%.[11]

Como em todo protocolo de nutrição enteral em pacientes desnutridos, desvios metabólicos são prováveis, a saber: hipocalemia (50%), hiperglicemia (29%) e outros menos assíduos, tais como desequilíbrios hidreletrolíticos e ácido-básicos, hipoglicemia, hipercalcemia, hipo ou hipernatremia, hipofosfatemia e hipomagnesemia.[1,10]

DIARREIA

No passado já se constituiu em sério óbice para essa modalidade, ocasionando frequentes interrupções e mesmo abandono da nutrição jejunal. Na atualidade, conta-se com dietas enterais industrializadas estéreis, isotônicas e nutricionalmente bem balanceadas, substancialmente mais bem toleradas, o que converteu o problema em relativa raridade. Ainda assim, é preciso atentar para a infusão sempre por bomba eletrônica em prazos alentados de no mínimo 12 horas, em caso de intolerância preferindo-se de 24 horas.[1,10]

EXPERIÊNCIA NA ESOFAGECTOMIA ONCOLÓGICA

Sabe-se que até 60% dos candidatos a esofagectomia por câncer padecem de desnutrição calórico-proteica,[11] e a nutrição enteral se reveste do potencial de elevar a sobrevida, na medida em que enseja cirurgia, químio e radioterapia mais completas.[12,13]

O valor da nutrição enteral é reforçado pelo testemunho do *Surveillance Epidemiology and End Results-Medicare* (SEER-Medicare), que recorre ao amplo banco de dados do sistema de saúde governamental norte-americano Medicare. Tanto a duração da hospitalização quanto a sobrevida em curto prazo foram beneficiadas.[13] No tocante à jejunostomia instalada no decurso da cirurgia de esofagectomia, há também evidências a favor de menor hospitalização e mortalidade.[12,14] A alimentação intravenosa é mais suscetível a riscos e perde em todos os aspectos, tais como duração da hospitalização, taxa global de complicações e, especificamente, fístulas e infecções.[15]

TÉCNICA DE WITZEL LAPAROSCÓPICA

A primeira jejunostomia laparoscópica foi conduzida por O'Regan et al. em 1990.[16] A técnica de Witzel, que contempla tunelização e fixação da alça à parede, para inibir tanto fístulas quanto volvo do delgado, é criticada por alguns como trabalhosa.[9] Como alternativa, há quem defenda o acesso por punção direta ao intestino, o uso de tubos em T (análogos ao dreno de Kehr das vias biliares), suturas de ancoragem do jejuno à parede e outras variantes.[2,9,17-22] Nossa técnica visa simplificar o procedimento[23] e é apresentada em um vídeo no YouTube (youtu.be/uq8XKO1mTX8).

EQUIPAMENTO E PREPARO DO LOCAL

Recorre-se a uma sutura tipo arame farpado (vários distribuidores no país) absorvível calibre 4-0 de 15 cm (polidioxanone), com agulha de 22 mm meia curva não cortante (tipo intestinal). O tubo de jejunostomia para adultos é calibre 14 French. Identifica-se o local da jejunostomia sobre a pele (com tinta dermatológica) em decúbito dorsal, confirmando seu posicionamento também em posição sentada e em pé (Figura 1).

INSERÇÃO DOS TROCARTES

O paciente deve permanecer em decúbito dorsal com o braço direito ao longo do corpo. É deste lado que o cirurgião se posiciona. O assistente localiza-se à esquerda, e o monitor é colocado atrás do ombro esquerdo do enfermo. Insere-se um trocarte de 10 mm (U-T) na linha mediana logo acima da cicatriz umbilical. Outro semelhante é introduzido na fossa ilíaca direita, 2 cm abaixo do ponto de McBurney (RIF-T). Finalmente, um trocarte menor (5 mm) é colocado também na linha mediana, no hipogástrio (HYP-T) (Figura 2).

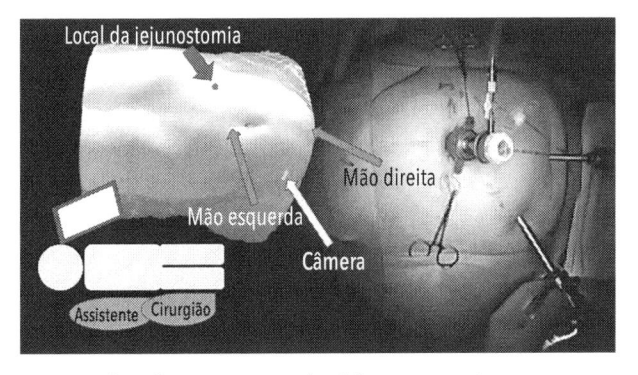

Figura 1   Posicionamento do enfermo, trocartes e local da jejunostomia.
Fonte: elaboração dos autores.

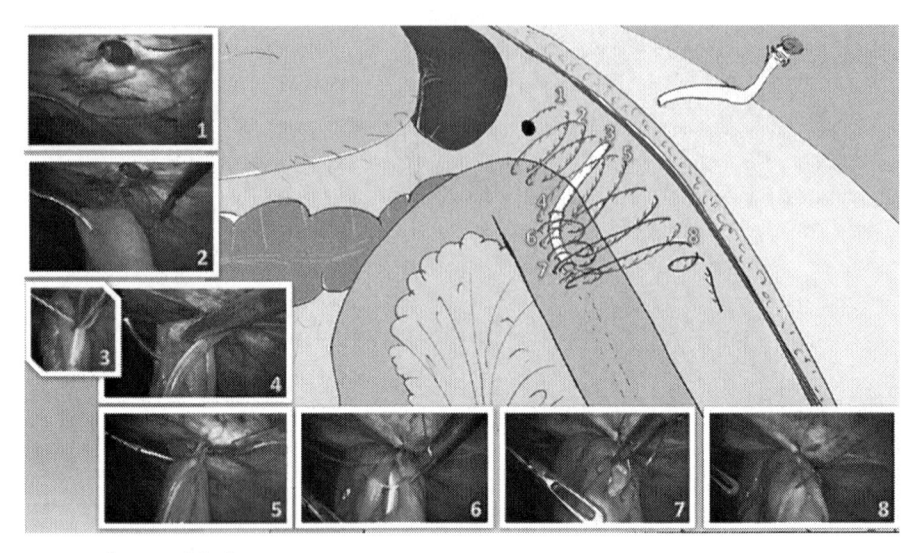

Figura 2   Tempos cirúrgicos.
Fonte: elaboração dos autores.

A mesa operatória é basculada para proclive (Trendelemburg invertido) com o lado esquerdo elevado. O laparoscópio é manejado pelo trocarte da fossa ilíaca direita (RYF-T), ao passo que os outros dois permanecem à disposição para os instrumentos do cirurgião.

O grande epíploon é conduzido para o espaço supramesocólico. Mobiliza-se o conjunto do intestino delgado para baixo e para a direita, o que facilita a visualização do ligamento duodenojejunal. A alça ideal situa-se a 30 a 40 cm do ligamento de Treitz e é marcada com um clipe metálico.

PREPARO DO ORIFÍCIO DA JEJUNOSTOMIA

Insere-se um trocarte no local da futura jejunostomia (J-T) sem empurrar muito, mantendo sua extremidade logo abaixo do plano peritoneal. A sutura parietal inicia-se 1,5 cm cranialmente à extremidade do trocarte jejunal (J-T), passando-se a agulha no sentido dos ponteiros do relógio pela parede abdominal, depois pelo orifício de ancoragem do fio tipo arame farpado, e a seguir pela parede abdominal novamente 5 mm abaixo e à esquerda, de modo que a sutura permaneça à esquerda do trocarte (J-T).

FIXAÇÃO DO JEJUNO À PAREDE

Prosseguindo com os movimentos no sentido dos ponteiros do relógio, a mesma agulha é inserida na camada seromuscular do jejuno, e novamente na parede abdominal 5 mm à frente do trocarte jejunal. O jejuno é delicadamente empurrado contra o peritônio parietal e a sutura é tracionada, ancorando o jejuno automaticamente no local. Mais um ponto é dado com o mesmo fio na camada seromuscular e depois na parede abdominal, desta vez finalizando bem na altura da ponta do trocarte. O fio é tracionado (não se aplicam nós) e o jejuno se fixa firmemente.

INSERÇÃO DA SONDA JEJUNAL

Abre-se um pequeno orifício na borda antimesentérica do jejuno 4,5 cm abaixo do ponto de ancoragem na parede, com o auxílio de eletrodo monopolar tipo gancho. A sonda é inserida por dentro do trocarte jejunal e este é movimentado para aproximar a extremidade da sonda até o orifício aberto no jejuno. A sonda é tracionada e introduzida na alça no sentido caudal (rumo ao íleo terminal).

INÍCIO DA CONFECÇÃO DO TÚNEL

Remove-se o trocarte jejunal, com cuidado para não deslocar a sonda de jejunostomia. O mesmo fio de sutura anterior é passado na seromuscular jejunal de um lado e do outro do jejuno, com a sonda no meio, e a seguir na parede abdominal, onde é tracionado para fixação, o que significa o começo da construção do túnel de Witzel.

Prossegue-se na construção do túnel, porém sem passar a agulha outras vezes na parede abdominal, a não ser mais perto da finalização do túnel. Isso facilita a visão da sutura, permitindo recobrir a sonda inteiramente e sem tensão. Uma vez concluído o túnel, obedecendo sempre ao sentido craniocaudal, ancora-se o fio na parede abdominal duas vezes e este é tracionado para fixação definitiva (sem nós).

ATENÇÃO PÓS-OPERATÓRIA

Ainda antes do término da operação, irriga-se a jejunostomia com 20 a 30 mL de soro fisiológico para comprovar o livre fluxo e a ausência de vazamentos. A jejunostomia é fixada externamente à pele, e pode ser utilizada assim que o paciente estiver acomodado no quarto, plenamente consciente e acordado.

COMENTÁRIOS

O túnel tipo Witzel inibe o refluxo de conteúdo intestinal para a pele, que poderia gerar irritação local, infecção e tecido de granulação. Com o jejuno firmemente aderido à parede, o perigo de vazamento interno e peritonite é minimizado. Outra vantagem do acesso operatório, em comparação com as técnicas percutâneas minimamente invasivas que passam o cateter jejunal através de agulha, é que uma sonda mais calibrosa pode ser utilizada, com menores riscos de coagulação da dieta e obstrução.

Em nossa experiência, o procedimento tem se demonstrado seguro e o tempo cirúrgico é da ordem de 45 minutos. Em casos de câncer é possível, simultaneamente, explorar a cavidade e estadiar a neoplasia.

REFERÊNCIAS

1. Tapia J, Murguia R, Garcia G, de los Monteros PE, Oñate E. Jejunostomy: techniques, indications, and complications. World J Surg. 1999;23(6):596-602.
2. Collard MK, Genser L, Vaillant JC. Direct laparoscopic feeding jejunostomy. Journal of Visceral Surgery. 2019;156(5):433-9.
3. Tappenden KA, Quatrara B, Parkhurst ML, Malone AM, Fanjiang G, Ziegler TR. Critical role of nutrition in improving quality of care: An interdisciplinary call to action to address adult hospital malnutrition. J Acad Nutr Diet. 2013;113(9):1219-37.
4. Nunes G, Fonseca J, Barata AT, Dinis-Ribeiro M, Pimentel-Nunes P. Nutritional support of cancer patients without oral feeding: how to select the most effective technique? GE Port J Gastroenterol. 2020;27(3):172-84.
5. Patel S, Bakhos C. Jejunostomy: technique and controversies. J Vis Surg. 2019;5:33.
6. Lakananurak N, Gramlich L. Nutrition management in acute pancreatitis: Clinical practice consideration. World J Clin Cases. 2020;8(9):1561-73.
7. DeLegge MH. Enteral access and associated complications. Gastroenterol Clin North Am. 2018;47(1):23-37.
8. Tsujimoto H, Hiraki S, Takahata R, Nomura S, Ito N, Kanematsu K et al. Laparoscopic jejunostomy for obstructing upper gastrointestinal malignancies. Mol Clin Oncol. 2015;3(6):1307-10.
9. O'Neill CH, Moore J, Philips P, Martin RCG. Complications of jejunostomy feeding tubes: A single center experience of 546 cases. J Gastrointest Surg. 2020;24(4):959-63.
10. Hébuterne X, Lemarié E, Michallet M, de Montreuil CB, Schneider SM, Goldwasser F. Prevalence of malnutrition and current use of nutrition support in patients with cancer. J Parenter Enteral Nutr. 2014;38(2):196-204.
11. Watson M, Trufan S, Benbow JH, Gower NL, Hill J, Salo JC. Jejunostomy at the time of esophagectomy is associated with improved short-term perioperative outcomes: Analysis of the NSQIP database. J Gastrointest Oncol. 2020;11(2):421-30.
12. Osland E, Yunus RM, Khan S, Memon MA. Early versus traditional postoperative feeding in patients undergoing resectional gastrointestinal surgery: a meta-analysis. J Parenter Enteral Nutr. 2011;35(4):473-87.
13. Lorimer PD, Motz BM, Watson M, Trufan SJ, Prabhu RS, Hill JS et al. enteral feeding access has an impact on outcomes for patients with esophageal cancer undergoing esophagectomy: An analysis of SEER-Medicare. Ann Surg Oncol. 2019;26(5):1311-9.
14. Mazaki T, Ebisawa K. Enteral versus parenteral nutrition after gastrointestinal surgery: A systematic review and meta-analysis of randomized controlled trials in the english literature. J Gastrointest Surg. 2008;12(4):739-55.
15. Han-Geurts IJM, Lim A, Stijnen T, Bonjer HJ. Laparoscopic feeding jejunostomy: A systematic review. Surg Endosc. 2005;19(7):951-7.
16. Siow SL, Mahendran HA, Wong CM, Milaksh NK, Nyunt M. Laparoscopic T-tube feeding jejunostomy as an adjunct to staging laparoscopy for upper gastrointestinal malignancies: the technique and review of outcomes. BMC Surg. 2017;17(1):25.
17. Irwin MP, Chan KJ, Fenton-Lee D. How to do a simple laparoscopic jejunostomy. ANZ J Surg. 2018;88(5):504-5.
18. Yang SM, Hsiao WL, Lin JH, Huang PM, Lee JM. Laparoscopic percutaneous jejunostomy with intracorporeal V-Loc jejunopexy in esophageal cancer. Surg Endosc. 2017;31(6):2678-86.
19. Speer EA, Chow SC, Dunst CM, Shada AL, Halpin V, Reavis KM et al. Clinical burden of laparoscopic feeding jejunostomy tubes. J Gastrointest Surg. 2016;20(5):970-5.

20. Pili D, Ciotola F, Riganti JM, Badaloni A, Nieponice A. Autoadjustable sutures and modified seldinger technique applied to laparoscopic jejunostomy. World J Surg. 2015;39(2):325-7.

21. Ye P, Zeng L, Sun F, An Z, Li Z, Hu J. A new modified technique of laparoscopic needle catheter jejunostomy: a 2-year follow-up study. Ther Clin Risk Manag. 2016;12:103-8.

22. Bakhos C, Patel S, Petrov R, Abbas A. Jejunostomy-technique and controversies. J Vis Surg. 2019;5:33.

23. Lotti M, Capponi MG, Ferrari D, Carrara G, Campanati L, Lucianetti A. Laparoscopic Witzel jejunostomy. J Minim Access Surg. 2021;17(1):127-30.

CAPÍTULO 20

MANEJO NUTRICIONAL NA ILEOSTOMIA E NA COLOSTOMIA

Ana Lívia de Oliveira
Ana Paula Boroni Moreira

RESUMO

Dentre as estomias intestinais para evacuação (não alimentares nem descompressivas), a mais comum é a colostomia, seguida da ileostomia. A perda do controle da eliminação constitui fator de impacto nutricional e emocional para a pessoa estomizada. Manter a nutrição adequada e controlar a produção de efluentes são os dois grandes desafios. Embora existam orientações e diretrizes nutricionais voltadas para esses pacientes, ainda há poucos estudos sobre hábitos alimentares e não existem recomendações dietéticas específicas para essa população. As propostas em curso serão aqui abordadas.

INTRODUÇÃO

A palavra "estoma" vem do grego *stoma* e significa uma abertura criada cirurgicamente que leva à exteriorização do sistema digestório, respiratório e urinário. No sistema digestório, o estoma é realizado quando é necessário desviar, temporária ou permanentemente, o trânsito normal de alimentação e/ou eliminação.[1-3] Estomias intestinais são ocasionalmente criadas para câncer de cólon e reto, doenças congênitas, doença inflamatória intestinal, obstrução intestinal, diverticulite e trauma. O câncer de cólon e o de reto são os mais prevalentes.[4,5]

De acordo com o Decreto Federal n. 5.296, de 2 dezembro de 2004,[6] o Brasil reconhece os estomizados como deficientes físicos. Eles têm direitos legais, como atendimento interdisciplinar e aquisição de bolsas coletoras pelo Sistema Único de Saúde (SUS). Na Portaria do Ministério da Saúde n. 400, de 16 de novembro de 2009, estipulam-se ações de orientação para autocuidado e prevenção de complicações, incluindo assistência especializada de natureza interdisciplinar.[7]

EQUIPAMENTOS COLETORES E OUTROS ESPECÍFICOS PARA ESTOMIAS

Os ileostomizados e colostomizados perdem o controle voluntário e ficam dependentes de uma bolsa coletora, o que leva a mudanças na imagem corporal e na autoestima, além de afetar o contexto social e a capacidade laboral e produtiva.[8,9] Dessa forma, os dispositivos devem garantir discrição e segurança. O acompanhamento de estomizados intestinais deve sempre ser feito por uma equipe interdisciplinar. O enfermeiro especialista em estomaterapia é o profissional que possui conhecimentos e habilidade para orientar e indicar o equipamento adequado. Essa orientação pode ser dada ainda no ambiente hospitalar, no pré e no pós-operatório, para que o paciente se restabeleça e tenha menos complicações após a cirurgia. O desconforto e a ansiedade relacionam-se ao medo de vazamento, odor desagradável, ruídos e exclusão social. Daí a importância da seleção de um equipamento que se adéque às características pessoais e da estomia de acordo com o tipo de trabalho, vida familiar/conjugal, esporte e lazer do paciente.[10]

Configuração geral

As bolsas coletoras para estomias intestinais são confeccionadas com plástico antiodor, transparente ou opaco, macio, atóxico e hipoalergênico, e podem incluir filtro de carvão ativado avulso ou acoplado.[11] É importante também que a bolsa se ajuste à nutrição do paciente. O paciente colostomizado pode ter queixas grandes quanto a flatulência e odores, sendo possível minimizá-los não só com a nutrição, mas também com o uso de uma bolsa com carvão ativado acoplado ou avulso.

Descarte *versus* reutilização

A bolsa pode ser drenável ou fechada. A drenável requer uma presilha para fechamento que pode ser apresentada em separado ou integrada à bolsa. Já a fechada não tem abertura na parte inferior, sendo indicada para uso na estomia localizada nos cólons descendente ou sigmoide, com padrão regular de eliminação, e é descartada após um único uso. Há também a opção de bolsa com segunda abertura. Nela, a primeira está disposta na parte mais larga, superior ou proximal e é destinada à introdução da água para higienização; e a outra, na parte distal, destina-se à drenagem do efluente. Ambas exigem presilha para fechamento. A bolsa coletora pode se apresentar em sistema único ou de uma peça, e composta ou de duas peças distintas. No sistema de duas peças, a bolsa coletora e a base adesiva são distintas.[11]

A escolha de bolsas com sistema único ou de duas peças deve ser criteriosa para evitar problemas quanto a vazamentos e dermatites periestomais.[12] Obesos podem se adaptar melhor à bolsa de duas peças, evitando assim vazamentos e obtendo melhor qualidade de vida e readaptação. Para evitar as dermatites periestomais é importante a bolsa estar bem ajustada ao estoma, bem como evitar alimentos ácidos ou picantes. A condição da pele ao redor do estoma, o estado nutricional do paciente e o tipo de efluente, se líquido, pastoso ou sólido, também influenciam as dermatites.

Dispositivos auxiliares

Existem equipamentos específicos destinados a colostomizados, como o irrigador,[13] para regular o funcionamento intestinal por meio de lavagem intestinal ou enema realizado pela colostomia, introduzindo-se um volume líquido planejado, comumente água potável à temperatura corporal. Isso possibilita o controle da eliminação das fezes por um período mais longo, bem como a diminuição da eliminação de gases. Os critérios para irrigação incluem colostomia terminal de apenas uma boca, localizada no cólon descendente ou sigmoide, sem complicações na estomia ou doenças concomitantes no cólon, além de destreza e habilidade física e mental para realizar tal método, passando por treinamento para seu uso.[14]

Após realizar a irrigação, o estomizado poderá optar por utilizar o oclusor/obturador ou o protetor para estomia/Mini Cap, que asseguram ainda mais conforto e segurança. O oclusor/obturador é confeccionado de espuma de poliuretano e flexível. A haste é envolvida por uma película lubrificada e hidrossolúvel, sendo inserida no estoma para bloquear o efluente de maneira efetiva sem impedir a passagem silenciosa de gases através do filtro neutralizador de odores. O protetor para estomia/Mini Cap é usado em momentos em que o paciente necessita de mais discrição em suas atividades. Possui filtro de carvão ativado e adesivo espiral com uma minibolsa de segurança.[12]

A maior vantagem da irrigação da colostomia relaciona-se à "continência", pois gera conforto e segurança, facilidade no ajustamento social, sexual e emocional, retorno às atividades diárias, qualidade de vida e facilidade de cuidados quanto à nutrição.[15-18]

LOCALIZAÇÃO DAS ESTOMIAS E NUTRIÇÃO

A ileostomia é construída no intestino delgado, sendo uma região de absorção de nutrientes com a ocorrência de efluentes líquidos a semilíquidos abundantes em enzimas digestivas e de forma contínua, o que pode causar irritação na pele. Dessa forma, é importante adaptar perfeitamente o protetor cutâneo ao estoma, de forma a evitar o contato com a pele periestomal.[19] São frequentes, principalmente no período precoce, perdas hidreletrolíticas e nutricionais, sobretudo de cálcio, magnésio, ferro, vitamina B12, vitaminas A, D, E e K, ácido fólico, proteína, gordura e sais biliares.[20]

A colostomia é elaborada na região do cólon (ceco/ascendente, transverso, descendente ou sigmoide). O fluxo fecal é intermitente e quase sólido no lado esquerdo, entretanto similar ao íleo no ceco, variando de fezes líquidas até as mais bem formadas, com pouca ou nenhuma perda nutricional.[21,22] Dependendo da localização e da causa da estomia, esta pode ser temporária ou definitiva.[23-25] A colostomia do ceco/ascendente localiza-se à direita. É rara e muito irritante para a pele. São comuns perdas nutricionais de água, eletrólitos, vitaminas e outros nutrientes. Na colostomia transversa as fezes são semilíquidas e geralmente irritantes quando em contato com a pele. Pode ser construída em alça, com dois estomas, e normalmente é temporária. Na colostomia do descendente as fezes são semiformadas e menos irritantes. A do sigmoide é a mais bem tolerada, com fezes formadas e não irritantes.

COMPLICAÇÕES NUTRICIONAIS E GASTROINTESTINAIS

Na ileostomia, as complicações possíveis são diarreia, desidratação, desnutrição calórico-proteica e vitamínico-mineral, flatulência, irritação da pele, bloqueio/obstrução do estoma.

Na colostomia, pode haver constipação, diarreia, odor desagradável, flatulência e irritação da pele. A desidratação e a desnutrição tendem a ser menos assíduas.

ALIMENTAÇÃO E DIETA NAS ESTOMIAS INTESTINAIS

Os profissionais de saúde devem estar atentos ao tipo de estoma que foi elaborado e ao comprimento e funcionalidade do intestino remanescente.[24] Não importa se no íleo ou colostomia, a dieta pós-cirúrgica começará com líquidos e transição para sólidos, pobre em fibras, com pouco tempero e alimentos com baixo teor de gordura. Alimentos picantes e ricos em gordura nesse período podem causar diarreia, odores e ardência da pele.[26-29]

Recomenda-se, 4 a 6 semanas após a cirurgia, dieta com baixo teor de fibras insolúveis[26] (Quadro 1), pois desacelera o trato gastrointestinal, os alimentos são mais fáceis de digerir e produzem menos gases. Pode, outrossim, ajudar durante o tratamento com quimioterapia ou radioterapia. Após esse período adicionam-se gradualmente alimentos ricos em fibras insolúveis de acordo com a tolerância, a fim de combater a obstipação.

QUADRO 1   Diretrizes nutricionais para as primeiras 4 a 6 semanas após a cirurgia

Alimentos	Recomendado	Não recomendado
Alimentos proteicos	Carnes magras e com pouca gordura Aves e peixes magros Bebidas vegetais (soja, amêndoa, coco e arroz) Ovos cozidos ou mexidos	Carnes gordurosas e duras Bacon Embutidos (linguiça, salsicha, presunto, salame) Camarão e marisco Leguminosas (feijão, ervilha, lentilha, grão-de-bico)

(Continua)

QUADRO 1   Diretrizes nutricionais para as primeiras 4 a 6 semanas após a cirurgia (*continuação*)

Alimentos	Recomendado	Não recomendado
Leite e derivados	Leite com baixo teor de gordura e lactose (se tolerado) Queijo curado ou com baixo teor de lactose (se tolerado) Kefir	Leite integral, semidesnatado ou desnatado Iogurte Queijo fresco Requeijão Creme de leite
Cereais, pães e massas	Pães brancos Torradas Bolos simples sem recheio Biscoitos simples sem recheio Cereais cozidos (farinha ou creme de arroz) Arroz branco Macarrão branco	Pães integrais Bolos integrais Biscoitos integrais Cereais integrais (aveia, trigo, centeio, granola, quinoa, chia, linhaça, cevada e cereais multigrãos) Arroz integral Macarrão integral Milho Pipoca
Vegetais	Legumes cozidos e sem casca	Vegetais crus Vegetais com casca e sementes Repolho, couve-flor, brócolis e couve-de-bruxelas Folhas cruas Folhas refogadas
Frutas	Banana, maçã, pera Frutas cozidas	Outras frutas sem casca ou com casca Ameixas e suco de ameixa Frutas secas (castanhas, nozes, amêndoas, pistache, coco, macadâmia) Frutas vermelhas, figos, tâmaras, passas, damascos Frutas ácidas
Gorduras	Azeite de oliva e óleos vegetais (com moderação para o preparo dos alimentos)	Manteiga Margarina Maionese Gordura animal
Açúcares e doces	O ideal é não fazer uso de açúcar (caso necessite, usar com moderação) ou usar adoçante artificial Picolé de frutas Gelatina transparente enriquecida com sucos de frutas diluídos	Açúcar Mel Adoçante à base de xilitol Guloseimas e doces em geral Chocolate Sorvete
Condimentos e temperos	Sal e alho com moderação Ervas aromáticas	Temperos industrializados Cebola *Curry*, coentro, cominho, noz-moscada, pimenta, canela e cravo
Bebidas	Água Chá Sucos de frutas não ácidas diluídos Água de coco	Sucos de caixa ou em pó Refrigerantes Bebidas alcoólicas

Fonte: adaptação de United Ostomy Associations of America;[26] Memorial Sloan Kettering Cancer Center;[27,29] Registered Nurses' Association of Ontario.[28]

HIDRATAÇÃO

Um dos principais motivos para a readmissão de ostomizados é a desidratação. Além de 8 a 10 copos de líquido (2 litros/dia), principalmente na ileostomia, é importante monitorar eletrólitos e minerais.[26,27]

Sinais de desidratação:

* Urina escura, com menor frequência, ou de elevada densidade (fitas reagentes).
* Perda do turgor cutâneo, mucosas secas.
* Sensação frequente de sede.

Líquidos recomendados:

* Água de coco.
* Sucos diluídos, sem adição de açúcares.
* Sopas e caldos com baixo teor de sódio, sem temperos industrializados e com temperos caseiros naturais.
* Gelatina sem sabor ou enriquecida com sucos de frutas. Gelatinas industrializadas, pelo grande teor de aromatizantes, corantes e sódio, não são recomendadas.

Bebidas esportivas isotônicas, embora utilizadas, nem sempre são ideais pelo risco de excesso de sódio, aromatizantes e corantes. As exceções são perdas volumosas de íleo ou cólon direito, quando, além destas, poderá se fazer necessário o soro oral para diarreia (1 colher de café de sal de cozinha para cada 200 mL de água), ao lado de outros eletrólitos e minerais.

No Quadro 2[26-29] estão listadas as diretrizes nutricionais gerais para colostomizados ou ileostomizados. Convém orientar o ostomizado para que experimente novos alimentos em pequenas quantidades e os mastigue bem, sem excluir alimentos desnecessariamente, o que poderá fazer falta para sua nutrição.

REGIME DIETÉTICO – ILEOSTOMIZADOS

A introdução e a evolução alimentar por via oral devem ser graduais, como ilustra a Figura 1. O tamanho da ressecção intestinal preside a conduta nutricional. Até 50% há uma boa tolerância, desde que o restante não esteja afetado por moléstia de Crohn, tuberculose intestinal e outras afecções. Com 50 a 75% de intestino ressecado, o uso de suplementos orais deve ser considerado, podendo-se requerer em algumas circunstâncias nutrição parenteral total (NPT). Mais de 75% de intestino ressecado caracteriza a síndrome do intestino curto.

QUADRO 2   Quadro de referência alimentar para pessoas com estomias intestinais e seus possíveis efeitos

Produtores de gases	Produtores de odores	Laxativos	Bloqueadores do estoma
Álcool (cerveja)	Peixe e frutos do mar	Bebidas alcoólicas	Bagaço de laranja e
Bebidas gaseificadas	Brócolis	Sucos de ameixa, laranja	tangerina
Brócolis	Repolho	e mamão	Repolho (cru)
Repolho	Couve-flor	Leguminosas (feijão,	Coco
Couve-flor	Ovos	ervilha, lentilha, grão-de-	Milho
Pepino	Alimentos gordurosos	-bico)	Frutas secas
Batata-doce	Alho	Chocolate	Abacaxi fresco e cru
Leite	Leguminosas (feijão, ervilha,	Frutas com casca	Cogumelos
Ovos	lentilha, grão-de-bico)	Frutas secas	Pipoca
Leguminosas (feijão, ervilha,	Cebola	Vegetais crus	Cascas de frutas
lentilha, grão-de-bico)	Alimentos defumados	Alimentos gordurosos	frescas (p. ex., cascas
Melão e melancia	Queijos amarelos	Alimentos picantes	de maçã e uva)
Cebola	Suplementos vitamínicos	Bebidas com alto teor de	
Picles		açúcar	
Rabanete		Vegetais com folhas	
Produtos de soja		verdes	
Alimentos picantes		Leite e derivados	
Goma de mascar			

Alteradores de cor dos efluentes	Controladores de odores	Constipantes	Espessantes para diarreia de alto débito
Beterrabas	Probióticos	Legumes como batata,	Maçã
Alimentos industrializados	Frutas perfumadas sem	inhame, cará e	Banana
com corantes artificiais	casca: pêssego, pera e	mandioca, cenoura,	Água de arroz branco
Sucos artificiais	maçã	chuchu, abóbora madura	Tapioca
Vinho	Chás de ervas	Frutas: banana-prata ou	Suco de caju e goiaba
Molho de tomate		banana-maçã, pera,	Módulos de fibras
Suplementos de ferro		maçã sem casca	solúveis
		Amido de milho	
		Tapioca	
		Sagu	

Fonte: adaptação de United Ostomy Associations of America;[22] Memorial Sloan Kettering Cancer Center;[27,29] Registered Nurses' Association of Ontario.[28]

ORIENTAÇÕES GERAIS NA ILEOSTOMIA

- Providenciar lanches entre as refeições principais (6 horários no total).
- Os legumes e frutas devem estar sem casca e sem sementes nas 4 a 6 semanas iniciais.
- Evitar inicialmente verduras, leguminosas, alimentos gordurosos, com alto teor de sacarose e embutidos.
- Deve-se ter atenção quanto aos alimentos que podem irritar o estoma, como sucos de frutas ácidas e condimentos picantes.

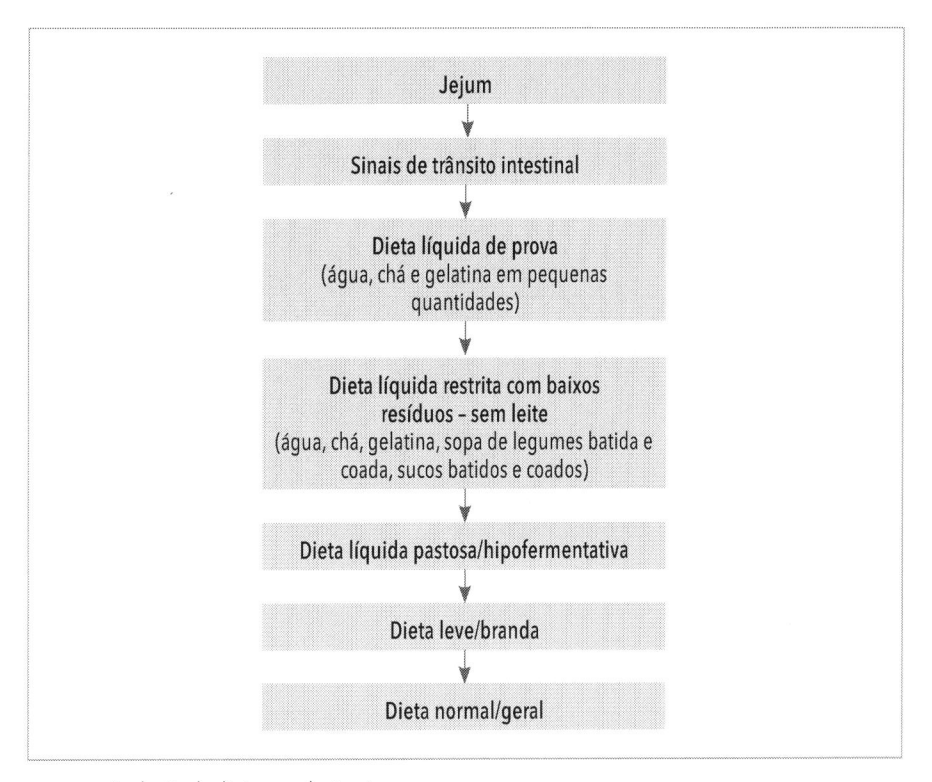

Figura 1   Evolução da dieta na colostomia.
Fonte: elaboração das autoras.

- Introduzir laticínios, reduzindo ou não o teor de lactose de acordo com a idade, os hábitos anteriores do paciente e a tolerância.
- Mastigar adequadamente os alimentos para facilitar a absorção e evitar qualquer risco de obstrução da ileostomia.
- Suplementação de vitamina B12, conforme monitorização sérica.
- Suplementação de fibras solúveis para regular o trânsito intestinal.
- Devem-se introduzir gradativamente alimentos com lactose, sacarose e fibras insolúveis, a fim de evitar carências nutricionais.
- Orientar o paciente para complicações como diarreia, flatulência, irritação na pele periestomal e descolamento da bolsa coletora.

Obstrução/bloqueio do estoma

Ileostomizados correm maior risco do que colostomizados, pois o estoma é menor. Alimentos mal mastigados não se decompõem facilmente, podendo precipitar a oclusão.[26,28]

- Sinais de obstrução do estoma
  - Dor abdominal tipo cólica com reduzida saída aquosa ou sem saída de fezes.
  - Fezes aquosas escassas com mau cheiro.
  - Pouca ou nenhuma presença de flatos.
  - Náuseas e vômitos.
  - Distensão abdominal.
  - Edema estomal.
- Orientações preventivas
  - Mastigar bem os alimentos. Se ocorrerem pedaços visíveis de alimentos na bolsa, é um indicativo de que o paciente não está mastigando bem.
  - Evitar cascas, bagaços, sementes e outros alimentos ricos em fibras/resíduos.
  - Evitar vegetais crus.

COLOSTOMIZADOS

- A introdução e a evolução alimentar por via oral também devem ser graduais.

Manejo nutricional

- Utilizar lanches nos intervalos das refeições principais (6 horários no total), nas primeiras semanas, de acordo com o estado nutricional prévio e a evolução subsequente.
- Evitar alimentos gordurosos, industrializados e embutidos.
- Hidratação de 2 litros/dia.
- Orientar o paciente quanto a constipação, diarreia, odor desagradável, flatulência e irritação na pele periestomal.

DESAFIOS DA NUTRIÇÃO DE OSTOMIZADOS INTESTINAIS

É comum o ostomizado suprimir alimentos essenciais com o intuito de voltar ao convívio social.[30] Outros recorrem a jejuns prolongados para sair de casa, por medo de a bolsa coletora se descolar, encher ou vazar.[31]

Um estudo brasileiro transversal avaliou o comportamento alimentar de colostomizados e ileostomizados.[32,33] Os que adotavam jejum alimentar exibiam pior qualidade de vida. Mudanças extremas nos hábitos alimentares em virtude do receio de serem discriminados pelas pessoas, incluindo familiares e amigos, também são registradas, pois mudanças no hábito intestinal e incontinência geram situações constrangedoras.[30] Em uma avaliação comparativa de pacientes com ileostomia (n = 40) e colostomia (n = 63),[34] a idade média era relativamente elevada (60,5 anos), por conta da prevalência de câncer de cólon e reto entre as enfermidades de base.[35] O tipo de estoma intestinal não causou diferenças. O índice de massa corporal (IMC) médio (26,8 kg/m²) e a gordura corporal (33,8% para as mulheres e 21,5% para os homens) não evidenciaram depleção nutricional.[36] Ainda assim, é conveniente permanecer alerta, pois especialmente nos idosos a depleção de reservas de proteínas e energia pode ocorrer, exacerbando as fraquezas e contribuindo para o declínio do estado funcional.[37,38]

Cuidados na avaliação antropométrica

A ostomia gera incertezas para alguns itens da avaliação antropométrica, como o peso (bolsa cheia ou vazia?) e o perímetro abdominal. Oliveira et al.[34] avaliaram somente medidas de circunferência do braço e pregas cutâneas subescapular e tricipital em razão da presença do próprio estoma, da bolsa coletora e de complicações como hérnia paraestomal. Com a presença da hérnia pode haver alteração na forma e protrusão do estoma, consequentemente da parede abdominal, sem contar o vazamento de excreção e lesão cutânea periestomal.[39]

Um estudo-piloto grego em ileostomizados por câncer colorretal utilizou a "Miniavaliação Nutricional (MAN)" em sua forma completa. No 20º dia de pós-operatório os pacientes apresentaram perda de peso, redução do IMC, dificuldade de locomoção, diminuição do número de refeições completas, frutas e vegetais e menor circunferência do braço.[40]

Depleção de sais biliares

Ileostomizados frequentemente apresentam redução do consumo de gordura.[34] Tal fato é justificável porque nesses pacientes o trânsito intestinal é mais rápido, com maior volume de efluentes e líquidos. Ademais, faltam sais biliares por reabsorção incompleta, o que tende a prejudicar a emulsificação dos lípides. São possíveis deficiências de calorias, ácidos graxos essenciais e vitaminas lipossolúveis.

Depleção de sódio e água

Sem o cólon funcionando, os ileostomizados perdem cerca 50 a 80 mmoles de sódio diariamente.[41-43] No entanto, é preciso ter atenção com alimentos ou bebidas industrializados ricos em sódio, que podem conter aromatizantes, corantes e aditivos nem sempre bem tolerados. Ao mesmo tempo, documentam-se 600 a 800 mL de efluente líquido ou muito mole na ileostomia, com pouco ou nenhum odor.

Mau odor

O colostomizado produz fezes mais formadas com cheiro característico, e suas restrições dietéticas se prendem ao receio do aumento do odor. Há alimentos que eventualmente controlam o odor, como iogurte, salsa e suco de tomate,[2] devendo--se sempre que possível adicionar carvão ativado à bolsa coletora.[44] Ao mesmo tempo, devem-se restringir aqueles que potencialmente agravam a situação, como feijões e ervilhas, plantas crucíferas (couve-flor, brócolis, couve-de-bruxelas, nabos, rabanetes), embutidos e outros alimentos defumados, e queijos longamente maturados (Quadro 2).

Medicações suplementares

Na hipótese de diarreia, se mudanças na dieta não resolverem, vale a pena tentar um agente constipante, como a loperamida.[45] O receio da constipação também é comum nessa população, principalmente em colostomizados terminais de sigmoide.[46] A ingestão generosa de fibras (30 g/dia, podendo excepcionalmente chegar a 50 g/dia) em forma de frutas, vegetais e grãos integrais é o correto, devendo--se desaconselhar os laxantes.[45,46]

Flatulência

O aumento de gases está entre os principais problemas relatados pelos ostomizados. Evitar feijões, ervilhas e lentilhas, assim como bebidas carbonatadas, pode ser útil; a mesma recomendação se aplica ao leite, se houver intolerância à lactose.[47] Neste último caso, a opção será pelos laticínios isentos de lactose. A simeticona por via oral auxilia bastante, devendo-se prescrevê-la em casos persistentes.

REFERÊNCIAS

1. Burch J. Constipation and flatulence management for stoma patients. Br J Community Nurs. 2007;12(10):449-52.
2. Akbulut G. Nutrition in stoma patients: a practical view of dietary therapy. International. J Hematol Oncol. 2011;21(1):61-5.
3. Stumm EMF, Oliveira ERA, Kirschner RM. Profile of ostomized patients. Sci Med. 2008;18:26-30.
4. Barbutti RCS, Silva MCP, Abreu MAL. Ostomia, uma difícil adaptação. Rev SBPH. 2008;11:27-39.
5. Ferreira-Umpierrez A, Fort-Fort Z. Experiences of family members of patients with colostomies and expectations about professional intervention. Rev Lat Am Enfermagem. 2014;22:241-7.
6. Brasil. Presidência da República. Decreto n. 5.296, de 2 de dezembro de 2004. Disponível em: planalto.gov.br/ccivil_03/_ato2004-2006/2004/decreto/d5296.htm. Acesso em: 26 jul. 2021.
7. Brasil. Ministério da Saúde (MS). Portaria n. 400, de 16 de novembro de 2009. Disponível em: bvsms.saude.gov.br/bvs/saudelegis/sas/2009/prt0400_16_11_2009.html. Acesso em: 26 jul. 2021.
8. Luz ALA, Luz MHBA, Antunes A, Oliveira GS, Andrade EMLR, Miranda SM. Perfil de pacientes estomizados: revisão integrativa da literatura. Cult Cuid. 2014;18:115-23.
9. Altuntas YE, Gezen FC, Sahoniz T, Kement M, Aydin H, Sahin F et al. Ramadan fasting in patients with a stoma: a prospective study of quality of life and nutritional status. Ostomy Wound Manage. 2013;59(5):26-32.
10. Doughty DB. History of ostomy surgery. J Wound Ostomy Continence Nurs. 2008;35(1):34-8.
11. Associação Brasileira de Estomaterapia. Estomias, feridas e incontinências: definições operacionais das características dos equipamentos e adjuvantes para estomas. Revista Estima. 2006;4(4):40-3.

12. Coloplast do Brasil. Produtos para cuidado do estoma. 2021. Disponível em: https://produtos.coloplast. com.br/produtos/estomia/#%26currentPage%3D2%26facetStrings%3D. Acesso em: 18 jul. 2021.
13. Coloplast do Brasil. Sistema de irrigação. 2021. Disponível em: https://produtos.coloplast.com.br/co-loplast/estomia/oc-other/irrigacao/alterna-sistema-de-irrigacao/. Acesso em: 18 jul. 2021.
14. Woodhouse F. Colostomy irrigation: are we offering it enough? Br J Nurs. 2005;14(16):S14-5.
15. Kent DJ, Arnold Long M, Bauer C. Revisiting colostomy irrigation: a viable option for persons with permanent descending and sigmoid colostomies. J Wound Ostomy Continence Nurs. 2015;42(2):162-4.
16. Castillo P, Coto MV, Hernández I, López A, López E, Moya MA et al. Irrigación de la colostomía. Rev Rol de Enfermería. 2000;146:59-61.
17. Santos VLCG, Koizumi MS. Estudo sobre os resultados da irrigação em colostomizados submetidos a um processo de treinamento sistematizado. Rev Esc Enf USP. 1992;26(3):303-41.
18. Burch J. Nutrition and the ostomate: input, output and absorption. Br J Community Nurs. 2006;11:349-51.
19. McGarity WC. Gastrointestinal surgical procedures. In: Hampton BG, Bryant RA (eds.). Ostomies and continent diversions: nursing management. St Louis, MO: Mosby-Year Book; 1992. p.349-71.
20. Convatec. Ileostomia, 2021. Disponível em: https://www.convatec.pt/ostomia/antes-dacirurgia/informa%C3%A7%C3%B5es-gerais-sobre-a-cirurgia/ileostomia/. Acesso em: 18 jul. 2021.
21. Zhou T, Wu X-T, Zhou Y-J, Huang X, Fan W, Li Y-C. Early removing gastrointestinal decompression and early oral feeding improve patients' rehabilitation after colorectostomy. World J Gastroenterol. 2006;12(15):2459-63.
22. United Ostomy Associations of America (UOAA).Eating with an ostomy. Kennebunk, ME: UOAA; 2021. Disponível em: ostomy.org/wp-content/uploads/2021/07/Eating_with_an_Ostomy_2021-07.pdf. Acesso em: 26 jul. 2021.
23. UOAA ostomy care guides. Disponível em: ostomyok.org/ostomy_care_guides/. Acesso em: 26 jul. 2021.
24. Fulham J. Providing dietary advice for the individual with a stoma. Br J Nurs. 2008;17:S22-S27.
25. Convatec. Tipos de colostomia. 2021. Disponível em: https://www.convatec.pt/ostomia/antes-da-cirurgia/informa%C3%A7%C3%B5es-gerais-sobre-a-cirurgia/colostomia/#. Acesso em: 18 jul. 2021.
26. Ostomy & a nutritional diet – know your guts! Disponível em: ostomyguide.com/ostomy-and-your--diet-eat-well-and-live-well/. Acesso em: 26 jul. 2021
27. Memorial Sloan Kettering Cancer Center. Diet guidelines for people with an ileostomy. 2019. Disponível em: mskcc.org/cancer-care/patient-education/diet-guidelines-people-ileostomy. Acesso em: 26 jul. 2021.
28. Registered Nurses' Association of Ontario. Supporting adults who anticipate or live with an ostomy. 2.ed. Toronto (ON): Registered Nurses' Association of Ontario; 2019. Disponível em: rnao.ca/bpg/guidelines/ostomy#:~:text=Supporting%20Adults%20who%20Anticipate%20or%20Live%20with%20an%20Ostomy%20is,or%20live%20with%20an%20ostomy. Acesso em: 26 jul. 2021.
29. Memorial Sloan Kettering Cancer Center. Diet guidelines for people with an colostomy. 2019. Disponível em: mskcc.org/cancer-care/patient-education/diet-guidelines-people-colostomy. Acesso em: 26 jul. 2021.
30. Silva DG, Bezerra ALQ, Siqueira KM, Paranaguá TTB, Barbosa MA. Influence of dietary habits in the social reintegration of a group of people with ostomy. Rev Eletr Enf. 2010;12:56-62.
31. Cronin E. Dietary advice for patients with a stoma. Br J Nurs. 2012;21:S32-4, S36-8, S40.
32. Oliveira AL, Mendes LL, Netto MP, Leite ICG. Cross-cultural adaptation and validation of the stoma quality of life questionnaire for patients with a colostomy or ileostomy in Brazil: a cross-sectional study. Ostomy Wound Manage. 2017;63(5):34-41.
33. Closs G, Batista SMM. Acompanhamento nutricional de pacientes ostomizados. Rev Ciênc Saúde. 1998;17(2):133-47.
34. Oliveira AL, Boroni Moreira AP, Pereira Netto M, Gonçalves Leite IC. A cross-sectional study of nutritional status, diet, and dietary restrictions among persons with an ileostomy or colostomy. Ostomy Wound Manage. 2018;64(5):18-29.
35. Emslie C, Browne S, MacLeod U, Rozmovits L, Mitchell E, Ziebland S. "Getting through" not "going under": a qualitative study of gender and spousal support after diagnosis with colorectal cancer. Soc Sci Med. 2009;68:1169-75.
36. Pasco JA, Holloway KL, Dobbins AG, Kotowicz MA, Williams LJ, Brennan SL. Body mass index and measures of body fat for defining obesity and underweight: a cross-sectional, population-based study. BMC Obesity. 2014;1:9.

37. Bahat G, Tufan F, Saka B, Akin S, Ozkaya H, Yucel N et al. Which body mass index (BMI) is better in the elderly for functional status? Arch Gerontol Geriatr. 2012;54(1):78-81.

38. Gary R, Fleury J. Nutritional status: key to preventing functional decline in hospitalized older adults. Top Geriatr Rehabil. 2002;7(3):40-71.

39. Cowin C, Redmond C. Living with a parastomal hernia. Gastrointestinal Nursing. 2012;10(1):16-24.

40. Vasilopoulos G, Makrigianni P, Polikandrioti M, Tsiampouris I, Karayiannis D, Margari N et al. Pre- and post-operative nutrition assessment in patients with colon cancer undergoing ileostomy. Int J Environ Res Public Health. 2020;17(17):6124.

41. Wood S. Nutrition and stoma patients. Nurs Times. 1998;94(48):65-7.

42. Barwell J. High-output stoma management following bowel perforation. Br J Nurs. 2012;21(6):S4-S7.

43. Swash C. Bariatric surgery and implications for stoma care. Br J Nurs. 2016;25(5):S22, S24-7.

44. Sood A, Granick MS, Tomaselli NL. Wound dressings and comparative effectiveness data. Adv Wound Care (New Rochelle). 2014;3(8):511-29.

45. Burch J. Providing information and advice on diet to stoma patients. Br J Community Nurs. 2011;16(10):479-80, 482, 484.

46. Burch J. Resuming a normal life: holistic care of the person with an ostomy. Br J Community Nurs. 2011;16(8):366-73.

47. Cleveland Clinic. Gas and gas pain. Disponível em: my.clevelandclinic.org/health/diseases/7314-gas. Acesso em: 26 jul. 2020.

ROTINAS DE NATUREZA CLÍNICA

CAPÍTULO 21

INFECÇÃO DO SÍTIO CIRÚRGICO E ANTIBIOTICOPROFILAXIA EM CIRURGIA

Adriano Carneiro da Costa

RESUMO

A infecção de sítio cirúrgico (ISC) é a complicação pós-operatória mais comum, sendo um dos principais problemas de saúde pública da atualidade, além de estar relacionada ao aumento do tempo de hospitalização, readmissão, mortalidade e encargos financeiros. O ponto-chave da prevenção da ISC consiste em uma combinação de avaliação estruturada do enfermo ao lado de intervenções de natureza tanto geral quanto local, que visam reduzir os fatores de risco. Pesquisas continuadas sobre a antibioticoprofilaxia cirúrgica se tornam cada vez mais necessárias, com o objetivo de garantir a adesão às diretrizes e a monitorização dos resultados na prática cirúrgica.

INTRODUÇÃO

A infecção do sítio cirúrgico é criada por um procedimento cirúrgico ou surge em qualquer cavidade, osso, articulação ou tecido envolvido na cirurgia, incluindo próteses inseridas. Os organismos que causam ISC são geralmente endógenos ao paciente, e provêm da pele ou de qualquer víscera que foi aberta.

A ISC é diagnosticada se ocorrer dentro de 30 dias da cirurgia, ou dentro de 90 dias quando envolve um implante de prótese, e é classificada de acordo com os tecidos envolvidos em: *incisional superficial* – envolvendo apenas pele ou tecido subcutâneo no local da incisão; *incisional profunda* – envolvendo tecidos moles profundos, por exemplo, fáscias e camadas musculares; *órgãos e espaços* – envolvendo qualquer parte da anatomia que não seja a incisão que foi aberta ou manipulada durante a cirurgia.

FATORES E ÍNDICE DE RISCO DE INFECÇÃO DO SÍTIO CIRÚRGICO

A antibioticoprofilaxia não substitui nenhum dos demais cuidados preventivos da ISC, fazendo parte de um conjunto de fatores, que podem ser baseados tanto no paciente como nos procedimentos cirúrgicos. Exemplos dos primeiros podem ser extremos de idade, imunossupressão, diabetes *mellitus*, descontrole glicêmico perioperatório, doença crônica, tabagismo, internação prolongada, colonização do paciente por MRSA (*Staphylococcus aureus* resistente à meticilina), infecções coexistentes em outros locais, mau estado nutricional ou obesidade. Os fatores inerentes aos procedimentos incluem deficiências e riscos pertinentes à antissepsia da pele, técnica cirúrgica, hemostasia, manutenção da temperatura corporal, tempo da cirurgia, esterilização dos materiais e equipamentos cirúrgicos e ventilação com pressão positiva da sala de cirurgia.

A National Academy of Sciences, National Research Council elaborou, em 1964, uma classificação das feridas cirúrgicas com base no grau de contaminação em quatro categorias:[1] limpas, potencialmente contaminadas, contaminadas e infectadas (Quadro 1). Desde então, diversas atualizações e modificações emergiram. Atualmente, o Centers for Disease Control and Prevention (CDC/USA)[2] recomenda a padronização apresentada no Quadro 2.

QUADRO 1   Classificação de feridas cirúrgicas e risco de infecção do sítio cirúrgico

Classe	Potencial de contaminação da cirurgia	Características	Exemplo
I	Limpa	Sem sinais de inflamação, sem abertura dos tratos respiratórios, alimentar, genital ou urinário	Herniorrafia inguinal
II	Potencialmente contaminada	Abertura dos tratos respiratórios, alimentar, genital ou urinário com contaminação não significativa	Colecistectomia (sem extravasamento de bile)
III	Contaminada	Processo inflamatório ou abertura dos tratos respiratórios, alimentar, genital ou urinário com contaminação significativa	Apendicectomia, colectomia
IV	Infectada	Contaminação grosseira secundária a pus ou perfuração	Colecistectomia por colecistite aguda com empiema

Fonte: Surgical Site Infection.[2]

QUADRO 2   Modalidades de intervenção para fins de infecção do sítio cirúrgico

Cirurgia aberta
Operação percutânea
Procedimento endoscópico
Mediante orifício natural ou artificial preexistente
Orifício natural ou artificial preexistente utilizando o endoscópio
Orifício natural ou artificial preexistente com assistência endoscópica percutânea

Fonte: Surgical Site Infection.[2]

DIRETRIZES DE PREVENÇÃO DA INFECÇÃO DO SÍTIO CIRÚRGICO

A Organização Mundial da Saúde (OMS) publicou diretrizes globais atualizadas para a prevenção de ISC com base em 29 itens, como também as diretrizes dos Centros de Controle e Prevenção de Doenças (CDC) foram lançadas em 1999 e atualizadas em 2017, abordando várias medidas para a prevenção de ISC no período perioperatório. O American College of Surgeons publicou suas recomendações da Surgical Infection Society no mesmo ano. Portanto, essencialmente, os cirurgiões têm pelo menos três fontes de informações válidas sobre as melhores práticas para escolher.

As novas diretrizes do CDC foram sistematicamente avaliadas e classificadas de acordo com a força e a qualidade das evidências publicadas disponíveis. Os pontos principais são:[3]

- Aconselhar os pacientes a tomar banho de corpo inteiro com sabão ou um agente antisséptico na noite anterior à cirurgia. Usar uma preparação antisséptica intraoperatória à base de álcool, a menos que seja contraindicado.
- Administrar profilaxia antimicrobiana intravenosa para obter concentrações séricas e teciduais adequadas do medicamento no momento de abertura e fechamento da incisão cirúrgica.
- Não administrar antibióticos adicionais após o fechamento da pele para procedimentos limpos ou contaminados, independentemente de terem sido colocados drenos.
- Evitar aplicar pomadas, pós ou soluções antimicrobianas tópicas nas incisões cirúrgicas.
- Manter o controle glicêmico perioperatório em todos os pacientes, com um nível no sangue inferior a 200 mg/dL.
- Manter normotermia perioperatória em todos os pacientes.

* Para pacientes com função pulmonar normal, que se espera que sejam submetidos a anestesia geral e intubação endotraqueal, aumentar a FiO_2 durante a cirurgia e no pós-operatório imediato após a extubação.
* A transfusão de produtos sanguíneos não deve ser evitada em pacientes cirúrgicos como forma de prevenir a ISC.

Outras propostas incluem interrupção do tabagismo 4 a 6 semanas antes do procedimento, pesquisa de *S. aureus* resistente, dependendo da taxa de prevalência na instituição, eventual tratamento prévio (descolonização) para candidatos selecionados de cirurgia ortopédica (prótese total de articulação) ou cardíaca, e preparo de cólon, tanto mecânico quanto com antibióticos, para intervenções sobre ele.

Protetores plásticos aplicados sobre a parede abdominal são endossados, assim como luvas duplas são encorajadas, ao lado de troca de luvas e instrumental cirúrgico antes do fechamento da parede nas cirurgias colorretais abertas. Troca de curativo e investigação diária de feridas infectadas são aconselhadas. Para curativos limpos, apenas 24 a 48 horas de manutenção ficam estabelecidas, sem maiores definições.[4] Banhos de chuveiro precoces tampouco são restringidos nesta última circunstância.[3]

O CDC também subscreve as normativas do American College of Rheumatology e American Association of Hip and Knee Surgeons concernentes a medicação imunossupressiva perioperatória.[3,4] Fundamentalmente, corticosteroides, quando indicados, devem ser mantidos, sem reajuste por conta de estresse cirúrgico. O mesmo se aplica a metotrexato, hidroxicloroquina (para enfermidades reumatológicas), leflunomida, doxiciclina e sulfassalazina.

Para certos agentes, salvo situações muito graves, a suspensão pré-operatória é prevista, desde uma antecedência de apenas 2 dias (anakinra) até 1 semana (azatioprina, ciclosporina), 2 semanas (adalimumabe, etanercepte), 2 a 5 semanas (abatacepte, certolizumabe, tocilizumabe), 5 a 9 semanas (infliximabe, golimumabe), e mesmo 7 meses (rituximabe).

PRINCÍPIOS DO USO DE ANTIBIÓTICOS PROFILÁTICOS

O objetivo da profilaxia com antibióticos é a prevenção de ISC, por meio da diminuição da carga microbiana no local da cirurgia. A atuação tecidual de qualquer antibiótico profilático depende de uma taxa sérica e tecidual efetiva, ou seja, acima da concentração inibitória mínima (CIM) do antibiótico, no momento da incisão inicial na pele até o fechamento da ferida cirúrgica.

INDICAÇÕES

A profilaxia com antibióticos deve ser administrada a pacientes submetidos a cirurgia limpa envolvendo prótese ou colocação de implante (p. ex., hérnia inguinal com tela), bem como em todas as limpas-contaminadas e contaminadas. Não deve ser usada rotineiramente em cirurgias limpas sem colocação de próteses ou implantes, pois o uso excessivo pode levar à seleção microbiana e ao aumento de resistência aos antibióticos. A antibioticoprofilaxia não deve ser usada em cirurgias infectadas, pois nessa circunstância deve ser prescrito um tratamento efetivo com antibióticos, guiado pelos germes envolvidos.

ESCOLHA DO ANTIBIÓTICO

O antibiótico escolhido para profilaxia deve cobrir o espectro de patógenos mais comuns que causam ISC, principalmente aqueles que compõem a microbiota da pele e do sítio manipulado. Dessa forma os cocos Gram-positivos presentes na pele, por exemplo, *Staphylococcus aureus* e *Staphylococcus coagulase negativo*, são os agentes mais comuns em cirurgias limpas, e as bactérias Gram-negativas e anaeróbias estão presentes em ISC após procedimentos potencialmente contaminados ou contaminados. Preferem-se antibióticos de baixo custo, bactericidas, com espectro de ação estreito, boa penetração tissular e que, logicamente, cubram os contaminantes intraoperatórios mais prováveis.

A cefazolina é o agente antimicrobiano mais amplamente estudado, com eficácia comprovada na profilaxia antimicrobiana e de baixo custo.

Para cirurgias que envolvem o trato intestinal distal (cólon e reto), as cefalosporinas de segunda geração, como a cefoxitina, são frequentemente usadas por seu espectro de atividade antianaeróbio adicional. Alérgicos à penicilina ou betalactâmicos não devem receber esses antibióticos, buscando-se uma alternativa.

ESPLENECTOMIA

Após esplenectomia há risco de infecção por organismos encapsulados. Esses pacientes devem receber vacinação contra pneumococos, meningococos e *Haemophilus influenzae* tipo B. Nas cirurgias eletivas, isso deve ocorrer pelo menos 2 semanas antes da cirurgia. Em casos de emergência, as imunizações devem ser administradas idealmente 2 semanas após a cirurgia, quando ocorrer a recuperação fisiológica. As três estão disponíveis na rede pública nacional, seja no Programa Nacional de Imunizações ou mediante prescrição. Entretanto, pode ocorrer conflito de idade, por exclusividade para pacientes pediátricos. Nesses casos uma aplicação pela rede privada será necessária.

DOSAGEM

Atualmente é recomendada para adultos a dose de 2 g de cefazolina, devendo-se aumentar para 3 g em pacientes acima de 120 kg, para atingir valores de CIM maiores que 4 mcg/mL.[5] A profilaxia com dose única deve ser incentivada sempre, pois o tempo prolongado com antibióticos profiláticos aumenta o risco de efeitos adversos e não fornece proteção adicional. Para muitos dos agentes profiláticos usados, a primeira dose não requer ajuste nos níveis renais, porém doses subsequentes, quando recomendadas, podem precisar de ajustes.

TEMPO DE ADMINISTRAÇÃO

A profilaxia deve ser executada em quase todas as circunstâncias, ao redor de 30 a 60 minutos antes da incisão na pele, porém não mais que 120 minutos antes, para garantir que concentrações teciduais sejam atingidas no momento da incisão. Para a vancomicina, que requer um longo tempo de infusão venosa (1 a 2 horas), a dose deve começar 120 minutos antes da incisão.[6]

VIA DE ADMINISTRAÇÃO

A via de administração recomendada é a intravenosa, porque produz concentrações séricas e teciduais rápidas, confiáveis e previsíveis. Alguns antibióticos atingem concentração tecidual quando administrados por via oral (p. ex., fluoroquinolonas), embora existam poucos dados na literatura sobre sua eficácia, mas em alguns procedimentos são adotados, como na biópsia transretal da próstata.

DURAÇÃO

Uma dose adicional de antibiótico profilático é necessária se a cirurgia durar mais de 4 horas, e o antibiótico utilizado tem um perfil farmacocinético semelhante ao da cefazolina. Também convém dose adicional se ocorrer perda sanguínea intraoperatória superior a 1.500 mL, pois as concentrações séricas de antibióticos são reduzidas pela perda de sangue e reposição de líquidos, levando a níveis abaixo da CIM das bactérias-alvo. A profilaxia continuada por mais de 24 horas não diminui as taxas de ISC, além de aumentar o surgimento de bactérias resistentes aos antibióticos.

DESCOLONIZAÇÃO PARA *STAPHYLOCOCCUS AUREUS* RESISTENTE À METICILINA

As evidências e diretrizes atuais não recomendam a triagem e a erradicação rotineira de MRSA. Contudo, se um paciente eletivo foi colonizado, deve receber tratamento de descolonização no pré-operatório. A maior experiência até hoje tem sido com o uso de mupirocina pomada a 2% (Bactroban, GlaxoSmithKline ou genérica), 3 vezes ao dia, administração intranasal, associada com banhos diários de clorexidina 2% por 5 dias.

ALERGIA A BETALACTÂMICOS

Alergia à penicilina ou cefalosporinas. Uma história médica cuidadosa deve ser realizada para determinar se o paciente teve uma reação alérgica verdadeira (urticária, prurido, angioedema, broncoespasmo ou hipotensão) à penicilina ou às cefalosporinas, pois reações alérgicas verdadeiras às cefalosporinas são raras em pacientes com alergia à penicilina. Pode-se substituir por clindamicina ou vancomicina para cobertura para Gram-positivos, associada a aminoglicosídeos (ajustados à função renal) se houver indicação de cobertura para Gram-negativos.

DIRETRIZES PARA O USO DE ANTIBIOTICOPROFILAXIA

Diretrizes foram desenvolvidas em conjunto pela American Society of Health-System Pharmacists (ASHP), Infectious Diseases Society of America (IDSA), Surgical Infection Society (SIS) e Society for Healthcare Epidemiology of America (SHEA). Basicamente elas se coadunam com as diretrizes das demais sociedades científicas.[3,4,7-10] As recomendações específicas para o uso da antibioticoprofilaxia em cirurgia estão descritas no Quadro 3. A diretriz sugere que a vancomicina pode ser incluída apenas quando MRSA for detectado em uma instituição, ou em pacientes colonizados, devendo ser considerada para pacientes com alto risco de colonização por MRSA. Ela é menos eficaz que a cefazolina na prevenção de infecções pós-operatórias causadas pelo *S. aureus* sensível à meticilina; quando necessária, a vancomicina é usada em combinação com a cefazolina em algumas instituições. Uma dose única EV (15 mg/kg) é geralmente aceitável, em decorrência de sua meia-vida longa (Quadro 3).

QUADRO 3   Recomendações de antibioticoprofilaxia para procedimentos cirúrgicos

Tipo de cirurgia	Antibiótico recomendado	Dose usual no adulto	Dose adicional intraoperatória	Duração
Herniorrafia com tela	Cefazolina	< 120 kg: 2 g IV ≥ 120 kg: 3 g IV	4 h	Dose única
Cirurgia gastroduodenal	Cefazolina	< 120 kg: 2 g IV ≥ 120 kg: 3 g IV	4 h	Dose única
Cirurgia biliopancreática	Cefazolina	< 120 kg: 2 g IV ≥ 120 kg: 3 g IV	4 h	Dose única
	Cefoxitina	2 g IV	2 h	
	Ampicilina-sulbactam	3 g IV	2 h	

(Continua)

QUADRO 3   Recomendações de antibioticoprofilaxia para procedimentos cirúrgicos (*continuação*)

Tipo de cirurgia	Antibiótico recomendado	Dose usual no adulto	Dose adicional intraoperatória	Duração
Apendicectomia e cirurgia colorretal	Cefoxitina	2 g IV	2 h	Duração ≤ 24 h
	Cefazolina +	120 kg: 2 g IV ≥ 120 kg: 3 g IV	4 h	
	Metronidazol	500 mg IV	NA	
	Ampicilina-sulbactam	3 g IV	2 h	

IV: intravenosa; NA: não se aplica.
Para os pacientes alérgicos a penicilinas e cefalosporinas, o esquema com clindamicina (900 mg) ou vancomicina (15 mg/kg IV; não exceder 2 g), com gentamicina (5 mg/kg, IV) ou aztreonam (2 g, IV), é uma alternativa razoável.
Fonte: elaboração do autor.

REFERÊNCIAS

1. Unyekwelu I, Yakkanti R, Protzer L, Pinkston CM, Tucker C, Seligson D. Surgical wound classification and surgical site infections in the orthopaedic patient. J Am Acad Orthop Surg Glob Res Rev. 2017;1(3):e022.
2. Surgical Site Infection (SSI) Event. Disponível em: cdc.gov/nhsn/PDFs/PSCManual/9pscSSIcurrent. pdf. Acesso em: 5 fev. 2022.
3. Ban KA, Minei JP, Laronga C, Harbrecht BG, Jensen EH, Fry DE et al. American College of Surgeons and Surgical Infection Society: surgical site infection guidelines. 2016 update. J Am Coll Surg. 2017;224(1):59-74.
4. Berrios-Torres SI, Umscheid CA, Bratzler DW, Leas B, Stone EC, Kelz RR et al. Centers for Disease Control and Prevention guideline for the prevention of surgical site infection. 2017. JAMA Surg. 2017;152(8):784-91.
5. Anlicoara R, Ferraz ÁAB da P, Coelho K, de Lima Filho JL, Siqueira LT, de Araújo JGC et al. Antibiotic prophylaxis in bariatric surgery with continuous infusion of cefazolin: determination of concentration in adipose tissue. Obes Surg. 2014;24(9):1487-91.
6. Weber WP, Marti WR, Zwahlen M, Misteli H, Rosenthal R, Reck S et al. The timing of surgical antimicrobial prophylaxis. Ann Surg. 2008;247(6):918-26.
7. Borchardt RA, Tzizik D. Update on surgical site infections. J Am Acad Phys Assist. 2018;31(4):52-4.
8. Cataldo MA, Granata G, Petrosillo N. Antibacterial prophylaxis for surgical site infection in the elderly: practical application. Drugs Aging. 2017;34(7):489-98.
9. Dryden M. Surgical antibiotic prophylaxis. Surgery (Oxford). 2019;37(1):19-25.
10. Allegranzi B, Zayed B, Bischoff P, Kubilay NZ, de Jonge S, de Vries F et al. New WHO recommendations on intraoperative and postoperative measures for surgical site infection prevention: an evidence-based global perspective. Lancet Infect Dis. 2016;16(12):e288-e303.

CAPÍTULO 22

VANTAGENS E INCONVENIENTES DAS NOVAS DROGAS PARA PROFILAXIA DO TROMBOEMBOLISMO VENOSO EM PACIENTES DE GRANDES CIRURGIAS

Leopoldo Muniz da Silva
Saullo Queiroz Silveira
Rafael Fava
Fernando N. Bellicieri

RESUMO

Os anticoagulantes são julgados indispensáveis na prevenção de eventos tromboembólicos do candidato a certas intervenções cirúrgicas. Entre as principais vantagens dos anticoagulantes orais estão: utilização por via oral, posologia simples, não necessidade de controle laboratorial, disponibilidade de reversores específicos e menor número de interações medicamentosas que os antagonistas da vitamina K. Quanto às desvantagens, mencionam-se: impossibilidade de utilização em pacientes com doença renal avançada, hepatopatia associada, gestação e amamentação, alto custo dos reversores específicos, dificuldade na reversão por meio de hemocomponentes e hemoderivados e necessidade de suspensão pré-operatória a depender da realização de bloqueios do neuroeixo com elevado risco de sangramento.

INTRODUÇÃO

O tromboembolismo venoso (TEV) e o tromboembolismo pulmonar (TEP) são complicações graves em pacientes cirúrgicos e constituem causa frequente de morte evitável nessa população. Ao analisarmos a mortalidade por causa cardiovascular, o TEP constitui a terceira principal, atrás apenas de infarto agudo do miocárdio e acidente vascular encefálico.[1]

A tromboprofilaxia constitui a estratégia mais eficaz para reduzir morbidade e mortalidade por TEV em pacientes cirúrgicos. Contudo, aproximadamente 50% dos pacientes sob risco não recebem qualquer forma de profilaxia química, ou a recebem de forma inapropriada. Os índices de adequação são variados e dependem da maturidade das organizações de saúde, do conhecimento técnico dos profissionais envolvidos e do estabelecimento de processos institucionais bem definidos que promovam a profilaxia adequada por meio de ações multidisciplinares integradas.[2,3]

Os anticoagulantes são consagrados na prevenção primária e secundária de eventos tromboembólicos arteriais e venosos. As heparinas são as medicações mais utilizadas na quimioprofilaxia de TEV, seja a heparina não fracionada (HNF) ou a heparina de baixo peso molecular (HBPM). Apesar da eficácia comprovada desses anticoagulantes, seu risco hemorrágico, a restrição de vias de administração e a necessidade de controle laboratorial têm levado à busca de outras opções. O anticoagulante ideal, além de ser eficaz, deveria ter o menor risco hemorrágico possível, ausência de efeitos colaterais e de interação medicamentosa ou com alimentos, ser administrado por via oral, apresentar posologia confortável sem a necessidade de controle laboratorial, ter baixo custo e possuir reversor farmacológico eficaz para situações de emergência.

Novos anticoagulantes orais, incluindo inibidores diretos da trombina e inibidores diretos do fator Xa, foram desenvolvidos para superar algumas das limitações da terapia anticoagulante convencional e favorecer a profilaxia de tromboembolismo venoso no perioperatório. Garantir adesão a protocolos de tromboprofilaxia no perioperatório ainda constitui um desafio global,[2,3] e a possibilidade de utilização de medicamentos por via oral, com poucas interações medicamentosas e posologia simples, pode constituir um considerável avanço nesse sentido.

ANTICOAGULANTES ORAIS DIRETOS NA PREVENÇÃO DE TEV

De acordo com as diretrizes do American College of Chest Physicians (ACCP),[4] duas classes de anticoagulantes orais são indicadas para quimioprofilaxia de TEV: os inibidores diretos da trombina e os inibidores do fator Xa (Quadro 1).

QUADRO 1 Anticoagulantes orais diretos

Anticoagulantes orais diretos	Posologia (profilaxia de TEV)	Eliminação
Rivaroxabana (A)	10 mg 1 vez ao dia, iniciando de 6-8 h após a cirurgia	33% renal
Apixabana (A)	2,5 mg 2 vezes ao dia, iniciando de 6-8 h após a cirurgia	25% renal
Edoxabana (A)	60 mg 1 vez ao dia	35% renal
Betrixabana (A)	Dose inicial de 160 mg 1 vez ao dia, seguida de 40 mg 1 vez ao dia	11% renal
Dabigatrana (B)	110 mg 1 vez ao dia no 1° dia e 220 mg 1 vez ao dia	80% renal

A: inibidor fator Xa; B: inibidor direto da trombina; TEV: tromboembolismo venoso.
Fonte: elaboração dos autores.

Os inibidores diretos da trombina exercem seu efeito por ligação direta a essa molécula sem a necessidade de um cofator, como ocorre com as heparinas, que dependem da antitrombina III. Por conta disso, apresentam efeito satisfatório mesmo em pacientes com deficiência dessa proteína. Essa classe de medicamentos, diferentemente das heparinas, pode inibir tanto a trombina solúvel quanto aquela associada à fibrina.[5-7] Apresentam baixa ligação proteica, o que torna a resposta clínica mais previsível indiferentemente do estado nutricional do paciente. Além disso, não apresentam efeito antiplaquetário e não se relacionam à trombocitopenia induzida pelas heparinas, complicação grave da utilização dessas medicações.[6,7]

Por sua vez, os inibidores do fator Xa se ligam diretamente ao sítio ativo do fator Xa, bloqueando sua atividade (Figura 1). Diferentemente dos pentassacarídeos inibidores indiretos do fator Xa, esses medicamentos inativam o fator em sua forma livre ou incorporada ao complexo protrombinase, além de não interagirem com o inibidor antitrombínico. Essa classe de medicamentos apresenta alta taxa de ligação proteica.[8]

Tanto os inibidores diretos de trombina quanto do fator Xa apresentam eficácia clínica e segurança semelhantes às da terapia convencional com heparinas.[9] Além disso, os anticoagulantes orais diretos apresentam como vantagens administração por via oral e maior facilidade no gerenciamento da profilaxia no pós-operatório em virtude da administração em doses fixas e sem necessidade de ajuste pelo peso corporal e controle laboratorial, com rápido início de ação e meia-vida curta. As interações fármaco-fármaco, fármaco-álcool e fármaco-alimentos descritas até o momento são poucas e permitem o tratamento ambulatorial.[9]

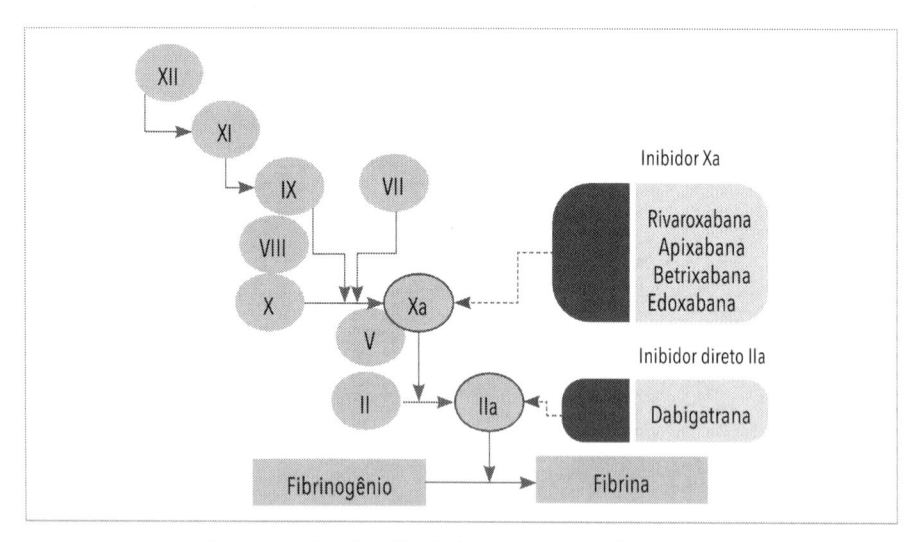

Figura 1 Representação esquemática simplificada da cascata da coagulação e o mecanismo de ação dos anticoagulantes orais diretos.
Fonte: elaboração dos autores.

Em contrapartida, ambas as classes de anticoagulantes apresentam considerável excreção renal, e a disfunção desse órgão impacta seu uso. A dabigatrana (inibidor direto da trombina) tem 80% de excreção renal e é contraindicada em indivíduos com *clearance* de creatinina (ClCr) menor que 30 mL/min. Por sua vez, os inibidores do fator Xa, com taxas de excreção renal entre 11 e 33%, são contraindicados em pacientes com ClCr abaixo de 15 mL/min. Assim, nenhuma dessas medicações, assim como a heparina de baixo peso molecular, pode ser utilizada em pacientes dialíticos, restando a heparina não fracionada como opção nessa população.

Vale destacar que a dabigatrana é a única dessas drogas que é excretada por hemodiálise. Da mesma forma, as duas classes são metabolizadas no fígado por enzimas do complexo citocromo P450 e devem ser evitadas em pacientes com comprometimento hepático significativo (Child Pugh B e C) associado a coagulopatias.[9,10] Nenhum dos anticoagulantes orais diretos tem liberação para administração durante a gestação ou a amamentação.

Destaca-se ainda a baixa incidência de interações medicamentosas, especialmente quando comparados aos antagonistas da vitamina K, possibilitando posologia simples. As principais interações se relacionam a drogas que interfiram na glicoproteína-P (antirretrovirais inibidores de protease, macrolídeos, cetoconazol, amiodarona, verapamil) e no citocromo P450 (cetoconazol, fluconazol, itraconazol, triazólicos e inibidores de proteases, como o ritonavir). A dabigatrana sofre especial efeito de drogas que interfiram na glicoproteína-P, enquanto os inibidores do fator Xa são suscetíveis a interações com drogas que atuem em ambos os sítios.[9-11]

Anestesia e analgesia por cateter peridural

O mais recente consenso da Sociedade Brasileira de Anestesiologia[11] orienta que os anticoagulantes orais diretos não devem ser administrados em pacientes com esse dispositivo. Esse *guideline*[11] orienta que o intervalo entre a remoção do cateter e a próxima dose da droga deve ser de 6 horas, mesmo intervalo sugerido após a realização de bloqueio de neuroeixo. Além disso, a primeira dose de heparina de baixo peso molecular só deve ser iniciada 12 horas após a punção de neuroeixo, e a retirada do cateter peridural deve ser feita somente 12 horas após a última dose. A dose subsequente de HBPM, após a retirada do cateter, deve ser após 4 horas.

Duas situações em que anticoagulantes orais diretos devem ser priorizados, segundo *guideline* americano da Sociedade de Hematologia de 2019,[12] são artroplastia total de quadril ou de joelho. Vale ressaltar, porém, que até o momento não existem estudos clínicos capazes de identificar, dentre as drogas disponíveis de anticoagulantes orais diretos, aquela que apresenta benefícios superiores aos das demais. Assim, a escolha de qual droga será prescrita deverá ser baseada de acordo com a individualização de cada paciente, as comorbidades diagnosticadas e a familiarização do profissional com o medicamento escolhido.

INIBIDORES DO FATOR XA

Rivaroxabana

Constitui inibidor do fator Xa oralmente biodisponível que bloqueia de forma seletiva o sítio ativo do fator Xa e não requer um cofator (como antitrombina III) para exercer sua atividade. Pode promover prolongamento do TTPa (tempo de tromboplastina parcial ativada) e do Heptest, porém não há necessidade de monitoramento laboratorial.[11]

Sua biodisponibilidade após ingestão oral é de 80 a 100% em doses de 10 mg, e de 66% em doses de 20 mg, podendo ser aumentada pela alimentação concomitante.[12,13]

Suspensão pré-operatória

Sugere-se a descontinuação de rivaroxabana cerca de 72 horas antes de procedimento cirúrgico com necessidade de bloqueio anestésico do neuroeixo. Para pacientes que não serão submetidos a bloqueios do neuroeixo, a suspensão pode ser realizada em até 24 horas antes de procedimentos cirúrgicos com baixo risco de sangramento e 48 horas antes para procedimentos com maior potencial de sangramento.[14] Procedimentos com alto risco de sangramento incluem cirurgia cardíaca, implante de marca-passo ou desfibriladores, neurocirurgia, cirurgia de grande porte oncológica/urológica/vascular, punção lombar.

Reintrodução pós-operatória

Para profilaxia de TEV a administração pode ser iniciada após 6 horas do término do procedimento, desde que as condições clínicas sejam favoráveis e não exista alto risco de sangramento.[14] Tem meia-vida de eliminação de 5 a 9 horas, pouco influenciada pela função renal (33% da eliminação pela via renal), com predominante eliminação hepática, principalmente após a metabolização pela enzima CYP3A4 do complexo citocromo P450. A coadministração de fármacos que utilizam essa via pode aumentar sua biodisponibilidade e desencadear sangramentos. Como diversas outras drogas orais, não é recomendada para a profilaxia e tratamento de TEV em pacientes com *clearance* de creatinina menor que 15 mL/min e naqueles com comprometimento hepático significativo (Child Pugh B e C) associado a coagulopatias. A segurança durante a gravidez ou durante o período de amamentação não é reconhecida.[11,13]

A rivaroxabana na dose de 10 mg 1 vez ao dia demonstrou superioridade em relação à HBPM, com redução na ocorrência do desfecho composto de TEV sintomático e óbito. Não houve diferença em relação a sangramento clinicamente relevante.[13]

Apixabana

A apixabana é um inibidor do fator Xa oralmente biodisponível que impede a atividade desse fator livre ou ligado à plaqueta, de forma seletiva e reversível, além de bloquear a atividade do complexo protrombinase. É rapidamente absorvida por via oral, com pico de ação em 3 horas. Sua meia-vida é de 8 a 11 horas quando ministrada em 2 doses diárias e de 12 a 15 horas em dose única diária. Sua absorção não sofre interferência da dieta, com biodisponibilidade de 50%. Dentre os anticoagulantes orais diretos disponíveis no Brasil, é aquele com a menor taxa de eliminação renal, apenas 25%, enquanto a hepática corresponde aos demais 75%. Apesar disso, não é recomendada para a profilaxia e tratamento de TEV em pacientes com *clearance* de creatinina menor que 15 mL/min. Deve ser evitada também em pacientes com comprometimento hepático significativo (Child Pugh B e C) associado a coagulopatias.

Nem o tempo de protrombina/TP nem o de tromboplastina parcial ativada/TTPa são adequados para monitorar os efeitos do fármaco. Sugere-se a suspensão do apixabana cerca de 72 horas antes de cirurgias com programação de bloqueios anestésicos no neuroeixo. Considerar a checagem dos níveis de apixabana ou fator anti-Xa caso a suspensão seja em menos que 72 horas.[9,15,17]

Estudos de profilaxia de TEV em cirurgia ortopédica de grande porte mostraram maior eficácia em relação ao esquema de enoxaparina 40 mg 1 vez por dia, porém não enoxaparina 30 mg 2 vezes ao dia.[13-16] Em relação aos demais anticoagulantes orais, é aquele com melhor perfil de segurança quanto ao risco de eventos hemorrágicos.[15] A suspensão pré-operatória pode ser realizada em até 24 horas antes de procedimentos com baixo risco de sangramento e 48 horas antes para procedimentos com maior potencial de sangramento.[14] A reintrodução pode ser conduzida após 6 horas do término do procedimento, desde que as condições clínicas sejam favoráveis.

Edoxabana

Outro inibidor do fator Xa oralmente biodisponível que se liga de forma reversível ao sítio de atividade do fator Xa. Apresenta metabolização hepática e meia-vida plasmática de 9 a 11 horas. Sua taxa de excreção renal é igual à da rivaroxabana (33%) e o restante é eliminado por via fecal. Nessa classe de medicamentos, é a droga com menor interação farmacológica com os inibidores e/ou indutores da CYP3A4, em razão do seu baixo metabolismo por essa enzima. A dose da medicação deve ser ajustada para pacientes com ClCr entre 15 e 50 mL/min e peso menor que 60 kg, nos quais se deve usar 30 mg e não 60 mg 1 vez por dia.[18,19] A droga não deve ser utilizada em pacientes com ClCr menor que 15 mL/min. A descontinuação de edoxabana deve ocorrer cerca de 72 horas antes do procedimento cirúrgico e a administração pode ser iniciada após 6 horas do término do procedimento. Vale destacar que os únicos estudos com edoxabana para a tromboprofilaxia em pacientes cirúrgicos foram conduzidos em população asiática, nos quais tanto a dose dessa medicação quanto a da heparina são inferiores àquelas utilizadas em populações ocidentais, 30 mg 1 vez ao dia e 20 mg 2 vezes ao dia, respectivamente.[15]

Betrixabana

É um inibidor direto seletivo e reversível do fator Xa, que possui meia-vida de 19 horas. De 82 a 89% da droga é excretada inalterada pela bile por meio da glicoproteína-P e o restante é excretado por meio de metabólito inativo por via renal. Não há interação medicamentosa significativa com drogas que induzam ou inibam o citocromo P450, mas com as da via da glicoproteína-P (verapamil, amiodarona). Não deve ser utilizado em pacientes com ClCr menor que 15 mL/min, e pode ser necessário ajuste de dose quando o ClCr estiver entre 15 e 30 mL/min, não se dispondo de protocolos com hepatopatias.[20] Em estudo fase II, na prevenção de TEV em pacientes submetidos a cirurgia ortopédica de grande porte, a dose de 15 ou 40 mg de betrixabana demonstrou taxas de eficácia e sangramento similares às da enoxaparina.[21]

Seu papel vem sendo ressaltado após a fase III do estudo *Apex*,[22] com superioridade na prevenção de tromboembolismo venoso em comparação com a enoxaparina. Betrixabana é indicado para pacientes hospitalizados submetidos a protocolos de profilaxia para TEV, com a ressalva da necessidade de verificação do perfil hepático e renal desses pacientes para ajuste da dose. Sugere-se a descontinuação de betrixabana cerca de 72 horas antes do procedimento cirúrgico, e a administração pode ser iniciada após 6 horas do término do procedimento.[11]

Inibidores diretos da trombina

Esta classe de medicamentos pode ser também chamada de inibidores do fator IIa. Apenas a dabigatrana é administrada por via oral, e todos os demais têm administração endovenosa.

Dabigatrana

O etexilato de dabigatrana é um pró-fármaco convertido via metabolização hepática em um composto ativo que se liga de forma competitiva e reversível ao sítio de atividade da trombina, bloqueando sua ação pró-coagulante. A droga é absorvida pelo trato gastrointestinal com biodisponibilidade de 6,5% e apresenta meia-vida de 12 a 17 horas. O fármaco é excretado principalmente inalterado por via renal (80%), e por conta disso não deve ser utilizado em indivíduos com ClCr menor que 30 mL/min. Outras contraindicações incluem uso sistêmico de cetoconazol e acidente vascular encefálico nos últimos 6 meses. A associação de baixa disponibilidade oral, com alta taxa de excreção da droga não metabolizada, faz com que apresente interações medicamentosas principalmente em seu sítio de absorção, por meio de interferência na ação da glicoproteína-P.[18] Como apenas uma pequena parcela é metabolizada no fígado, a farmacocinética do composto sofrerá pouca interferência da disfunção desse órgão.

Apresenta estabilidade plasmática constante e dispensa monitoração laboratorial em pacientes com ClCr superior a 30 mL/min, inclusive em obesos ou idosos. A eficácia da dabigatrana (220 mg/dia) na prevenção da TEV é comparável com a da enoxaparina (40 mg/dia) e sem aumento do sangramento.[23] Vale destacar que em pacientes com ClCr entre 30 e 50 mL/min a dose deve ser reduzida para 150 mg/dia, assim como naqueles em uso de amiodarona, quinidina ou verapamil. A administração no pós-operatório deve ser iniciada 6 horas após o final do procedimento com a dose de 110 mg, que nos dias subsequentes será substituída por 220 mg 1 vez ao dia a depender do ClCr, desde que as condições clínicas sejam favoráveis e não exista alto potencial de sangramento no pós-operatório.[11] Caso a hemostasia pós-cirúrgica desperte dúvidas, o início do tratamento deverá ser retardado.

Sugere-se a suspensão cerca de 72 horas antes para pacientes que possuem ClCr maior ou igual a 80 mL.min[-1]; 96 horas entre 50 e 79 mL.min[-1]; 120 horas entre 30 e 49 mL.min[-1].[11] Para pacientes submetidos a procedimentos cirúrgicos com baixo risco de sangramento e sem necessidade de realização de bloqueios do neuroeixo, a dabigatrana pode ser suspensa em até 24 horas antes do procedimento.[14] Diante de história de úlcera ou dispepsias, deve-se evitar o uso da dabigatrana, dada a descrição de seus efeitos colaterais gastrointestinais.

Reversão de anticoagulantes orais

Dentre os anticoagulantes clássicos, os antagonistas da vitamina K (varfarina) podem ser revertidos pela administração de vitamina K, plasma fresco congelado ou complexo protrombínico. A heparina não fracionada pode ser revertida pela protamina. Atualmente a dabigatrana pode ser antagonizada pelo idarucizumabe e os inibidores do fator Xa pelo andexanet alfa.

O idarucizumabe é um fragmento de anticorpo monoclonal que possui maior afinidade à dabigatrana quando comparado à trombina e, portanto, reverte seu efeito anticoagulante de maneira imediata. O complexo idarucizumabe-dabigatrana é caracterizado pela velocidade de ligação rápida e pela velocidade de quebra da ligação extremamente lenta, resultando em um complexo muito estável.[24] A dose recomendada é de 5 g de idarucizumabe. Como se trata de um fragmento de anticorpo monoclonal específico para a dabigatrana, essa medicação não interfere no efeito de outros anticoagulantes e, após a administração, poderá ser iniciada outra terapêutica antitrombótica diferente (heparina de baixo peso molecular), caso o paciente esteja clinicamente estável e tenha sido obtida hemostasia adequada. Ajustes para função renal ou hepática não são necessários. Essa medicação parece não aumentar o risco de eventos trombóticos, não possuindo efeito pró-coagulante intrínseco.[25] O produto (Praxbind, Boehringer-Ingelheim) já está disponível no país, todavia é bastante dispendioso.

O andexanet alfa é uma molécula de fator Xa recombinante que se liga aos inibidores diretos do fator Xa (como rivaroxabana e apixabana). Além disso, verificou-se que o andexanet alfa liga-se ao inibidor da via do fator tecidual (TFPI), bloqueando-o em 92%.[26,27] Excelente ou boa hemostasia clínica foi alcançada em 82% dos pacientes após 12 horas. O andexanet alfa é administrado na forma de um bólus intravenoso com o débito-alvo de aproximadamente 30 mg/min ao longo de 15 minutos (400 mg — dose baixa) ou 30 minutos (800 mg — dose alta), seguido imediatamente pela administração de uma perfusão contínua de 4 mg (dose baixa) ou 8 mg (dose alta) por minuto durante 120 minutos. Doses baixas visam à reversão de doses profiláticas, e altas a de doses terapêuticas. Os principais efeitos colaterais dessa droga se relacionam à ocorrência de eventos tromboembólicos.[26,28] O produto (Ondexxya, Alexion, disponível na Europa e nos EUA) ainda não é comercializado no país, devendo ser importado, se necessário.

Embora o complexo protrombínico (PCC) tenha o potencial de reverter os efeitos farmacodinâmicos dos inibidores do fator Xa e dos inibidores diretos da trombina, não há evidência de que os efeitos observados na coagulação se traduzam em redução absoluta de sangramento clínico.[27,29] Ainda assim, na ausência de reversores específicos (idarucizumabe e andexanet alfa), pode-se lançar mão de plasma fresco congelado, PCC ou ácido tranexâmico.[30] O uso de uma dose fixa de 2.000 UI (aproximadamente 25 UI/kg) de PCC de 4 fatores em 84 pacientes com sangramento importante foi eficaz em 69,1% dos pacientes para a reversão da rivaroxabana e apixabana, com baixa incidência de eventos tromboembólicos e óbito.[31] Na observação da reversão dos anticoagulantes orais diretos usando PCC para controlar o sangramento, a dose de 25 UI/kg pareceu mostrar um resultado melhor do que uma dose mais alta.[32]

REFERÊNCIAS

1. Curtarelli A, Correia e Silva LP, Camargo PAB, Pimenta REF, Jaldin RG, Bertanha M et al. Profilaxia de tromboembolismo venoso. J Vasc Bras. 2019;18:e20180040.
2. Cohen AT, Tapson VF, Bergmann JF, Goldhaber SZ, Kakkar AK, Deslandes B et al. Venous thromboembolism risk and prophylaxis in the acute hospital care setting (ENDORSE study): a multinational cross-sectional study. Lancet. 2008;371(9610):387-94.
3. da Silva LM, Lima HO, Ferrer R, Ho AM-H, Silveira SQ, Abib ACV et al. Comparison of strategies for adherence to venous thromboembolism prophylaxis in high-risk surgical patients: a before and after intervention study. BMJ Open Quality. 2021;10(4):e001583.
4. Kearon C, Akl EA, Ornelas J, Blaivas A, Jimenez D, Bounameaux H et al. Antithrombotic therapy for VTE disease: CHEST guideline and expert panel report. Chest. 2016;149(2):315-52.

5. Escobar Cervantes C, Barrios Alonso V. Direct oral anticoagulants today. Med Clin (Barc). 2021 Sep 10;157(5):238-40.
6. Lee CJ, Ansell JE. Direct thrombin inhibitors. Br J Clin Pharmacol. 2011;72(4):581-92.
7. Sun ZG, Yang-Liu, Zhang JM, Cui SC, Zhang ZG, Zhu HL. The research progress of direct thrombin inhibitors. Mini Rev Med Chem. 2020;20(16):1574-85.
8. Eriksson BI, Quinlan DJ, Weitz JI. Comparative pharmacodynamics and pharmacokinetics of oral direct thrombin and factor xa inhibitors in development. Clin Pharmacokinet. 2009;48(1):1-22.
9. Dobesh PP, Fanikos J. New oral anticoagulants for the treatment of venous thromboembolism: understanding differences and similarities. Drugs. 2014;74(17):2015-32.
10. Riva N, Donadini MP, Bozzato S, Ageno W. Novel oral anticoagulants for the prevention of venous thromboembolism in surgical patients. Thromb Res. 2013;131(Suppl 1):S67-70.
11. Fonseca NM, Pontes JPJ, Perez MV, Alves RR, Fonseca GG. SBA 2020: Atualização na diretriz da anestesia regional em uso de anticoagulantes. Rev Bras Anestesiol. 2020;70(4):364-87.
12. Anderson DR, Morgano GP, Bennett C, Dentali F, Francis CW, Garcia DA et al. American Society of Hematology 2019 guidelines for management of venous thromboembolism: prevention of venous thromboembolism in surgical hospitalized patients. Blood Adv. 2019;3(23):3898-944.
13. Samama CM, Laporte S, Rosencher N, Girard P, Llau J, Mouret P et al. Rivaroxaban or enoxaparin in nonmajor orthopedic surgery. N Engl J Med. 2020;382(20):1916-25.
14. Douketis JD, Spyropoulos AC, Duncan J, Carrier M, Le Gal G, Tafur AJ et al. Perioperative management of patients with atrial fibrillation receiving a direct oral anticoagulant. JAMA Intern Med. 2019;179(11):1469-78.
15. Venker BT, Ganti BR, Lin H, Lee ED, Nunley RM, Gage BF. Safety and efficacy of new anticoagulants for the prevention of venous thromboembolism after hip and knee arthroplasty: a meta-analysis. J Arthroplasty. 2017;32(2):645-52.
16. Lassen MR, Gallus A, Raskob GE, Pineo G, Chen D, Ramirez LM. Apixaban versus enoxaparin for thromboprophylaxis after hip replacement. N Engl J Med. 2010;363:2487-98.
17. Rooney T, Barrack RL, Clohisy JC, Nunley RM, Lawrie CM. Is apixaban safe and effective for venous thromboembolism prophylaxis after primary total hip and total knee arthroplasties? J Arthroplasty. 2021;36(7S):S328-S331.
18. Fitzgerald JL, Howes LG. Drug interactions of direct-acting oral anticoagulants. Drug Saf. 2016;39(9):841-5.
19. Horlocker TT, Vandermeulen E, Kopp SL, Gogarten W, Leffert LR, Benzon HT. Regional anesthesia in the patient receiving antithrombotic or thrombolytic therapy: American Society of Regional Anesthesia and Pain Medicine evidence-based guidelines (fourth edition). Reg Anesth Pain Med. 2018;43(3):263-309.
20. Skelley JW, Thomason AR, Nolen JC, Candidate P. Betrixaban (bevyxxa): a direct-acting oral anticoagulant factor Xa inhibitor. P T. 2018;43(2):85-120.
21. Turpie AGG, Bauer KA, Davidson BL, Fisher WD, Gent M, Huo MH et al. A randomized evaluation of betrixaban, an oral factor Xa inhibitor, for prevention of thromboembolic events after total knee replacement (EXPERT). Thromb Haemost. 2009;101(1):68-76.
22. Cohen AT, Harrington R, Goldhaber SZ, Hull R, Gibson CM, Hernandez AF et al. The design and rationale for the Acute medically ill venous thromboembolism prevention with extended duration betrixaban (APEX) study. Am Heart J. 2014;167(3):335-41.
23. Eriksson BI, Dahl OE, Rosencher N, Kurth AA, van Dijk CN, Frostick SP et al. Oral dabigatran etexilate vs. subcutaneous enoxaparin for the prevention of venous thromboembolism after total knee replacement: the RE-MODEL randomized trial. J Thromb Haemost. 2007;5(11):2178-85.
24. Schiele F, van Ryn J, Canada K, Newsome C, Sepulveda E, Park J et al. A specific antidote for dabigatran: functional and structural characterization. Blood. 2013;121(18):3554-62.
25. Pollack Jr CV, Reilly PA, van Ryn J, Eikelboom JW, Glund S, Bernstein RA et al. Idarucizumab for dabigatran reversal: full cohort analysis. N Engl J Med. 2017;377(5):431-41.
26. Reed M, Tadi P, Nicolas D. Andexanet Alfa. 2021 Sep 29. In: StatPearls. Treasure Island (FL): StatPearls Publishing; 2022 Jan.
27. Connolly SJ, Crowther M, Eikelboom JW, Gibson CM, Curnutte JT, Lawrence JH et al. Full study report of andexanet alfa for bleeding associated with factor Xa inhibitors. N Engl J Med. 2019;380(14):1326-35.

28. Food and Drug Administration. Approval letter – Andexxa®. Disponível em: fda.gov/downloads/BiologicsBloodVaccines/CellularGeneTherapyProducts/ApprovedProducts/UCM606693.pdf. Acesso em: 18 mar. 2022.

29. Carpenter E, Singh D, Dietrich E, Gums J. Andexanet alfa for reversal of factor Xa inhibitor-associated anticoagulation. Ther Adv Drug Saf. 2019;10:2042098619888133.

30. Karcioglu O, Zengin S, Ozkaya B, Ersan E, Yilmaz S, Afacan G et al. Direct (new) oral anticoagulants (DOACs): Drawbacks, bleeding and reversal. Cardiovasc Hematol Agents Med Chem. 2022;20(2):103-13.

31. Majeed A, Ågren A, Holmström M, Bruzelius M, Chaireti R, Odeberg J et al. Management of rivaroxaban- or apixaban-associated major bleeding with prothrombin complex concentrate: a cohort study. Blood. 2017;130(15):1706-12.

32. Green L, Tan J, Antoniou S, Alikhan R, Curry N, Everington T et al. Haematological management of major bleeding associated with direct oral anticoagulants – UK experience. Br J Haematol. 2019;185(3):514-22.

CAPÍTULO 23

MANEJO PERIOPERATÓRIO DO DIABETES *MELLITUS*

David Feder

RESUMO

Todos os pacientes que serão submetidos à cirurgia precisam ser avaliados com relação ao diabetes, visto que no Brasil 50% dos diabéticos desconhecem ser portadores da doença. Além da avaliação dos níveis glicêmicos, é preciso considerar as complicações do diabetes *mellitus* (DM) que podem contribuir para a morbidade perioperatória, como a gastroparesia, as alterações cardíacas, vasculares e renais. Pacientes em uso de insulina basal necessitarão reduzir a dose na véspera da cirurgia em 20 a 50% para evitar a hipoglicemia. Medicações orais são ajustadas ou não, consoante à farmacologia discriminada neste capítulo.

INTRODUÇÃO

Em pacientes diabéticos, muitas situações podem resultar em aumento da glicemia no período perioperatório.[1,2] O estresse cirúrgico leva à liberação de hormônios hiperglicemiantes como glucagon, cortisol e epinefrina, que conduzem a um estado catabólico que por sua vez contribui para o aumento do açúcar. Em algumas situações pode ocorrer descompensação grave, com cetoacidose em diabéticos tipo 1 e coma hiperosmolar em diabéticos tipo 2.[3]

Todos os pacientes que serão submetidos à cirurgia precisam ser avaliados com relação ao diabetes,[4] visto que no Brasil 50% dos diabéticos desconhecem ser portadores da doença.[5]

A avaliação pré-operatória deverá ser feita com a dosagem da glicemia em jejum e da hemoglobina glicada. A hemoglobina glicada fornece uma evidência da eficácia do controle do diabetes.[6] O valor pode estar subestimado em pacientes com histórico de perdas e transfusões sanguíneas, hemoglobinopatias, insuficiência renal e uso prolongado de corticoides.[5] Nessas situações, o controle glicêmico pode ser avaliado com a dosagem da frutosamina.[5]

Além da avaliação dos níveis glicêmicos, é preciso considerar as complicações do diabetes *mellitus* que podem contribuir para a morbidade perioperatória, como a gastroparesia, as alterações cardíacas, vasculares e renais.[7] A gastroparesia é uma manifestação frequente da disautonomia diabética, e sua ocorrência pode ser relevante no tempo de jejum necessário para o esvaziamento gástrico.[5,7] Inapetência, náusea, vômitos, distensão gástrica e digestão difícil podem ser considerados sinais dessa complicação.[5,7] As alterações cardíacas são frequentes em diabéticos, mesmo em pacientes assintomáticos.[7] Nos sintomáticos a realização de propedêutica complementar é obrigatória. Mesmo nos assintomáticos a investigação complementar deve ser feita se houver microalbuminúria ou alteração dos grandes vasos.[7] A nefropatia diabética pode se agravar com oferta de líquidos insuficiente ou mediante o uso de contrastes radiológicos iodados, e pode implicar ajuste de dose de medicamentos.[5]

Combate à hiperglicemia

Hiperglicemia no período perioperatório está associada a graves eventos adversos, como infecções em feridas, pneumonia, sepse, eventos cardiovasculares e aumento da mortalidade.[8] Para cada 1% de aumento da hemoglobina glicada, o risco cirúrgico aumenta em 40%.[7] Os efeitos adversos da hiperglicemia são diretos sobre o sistema imune, sobre o crescimento de patógenos e sobre a permeabilidade vascular, e indiretos em longo prazo sobre o sistema microvascular.[9]

Compensação mandatória

Recomenda-se o adiamento de cirurgias, exceto emergências, em pacientes com hemoglobina glicada maior que 9%.[7] Em pacientes diabéticos em uso de insulina ou sulfonilureias, a hemoglobina glicada inferior a 5% pode indicar episódios recorrentes de hipoglicemia, sendo também recomendado o adiamento da cirurgia.[7] Recomenda-se também que a glicemia capilar antes da cirurgia esteja entre 110 e 180 mg/dL.[10]

Interpretação da glicemia perioperatória

Os níveis de glicose poderão se alterar dependendo do período de jejum e do número de refeições interrompidas, do procedimento cirúrgico e tipo de anestesia, ingestão nutricional alterada, vômitos, trânsito intestinal interrompido, entre outros.[11]

Manejo das drogas usadas no diabetes *mellitus* antes das cirurgias

As drogas hipoglicemiantes devem ser mantidas em cirurgias ambulatoriais. Nas de emergência as drogas devem ser suspensas, exceto a insulina.[7]

Metformina

A metformina age como um sensibilizador à insulina e inibe a gliconeogênese.[10,12] Vários *guidelines* recomendam sua suspensão 24 a 48 horas antes da cirurgia, pela preocupação com insuficiência renal perioperatória e com risco aumentado de acidose láctica a partir do acúmulo dessa droga.[10] A acidose láctica é extremamente rara (menos de 10 casos por 100.000 pacientes/ano), e suas taxas de mortalidade, que chegavam a 50%, ao longo do tempo têm melhorado.[13]

A metformina no pré-operatório é segura,[14] mas não há evidências de que influencie o resultado clínico ou as complicações.[15] A suspensão da droga deve ser conduzida na insuficiência renal (*clearance* de creatinina < 60 mL/min), na necessidade de administração de contrastes iodados e em situações que podem desencadear alteração da função renal como a desidratação, medicações como inibidores da enzima conversora da angiotensina (ECA) e bloqueadores da angiotensina II, anti-inflamatórios não hormonais e insuficiência cardíaca grave com fração de ejeção < 30%.[14]

Sulfonilureias

São drogas hipoglicemiantes que atuam liberando insulina pela célula beta pancreática,[4] apresentando meia-vida prolongada.[12] Como sua ação independe do nível da glicemia, há aumento do risco de hipoglicemia; as sulfonilureias causam mais de 2,4 vezes mais hipoglicemia do que as outras drogas hipoglicemiantes.[13] Na cirurgia, o risco aumenta pelo tempo de jejum, pelo tipo de dieta e pela alteração dos hábitos alimentares usuais.[13]

Estudo clínico com monitorização contínua da glicose demonstrou hipoglicemia assintomática com esse grupo de drogas, justificando sua suspensão no dia da cirurgia.[4]

Meglitinidas

As glinidas têm mecanismo de ação semelhante ao das sulfonilureias, apresentando tempo de meia-vida mais curto (1 hora) e pico de ação precoce.[12] Com essas características farmacocinéticas, são usadas para controle da glicemia pós-prandial, sendo a hipoglicemia menos comum.[11] A recomendação é que a dose da manhã seja suspensa no dia da cirurgia para procedimentos executados de manhã. Caso a cirurgia seja no período vespertino e o paciente faça uma refeição pela manhã, a dose pré-refeição pode ser usada.[12,13]

Inibidores dos receptores SGLT2

São drogas que promovem glicosúria, bloqueando os cotransportadores de sódio glicose no túbulo proximal dos rins.[13,16] Promovem controle do diabetes sem risco de hipoglicemia.[13] Têm sido cada vez mais utilizados no DM por reduzirem o peso e a pressão arterial, além de terem efeito protetor cardíaco e renal e de reduzirem a mortalidade cardíaca, dentre outras causas.[4,16]

Uma das maiores preocupações com o uso dessas drogas é o risco de cetoacidose euglicêmica, uma complicação rara, porém grave.[17] Ela provavelmente se desenvolve por insulinopenia, associada ao aumento de hormônios hiperglicemiantes (glucagon, cortisol e epinefrina), com a desidratação e o jejum.[13] Em uma revisão sistemática foram encontrados 42 casos de cetoacidose euglicêmica em período perioperatório.[17] Não há consenso com relação à suspensão da medicação, mas a estratégia mais recomendada é a suspensão da medicação por 24 a 72 horas antes da cirurgia, podendo ser reiniciada após o retorno da alimentação.[13]

Agonistas dos receptores GLP1

O peptídeo semelhante ao glucagon (GLP1) é um hormônio liberado pelo intestino que promove secreção da insulina dependente da glicose, ao lado de redução da liberação do glucagon, retardo do esvaziamento gástrico e diminuição do apetite.[4] A meia-vida do GLP1 é curta porque ele é metabolizado pela enzima DPP4 (dipeptidil peptidase-4).[18]

Os agonistas dos receptores GLP1 são resistentes à DPP4 e têm forte ligação à proteína plasmática com reduzido *clearance* renal, prolongando seu efeito.[18] Têm sido cada vez mais utilizados no controle do DM tipo 2 por reduzir o risco cardiovascular.[19] São drogas administradas por via subcutânea diária ou semanalmente e não causam hipoglicemia.[4,18]

A suspensão das drogas de administração semanal, como a semaglutida e a dulaglutida, pode ser impraticável e pode contribuir para piora do controle glicêmico.[18] As drogas de administração diária, como a liraglutida e a lixisenatida, poderiam ser suspensas apenas no dia da cirurgia, embora a diretriz britânica recomende o uso até no dia da cirurgia, independentemente do horário cirúrgico.

Inibidores da DPP-4

São drogas que inibem a enzima que degrada o GLP1, aumentando a secreção de insulina dependente da glicose.[13] Têm baixo risco de hipoglicemia.[13] Em pacientes com cirurgia não cardíaca, a linagliptina mostrou-se igualmente eficaz comparada com o uso da insulina, com menor risco de hipoglicemia.[20] Em cirurgias de revascularização miocárdica, a manutenção dos inibidores da DPP-4 resultou em menor incidência de complicações cardíacas e cerebrovasculares.[21] Os inibidores da DPP-4 não devem ser suspensos, independentemente do tipo de cirurgia e do período de jejum.[13]

Inibidores da alfa-glicosidase

Este grupo de drogas inibe as enzimas oligossacaridases e dissacaridases e reduz a absorção de glicose após as refeições.[12] No Brasil temos somente a acarbose.[5] O risco de hipoglicemia com essa droga é baixo.[13] No dia da cirurgia deve-se suspender a dose nos procedimentos feitos de manhã.[13] Porém, caso a cirurgia seja no período vespertino e o paciente faça uma refeição de manhã, a dose pré-refeição pode ser usada, se considerarmos que a acarbose não cursa com hipoglicemia e tem meia-vida curta.[12]

Tiazolidinedionas

A pioglitazona, única droga do grupo liberada no Brasil, é um agonista do receptor PPAR gama (*peroxisome proliferator-activated receptor gamma*), que aumenta a sensibilidade à insulina nos músculos e no tecido adiposo.[5] Pode agravar o edema da insuficiência cardíaca no pós-operatório.[12]

Não causa hipoglicemia e pode ser mantida mesmo no dia da cirurgia, independentemente do tipo de operação e do tempo de jejum.[13]

Insulina

Os diabéticos tipo 1 utilizam mais frequentemente o esquema de insulina basal e bólus. A insulina basal é utilizada em uma a duas tomadas para suprimir a produção hepática de glicose e manter os níveis de glicose estáveis no período entre as refeições. A insulina em bólus visa ao controle da hiperglicemia pós-prandial.[9] No diabetes tipo 2 a insulina pode ser necessária para suplementar o efeito de outras drogas hipogliceminantes quando não há o controle do diabetes.[10] Análogos das insulinas são insulinas sintéticas com pequenas alterações da molécula e que apresentam características farmacocinéticas mais favoráveis.

Pacientes em uso de insulina basal necessitarão reduzir a dose na véspera da cirurgia em 20 a 50% para evitar a hipoglicemia.[22] Os análogos da insulina com ação prolongada têm sido cada vez mais utilizados por sua farmacocinética favorável e precisam de um ajuste 3 a 4 dias antes da cirurgia.[22] Diabéticos tipo 1 ou 2 que utilizam insulina em bólus devem suspendê-la no período de jejum.[22]

No caso das insulinas pré-misturadas, que são combinações fixas de insulina de ação basal e bólus, não é necessário mudar a dose no dia anterior à cirurgia, e no dia desta ela deve ser substituída por uma insulina de ação exclusivamente basal.[10]

CONTROLE DA GLICEMIA NO DIA DA CIRURGIA

O jejum prolongado deve ser evitado.[19] Não se recomenda por mais de 6 horas, usualmente podendo-se ingerir líquidos e se alimentar 2 a 3 horas antes da cirurgia.[23] Recomenda-se realizar a cirurgia nos primeiros horários da manhã para que o enfermo possa se alimentar no almoço ou pouco depois, dependendo da recuperação satisfatória da anestesia.[23]

Deve-se dosar a glicemia capilar antes do encaminhamento ao centro cirúrgico e considerar suspensão se estiver acima de 250 mg/dL com cetonas positivas. Se houver hipoglicemia, corrigir com glicose intravenosa e reavaliar em 15 minutos.[5]

A glicemia capilar deve ser checada na admissão na sala de cirurgia, antes da indução da anestesia, e monitorada regularmente durante o procedimento, pelo menos a cada hora, ou com mais frequência, se os resultados estiverem fora da variação normal.[10,24]

Manejo intraoperatório

A correção da hiperglicemia durante a cirurgia depende da complexidade e da condição do paciente. Com duração menor que 4 horas, estabilidade hemodinâmica e mínima infusão de líquidos, pode-se utilizar a insulina regular por via subcutânea a cada 2 a 4 horas. Nas cirurgias com alteração hemodinâmica e infusão de grande quantidade de fluidos ou duração prolongada, o uso de insulina regular por via venosa permite um ajuste mais rápido e descontinuação em casos de imprevistos.[22] Pode-se observar maior variabilidade da glicemia com o uso da via subcutânea, em virtude da variabilidade da absorção decorrente de vasoconstrição, hipoperfusão e hipotermia.[25]

Até o momento não há comprovação de que qualquer agente anestésico seja associado a melhor resultado em pacientes diabéticos,[14] nem de que a anestesia geral acarrete melhores resultados do que a regional, a qual pode causar aumento da glicemia no pós-operatório. A escolha do tipo de anestesia será feita como para qualquer outro paciente que não tenha diabetes *mellitus*.[14]

CONTROLE DA GLICEMIA NO PÓS-OPERATÓRIO

No pós-operatório o controle da glicemia capilar deve continuar a cada 2 horas até o paciente acordar e estar alerta.[5] Recomenda-se manter o aporte de glicose endovenosa compatível com as necessidades diárias (2 g/kg/dia) em associação à reposição de sódio, potássio e outros eletrólitos necessários. A ocorrência de hiperglicemia não indica a necessidade de suspensão do aporte de glicose, mas de melhorar o esquema de insulina caso esteja muito elevada.[5]

Uma metanálise concluiu que o controle glicêmico moderado (150 a 200 mg/dL), durante ou imediatamente após a cirurgia, está associado a redução no risco de mortalidade e acidente vascular encefálico (AVE) em pacientes com DM quando comparado com um controle glicêmico liberal, definido como um alvo glicêmico > 200 mg/dL. Não houve diferenças em relação aos desfechos entre controle glicêmico moderado e rigoroso (90 a 150 mg/dL).[26]

Retomada da insulina subcutânea

A maioria dos pacientes não críticos pode ser tratada com insulina regular por via subcutânea.[9] Há poucos dados mostrando superioridade da insulina regular por via venosa em pacientes não críticos.[9] Nos críticos o uso de insulina regular por via venosa é o método mais eficaz.[27]

As indicações obrigatórias para o uso da insulina regular por via venosa são: diabéticos tipo 1 em jejum com nutrição totalmente por via venosa, ou em trabalho de parto, pacientes críticos com glicemia superior a 180 mg/dL, síndrome coronariana aguda ou infarto recente e glicemia superior a 180 mg/dL, aqueles que não conseguem atingir o controle com insulina por via subcutânea ou ainda cetoacidose ou estado hiperosmolar.[9]

Infusão de insulina por via venosa

É conduzida rotineiramente em soluções de glicose, ou, se preferido, em soluções combinadas de insulina, glicose e potássio.[12] A adição de potássio é proposta muito antiga, cuja relevância depende do potássio sérico. Um dos algoritmos mais utilizados para o cálculo inicial da taxa de infusão é dividir o nível glicêmico por 100, arredondando o resultado;[28] por exemplo, glicemia de 210 mg/dL, dividida por 100, resulta em 2,1 unidades/hora.[12] A maioria dos pacientes com diabetes tipo 1 necessita de 1 a 2 unidades por hora, enquanto os diabéticos tipo 2, com resistência à insulina, podem necessitar de doses mais elevadas.[12] No pós-operatório de revascularização miocárdica, as necessidades de insulina podem aumentar em até 10 vezes, especialmente após o período de hipotermia.[12]

Estudos recentes indicam que a aplicação de insulina em canetas por via subcutânea no ambiente hospitalar é segura e pode estar associada à maior satisfação da equipe de enfermagem em comparação com o uso de frascos e seringas de insulina.[27] É importante seguir rigorosamente a advertência "somente para uso em um único paciente", visto que o Food and Drug Administration/EUA tem alertado para o potencial risco de doenças transmitidas pelo sangue mediante canetas compartilhadas.[27]

De maneira geral, o retorno das medicações de uso rotineiro deve ocorrer o mais precocemente possível para todos os pacientes, após o reinício da alimentação oral, observando-se a ausência de sintomas gastrointestinais e o restabelecimento da quantidade de carboidrato ingerida.[5]

Situações especiais – uso de glicocorticoides

Os corticoides podem ser necessários no pós-operatório em suspeita de insuficiência adrenal, em algumas situações de choque séptico, e, mais excepcionalmente, durante o uso de contrastes radiológicos ou como antieméticos.[9] Podem piorar o controle de diabéticos ou desencadear hiperglicemia na ausência de DM preexistente.[29] Nos casos de glicemia acima de 200 mg/dL, além do uso da insulina regular em bólus, pode ser necessária a de ação intermediária (NPH) pela manhã.[29] Não há um esquema-padrão, pois depende do tipo de corticoide e da dose empregada. Doses altas de dexametasona ou metilprednisolona foram associadas a grandes aumentos nos níveis de glicose em pacientes submetidos a cirurgia cardíaca,[30] enquanto doses baixas de dexametasona causaram pouca hiperglicemia em cirurgia não cardíaca.[31] Desde que os corticoides sejam corretamente indicados, não devemos evitar seu uso.[9]

Nutrição parenteral e enteral

Nutrição parenteral e enteral são em geral utilizadas em pacientes desnutridos ou gravemente enfermos em que a via oral não é possível. Dependendo da formulação e do desempenho pancreático, poderá surgir aumento da glicemia e necessidade de insulina.[29] O uso da insulina regular por infusão venosa oferece o melhor controle dos níveis glicêmicos, contudo a insulina regular por via subcutânea também é segura e efetiva no controle da hiperglicemia.[32]

Pacientes neurologicamente críticos

O cérebro é um dos poucos órgãos que usam quase exclusivamente a glicose como fonte de energia.[33] A hipoglicemia é prejudicial para pacientes neurológicos criticamente enfermos, incluindo aqueles que sofreram trauma cranioencefálico.[21] Apesar de a hiperglicemia superior a 200 mg/dL também ter sido associada a maior mortalidade e piores resultados nesses pacientes, o controle excessivamente rígido da glicose demonstrou não melhorar o resultado neurológico enquanto aumenta o risco de hipoglicemia.[21] Valores de glicemia entre 140 e 180 mg/dL propiciam melhor evolução do que aqueles menores que 140 mg/dL.[33]

Cirurgia cardíaca

Apesar de a hiperglicemia ser considerada tóxica para o miocárdio, com efeito direto sobre a membrana celular e as mitocôndrias, e indireto por ativação dos mediadores inflamatórios, há controvérsias sobre a intensidade do controle do diabetes após cirurgia cardíaca.[21] Uma metanálise assinalou que o controle rigoroso da glicemia no pós-operatório (menor que 140 mg/dL) se associou com menor incidência de fibrilação atrial e de infecção esternal comparado com o moderado (glicemia entre 140 e 180 mg/dL), sem diferença em relação a mortalidade, AVE e hipoglicemia.[34]

Cirurgia de emergência

Em diabéticos o risco se eleva e sucedem maiores complicações.[35] Devem-se avaliar os níveis de glicose e cetona e assegurar o tratamento da hiperglicemia com insulina regular, subcutânea ou venosa.[36] A preferência pela infusão venosa ocorre nas seguintes situações: diabético tipo 1 que não tomou a dose de insulina basal ou que ficará sem se alimentar por mais de uma refeição, diabético tipo 2 com glicemia superior a 216 mg/dL ou que ficará sem se alimentar por mais de duas refeições, ou hemoglobina glicada maior que 8,5%.[36]

Hipoglicemia no perioperatório

Entre os fatores que predispõem estão: idade avançada, prejuízo da função renal, alterações nutricionais e interrupção do controle e monitorização da glicemia.[37] Qualquer hipoglicemia no pós-operatório aumenta morbidade e mortalidade. A melhor prevenção é o controle de perto dos níveis glicêmicos; a instituição de programas de acompanhamento do diabetes em cirurgia com uma equipe de especialistas diminui em muito o risco de hipoglicemia.[38]

Novas tecnologias têm sido desenvolvidas, como os sensores de monitorização contínua da glicemia e a bomba de infusão de insulina, os quais reduzem o risco de hipoglicemia e devem ser incorporados no período perioperatório.[4,22]

REFERÊNCIAS

1. Akhtar S, Barash PG, Inzucchi SE. Scientific principles and clinical implications of perioperative glucose regulation and control. Anesth Analg. 2010;110(2):478-97.
2. Bagry HS, Raghavendran S, Carli F. Metabolic syndrome and insulin resistance: perioperative considerations. Anesthesiology. 2008;108(3):506-23.
3. McAnulty GR, Robertshaw HJ, Hall GM. Anaesthetic management of patients with diabetes mellitus. Br J Anaesth. 2000;85(1):80-90.
4. Kuzulugil D, Papeix G, Luu J, Kerridge R. Recent advances in diabetes treatments and their perioperative implications. Curr Opin Anaesthesiol. 2019;32:398-404.
5. Sociedade Brasileira de Diabetes. Diretrizes da SBD 2019-2020. Disponível em: diabetes.org.br. Acesso em: 17 maio 2022.
6. van den Boom W, Schroeder RA, Manning MW, Setji TL, Fiestan GO, Dunson DB. Effect of A1C and glucose on postoperative mortality in noncardiac and cardiac surgeries. Diabetes Care. 2018;41(4):782-8.
7. Cosson E, Catargi B, Cheisson G, Jacqueminet S, Ichai C, Leguerrier AM et al. Practical management of diabetes patients before, during and after surgery: A joint French diabetology and anaesthesiology position statement. Diabetes Metab. 2018;44(3):200-16.

8. Simha V, Shah P. Perioperative glucose control in patients with diabetes undergoing elective surgery. JAMA. 2019;321(4):399-400.

9. Evans CH, Lee J, Ruhlman MK. Optimal glucose management in the perioperative period. Surg Clin North Am. 2015;95(2):337-54.

10. Pontes JPJ, Saramago ALP, Vasconcelos MM, Batista NR. Manejo pré-operatório das medicações para tratamento do diabetes mellitus. Rev Med Minas Gerais. 2017;27(Supl 2):S83-S91.

11. Galindo RJ, Fayfman M, Umpierrez GE. Perioperative management of hyperglycemia and diabetes in cardiac surgery patients. Endocrinol Metab Clin North Am. 2018;47(1):203-22.

12. Pontes JPJ, Saramago ALP, Vasconcelos MM, Batista NR. Avaliação e manejo perioperatório de pacientes com diabetes melito. Um desafio para o anestesiologista. Rev Bras Anestesiol. 2018;68(1):75-86.

13. Preiser JC, Provenzano B, Mongkolpun W, Halenarova K, Cnop M. Perioperative management of oral glucose-lowering drugs in the patient with type 2 diabetes. Anesthesiology. 2020;133(2):430-8.

14. Cheisson G, Jacqueminet S, Cosson E, Ichai C, Leguerrier AM, Nicolescu-Catargi B et al.; working party approved by the French Society of Anaesthesia and Intensive Care Medicine (SFAR), the French Society for the study of Diabetes (SFD). Perioperative management of adult diabetic patients. Preoperative period. Anaesth Crit Care Pain Med. 2018;37(Suppl 1):S9-S19.

15. Nazer RI, Alburikan KA. Metformin is not associated with lactic acidosis in patients with diabetes undergoing coronary artery bypass graft surgery: a case control study. BMC Pharmacol Toxicol. 2017;18(1):38.

16. Ge V, Subramaniam A, Banakh I, Wang WC, Tiruvoipati R. Management of sodium-glucose cotransporter 2 inhibitors during the perioperative period: A retrospective comparative study. J Perioper Pract. 2021;31(10):391-8.

17. Thiruvenkatarajan V, Meyer EJ, Nanjappa N, Van Wijk RM, Jesudason D. Perioperative diabetic ketoacidosis associated with sodium-glucose co-transporter-2 inhibitors: a systematic review. Br J Anaesth. 2019;123(1):27-36.

18. Hulst AH, Polderman JAW, Siegelaar SE, van Raalte DH, DeVries JH, Preckel B et al. Preoperative considerations of new long-acting glucagon-like peptide-1 receptor agonists in diabetes mellitus. Br J Anaesth. 2021;126(3):567-71.

19. Zaidi SO, Khan Y, Razak BS, Malik BH. Insight into the perioperative management of type 2 diabetes. Cureus. 2020;12(2):e6878.

20. Vellanki P, Rasouli N, Baldwin D, Alexanian S, Anzola I, Urrutia M et al.; Linagliptin Inpatient Research Group. Glycaemic efficacy and safety of linagliptin compared to a basal-bolus insulin regimen in patients with type 2 diabetes undergoing non-cardiac surgery: A multicentre randomized clinical trial. Diabetes Obes Metab. 2019;21(4):837-43.

21. Ogawa S, Okawa Y, Sawada K, Goto Y, Fukaya S, Suzuki T. Effect of dipeptidyl peptidase-4 inhibitor in patients undergoing bypass surgery. Asian Cardiovasc Thorac Ann. 2016;24(9):863-7.

22. Vogt AP, Bally L. Perioperative glucose management: Current status and future directions. Best Pract Res Clin Anaesthesiol. 2020;34(2):213-24.

23. Wicker P, Dalby S. Managing diabetes in perioperative patients. Rapid Perioperative Care. 1.ed. Wiley; 2017.

24. Holt RIG, Hitman GA, Young BS, Alberti KGMM. The publication of Diabetes UK position statements and care recommendations; a virtual issue. Diabet Med. 2012 May 23.

25. Pezzarossa A, Taddei F, Cimicchi MC, Rossini E, Contini S, Bonora E et al. Perioperative management of diabetic subjects. Subcutaneous versus intravenous insulin administration during glucose-potassium infusion. Diabetes Care. 1988;11(1):52-8.

26. Sathya B, Davis R, Taveira T, Whitlatch H, Wu WC. Intensity of peri-operative glycemic control and postoperative outcomes in patients with diabetes: a meta-analysis. Diabetes Res Clin Pract. 2013;102(1):8-15.

27. American Diabetes Association Professional Practice Committee; 16. Diabetes care in the hospital: standards of medical care in diabetes-2022. Diabetes Care. 2022;45(Suppl 1):S244-S253.

28. Smiley DD, Umpierrez GE. Perioperative glucose control in the diabetic or nondiabetic patient. South Med J. 2006;99(6):580-9.

29. Hirsch IB, Paauw DS. Diabetes management in special situations. Endocrinol Metab Clin North Am. 1997;26(3):631-45.

30. Morariu AM, Loef BG, Aarts LP, Rietman GW, Rakhorst G, van Oeveren W et al. Dexamethasone: benefit and prejudice for patients undergoing on-pump coronary artery bypass grafting: a study on myocardial, pulmonary, renal, intestinal, and hepatic injury. Chest. 2005;128(4):2677-87.
31. Abdelmalak BB, Bonilla AM, Yang D, Chowdary HT, Gottlieb A, Lyden SP et al. The hyperglycemic response to major noncardiac surgery and the added effect of steroid administration in patients with and without diabetes. Anesth Analg. 2013;116(5):1116-22.
32. Vennard KC, Selen DJ, Gilbert MP. The management of hyperglycemia in noncritically ill hospitalized patients treated with continuous enteral or parenteral nutrition. Endocr Pract. 2018;24(10):900-6.
33. Daniel R, Villuri S, Furlong K. Management of hyperglycemia in the neurosurgery patient. Hosp Pract (1995). 2017;45(4):150-7.
34. Jin X, Wang J, Ma Y, Li X, An P, Wang J et al. Association between perioperative glycemic control strategy and mortality in patients with diabetes undergoing cardiac surgery: a systematic review and meta--analysis. Front Endocrinol (Lausanne). 2020;11:513073.
35. Jehan F, Khan M, Sakran JV, Khreiss M, O'Keeffe T, Chi A et al. Perioperative glycemic control and postoperative complications in patients undergoing emergency general surgery: What is the role of plasma hemoglobin A1c? J Trauma Acute Care Surg. 2018;84(1):112-7.
36. Levy N, Penfold NW, Dhatariya K. Perioperative management of the patient with diabetes requiring emergency surgery. BJA Education. 2017;17:129-36.
37. Palermo NE, Garg R. Perioperative management of diabetes mellitus: novel approaches. Curr Diab Rep. 2019;19(4):14.
38. Garg R, Schuman B, Bader A, Hurwitz S, Turchin A, Underwood P et al. Effect of preoperative diabetes management on glycemic control and clinical outcomes after elective surgery. Ann Surg. 2018;267(5):858-62.

CAPÍTULO 24

MANEJO PERIOPERATÓRIO DE DROGAS UTILIZADAS NAS AFECÇÕES REUMATOLÓGICAS

André Silva Franco
Rosa Maria Rodrigues Pereira (*in memoriam*)

RESUMO

As doenças reumatológicas são muito prevalentes e apresentam envolvimento sistêmico frequente, com potencial para graves consequências e limitação da qualidade de vida. O tratamento clínico geralmente é crônico e inclui diversas drogas. Ao longo da história natural, portanto, intercorrências cirúrgicas tanto eletivas como emergenciais são prováveis. É importante que clínicos, cirurgiões e anestesistas que estejam envolvidos no cuidado de pacientes reumatológicos saibam realizar o manejo perioperatório, incluindo: anti-inflamatórios não esteroides (Aine), glicocorticoides, drogas antirreumáticas modificadoras de doença (Dmard), medicações biológicas e inibidores da janus quinase (JAK). Esse conteúdo pode prevenir possíveis complicações, evitando tumultuar a recuperação pós-cirúrgica.

INTRODUÇÃO

As doenças reumatológicas são muito prevalentes em idosos, todavia acometem populações mais jovens também. Afetam cerca de 7 milhões de pessoas na América do Norte.[1] O acometimento é múltiplo e, apesar de as principais manifestações serem musculoesqueléticas, podem levar a sequelas e limitações sistêmicas, com prejuízo na qualidade de vida. O diagnóstico das doenças reumatológicas não é simples e pode requerer exames complementares e seguimento multidisciplinar. O tratamento visa controlar as doenças de base, que em muitos casos são inflamatórias, de fisiopatologia autoimune, de forma que a terapêutica é crônica.

Apesar de existirem várias doenças reumatológicas com fisiopatologia diversa, as classes medicamentosas diferem pouco entre si: os anti-inflamatórios não esteroides, os glicocorticoides, as drogas antirreumáticas modificadoras de doença (Dmard), os agentes biológicos e os inibidores da janus quinase (JAK). Essas medicações podem apresentar complicações similares, como propensão a infecções de sítio cirúrgico e dificuldade de cicatrização da ferida operatória, pois agem nas vias inflamatórias, que são responsáveis pelo combate a patógenos e pela cicatrização.[2]

CONSIDERAÇÕES BÁSICAS

O manejo perioperatório deve diferir entre duas situações básicas: cirurgias de emergência e eletivas. A meta é reduzir infecções perioperatórias, complicações com a ferida operatória e exacerbação da doença de base.[3]

Nas cirurgias de emergência não há tempo para readequar as medicações, de forma que o foco é tentar minimizar ao máximo os riscos. São exemplos cirurgias ortopédicas por fraturas, abdome agudo, revascularização por infarto do miocárdio ou obstrução arterial periférica.

Nas cirurgias eletivas o procedimento é agendado e discutido com o paciente, reumatologista, anestesista e equipe cirúrgica. Sempre que possível, o paciente deve estar em remissão de doença ou baixa atividade, usando a menor dose possível das medicações, principalmente de glicocorticoides. Outras situações que devem ser consideradas são: o controle das demais comorbidades, em especial diabetes *mellitus*, hipertensão arterial, obesidade, fragilidade/sarcopenia, tabagismo, anemia; colonização cutânea e intestinal por *Staphylococcus aureus* resistente à meticilina e outros germes multirresistentes, sobretudo quando há antecedentes do enfermo ou do hospital com tais patógenos; *expertise* do cirurgião e do hospital (técnica cirúrgica e pacientes reumatológicos).[4]

Note-se que as evidências em geral não são robustas e muitas vezes se baseiam em estudos pequenos, observacionais ou retrospectivos. A maioria desses trabalhos é de cirurgias ortopédicas eletivas – artroplastia de quadril e joelho. Ainda assim, são amplamente adotadas na prática hospitalar.[5]

ANTI-INFLAMATÓRIOS NÃO ESTEROIDES E ASPIRINA

Os Aine são uma classe de drogas cujo mecanismo de ação principal é a inibição da enzima cicloxigenase (COX) 1 e 2, que previne a formação de prostaglandinas, tromboxanos e prostaciclinas.[6] Com destaque para o ácido acetilsalicílico (AAS), os Aine são muito utilizados em pacientes com doença aterosclerótica em virtude de seu efeito antiagregante plaquetário, resultando em aumento do tempo de sangramento.[7] São também utilizados em pacientes reumatológicos em decorrência de seu efeito analgésico e anti-inflamatório para controle de artrite/artralgia. O efeito dessas medicações sobre as plaquetas é duradouro pela inibição da COX plaquetária, situação que só retornará ao normal após a retirada da droga, considerada efetiva depois de 4 a 5 tempos de meia-vida. Em relação aos inibidores da COX-2 (p. ex., celecoxibe, etoricoxibe), por não terem o mesmo efeito sobre as plaquetas, não é necessário realizar qualquer alteração no período perioperatório (Quadro 1).

Em pacientes com extrema necessidade de manter a utilização de Aine pelo risco de doença aterosclerótica (prevenção secundária de novos eventos), não está indicada qualquer alteração na dose das medicações, com exceção dos procedimentos de muito alta possibilidade de sangramentos: neurocirurgias, cirurgias de coluna, oftalmológicas da câmara anterior e de próstata.[8-10] Nas situações em que se mantém o AAS no período perioperatório, o cirurgião deverá estar ciente da condição e preparado para maiores complicações hemorrágicas no período intraoperatório.[11-14] Diversos trabalhos não revelaram diferença em perda sanguínea e hematomas em correções de hérnias de parede abdominal, colecistectomia, apendicectomia e artroplastia de joelho ou quadril.[14-18] Do ponto de vista reumatológico, o uso de Aine está indicado na prevenção de ossificação heterotópica após artroplastias, principalmente em pacientes com espondilite anquilosante e artrite psoriásica: indometacina 25 mg 3 vezes ao dia ou celecoxibe 200 mg 2 vezes ao dia, 24 a 48 horas após a cirurgia, por 7 a 10 dias.[19,20]

QUADRO 1 Anti-inflamatórios não esteroides (Aines)

Aine	Meia-vida (horas)	Retirada antes da cirurgia
Meloxicam	15-20	5 dias
Naproxeno	12-15	3 dias
Indometacina	4,5	1 dia
Diclofenaco	2	10 horas
Ibuprofeno	1,6-1,9	10 horas
Celecoxibe	11	Continuar dose usual

Fonte: adaptação de Gardner.[21]

GLICOCORTICOIDES

Os glicocorticoides têm efeito anti-inflamatório e imunossupressor,[22] sendo utilizados na maioria das doenças reumatológicas inflamatórias, geralmente de forma crônica. Pelo fato de aumentarem o risco de infecção, complicações com a ferida operatória e hiperglicemia, sempre que possível deve-se controlar a doença de base para reduzir a prescrição. Doses superiores a 20 mg de prednisona indicam doença sem bom controle, de forma que os procedimentos eletivos devem ser adiados.

Outra complicação é a supressão do eixo hipotálamo-hipófise-adrenal, condição em que a falta de glicocorticoide, principalmente diante de um agente estressor, pode resultar em choque. A supressão do eixo hipotálamo-hipófise-adrenal ocorre em pacientes com uso crônico de glicocorticoides em baixa dose por tempo igual ou superior a 6 meses, ou em alta dose por tempo superior a 3 semanas. Há indícios de que o uso de prednisona 20 mg por 5 dias já seja suficiente para inibir a síntese de cortisol.[23] Estudos recentes não confirmaram que a insuficiência adrenal secundária à corticoterapia prolongada inibe a síntese de cortisol em situações de estresse (cirurgias), assim como em pacientes com insuficiência adrenal primária, de modo que cada vez menos doses suplementares de glicocorticoides no intraoperatório têm sido utilizadas.[24]

Um teste de estimulação do hormônio adrenocorticotrófico (ACTH) pode ser realizado para verificar a necessidade de suplementação de corticoide em pacientes pré-cirúrgicos; caso o teste indique insuficiência adrenal, pode-se realizar suplementação a depender da intensidade do estresse cirúrgico e do tempo de cirurgia.[25,26]

Atualmente, não se tem prescrito dose suplementar com oferta de prednisona inferior a 10 mg/dia ou procedimentos cirúrgicos de pequeno ou médio portes, devendo o paciente receber apenas a dose usual no período perioperatório (incluindo o dia da cirurgia). Em caso de jejum absoluto e/ou prolongado e procedimento cirúrgico de elevada envergadura, utilizar hidrocortisona 50 mg endovenosa, a partir da indução anestésica, repetindo a dose a cada 8 horas até 48 a 72 horas; então, retornar à dose usual de glicocorticoide por via oral.[24] No Quadro 2 resumem-se as duas abordagens: a tradicional, utilizando a dose suplementar (de estresse) de glicocorticoides, e a mais recente, com o intuito de reduzir a dose de glicocorticoide e, assim, reduzir o risco infeccioso.

QUADRO 2   Uso de glicocorticoides conforme agressão cirúrgica

Tipo de cirurgia/estresse cirúrgico	Procedimentos	Prescrição de glicocorticoides
Procedimento superficial (< 1 hora de anestesia)	Cirurgias oftalmológicas Herniorrafias	Manter dose habitual por via oral
Estresse cirúrgico pequeno (< 2 horas de anestesia)	Descompressão do túnel do carpo Colonoscopia Artroscopia de joelho	Manter dose habitual por via oral OU 25 mg hidrocortisona IV ou 5 mg metilprednisona IV no intraoperatório
Estresse cirúrgico moderado (2-4 horas de anestesia)	Artroplastia de quadril Artroplastia de joelho Cirurgia abdominal laparoscópica Biópsia pulmonar	Manter dose habitual por via oral OU 50-75 mg hidrocortisona IV ou 10-15 mg metilprednisona IV no intraoperatório; retomar dose usual no dia seguinte
Estresse cirúrgico importante/grande (> 4 horas de anestesia)	Artroplastia de quadril bilateral Artroplastia de calcanhar Cirurgia de coluna Cirurgia abdominal aberta Histerectomia	Manter dose habitual por via oral* OU 100-150 mg hidrocortisona IV ou 30 mg metilprednisona IV no intraoperatório; diminuir em 1-2 dias até dose usual

IV: intravenosa.
* Para cirurgias complexas, hipotensão refratária a volume ou pacientes com necessidade fisiológica de suplementação de glicocorticoides (insuficiência adrenal primária, hiperplasia adrenal congênita e insuficiência adrenal secundária a hipopituitarismo), está recomendado o uso de hidrocortisona 50 mg intravenosa no intraoperatório e a cada 8 horas até a estabilização e o retorno da dose habitual por via oral.
Fonte: adaptação de Mackenzie e Goodman;[24] Coursin e Wood;[25] Howe et al.[26]

DROGAS ANTIRREUMÁTICAS MODIFICADORAS DE DOENÇA (DMARD)

As Dmard alteraram a história natural da artrite reumatoide e de outras doenças reumatológicas por reduzir os danos e as doses de glicocorticoide. São imunossupressoras, de forma que podem comprometer a cicatrização e aumentar o risco de infecções. A maioria dos estudos prospectivos e retrospectivos tem sugerido que metotrexato, sulfassalazina, leflunomida e hidroxicloroquina podem ser continuados durante o período perioperatório sem comprometer a cicatrização ou aumentar o risco de infecção.[5,27] Porém, em pacientes idosos, diabéticos ou com doença renal crônica, a suspensão da medicação em uma dose antes da cirurgia pode ser benéfica, assim como a suspensão pós-operatória em pacientes que desenvolvam infecção.[27-29]

Em relação a azatioprina, micofenolato de mofetila, tacrolimo e ciclosporina, que são imunossupressores mais potentes, é preciso avaliar o controle de doença do paciente. Tratando-se de doença controlada ou de manifestações não graves, suspender o uso dessas drogas para evitar complicações perioperatórias. Se o paciente não estiver com bom controle da doença ou exibir manifestações graves, manter o uso dessas medicações (Quadro 3).[5,29]

QUADRO 3   Modificadores da doença (Dmard) – mecanismo de ação, tempo de meia-vida e efeitos colaterais

Medicação	Meia-vida	Intervalo entre doses	Conduta
Metotrexato	3-10 horas	Semanal	Continuar dose normal*
Sulfassalazina	6-10 horas	A cada 8 ou 12 horas	Continuar dose normal
Hidroxicloroquina	32-50 horas	Diário	Continuar dose normal
Leflunomida	2 semanas	Diário	Continuar dose normal#
Azatioprina	1-3 horas	Diário	Doenças não controladas ou manifestações graves: continuar dose normal Doenças controladas ou manifestações não graves: suspender no dia da cirurgia; retornar 3-5 dias depois
Micofenolato de mofetila	16-18 horas	A cada 12 horas	Doenças não controladas ou manifestações graves: continuar dose normal Doenças controladas ou manifestações não graves: suspender 1 semana antes da cirurgia; retornar 3-5 dias depois
Ciclosporina	5-18 horas	A cada 12 horas	Doenças não controladas ou manifestações graves: continuar dose normal Doenças controladas ou manifestações não graves: suspender 1 semana antes e retornar 3-5 dias depois

(Continua)

QUADRO 3   Modificadores da doença (Dmard) – mecanismo de ação, tempo de meia-vida e efeitos colaterais (*continuação*)

Medicação	Meia-vida	Intervalo entre doses	Conduta
Tacrolimo	48 horas	A cada 12 horas	Doenças não controladas ou manifestações graves: continuar dose normal Doenças controladas ou manifestações não graves: suspender 1 semana antes e retornar 3-5 dias depois

Dmard: drogas antirreumáticas modificadoras de doença.
* Em pacientes especiais (doença renal crônica, diabetes *mellitus*): suspender 1 semana antes.
# Caso se opte por suspender 2 semanas antes da cirurgia; retornar 3 dias depois.
Fonte: adaptação de Goodman et al.;[5] Gardner.[21]

MEDICAÇÕES BIOLÓGICAS

Os agentes biológicos são medicações contra um alvo específico bastante utilizadas em doenças reumatológicas, tal como sucede nas enfermidades inflamatórias intestinais (moléstia de Crohn, retocolite ulcerativa), todavia seus efeitos no período perioperatório ainda são pouco conhecidos. Os fármacos antifator de necrose tumoral (TNF) são os mais estudados: pacientes com artrite reumatoide apresentam o dobro de risco de serem acometidos por artrite séptica em relação aos que não os utilizam.[30] Os principais agentes utilizados são aqueles contra o TNF, interleucina (IL)-1, IL-6, IL-17, IL-12/23, IL-23, CD20, BAFF e moléculas de coestimulação. O mecanismo de ação, tempo de meia-vida, conduta no período perioperatório e os principais efeitos colaterais estão sintetizados no Quadro 4. Para pequenas cirurgias em que se emprega anestesia local não há necessidade de interrupção, porém, para as demais, recomenda-se a suspensão por pelo menos 2 tempos de meia-vida antes da cirurgia, podendo-se retomar 14 dias após a cirurgia ou com a cicatrização completa da ferida operatória[2,5,31-35] (Quadro 4).

QUADRO 4   Agentes biológicos

Medicação	Mecanismo de ação	Tempo de meia-vida	Intervalo entre doses	Data programada para procedimento cirúrgico
Etanercepte	Anti-TNF	3,5-5,5 dias	A cada 7 dias	A partir da segunda semana após a última dose
Adalimumabe	Anti-TNF	10-20 dias	A cada 14 dias	A partir da terceira semana após a última dose
Infliximabe	Anti-TNF	9,5 dias	A cada 8 semanas	A partir da nona semana após a última dose

(Continua)

QUADRO 4   Agentes biológicos (*continuação*)

Medicação	Mecanismo de ação	Tempo de meia-vida	Intervalo entre doses	Data programada para procedimento cirúrgico
Certolizumabe	Anti-TNF	14 dias	A cada 4 semanas	A partir da quinta semana após a última dose
Golimumabe	Anti-TNF	14 dias	A cada 4 semanas	A partir da quinta semana após a última dose
Anakinra	Anti-IL-1	4-6 horas	Diário	A partir do segundo dia após a última dose
Tocilizumabe	Anti-IL-6	11-13 dias	A cada 4 semanas (EV) A cada 7 dias (SC)	A partir da quinta semana após a última dose
Secuquinumabe	Anti-IL-17	27 dias	A cada 4 semanas	A partir da quinta semana após a última dose
Ustequinumabe	Anti-IL-12/23	15-32 dias	A cada 12 semanas	A partir da décima terceira semana após a última dose
Abatacepte	Inibidor de coestimulação	13 dias	A cada 4 semanas (IV) A cada 7 dias (SC)	A partir da quinta semana (IV) ou segunda semana (SC) após a última dose
Belimumabe	Anti-BAFF	18 dias	A cada 4 semanas (IV) A cada 7 dias (SC)	A partir da quinta semana (IV) ou segunda semana (SC) após a última dose
Rituximabe	Anti-CD20	18-22 dias (efeito pode durar meses)	A cada 6 meses	A partir do sétimo mês após a última dose

Anti-BAFF: anticorpo *anti B-cell activating factor* (fator de ativação de célula beta); Anti-CD20: anticorpo anti-proteína de membrana CD20; Anti-IL: anticorpo anti-interleuquina; Anti-TNF: fármacos antifator de necrose tumoral; EV: endovenoso; IV: intravenoso; SC: subcutâneo.
Fonte: adaptação de Goodman et al.[5]

Em relação ao rituximabe, é necessário destacar que, pelo seu efeito de redução das populações de linfócito B CD20, pode resultar em hipogamaglobulinemia, o que aumenta o risco infeccioso. Dessa forma, os níveis de imunoglobulina devem ser avaliados antes da cirurgia. Se estiverem baixos (IgG < 500 mg/L), deve-se repor imunoglobulina intravenosa na dose de 400 mg/kg antes de cirurgia de médio ou grande portes.[36]

INIBIDORES DA JAK

Há três drogas principais: tofacitinibe, baricitinibe e upadacitinibe. Por serem novas, há poucos estudos sobre o manejo perioperatório. Entretanto, utiliza-se a mesma regra dos medicamentos biológicos: para pequenas cirurgias com anestesia local, pode-se manter a medicação; para as demais cirurgias, suspender o uso 7 dias antes da cirurgia e retornar após 14 dias ou após a cicatrização completa.[5]

O Quadro 5 sintetiza as mensagens-chave do capítulo.

QUADRO 5   Fluxograma simplificado para manejo perioperatório de drogas utilizadas nas afecções reumatológicas

Glicocorticoide	Dmard	Biológicos	Inibidores de JAK
Reduzir dose Adiar cirurgia > 20 mg prednisona	Mantidos exceto situações especiais	Programar cirurgia em função do intervalo das doses; retomar após 14 dias	Suspender uma semana antes; retomar após 14 dias

Dmard: drogas antirreumáticas modificadoras de doença; JAK: janus quinase.
Fonte: adaptação de Goodman e George.[4]

REFERÊNCIAS

1. Helmick CG, Felson DT, Lawrence RC, Gabriel S, Hirsch R, Kwoh CK et al. Estimates of the prevalence of arthritis and other rheumatic conditions in the United States. Part I. Arthritis Rheum. 2008;58(1):15-25.
2. Goodman SM, Paget S. Perioperative drug safety in patients with rheumatoid arthritis. Rheum Dis Clin North Am. 2012;38(4):747-59.
3. Franco AS, Iuamoto LR, Pereira RMR. Perioperative management of drugs commonly used in patients with rheumatic diseases: a review. Clinics (Sao Paulo). 2017;72(6):386-90.
4. Goodman SM, George MD. "Should we stop or continue conventional synthetic (including glucocorticoids) and targeted DMARDs before surgery in patients with inflammatory rheumatic diseases". RMD Open. 2020;6(2):1-9.
5. Goodman SM, Springer B, Guyatt G, Abdel MP, Dasa V, George M et al. American College of Rheumatology/American Association of Hip and Knee Surgeons guideline for the perioperative management of antirheumatic medication in patients with rheumatic diseases undergoing elective total hip or total knee arthroplasty. Arthritis Rheumatol. 2017;69(8):1538-51.
6. Needleman P, Isakson PC. The discovery and function of COX-2. J Rheumatol Suppl. 1997;49:6-8.
7. Burger W, Chemnitius J-M, Kneissl GD, Rücker G. Low-dose aspirin for secondary cardiovascular prevention – cardiovascular risks after its perioperative withdrawal versus bleeding risks with its continuation – review and meta-analysis. J Intern Med. 2005;257(5):399-414.
8. Oscarsson A, Gupta A, Fredrikson M, Järhult J, Nyström M, Pettersson E et al. To continue or discontinue aspirin in the perioperative period: a randomized, controlled clinical trial. Br J Anaesth. 2010;104(3):305-12.
9. Möllmann H, Nef HM, Hamm CW. Clinical pharmacology: antiplatelet therapy during surgery. Heart. 2010;96(12):986-91.
10. Gerstein NS, Carey MC, Cigarroa JE, Schulman PM. Perioperative aspirin management after POISE-2: some answers, but questions remain. Anesth Analg. 2015;120(3):570-5.
11. Douketis JD, Spyropoulos AC, Spencer FA, Mayr M, Jaffer AK, Eckman MH et al. Perioperative management of antithrombotic therapy: antithrombotic therapy and prevention of thrombosis, 9th ed: American College of Chest Physicians evidence-based clinical practice guidelines. Chest. 2012;141(2 Suppl):e326S-50S.
12. Mathiesen O, Wetterslev J, Kontinen VK, Pommergaard H-C, Nikolajsen L, Rosenberg J et al. Adverse effects of perioperative paracetamol, NSAIDs, glucocorticoids, gabapentinoids and their combinations: a topical review. Acta Anaesthesiol Scand. 2014;58(10):1182-98.
13. Connelly CS, Panush RS. Should nonsteroidal anti-inflammatory drugs be stopped before elective surgery? Arch Intern Med. 1991;151(10):1963-6.
14. Slappendel R, Weber EWG, Benraad B, Dirksen R, Bugter MLT. Does ibuprofen increase perioperative blood loss during hip arthroplasty? Eur J Anaesthesiol. 2002;19(11):829-31.
15. Ferraris VA, Swanson E. Aspirin usage and perioperative blood loss in patients undergoing unexpected operations. Surg Gynecol Obstet. 1983;156(4):439-42.

16. Ong W, Shen T, Tan WB, Lomanto D. Is preoperative withdrawal of aspirin necessary in patients undergoing elective inguinal hernia repair? Surg Endosc Other Interv Tech. 2016;30(12):5542-9.

17. Oscarsson A, Gupta A, Fredrikson M, Jarhult J, Nystrom M, Pettersson E et al. To continue or discontinue aspirin in the perioperative period: A randomized, controlled clinical trial. Br J Anaesth. 2010;104(3):305-12.

18. Lijnen PJ, Petrov VV, Fagard RH. Angiotensin II-induced stimulation of collagen secretion and production in cardiac fibroblasts is mediated via angiotensin II subtype 1 receptors. J Renin Angiotensin Aldosterone Syst. 2001;2(2):117-22.

19. Iorio R, Healy WL. Heterotopic ossification after hip and knee arthroplasty: risk factors, prevention, and treatment. J Am Acad Orthop Surg. 2002;10(6):409-16.

20. Romanò CL, Duci D, Romanò D, Mazza M, Meani E. Celecoxib versus indomethacin in the prevention of heterotopic ossification after total hip arthroplasty. J Arthroplasty. 2004;19(1):14-8.

21. Gardner G. Management of medications in patients with rheumatic diseases during the perioperative period. In: Mandell B (ed.). Perioperative management of patients with rheumatic disease. Springer, USA; 2013.

22. Rhen T, Cidlowski JA. Antiinflammatory action of glucocorticoids – new mechanisms for old drugs. N Engl J Med. 2005;353(16):1711-23.

23. Axelrod L. Perioperative management of patients treated with glucocorticoids. Endocrinol Metab Clin North Am. 2003;32(2):367-83.

24. MacKenzie CR, Goodman SM. Stress dose steroids: myths and perioperative medicine. Curr Rheumatol Rep. 2016;18(7):1-5.

25. Coursin DB, Wood KE. Corticosteroid supplementation for adrenal insufficiency. JAMA. 2002; 287(2):236-40.

26. Howe CR, Gardner GC, Kadel NJ. Perioperative medication management for the patient with rheumatoid arthritis. J Am Acad Orthop Surg. 2006;14(9):544-51.

27. Grennan DM, Gray J, Loudon J, Fear S. Methotrexate and early postoperative complications in patients with rheumatoid arthritis undergoing elective orthopaedic surgery. Ann Rheum Dis. 2001;60(3):214-7.

28. Loza E, Martinez-Lopez JA, Carmona L. A systematic review on the optimum management of the use of methotrexate in rheumatoid arthritis patients in the perioperative period to minimize perioperative morbidity and maintain disease control. Clin Exp Rheumatol. 2009;27(5):856-62.

29. Baker JF, George MD. Prevention of infection in the perioperative setting in patients with rheumatic disease treated with immunosuppression. Curr Rheumatol Rep. 2019;21(5).

30. Galloway JB, Hyrich KL, Mercer LK, Dixon WG, Ustianowski AP, Helbert M et al. Risk of septic arthritis in patients with rheumatoid arthritis and the effect of anti-TNF therapy: results from the British Society for Rheumatology Biologics register. Ann Rheum Dis. 2011;70(10):1810-4.

31. Berthold E, Geborek P, Gülfe A. Continuation of TNF blockade in patients with inflammatory rheumatic disease. An observational study on surgical site infections in 1,596 elective orthopedic and hand surgery procedures. Acta Orthop. 2013;84(5):495-501.

32. Goh L, Jewell T, Laversuch C, Samanta A. Should anti-TNF therapy be discontinued in rheumatoid arthritis patients undergoing elective orthopaedic surgery? A systematic review of the evidence. Rheumatol Int. 2012;32(1):5-13.

33. Härle P, Straub RH, Fleck M. Perioperative management of immunosuppression in rheumatic diseases – what to do? Rheumatol Int. 2010;30(8):999-1004.

34. Hirano Y, Kojima T, Kanayama Y, Shioura T, Hayashi M, Kida D et al. Influences of anti-tumour necrosis factor agents on postoperative recovery in patients with rheumatoid arthritis. Clin Rheumatol. 2010;29:495-500.

35. den Broeder AA, Creemers MCW, Fransen J, de Jong E, de Rooij D-JR, Wymenga A et al. Risk factors for surgical site infections and other complications in elective surgery in patients with rheumatoid arthritis with special attention for anti-tumor necrosis factor: a large retrospective study. J Rheumatol. 2007;34(4):689-95.

36. Marco H, Smith RM, Jones RB, Guerry M-J, Catapano F, Burns S et al. The effect of rituximab therapy on immunoglobulin levels in patients with multisystem autoimmune disease. BMC Musculoskelet Disord. 2014;15(1):178.

CAPÍTULO 25

PREPARO DE CÓLON NAS CIRURGIAS ELETIVAS E DE EMERGÊNCIA

Rodrigo Ambar Pinto
Isaac José Felippe Corrêa Neto

RESUMO

O preparo do cólon para cirurgias eletivas colorretais com uso concomitante de antibióticos tem como adeptos a maioria dos cirurgiões e pode ser realizado, principalmente, naqueles pacientes em que se acredita que seus benefícios superam os eventuais riscos relacionados ao preparo mecânico.

INTRODUÇÃO

Desde Halsted já se classificava a presença de fezes no cólon como uma das principais causas de deiscência de anastomose colorretal, e a limpeza do reto e do cólon para procedimentos cirúrgicos data de 1890, quando foi introduzida por Maunsell.[1]

A discussão sobre o preparo mecânico de cólon (PMC), notadamente para cirurgias colorretais eletivas, teve um de seus primeiros estudos em 1973, quando se demonstrou que o preparo inadequado do cólon se associava a maior incidência de deiscência de anastomose.[2] A isso se atribuiu a hipótese de que o PMC reduzia o risco de impactação fecal na linha de sutura colorretal, minimizando a tensão e a isquemia no local da anastomose.

Chung et al., em 1979,[3] enalteceram sobremaneira o PMC e afirmaram que "um dos fatores mais importantes sob o controle do cirurgião que afetam o resultado de um cólon operado é a limpeza visceral".

Pouco tempo depois[4] já se questionou essa ideia, posto que o PMC consome tempo, apresenta efeitos adversos e pode ser danoso ao paciente. Além disso,[5] pode aumentar as taxas de infecção de ferida operatória e de deiscência de anastomose. Apesar disso, 99% dos cirurgiões colorretais dos Estados Unidos da América realizavam PMC em 2003.[6]

Note-se que inicialmente preconizavam-se 3 a 5 dias de dieta líquida antecedendo o procedimento cirúrgico, enquanto outros utilizavam 10 litros de cristaloide através de sonda nasogástrica para o preparo de cólon,[7] condutas que evoluíram subsequentemente.

OBJETIVOS

A polêmica, como assinalado, relaciona-se às complicações sépticas das cirurgias, quer seja infecção de ferida operatória, deiscência de anastomose ou peritonite.

Entre os que advogam o PMC – 10% questionam esse benefício –, defende-se que pode facilitar a realização da técnica cirúrgica, reduzir a contaminação fecal no intraoperatório e a população bacteriana do cólon.[8,9] Além disso, o PMC possibilita a realização intraoperatória de colonoscopia.[10]

Para que sejam alcançados esses objetivos, é fundamental a utilização de antibiótico em associação ao PMC, principalmente por via oral, mas também endovenosa. É primordial avaliar se esse processo não será prejudicial pelas complicações, comorbidades e/ou status performance.

MÉTODOS

Anterógrado

Utiliza-se a via oral ou, na impossibilidade desta, uma sonda nasogástrica ou nasoenteral. Nessas duas condições, cuidados são obrigatórios a fim de prevenir broncoaspiração, notadamente em pacientes idosos.

No Serviço de Cirurgia do Cólon e Reto do Hospital das Clínicas utiliza-se de rotina o bisacodil 10 mg (Dulcolax ou genéricos) na antevéspera, e a phospho-soda 45 mL (Fleet enema ou genéricos) diluída em mesmo volume de solução hipotônica em duas doses, na tarde da véspera do procedimento cirúrgico.

Retrógrado

Enemas evacuatórios na véspera ou antevéspera do procedimento, sendo mais bem indicados nas situações de grande acúmulo de fezes, ou na vigência de fecalomas, como em casos de cirurgias para megacólon, inércia cólica, reconstrução de trânsito intestinal com segmento distal desfuncionalizado e em pacientes longamente acamados. Também se recomenda para pacientes com lesões obstrutivas colorretais, visando obter limpeza adequada a jusante da lesão.

INTRAOPERATÓRIO

Descrito em 1968 por Muir et al., consistia na lavagem retrógrada do cólon distal à lesão obstrutiva. Em 1980, Dudley et al. reformularam a técnica de lavagem intestinal intraoperatória, permitindo o esvaziamento completo do cólon[11,12] e possibilitando a confecção de anastomoses em cirurgias de urgência, no caso de tumores obstrutivos de cólon esquerdo e reto.

Exige a mobilização de todo o cólon, inclusive dos ângulos hepático e esplênico, sendo, portanto, indicado na cirurgia aberta. A seguir realiza-se a apendicectomia com introdução de sonda de Foley número 22 pela sua base, e conexão a uma solução de soro fisiológico a 37°C. A fim de evitar o refluxo da irrigação para o intestino delgado, deve-se alocar na parede do íleo distal uma pinça de apreensão atraumática (tipo *clamp* intestinal).

Proximal ao tumor obstrutivo, faz-se uma pequena incisão com proteção contra contaminação da cavidade e insere-se um tubo sanfonado, que deve ser conectado em sua outra extremidade a um saco coletor. Assim, inicia-se a irrigação do cólon até que saia um conteúdo livre de resíduos, sendo para isso necessários 2 a 4 litros de solução fisiológica.

COMPLICAÇÕES

O PMC pode desencadear uma série de alterações relacionadas à ingestão do laxante, como náuseas, vômitos, distensão abdominal, desidratação, desequilíbrio hidreletrolítico — notadamente hipopotassemia e hipocalcemia —, interações medicamentosas, convulsões, síncope e descompensação de comorbidades.[13-16]

Além disso, desencadeia reação inflamatória na parede intestinal, com potencial aumento de sua permeabilidade e translocação bacteriana. Ainda, é sabido que o PMC pode levar à redução superficial de muco intestinal, decréscimo de células epiteliais, edema de lâmina própria, infiltração linfocitária e de polimorfonucleares.[16]

Ressalta-se, também, que a satisfação do paciente é pior e demanda maior período de internação pré-operatória, especialmente em idosos frágeis, os quais, além de tudo, são mais propensos às complicações. Dessa forma, a avaliação do status performance do paciente é parte fundamental antes de se cogitar o emprego do preparo mecânico do cólon.

ESTADO ATUAL DA QUESTÃO

Como regra, os europeus evitam o PMC, uma vez que metanálises e revisões sistemáticas não comprovam superioridade comparada ao não preparo.[17] Guenaga et al.[18] e também Zmora et al.[14] não constataram diferenças evolutivas significativas em ressecções colorretais e também na taxa global de deiscência de anastomose. O mesmo se aplica a infecção de sítio cirúrgico, reoperação, peritonite e mortalidade.

Um grupo de cirurgiões do Canadá[15] assinalou:

* Existe uma boa evidência para evitar o preparo pré-operatório em cirurgias que envolvem os segmentos direito e esquerdo do cólon.
* Existe evidência insuficiente na ressecção anterior do reto com ou sem ileostomia. A Sociedade Europeia preconiza aqui o PMC.[19]
* Existe evidência insuficiente na ressecção colorretal por via laparoscópica, e também para o PMC retrógrado na ressecção colorretal.

Rollins et al.,[20] em estudo de metanálise, confirmam a ausência de diferenças concernentes à utilização ou não de PMC. Ressalvam que, quando apenas análises observacionais são enfocadas, perceberam-se vantagens no tocante à infecção de sítio cirúrgico, coleções intra-abdominais e mortalidade nos primeiros 30 dias.

A administração de antibiótico em conjunto com o PMC parece mudar as perspectivas.

Em amplo estudo retrospectivo, Morris et al.[21] demonstraram com PMC somada a antibiótico, diferentemente de PMC isolada ou de nenhuma manobra prévia (controles), menor incidência de infecção de sítio cirúrgico (p < 0,001), menor tempo de internação hospitalar (p < 0,001) e taxas de readmissão pós-operatórias inferiores (p < 0,001). De modo geral essas conclusões coincidem com as de diversos grupos.[22-27]

Em 2019 a Sociedade Americana de Cirurgiões Colorretais (ASCRS)[28] publicou suas últimas diretrizes:

* O PMC associado ao uso de antibióticos é tipicamente recomendado antes de ressecções colorretais eletivas: grau de recomendação forte baseada em um nível de evidência moderado.
* O PMC isolado, sem o uso oral de antibióticos, não é indicado para pacientes que serão submetidos à cirurgia colorretal eletiva: grau de recomendação forte baseada em um nível de evidência elevado.
* O uso pré-operatório de antibióticos isolados, sem o PMC, não é indicado para pacientes que serão submetidos à cirurgia colorretal eletiva: grau de recomendação fraca baseada em um nível de evidência baixo.
* Enemas evacuatórios, sem PMC e antibióticos por via oral, não são indicados para pacientes que serão submetidos à cirurgia colorretal eletiva: grau de recomendação fraca baseada em um nível de evidência moderado.

Por fim, a modalidade colorretal do protocolo Eras (*Enhanced Recovery After Surgery*), em suas diretrizes de 2018,[29] salienta que o PMC com antibiótico sistêmico profilático não tem benefícios em cirurgias de cólon e pode levar à desidratação e ao desconforto, mas que em cirurgias de reto pode ser utilizado. Além disso, demonstra com evidência de estudos randomizados que a combinação de antibiótico via oral com PMC é superior ao PMC isolado. Vale aqui ressaltar que o Eras apresenta um viés intrínseco relacionado à aceleração de recuperação pós-operatória, em geral reduzida pelo PMC.

Na atualidade, menos de 10% dos cirurgiões colorretais europeus prescrevem antibiótico oral associado ao PMC em cirurgias eletivas, e 96% utilizam apenas antibiótico profilático convencional na indução anestésica. A maioria utiliza apenas o PMC em cirurgias que envolvem o reto e 30% nas operações de cólon.[18,27,30] Em nosso meio[31] relata-se unanimidade quanto ao emprego do PMC associado ao uso de antibiótico no pré-operatório de cirurgias colorretais.

METODOLOGIA

* Medidas dietéticas[31,32] iniciadas na véspera da cirurgia:
  - Café da manhã: chá e suco.
  - Almoço e jantar: caldos ralos e líquidos claros sem resíduos.
  - Evitar alimentos que contenham resíduos, como verduras frescas ou cozidas, frutas, alimentos sólidos, algas e cogumelos.
  - Ingerir grande quantidade de líquidos, como água, chá, suco de frutas coado e água de coco.
* Soluções catárticas para preparo anterógrado:
  - Manitol: é um poliálcool que no trato gastrointestinal não é absorvido, o que acelera o trânsito intestinal e mobiliza água para seu lúmen. Deve ser utilizado a 10%, ou seja, manitol 20% 500 mL diluído em solução isotônica ou hipotônica, como Gatorade no mesmo volume, ingerido na véspera do procedimento.
  - Polietilenoglicol (há vários genéricos): é um polímero de macrogol de alto peso molecular que apresenta efeito osmótico, não tendo absorção sistêmica nem atividade secretora. Por não ser metabolizado pela flora colônica, não produz hidrogênio e metano (não há distensão gasosa). Para que tenha efeito catártico necessita de grande volume ingerido, cerca de 10 a 12 sachês de 17 g diluídos em 2 litros de água. Como todos os laxantes, é contraindicado em pacientes com quadro de abdome agudo. Quando comparado ao manitol,[32] há menor incidência de náuseas, vômitos e distensão abdominal e maior aceitabilidade.
  - Picossulfato de sódio (Dulcolax e genéricos): o início da ação se dá em torno de 1 a 2 horas, sendo contraindicado, como alguns outros catárticos, na insuficiência cardíaca congestiva, insuficiência renal, retenção gástrica, colite ou megacólon tóxico, íleo paralítico, desidratação, rabdomiólise, hipermagnese-

mia e doença inflamatória intestinal ativa. No preparo intestinal de véspera deve-se diluir um envelope em 150 mL de água e ingerir por volta das 16 horas, seguido pela ingestão de pelo menos 5 copos de 250 mL de líquidos claros sem resíduos, durante as horas seguintes. Por volta das 18 horas ingere-se o segundo envelope diluído em 150 mL de água, seguido por pelo menos 3 copos de 250 mL de líquidos claros sem resíduos. A dose máxima é de 2 envelopes.

– Phospho-soda ou fosfato de sódio monobásico e dibásico: é um laxante osmótico administrado em baixo volume (45 mL diluídos em água, mesmo volume em 2 doses), cuja principal vantagem para a cirurgia colorretal é promover pouca distensão do cólon. Suas desvantagens e contraindicações são fundamentalmente as mesmas dos demais laxantes, acrescidas de algumas por conta do teor de fosfato: alterações eletrolíticas (hiponatremia, hiperfosfatemia e hipopotassemia), nefropatia aguda provocada por fosfato, podendo causar insuficiência renal aguda, depleção do volume intravascular, limitando o uso na insuficiência cardíaca congestiva, cirrose hepática descompensada, insuficiência renal e síndrome nefrótica. O controle com exames após a administração desse preparo é recomendado.

• Antibióticos: os de uso oral têm como objetivo a redução intraluminal e da superfície mucosa do número de bactérias; já os de uso parenteral diminuem a população tissular.[7]

Pode-se utilizar metronidazol com eritromicina, metronidazol com gentamicina, metronidazol com levofloxacina, visando à cobertura contra aeróbios e anaeróbios. Anjum et al. preconizam a dose de 400 mg de metronidazol e 200 mg de levofloxacina às 15, 19 e 23 horas da véspera da cirurgia.[33]

Já os antibióticos parenterais devem ser realizados até no máximo 60 minutos antes da incisão cirúrgica, podendo-se optar pela cefoxitina, cefazolina e metronidazol, ampicilina e sulbactan, clindamicina e gentamicina ou metronidazol e a associação metronidazol com ciprofloxacina ou gentamicina.

A infecção por *Clostridioides difficile* com proctocolite pseudomembranosa pode ocorrer em 1 a 7% dos pacientes submetidos à cirurgia colorretal. Quando se compara o uso ou não de antibiótico no preparo de cólon, a maioria dos estudos não demonstrou diferença na incidência.[34,35]

REFERÊNCIAS

1. Güenaga KF, Matos D, Wille-Jørgensen P. Preoperative mechanical bowel preparation in elective colorectal surgery. An update of systematic review of the literature and meta-analysis. J Coloproctol. 2012;32(1):7-17.
2. Irvin TT, Goligher JC. Aetiology of disruption of intestinal anastomoses. Br J Surg. 1973;60:461-4.
3. Chung RS, Gurll NJ, Berglund EM. A controlled trial of whole gut lavage as a method of bowel preparation for colonic operations. Am J Surg. 1979;137:75-81.

4. Irving AD, Scrimgeour D. Mechanical bowel preparation for colonic resection and anastomosis. Br J Surg. 1987;74:580-1.
5. Brownson P, Jenkins SA, Nott D, Ellenbogen S. Mechanical bowel preparation before colorectal surgery: Results of a prospective randomized trial. Br J Surg. 1992;79:461-2.
6. Zmora O, Wexner SD, Hajjar L, Park T, Efron JE, Nogueras JJ et al. Trends in preparation for colorectal surgery: survey of the members of the American Society of Colon and Rectal Surgeons. Am Surg. 2003;69:150-4.
7. Wolff BG, Fleshman JW, Beck DE, Pemberton JH, Wexner SD. The ASCRS textbook of colon and rectal surgery. Springer; 2007. p.116-29.
8. Lins-Neto MAF, Leão MJR, Alves EC, Fontan AJ. Preparo mecânico dos cólons é uma rotina necessária? Arq Bras Cir Dig. 2012;25(1):25-8.
9. McCoubrev AS. The use of mechanical bowel preparation in elective colorectal surgery. Ulter Med J. 2007;76(3):127-30.
10. Roigas JV, Garcia-Armengola J, Alósb R, Solanab A, Rodríguez-Carrilloc R, Galindoa P. Preparar el colon para la cirugía. ¿Necesidad real o nada más (y nada menos) que el peso de la tradición? Cir Esp. 2007;81(5):240-6.
11. Henriques AC, Pezzolo S, Gomes M, Godinho CA, Bazalia VAS, Speranzini MB. Preparo intraoperatório do cólon. Rev Col Bras Cir. 2011;28(4):271-4.
12. Dudley HAF, Radelidde AG, McGeehan D. Intraoperative irrigation of the colon to permit primary anastomosis. Br J Surg. 1980;67:80-1.
13. Gonçalves J. Preparação intestinal na cirurgia colo-rectal. Rev Port Coloproct. 2016:21-5.
14. Zmora O, Mahajna A, Bar-Zakai B, Hershko D, Shabtai M, Krausz MM et al. Is mechanical bowel preparation mandatory for left-sided colonic anastomosis? Results of a provective randomized trial. Tech Coloproctol. 2006;10:131-5.
15. Eskicioglu C, Forbes SS, Fenech DS, McLeod RS. Preoperative bowel preparation for patients undergoing elective colorectal surgery: a clinical practice guideline endorsed by the Canadian Society of Colon and Rectal Surgeons. J Can Chir. 2010;53(6):385-95.
16. Bucher P, Gervaz P, Egger J, Soravia C, Morel P. Morphologic alterations associated with mechanical bowel preparation before elective colorectal surgery: a randomized trial. Dis Colon Rectum. 2006;49:109-12.
17. Slim K, Martin G. Mechanical bowel preparation before colorectal surgery. Where do we stand? J Visc Surg. 2016;153(2):85-7.
18. Guenaga KKFG, Matos DDM, Castro AA, Atallah ANANA, Willw-Jorgensen P, Araújo Castro A. Mechanical bowel preparation for elective colorectal surgery. Cochrane Database Syst Rev. 2003;2:CD001544.
19. Nygren J, Thacker J, Carli F, Fearon KC, Norderval S, Lobo DN et al.; Enhanced Recovery After Surgery (ERAS) Society, for Perioperative Care; European Society for Clinical Nutrition and Metabolism (ES-PEN); International Association for Surgical Metabolism and Nutrition (IASMEN). Guidelines for perioperative care in elective rectal/pelvic surgery: Enhanced Recovery After Surgery (ERAS®) Society recommendations. World J Surg. 2013;37:285-305.
20. Rollins KE, Javanmard-Emamghissi H, Lobo DN. Impact of mechanical bowel preparation in elective colorectal surgery: a meta-analysis. World J Gastroenterol. 2018;24(4):519-36.
21. Morris MS, Graham LA, Chu DI, Cannon JA, Hawn MT. Oral antibiotic bowel preparation significantly reduces surgical site infection rates and readmission rates in elective colorectal surgery. Ann Surg. 2015;261:1034-40.
22. Toneva GD, Deierhoi RJ, Morris M, Richman J, Cannon JA, Alyom LK et al. Oral antibiotic bowel preparation reduces length of stay and readmissions after colorectal surgery. J Am Coll Surg. 2013;216:756-62.
23. Oshima T, Takesue Y, Ikeuchi H, Matsuoka H, Nakajima K, Uchino M et al. Preoperative oral antibiotics and intravenous antimicrobial prophylaxis reduce the incidence of surgical site infections in patients with ulcerative colitis undergoing IPAA. Dis Colon Rectum. 2013;56:1149-55.
24. Scarborough JE, Mantyh CR, Sun Z, Migaly J. Combined mechanical and oral antibiotic bowel preparation reduces incisional surgical site infection and anastomotic leak rates after elective colorectal resection: an analysis of colectomy-targeted ACS NSQIP. Ann Surg. 2015;262:331-7.
25. Krapohl GL, Morris AM, Cai S, Englesbe MJ, Aronoff DM, Campbell Jr DA et al. Preoperative risk factors for postoperative Clostridium difficile infection in colectomy patients. Am J Surg. 2013;205:343-7.

26. Devane LA, Proud D, O'Connell PR, Panis Y. A European survey of bowel preparation in colorectal surgery. Colorectal Dis. 2017;19(11):402-6.

27. Toh JWT, Phan K, Hitos K, Pathma-Nathan N, El-Khoury T, Richardson AJ et al. Association of mechanical bowel preparation and oral antibiotics before elective colorectal surgery with surgical site infection: a network meta-analysis. JAMA. 2018;1(6):e183226.

28. Migaly J, Bafford AC, Francone TD, Gaertner WB, Eskicioglu C, Bordeianou L et al. The American Society of Colon and Rectal Surgeons Clinical practice guidelines for the use of bowel preparation in elective colon and rectal surgery. Dis Colon Rectum. 2019;62:3-8.

29. Gustafsson UO, Scott MJ, Hubner M, Nygren J, Demartines N, Francis N. Guidelines for perioperative care in elective colorectal surgery: Enhanced Recovery After Surgery (ERAS) Society recommendations: 2018. World J Surg. 2019;43:659-95.

30. Vieira Jr MC. Preparo de cólon para realização de colonoscopia: estudo prospectivo randomizado comparativo entre solução de polietilenoglicol baixo volume mais bisacodil versus solução de manitol mais bisacodil [dissertação]. São Paulo: Faculdade de Medicina da Universidade de São Paulo; 2011.

31. Cordeiro C, Campos FGCM, Quilici FA, Diniz FF, Moreira H, Souza JSV. Tribuna livre: como eu faço. Rev Bras Coloproct. 2011;21(2):109-14.

32. Christopher BLF, Shahin H, Shahab H. Oral antibiotics as adjunct to systemic antibiotics and mechanical bowel preparation for prevention of surgical site infections in colorectal surgery: do we really need more trials? Dis Colon Rectum. 2018;61(6):e341-2.

33. Anjum N, Ren J, Wang G, Li G, Wu X, Dong H et al. A randomized control trial of preoperative oral antibiotics as adjunct therapy to systemic antibiotics for preventing surgical site infection in clean contaminated, contaminated, and dirty type of colorectal surgeries. Dis Colon Rectum. 2017;60:1291-8.

34. Yeom CH, Cho MM, Baek SK, Bae OS. Risk factors for the development of clostridium difficile-associated colitis after colorectal cancer surgery. J Korean Soc Coloproctol. 2010;26:329-33.

35. Krapohl GL, Phillips LRS, Campbell Jr DA, Hendren S, Banerjee M, Metzger B et al. Bowel preparation for colectomy and risk of clostridium difficile infection. Dis Colon Rectum. 2011;54:810-7.

CAPÍTULO 26

TRANSPLANTE FECAL NO TRATAMENTO DE OBESIDADE, INTOLERÂNCIA À GLICOSE E OUTROS QUADROS DE DISMETABOLISMO

Joel Faintuch
Jacob Jehuda Faintuch
Asher Mishaly

RESUMO

A moderna era dos transplantes iniciou-se na segunda metade do século XX com a substituição de rins danificados, seguida de fígado, coração, medula óssea e muitos outros órgãos e tecidos. Porém, dejetos humanos? O tema conserva vertentes escatológicas, todavia há muito deixou de ser gracejo de banheiro. Já se encontram na plataforma Pubmed/Medline milhares de publicações sobre transplante de microbioma (ou microbiota, como muitos preferem), ao lado de dezenas de milhares sobre o microbioma intestinal em geral. A maioria diz respeito a animais de experimentação, todavia já existem no mesmo portal revisões sistemáticas e metanálises desse tipo de transplante em entidades nosológicas humanas, incluindo síndrome metabólica e obesidade, focos da presente análise.

O portal norte-americano/internacional de registro de ensaios clínicos (clinicaltrials.gov) assinala bem mais de três centenas de protocolos de transplante fecal. Vale lembrar que obesidade, síndrome metabólica e diabetes são pequena minoria das indicações, não ultrapassando muito mais que 20 estudos no seu conjunto, o que de qualquer modo indica um campo de interesse e em plena atividade.

INTRODUÇÃO – *CLOSTRIDIOIDES DIFFICILE*

A *raison d'être*, a real gênese da intervenção em apreço no moderno armamentário terapêutico, prende-se à colite pseudomembranosa, entidade rara, no entanto potencialmente fatal, causada pelo *C. difficile*. Há muito se conhecia sua íntima correlação com antibioticoterapia de amplo espectro, que sabidamente interfere no microbioma colônico. Estudos de microgenômica confirmaram que a superinfecção se associa a verdadeiro massacre das bactérias locais, com virtual erradicação do microbioma. Soa racional, portanto, reconstruir o ecossistema entérico a partir de um doador sadio nos casos refratários à medicação anticlostrídio, e essa é até o momento a indicação mais utilizada do transplante fecal, bem como a única plenamente sancionada por diversas agências e associações oficiais.

Foge ao escopo do capítulo narrar as milenares peripécias de como se desembarcou no emprego clínico de tão inusitado transplante, o que pode ser pesquisado na bibliografia.[1-6] Vale ressaltar que coletas padronizadas de fezes, em concordância com normativas internacionais, e extensas experiências com transplante fecal não são mais inéditas em nosso meio.[7,8]

OBESIDADE, INTOLERÂNCIA À GLICOSE E RISCO CARDIOVASCULAR

As raízes gerais e precipuamente metabólicas da manipulação microbiana intestinal encontram-se consolidadas de forma robusta em modelos experimentais. Efetivamente existem ecossistemas entéricos obesogênicos, diabetogênicos e pró-inflamatórios, entre outros, dependendo da composição dos filos e famílias de germes, assim como de sua riqueza e diversidade. Outros talvez fossem originalmente sadios, porém é presumível que tenham se deteriorado por conta de erros dietéticos, influências medicamentosas, ou impacto de enfermidades inflamatórias ou degenerativas. Sua reposição no laboratório por biocoletividades corretamente diversificadas e benignas segue-se de benefícios nutricionais e metabólicos inquestionáveis.

O grande pioneiro dessa subárea foi o médico Jeffrey I. Gordon, atual "Dr. Robert J. Glaser Distinguished University Professor" e diretor do Centro para Ciências Genômicas e Biologia de Sistemas da Washington University (St. Louis, MI, USA). Partindo de camundongos gnotobióticos ou *"germ-free"*, criados desde o nascimento em condições estéreis, sem qualquer tipo de flora bacteriana, ele construiu nos anos 1990 o arcabouço teórico e prático primordial que subsequentemente conduziu aos transplantes humanos. De fato, tais animais já são relativamente desnutridos quando comparados aos convencionais, sugerindo que o microbioma intestinal seja basalmente obesogênico. Quando colonizados por matéria fecal de doadores animais ou mesmo humanos obesos, tendem a ganhar peso de forma acentuada.[9]

EXPERIÊNCIA CLÍNICA

No ser humano as respostas são mais sutis. A primeira série em casos de síndrome metabólica foi conduzida por Vrieze et al., da Universidade de Amsterdã (Holanda), em 2012,[10] em apenas 9 homens (ao lado de 9 controles que receberam fezes autólogas). Houve melhora da sensibilidade insulínica após 6 semanas. Em metanálise mais recente, escorada em 6 estudos e 154 pacientes portadores de síndrome metabólica, conduzida em outro serviço do Hospital das Clínicas da FMUSP (São Paulo), 2 a 6 semanas após o procedimento a hemoglobina glicada (HbA1c) reduziu e o HDL colesterol elevou-se de forma significativa. Não houve oscilação do peso, da glicemia ou de qualquer outra variável, e os resultados em longo prazo tampouco foram elucidados.[11] É pouco ou é muito? Como prova do conceito vale uma pepita de ouro. Quem afirmasse até poucos anos atrás que a simples introdução intestinal de matéria fecal de um doador são reverteria, pelo menos moderadamente, índices relevantes da síndrome metabólica despertaria olhares de incredulidade, se não verdadeiras gargalhadas.

Vale lembrar aqui dois casos anedóticos e com respostas de ganho de peso, quanto mais não seja por curiosos e ilustrativos. O primeiro foi relatado por autores da Brown University, Providence, RI, USA.[12] Uma mulher de 32 anos, com índice de massa corporal (IMC) de 26 kg/m², foi acometida de infecção colônica por *C. difficile* refratária a todos os tratamentos. O transplante fecal foi recomendado e a doadora foi sua filha de 16 anos, cujo IMC era semelhante (26,4 kg/m²). Entretanto essa adolescente, diferentemente da genitora, já exibia propensão a ganho de peso na história clínica. O transplante foi bem-sucedido, contudo, 16 meses mais tarde, a paciente retornou com acúmulo de 15 kg (IMC de 33 kg/m²), algo que jamais havia ocorrido. Após um total de 36 meses, em que pesassem regime dietético e exercícios, seu IMC atingiu 34,5 kg/m².

Outro caso provém da Universidade de Amsterdã,[13] da mesma equipe que relatou o primeiro estudo prospectivo controlado de transplante fecal para síndrome metabólica, a que se aludiu anteriormente.[10] Surpreendentemente, para uma instituição que investia de forma robusta na vertente emagrecedora, parece que aqui o intuito era mesmo o de elevar a adiposidade, seja com base na teoria da disbiose intestinal, seja simplesmente por partir de doadora com o IMC apropriado. A candidata era uma mulher de 26 anos portadora de anorexia nervosa (IMC de 15 kg/m²), refratária à dieta hipercalórica. Quem doou o material foi outra mulher sadia com IMC mais elevado, no entanto nos limites do normal (25 kg/m²). Na evolução não se registraram intercorrências, e 36 semanas depois a paciente havia adquirido 6,3 kg. Na discussão os autores expressaram basicamente sua convicção no papel modulador do microbioma sobre o balanço energético.

CAQUEXIA NEOPLÁSICA

Emprestando mais consistência aos relatos singulares de ganho de peso em vez da perda colimada, observam-se na literatura recente seguidas investigações associando disbiose intestinal também com caquexia cancerosa.[14-16] Sem transplantes fecais até o momento, contudo, não seria surpresa se estes caminhassem na sequência. Um achado não invalida o outro. O microbioma é extraordinariamente rico e complexo, razão por que distintos perfis (genótipos microbianos) se coadunam com diferentes fenótipos do hospedeiro. Já houve mesmo tentativas de classificá-los em enterótipos, ou formatos padronizados, todavia pouco fundamentados e por isso mesmo sem suficiente respaldo internacional.

De todo modo, evidências empíricas sugerem que tão importante quanto selecionar o candidato a eventual transplante fecal, e se convencer da boa saúde do doador, poderá ser confirmar no futuro os microgenomas e a compatibilidade dos dois conteúdos intestinais. Uma espécie de "*crossmatch*" doador/receptor, rotineiro nos transplantes de órgãos sólidos. Aqui isso ainda não é factível por insuficiência de conhecimentos sobre o papel de cada uma das milhares de espécies bacterianas que colonizam o intestino grosso, algumas sequer cultivadas em laboratório. Quando disponíveis, e as informações avançam celeremente, isso eliminará emagrecimentos quando se pretender ganho de peso, e vice-versa.

UTILIZAÇÃO PRÁTICA

Como ferramenta para incorporação à rotina assistencial de entidades menos ameaçadoras da vida que colite pseudomembranosa, tais como obesidade e síndrome metabólica, torna-se patente que há um caminho a percorrer. Instrumentos clássicos como modificação do estilo de vida (alimentação, exercícios), sem contar medicamentos ou manobras endoscópicas e cirúrgicas, abordadas em outras partes desta obra, poderão competir e vencer no que concerne a disponibilidade, custos, riscos ou efetividade em longo prazo.

ANIMAIS EXPERIMENTAIS *VERSUS* HUMANOS

Animais gnotobióticos não possuem microbioma algum, pois foram impedidos de adquiri-lo desde o nascimento.[9] Consequentemente, tendem a responder de forma exuberante quando um é implantado, seja de doador magro, seja de obeso, assumindo com facilidade o fenótipo do doador. A taxa de colonização é elevada e duradoura, pois não há qualquer tipo de competição. Humanos que adquirem colite pseudomembranosa, como assinalado, situam-se em posição intermediária. Seu microbioma existe e se encontra solidamente radicado após longas décadas de interação micróbios-hospedeiro. Contudo, uma antibioticoterapia mal tolerada ou excessivamente agressiva danificou o ecossistema e ensejou sua invasão por um perigoso oportunista (*Clostridioides difficile*). Eventual transplante tende a favorecer a expulsão do invasor e a criar condições para que o microbioma original se refaça, eliminando o ambiente de risco.

Também certas populações submetidas a transplante de células-tronco hematopoiéticas, especialmente pré-tratadas por descontaminação intestinal à base de antibióticos orais e outras técnicas, poderiam lucrar com transplante fecal (pós-transplante hematopoiético). Sobretudo porque este parece reverter a doença do enxerto contra o hospedeiro ("*graft versus host disease*, GVHD"), assim como favorecer a eliminação de germes entéricos multirresistentes, nas eventualidades em que tais complicações se instalam.[17]

O portador de diabetes ou síndrome metabólica convencional padece de um microbioma com determinadas alterações qualitativas presumivelmente obesogênicas e dismetabólicas, contudo completo, estável e não dizimado por antibióticos ou outras providências. As chances de uma implantação bem-sucedida de população fecal exógena são bem menos brilhantes. Já se cogitou de proceder a lavagens intestinais e laxantes prévios a fim de eliminar a flora autóctone (sem apelar para antimicrobianos, de modo a evitar desequilíbrios e atração de patógenos). Contudo nada ficou demonstrado a seu favor, e tais técnicas não fazem parte da rotina. Permanece em aberto, portanto, a dúvida sobre como prolongar e solidificar os índices de "pega" do material transplantado. Ademais, humanos não são roedores e, conquanto significativo, o papel do microbioma não parece ser tão hegemônico quanto investigações experimentais sugerem.

PRATICIDADE

As primeiras tentativas valiam-se de fezes *in natura* suspensas em soro fisiológico ou outro diluente, instiladas por via gastroduodenal ou jejunal (sonda nasogástrica, endoscopia alta). Ou ainda por via baixa, mediante enemas e mais recentemente colonoscopia. Atualmente já se encapsula o material em determinados centros, o que possibilita a deglutição de determinado número de cápsulas. Isso tende a resolver diversos problemas, como dispensa de endoscopias, transplante no próprio domicílio e facilidade para retransplante, caso julgado necessário. Outra vantagem é o menor risco de aspiração pulmonar quando se considera a administração por sonda nasogástrica, algo raríssimo, porém de consequências potencialmente devastadoras.

O lado B da questão é quantitativo. Há evidências de que, quanto maior a massa transplantada, melhor a "pega" do enxerto, de modo que até 200 a 250 g de inóculo têm sido recomendados. Mediante emprego de sondas ou endoscópios, não há qualquer empecilho para tais instilações. A técnica da ingestão de cápsulas esbarra na dificuldade de deglutir algo além de 30 cápsulas de 2 a 2,5 g cada, o que reduziria o transplante a bem menos que 100 g de matéria fecal. Há tentativas em curso de enriquecer o material mediante pré-processamento, com eliminação de fibras alimentares e outros materiais inertes fecais, e concentração maior das bactérias que são o elemento colimado. Caso bem-sucedidas, redundariam em menor número de cápsulas por paciente, todavia a um custo mais elevado.

SUSTENTABILIDADE

A longa experiência com probióticos, prebióticos e simbióticos na modulação do microbioma gastroentérico já havia deixado claro que eventuais benefícios tendem a ser transitórios, a menos que o consumo se torne permanente. Para eventualidades agudas ou de curta duração, como a colite pseudomembranosa ou certas diarreias do recém-nascido e do adulto, o efeito pouco prolongado não é obstáculo. Com a normalização do trânsito intestinal e a retomada da dieta habitual, o paciente restaurará sozinho seu microbioma normal, sem a exigência de novas prescrições moduladoras.

Enfermidades crônicas como obesidade, diabetes e outras já oferecem desafio substancialmente maior. É correto que nesse particular praticamente todas as demais medidas corretivas se ressentem da mesma falha temporal, como dietas e medicamentos. O abandono do esquema cedo ou tarde se segue de recorrência do quadro clínico. Até mesmo a cirurgia bariátrica, inquestionavelmente a mais radical das terapêuticas, paga um ônus sob a forma de reganho tardio de peso para parte da população. Tudo indica que, caso os pacientes obesos ou dismetabólicos se revelem responsivos ao transplante fecal (ou a certos novos probióticos em teste), um planejamento em longo prazo deverá ser parte da proposta. A alternativa, como no caso da dieta ou de fármacos, seria inserir o transplante em uma programação multidisciplinar igualmente de longo fôlego, envolvendo reeducação alimentar e outras modificações do estilo de vida.

CUSTO

O transplante fecal com material encapsulado, uma modalidade classificada como acessível, ainda não oferecida em nosso meio, envolve nos Estados Unidos da América um desembolso acima de 2 mil dólares. Em face da exigência de retransplantes, essa cifra se elevará, obviamente. Não se incluem no pacote honorários profissionais, despesas institucionais (na hipótese de manobras endoscópicas) ou avaliações clínicas e laboratoriais, mormente os altamente especializados sequenciamentos genômicos do microbioma intestinal, importantes para monitoramento das respostas (ou da ausência delas).

Ainda é prematuro protocolar análises de relação custo/benefício, contudo estas certamente surgirão à medida que o procedimento se divulgue e prospere.

SEGURANÇA

Há riscos quando se inocula o microbioma de um ser humano em outro? Certamente. Um banco de fezes é requerido internacionalmente para adotar precauções de biossegurança nível 2, o que implica paramentação de tipo cirúrgico, disponibilidade de autoclave, cuidado com material perfurocortante e acesso restrito ao local.[18] À primeira vista parece um exagero, considerando que estrume animal é utilizado há milênios na agricultura em todo o planeta, e na China também dejetos humanos são ocasionalmente direcionados para tal fim.[19]

Não se pode negligenciar, entretanto, que secreções gastrointestinais são significativas no carreamento de todos os tipos de microrganismos patogênicos, a saber, vírus, bactérias, fungos, protozoários e helmintos em geral. Citocinas pró-inflamatórias também estão presentes, com potencial para agravar eventuais infecções induzidas. Conquanto raras, complicações graves e até mesmo fatais são descritas. Em comunicado da Food and Drug Administration, USA),[20] foi dada ciência de que seis pacientes de um banco de fezes adquiriram diarreia por cepas de *E. coli* enteropatogênicas, dos quais quatro precisaram de hospitalização. Outros dois, que receberam transplantes fecais do mesmo doador, pereceram de diarreia, embora nesses casos não se tenha pesquisado se o patógeno responsável foi o mesmo.

TRIAGEM DE DOADORES

Por isso mesmo os centros de transplante fecal costumam proceder a seleções rigorosas de potenciais doadores, abrangendo não apenas extensa entrevista clínica como pesquisa no sangue e nas fezes de praticamente todos os agentes infectoparasitários de enfermidades. Sem contar que tais doadores devem ser estritamente sadios e eutróficos, sem padecer sequer de alergias, pois estas às vezes são transmitidas por transfusão sanguínea, e rigor análogo é adotado no contexto.

Torna-se fácil entender por que taxas de aprovação de apenas 3% dos candidatos recrutados são anunciadas,[8] e analogamente por que a intervenção pelo menos nas etapas atuais tende a se manter dispendiosa. Uma solução seria convocar familiar de convivência íntima, quando disponível e preenchendo os critérios da doação. Presume-se que nos transplantes de marido para esposa e vice-versa, que vivem juntos há longo tempo, ambos já se expuseram exatamente às mesmas moléstias e agentes infectocontagiosos, o que simplificaria extenso e caro levantamento diagnóstico.

AUTOMATIZAÇÃO DO PREPARO DO INÓCULO FECAL

Grupos na China e em outras partes investem em manuseio automatizado dos transplantes fecais, de modo a uniformizar quantidade e qualidade, assim como reduzir riscos, tanto para manipuladores quanto para receptores. Uma das estratégias que poderiam restringir acentuadamente o teor de contaminantes espúrios, como vírus no material, seria sua lavagem mecânica prévia.[21]

PREOCUPAÇÕES ÉTICAS

Um termo de consentimento é indispensável para conduzir um transplante fecal? Defende-se tal precaução em todas as circunstâncias, mesmo em se tratando de indicação por colite pseudomembranosa refratária aos tratamentos usuais. Tanto mais na obesidade, esteatose hepática, síndrome metabólica e outras entidades no-sológicas em que o posicionamento da literatura ainda flutua.

E quando o candidato for menor de idade, ou de outro grupo com capacidade de consentimento reduzida? São raras tais circunstâncias, e a prudência aconselha-ria a nem indicar, exceto quando previamente aprovado por comissão ética.

É necessário advertir no termo de consentimento a propósito de riscos de cur-to e longo prazos? Este é um tema espinhoso, contudo inescapável. Agudamente convém se precaver da possibilidade de alguma febre e diarreia por um par de dias. Em animais de laboratório demonstra-se associação de determinados microbio-mas com advento tardio de colite, enfermidades cardiovasculares e até mesmo cân-cer de cólon. Note-se que nenhum caso humano de qualquer dessas entidades de longo curso foi documentado, fosse após prescrição de probióticos, fosse median-te transplante fecal. Em que pesem esses pormenores, preconiza-se assinalar as ad-vertências tão completas quanto possível.[22]

CONSIDERAÇÕES FINAIS

Ninguém deve finalizar este capítulo correndo para sua clínica e recomendan-do transplante fecal a todos os casos obesos e dismetabólicos, ou ainda de caquexia tumoral, que encontrar pelo caminho, pois condutas assistenciais merecem pon-deração. Unicamente em emergências se decide de afogadilho, mesmo assim am-parando-se tanto quanto possível nos protocolos existentes. Há fortes chances de o microbioma intestinal desempenhar relevante papel, entretanto são geralmente quadros complexos, com múltiplas influências genéticas (bacterianas e do hospe-deiro), como também ambientais. Não é por outra razão que as equipes de mane-jo mais bem-sucedidas são as multidisciplinares, enfocando as questões pelos mais diversos ângulos.

O oposto não seria prudente tampouco, ou seja, ignorar os progressos ocorri-dos no terreno da bacterioterapia entérica. Mesmo porque colegas e pacientes bem informados já começam a questionar os profissionais da saúde sobre esse ponto. Ainda que historicamente deflagrado por intercorrência exclusivamente infeccio-sa – a diarreia pelo C. difficile –, logo se vislumbraram desdobramentos do trans-plante fecal para entidades nutricionais, inflamatórias e até mesmo extradigestivas. Convém, portanto, permanecer sintonizado com o tema, a fim de explorá-lo de modo terapêutico sempre que a oportunidade se afigurar segura, favorável, factí-vel e eticamente justificada.

REFERÊNCIAS

1. Eiseman B, Silen W, Bascom GS, Kauvar AJ. Fecal enema as an adjunct in the treatment of pseudomembranous enterocolitis. Surgery. 1958;44:854-9.
2. Malnick S, Melzer E. Human microbiome: From the bathroom to the bedside. World J Gastrointest Pathophysiol. 2015;6:79-85.
3. Faintuch J. Introdução. In: Faintuch J (ed.). Microbioma, disbiose, probióticos e bacterioterapia. Barueri: Manole; 2017. p.XV-XX.
4. Faintuch J. A pílula fecal. In: Faintuch J (ed.). Microbioma, disbiose, probióticos e bacterioterapia. Barueri: Manole; 2017. p.309-15.
5. Modoux M, Butel MJ, Waligora-Dupriet AJ, Kapel N. Transplante do microbioma intestinal. In: Faintuch J (ed.). Microbioma, disbiose, probióticos e bacterioterapia. Barueri: Manole; 2017. p.281-92.
6. Martins FS, Damaceno QS, Ferrari MLA, Nicoli JR. Transplante fecal na retocolite ulcerativa. In: Faintuch J (ed.). Microbioma, disbiose, probióticos e bacterioterapia. Barueri: Manole; 2017. p.302-8.
7. Ganc AJ, Ganc RL, Fortes EB. Transplante do microbioma intestinal: A experiência brasileira. In: Faintuch J (ed.). Microbioma, disbiose, probióticos e bacterioterapia. Barueri: Manole; 2017. p.293-301.
8. Terra DAA, Vilela EG, Silva ROS, Leão LA, Lima KS, Passos RIFA et al. Structuring a fecal microbiota transplantation center in a university hospital in Brazil. Arq Gastroenterol. 2020;57(4):434-58.
9. Falk PG, Hooper LV, Midtvedt T, Gordon JI. Creating and maintaining the gastrointestinal ecosystem: what we know and need to know from gnotobiology. Microbiol Mol Biol Rev. 1998;62(4):1157-70.
10. Vrieze A, Van Nood E, Holleman F, Salojärvi J, Kootte RS, Bartelsman J et al. Transfer of intestinal microbiota from lean donors increases insulin sensitivity in individuals with metabolic syndrome. Gastroenterology. 2012;143:913-6.
11. Proença IM, Allegretti JR, Bernardo WM, de Moura DTH, Ponte Neto AM, Matsubayashi CO et al. Fecal microbiota transplantation improves metabolic syndrome parameters: systematic review with meta-analysis based on randomized clinical trials. Nutr Res. 2020;83:1-14.
12. Alang N, Kelly CR. Weight gain after fecal microbiota transplantation. Open Forum Infect Dis. 2015;2(1):ofv004.
13. de Clercq NC, Frissen MN, Davids M, Groen AK, Nieuwdorp M. Weight gain after fecal microbiota transplantation in a patient with recurrent underweight following clinical recovery from anorexia nervosa. Psychother Psychosom. 2019;88(1):58-60.
14. Genton L, Mareschal J, Charretier Y, Lazarevic V, Bindels LB, Schrenzel J. Targeting the gut microbiota to treat cachexia. Front Cell Infect Microbiol. 2019;9:305.
15. Ni Y, Lohinai Z, Heshiki Y, Dome B, Moldvay J, Dulka E et al. Distinct composition and metabolic functions of human gut microbiota are associated with cachexia in lung cancer patients. ISME J. 2021;15(11):3207-20.
16. Ziemons J, Smidt ML, Damink SO, Rensen SS. Gut microbiota and metabolic aspects of cancer cachexia. Best Pract Res Clin Endocrinol Metab. 2021;35(3):101508.
17. Andermann TM, Peled JU, Ho C, Reddy P, Riches M, Storb R et al. Blood and Marrow Transplant Clinical Trials Network. The microbiome and hematopoietic cell transplantation: past, present, and future. Biol Blood Marrow Transplant. 2018;24(7):1322-40.
18. Centers for Disease Control and Prevention, USA. Infographic: biosafety lab levels. Disponível em: cdc.gov/cpr/infographics/biosafety.htm. Acesso em: 24 maio 2021.
19. Carlton EJ, Liu Y, Zhong B, Hubbard A, Spear RC. Associations between schistosomiasis and the use of human waste as an agricultural fertilizer in China. PLoS Negl Trop Dis. 2015;9(1):e0003444.
20. Food and Drug Administration. Fecal microbiota for transplantation: safety alert – risk of serious adverse events likely due to transmission of pathogenic organisms. Disponível em: https://www.fda.gov/safety/medical-product-safety-information/fecal-microbiota-transplantation-safety-alert-risk-serious-adverse-events-likely-due-transmission. Acesso em: 12 mar. 2021.
21. Fecal Microbiota Transplantation-standardization Study Group. Nanjing consensus on methodology of washed microbiota transplantation. Chinese Med J. 2020;133(19):2330-2.
22. Grigoryan Z, Shen MJ, Twardus SW, Beuttler MM, Chen LA, Bateman-House A. Fecal microbiota transplantation: Uses, questions, and ethics. Med Microecol. 2020;6:100027.

CAPÍTULO 27

GUIA PARA TRANSFUSÕES DE SANGUE EM PACIENTES CIRÚRGICOS

Anna María Capielo Fornerino
Mauricio Polanco-García

INTRODUÇÃO

A transfusão de hemoderivados é aplicada em uma gama de situações, desde o risco vital por exsanguinação até a otimização eletiva do candidato cirúrgico para acelerar sua recuperação. Toda hemorragia conta com algum grau de compensação fisiológica, que deve ser levada em conta no planejamento terapêutico. Integram o mesmo raciocínio as estratégias para economia ou recirculação do sangue extravasado no intraoperatório, e, não em último lugar, as complicações inerentes ao emprego dos hemoderivados.

PARTICULARIDADES DO PACIENTE CIRÚRGICO

Em pacientes cirúrgicos a incidência de anemia pode ser significativa (20 a 95%), na dependência da enfermidade de base. Nominalmente, nos oncológicos pode alcançar 95%,[1] sendo a média nos candidatos cirúrgicos de 36%. Tanto anemia como transfusão alogênica (sangue não próprio) são fatores de risco para complicações, duração da hospitalização e mortalidade. Aconselha-se atenção à anemia em toda operação, oncológica ou não, em que a possibilidade de perda sanguínea seja superior a 500 mL e a de transfusão maior que 10%.[2]

Politraumatizados

Nesta população, 80% dos óbitos na mesa operatória e 50% daqueles nas primeiras 24 horas decorrem de exsanguinação e coagulopatia.[3,4] A ressuscitação hipotensiva é urgente, pois a mortalidade se eleva prontamente com o retardo. Para tanto, deve-se contar com protocolos para transfusão maciça, ao lado de estratégias de controle de danos (tamponamento da cavidade, fibrina, *laser* e outros coagulantes tópicos, embolizações e outros procedimentos de radiologia intervencionista). Hesitações e posterga-ções desembocam na tríade mortal de coagulopatia, hipotermia e acidose metabólica.[5]

Rotinas gerais

Todas as anemias devem ser corrigidas com prescrições nutricionais e farma-cológicas antes de se programar um procedimento eletivo. Note-se que, consoante o protocolo *Patient Blood Management*,[6] a transfusão deve ser sempre a última op-ção, a menos que se trate de emergência.

Intraoperatório

Na dependência do tipo de intervenção e das chances de sangramento volumoso (Quadro 1), além de técnica cirúrgica primorosa com ênfase na hemostasia, é im-prescindível contar com bons acessos venosos e com monitoração hemodinâmica previamente agendada, a fim de não ser tomado de surpresa nem agir sob pânico.[7]

Pós-operatório

A recuperação do enfermo não encerra os cuidados, pois é importante, após a alta, não apenas otimizar os valores de hemoglobina como pesquisar e corrigir even-tuais causas anteriores de anemia.

QUADRO 1 Cirurgias com estimativas de perdas hemáticas superiores a 500 mL ou risco de transfusão > 10%

Digestiva	Gastrectomia, esofagectomia, cirurgia hepática, pancreática, esplenectomia, ressecção intestinal e colorretal
Torácica	Ressecção pulmonar
Ortopédica e traumatológica	Prótese de joelho, quadril, ombro, troca de prótese, osteotomia de fêmur, artrodese de coluna ou cirurgia de escoliose, osteossíntese de fraturas complexas de ossos longos
Vascular	Amputações de extremidades, *bypass* arterial, cirurgia de aneurisma de aorta
Ginecológica	Histerectomia ou anexectomia radical
Urológica	Ressecção transuretral de tumor vesical ou de próstata, prostatectomia aberta ou radical laparoscópica, cistectomia radical, adenomectomia, nefrectomia
Neurocirurgia	Craniotomia para tumor ou lesão neurovascular
Maxilofacial/ otorrinolaringologia	Ressecção radical de neoplasias de cabeça e pescoço
Cardíaca	Revascularização coronariana, troca valvular

Fonte: adaptação de Montroy et al.[8]

FISIOLOGIA E TOLERABILIDADE DAS HEMORRAGIAS

No indivíduo sadio com volume circulante conservado, a função celular e o consumo de oxigênio nos tecidos (VO_2) são independentes do transporte de oxigênio (DO_2). À medida que o sangue extravasa, as hemácias diminuem e o gasto cardíaco baixa, surge no organismo um déficit de oxigênio que é compensado mediante aumento da extração, tanto da hemoglobina circulante quanto de fontes locais como fosfocreatina e O_2 ligado à mioglobina. Graças a esses mecanismos compensatórios, o consumo de oxigênio permanece estável (Figura 1).

O DO_2 crítico de um paciente corresponde ao nível em que a extração não atende mais aos requisitos energéticos do metabolismo aeróbio, e a glicólise anaeróbia é ativada. O fenômeno é balizado pelo aumento do lactato circulante,[9] que serve de marco para a instalação do choque hemorrágico. A acidose não é a única aberração desse evento, que se reveste de lesões tissulares, disfunção do endotélio vascular (endoteliopatia), aumento da permeabilidade paracelular nos vasos, coagulopatia e inflamação. Este último conjunto é designado como falha sanguínea hemorrágica (*hemorrhagic blood failure*).[10]

A pressão arterial média também é mobilizada compensatoriamente pela fisiopatologia na vigência de hemorragia, com o intuito de manter a perfusão tecidual, segundo a equação pressão arterial média (PAM) = débito cardíaco × resistência vascular sistêmica (DC × RVS) + pressão venosa central (PVC).

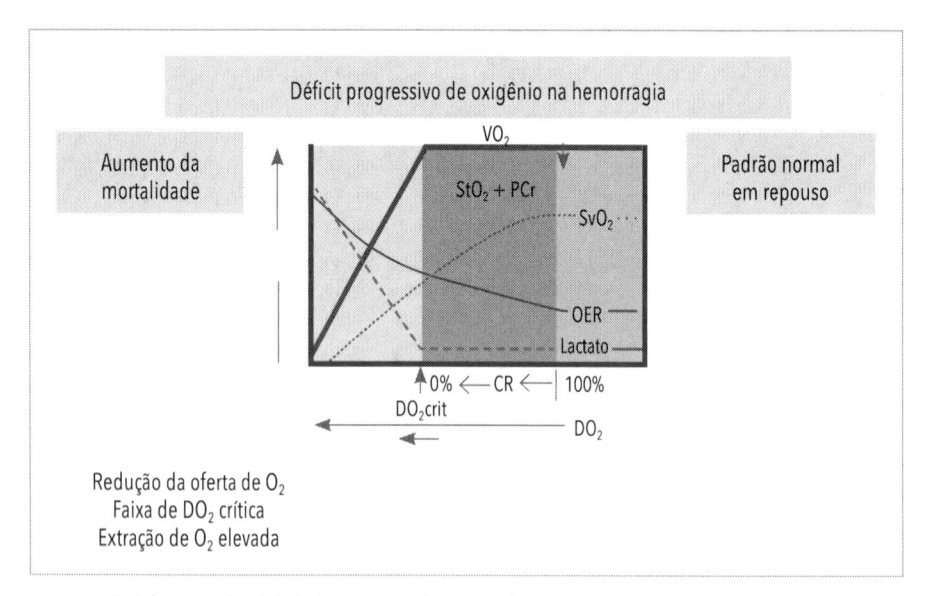

Figura 1   Fisiologia e tolerabilidade perante a hemorragia.
CR: ressuscitação convencional; DO_2: transporte de oxigênio; DO_2crit: DO_2 crítico; OER: relação de incremento de oxigênio; PCr: pressão crítica; StO_2: saturação de oxigênio tecidual; VO_2: consumo de oxigênio nos tecidos.
Fonte: elaboração dos autores.

Cerca de um terço da população tolera mal até mesmo reduções moderadas do volume central, evoluindo com queda do gasto cardíaco, deficiência de oxigênio nos tecidos e ativação do metabolismo anaeróbio. Sabe-se que o sistema nervoso simpático mediado pelos barorreceptores arteriais está diretamente envolvido, agindo mediante elevação da frequência cardíaca e da resistência vascular periférica, tanto arterial como venosa. Sua resposta obedece a um padrão oscilatório conhecido como coerência, em que os aumentos e quedas da pressão arterial ciclicamente ativam e desativam esse sistema.

Nos enfermos com alta tolerância à redução do volume central, a PAM mensurada no padrão de baixa frequência (0,04 a 0,15 Hz) oscila 15,3 +/- 1,4 mmHg, significativamente mais que naqueles com limitada tolerância (7,9 +/- 1,2 mmHg).[11] A vasoconstrição a que se aludiu acarreta outro benefício, que é o reenchimento capilar, por conta da inversão das forças de Starling, que, em condições usuais, direcionam o fluido capilar para o interstício. Estimativas antigas sugeriam que, após o extravasamento de 800 mL de sangue, até 600 mL de volume plasmático poderiam ser represados por conta desse mecanismo de autorressuscitação.[12]

Traumatismo cranioencefálico (TCE)

O fluxo sanguíneo cerebral é sensível às flutuações da pressão arterial, e a mortalidade no TCE tende a se elevar quando a pressão sistólica situa-se abaixo de 90 mmHg.[13] Usualmente a isquemia cerebral aguda deflagra hipertensão, o que contribuiria para a manutenção de sua oxigenação. Se isso não basta para uma perfusão adequada, segue-se a descompensação hemodinâmica, com baixa oscilação do fluxo sanguíneo do órgão acoplada à hipoperfusão.

Monitorização do contorno arterial

Conta-se na atualidade com dispositivos intra-arteriais periféricos (microinvasivos) e mesmo não invasivos para acompanhamento do contorno da onda de pulso arterial (*arterial waveform*). Trata-se de informação valiosa sobre o desempenho do sistema circulatório na hipotensão, no choque hemorrágico e em outras eventualidades graves. Abrange uma onda de ejeção afetada pelos mecanismos que controlam o gasto cardíaco, e uma onda refletida que traduz os mecanismos vinculados à resistência vascular (Figura 2).

Medida de reserva compensatória (CRM)

Consiste em uma estimativa dos mecanismos de compensação cardiovascular alicerçada na análise da onda de pulso. O padrão basal de repouso corresponde a 100% e a descompensação circulatória a 0%, coincidindo com um DO_2 crítico de

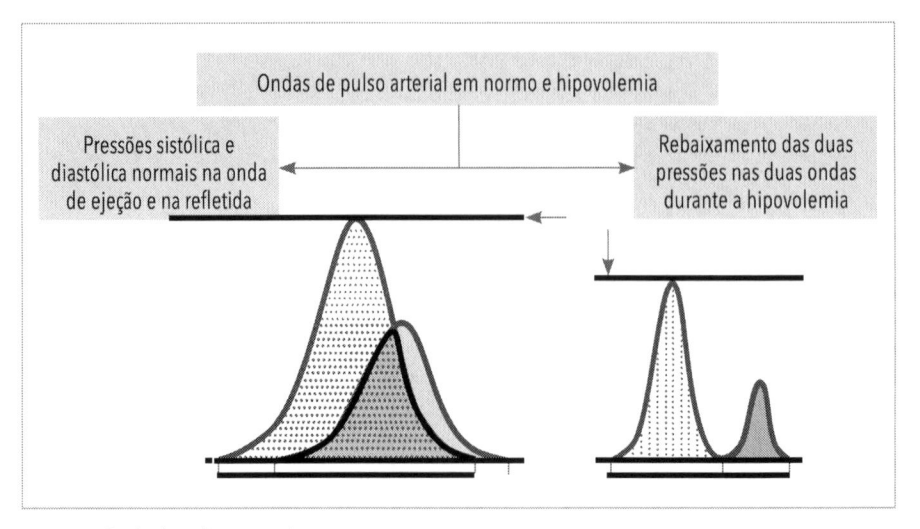

Figura 2   Onda de pulso arterial.
Fonte: elaboração dos autores.

5,3 mL O_2/kg/min.[14] Se fosse almejada uma CRM moderada de 35% durante a ressuscitação de um paciente em choque, bastaria a reposição de 40% da volemia total para assegurar uma DO_2 50% superior ao patamar crítico, ou seja, de 8,1 mL O_2/kg/min, com pressão arterial sistólica ao redor de 90 mmHg. Isso foi comprovado experimentalmente em babuínos.[14]

À medida que o enfermo se reaproxima da normovolemia, diminui o consumo de oxigênio e evitam-se os calafrios, que representam fonte adicional de gasto oxigenado (a VO_2 é acrescida em 200 a 300 mL/kg/min nessa situação). Em paralelo, beneficia-se o transporte de O_2 por conta do incremento tanto da FiO_2 como do gasto cardíaco.[14]

PATAMAR DA ANEMIA

A anemia é caracterizada por Hb < 12 g/dL nas mulheres e < 13 g/dL nos homens. Acima dos 85 anos ela excede os 20% de prevalência e, segundo o inquérito nacional norte-americano Nhanes III, vincula-se à deterioração da função cognitiva, maior risco de quedas e mortalidade mais proibitiva.[15] Para fins cirúrgicos, um ponto de corte da hemoglobina de 13 g/dL é atualmente implementado para ambos os sexos, pois o risco de transfusão é alto também nas mulheres.

Etiopatogenia da anemia pré-operatória

Postula-se que um terço dos casos subordine-se a déficits nutricionais e um terço a quadros inflamatórios ou insuficiência renal crônica. Para a parcela restante não se encontra uma justificativa clara (criptogênica). Há quem teorize uma resposta alterada à eritropoietina, ou a alguma desordem hematopoiética inaparente, como uma síndrome mielodisplásica e até mesmo uma leucemia linfoide crônica.[16]

Transfusão pré-operatória

Os critérios transfusionais para anemia tornam-se mais restritivos a cada ano, seja de sangue integral ou concentrado de hemácias. Ainda assim, existem indicações fundamentadas, como assinalado na Figura 3, que enfoca a questão sob o prisma dos testemunhas de Jeová. Nesse grupo religioso os portadores de doença cardiovascular padeceram de mortalidade 4,3 vezes superior (intervalo de confiança de 95% IC 2,6 a 7,1) sempre que ocorria Hb < 10 g/dL.[16]

Note-se que há evidências opostas no contexto, por exemplo, de enfermidade coronariana, em que uma revisão sistemática denunciou que os transfundidos exibiram mortalidade 2,9 vezes mais elevada (18,2% *vs.* 10,2%, RR 2,9, p < 0,001). Isso vem ao encontro da suspeita de que, particularmente nos portadores de cardiopatias, tanto a anemia quanto a sobrecarga circulatória (*transfusion-associated circulatory overload*, Taco) deterioram o prognóstico, mormente em idosos.

Transfusão na anemia moderada

Como já assinalado, a estratégia conservadora posiciona-se na dianteira. Em volumosa revisão sistemática[17] emergiu que uma política transfusional no limiar de Hb 7 a 8 g/dL possibilitava baixar em 41% os casos necessitados de transfusão,

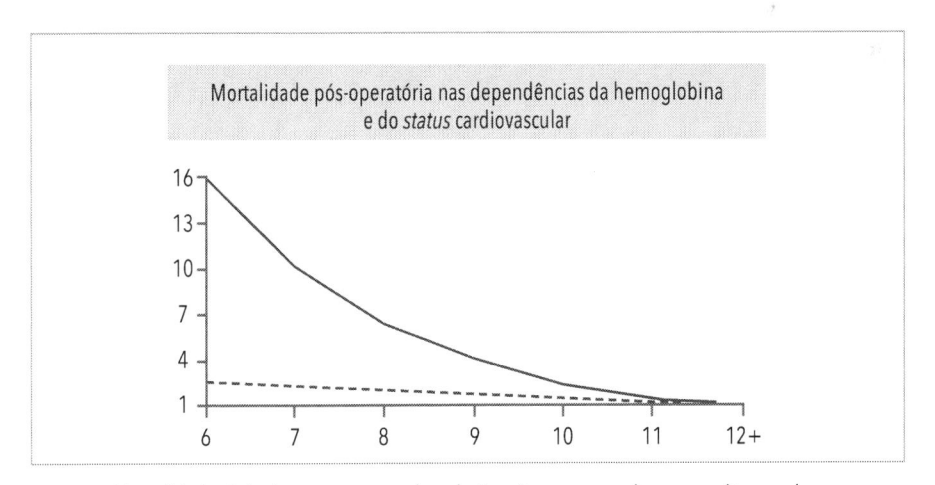

Figura 3   Mortalidade cirúrgica em testemunhas de Jeová com e sem doença cardiovascular.
Linha cheia: com enfermidade; pontilhada: isentos; vertical: risco de óbito (*odds ratio* corrigida); horizontal: hemoglobina pré-operatória
Fonte: adaptação de Goodnough e Schrier.[15]

comparativamente ao patamar anterior de Hb 9 a 10 g/dL. Não ocorreram alterações na mortalidade de 30 dias (RR 0,99, IC 95% 0,86 a 1,15), eventos cardíacos,
infarto de miocárdio, acidente vascular encefálico, tromboembolismo ou infecção.
Frise-se que esse ponto de corte, ainda que aceito por muitos, não foi muito exten-
samente testado nem há seguimento de longo prazo, de modo que podem subsis-
tir exceções a essa regra.

Nomeadamente na doença coronariana e na insuficiência cardíaca, há quem defenda a transfusão sempre que o risco de complicações secundárias à baixa oxigenação tecidual se afigurar elevado, apelando-se para uma unidade apenas de concentrado de hemácias (*single unit transfusion*)[17] (Quadro 2).

QUADRO 2   Indicações de transfusão na presença de doença cardíaca

	Com evidência científica	Intraoperatório e UTI
Nova depressão de ST > 0,1 mV	Sim	Sim
Nova elevação de ST > 0,2 mV	Sim	Sim
Nova alteração da motilidade em ecocardiografia transesofágica	Sim	Sim
Extração de oxigênio (*oxigen extraction ratio*)	> 50%	> 40%
SvO_2	< 50%	< 60%
Diminuição do consumo de O_2	> 10-50%	> 10%
Taxa de Hb, todos os pacientes	6 g/dL	7 g/dL
Hb maiores de 80 anos		7-8 g/dL
Sinais de insuficiência cardíaca congestiva		8 g/dL
Coronariopatia grave		8 g/dL
Mais de uma catecolamina prescrita		8 g/dL
SaO_2 menor que 90%		8-9 g/dL

Hb: hemoglobina; SaO_2: saturação arterial; SvO_2: saturação venosa de oxigênio; UTI: unidade de terapia intensiva.
Fonte: elaboração dos autores.

Acidente vascular encefálico (AVE) e traumatismo cranioencefálico (TCE)

O AVE é uma condição clínica, entretanto ocorre também no contexto perioperatório. A anemia nesse quadro associa-se com o aumento da área de infarto durante o tratamento por trombólise, e subordina-se a maior volume do hematoma
no AVE hemorrágico. Também após TCE grave a Hb < 9 g/dL assinala prognóstico de sobrevida reservado.[18]

Em que pesem essas fortes associações epidemiológicas, o emprego de transfusões em enfermos neurológicos graves ainda gera incertezas. O lado positivo seria

melhorar a oxigenação das células, sobretudo na zona de "penumbra", a periferia da lesão principal, reduzindo, destarte, a lesão secundária. Na prática, entretanto, os benefícios se revelam modestos e às vezes a mortalidade se eleva, no que se designa de *blood transfusion anemia paradox*. Nessas circunstâncias prefere-se um ponto de corte restritivo (Hb 7 g/dL), em pacientes conscientes e sem deterioração clínica acentuada.[17] Em casos mais comprometidos, caberia a hemoterapia apenas se ocorresse elevação do lactato e outros indicadores de déficit de transporte de oxigênio e metabolismo anaeróbio (Figura 4).

CRITÉRIOS DE TRANSFUSÃO

As recomendações que se transcrevem alicerçam-se em diversas propostas da literatura internacional.[19-23]

Controle da hemorragia

Ao cogitar uma transfusão, deve-se preliminarmente intervir da forma mais rápida e eficiente possível (cirurgia, radiologia intervencionista, tamponamento, embolização, drogas vasoconstritoras, suplementação de ferro, eritropoietina, soluções cristaloides) sobre o foco hemorrágico, a anemia e o choque. Isso pode minimizar ou mesmo suprimir a necessidade de transfusão.

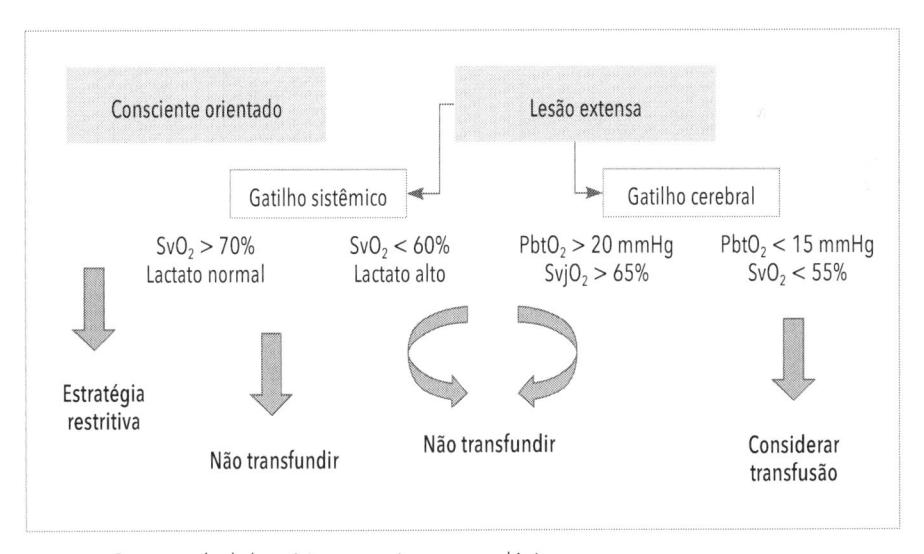

Figura 4 Concentrado de hemácias em pacientes neurológicos.
SvO$_2$: saturação venosa central; SvjO$_2$: saturação da veia jugular; PbtO$_2$: pressão parcial de oxigênio do tecido cerebral.
Fonte: adaptação de Lelubre et al.[18]

Autotransfusão do sangue coletado no campo operatório

Na hipótese de cirurgia cardíaca, pulmonar ou ortopédica com expectativa de sangramento de 1.000 mL ou mais, a utilização de recuperadores intraoperatórios de sangue extravasado (*Haemonetics cell saver* e similares) deverá ser considerada. As contraindicações absolutas são casos oncológicos e cirurgia contaminada.

Indicação conservadora

Na maioria dos contextos cirúrgicos, um ponto de corte de Hb 7 g/dL deve ser implementado para a prescrição, e o alvo transfusional não deve exceder 9 g/dL. Para recuperação plena lança-se mão, subsequentemente, de medidas dietéticas e suplementos de ferro e farmacológicos.

Concentrado de glóbulos

Uma unidade de concentrado veicula 250 a 350 mL, dos quais 200 a 250 mL são de hemácias, 20 a 100 mL de plasma e 63 a 70 mL de anticoagulante, ao lado de um total de 250 mg de ferro. Seu hematócrito é de aproximadamente 60%, com as modernas soluções contendo conservante/anticoagulante adsol (AS-1, AS-3 e AS-5) e de 75 a 80% quando se substitui por citrato, fosfato, glicose e adenina (CPDA-1). Ambas podem ser armazenadas por até 42 dias (6 semanas).

Ressalte-se que a glicólise prossegue dentro da bolsa refrigerada, gera acidose e consome 2,3 difosfoglicose das hemácias (2,3 DPG). Ao mesmo tempo o potássio migra para o extracelular, alcançando taxas de até 30 mmol/L (mEq/L). Aconselha-se intercalar um filtro no momento da transfusão, dotado de poros de 170 a 260 mcm para minimizar coágulos e microagregados, que contribuem para o dano pulmonar, e finalizar a administração em até 4 horas. Só pode ser combinado com soro fisiológico, plasma compatível ou albumina 5%. Nem soros glicosados nem soluções de cálcio são permitidos.

Na ausência de sangramento ativo, a política de oferta do concentrado deve ser de apenas uma unidade por vez, objetivando uma elevação do hematócrito de 3% e da taxa de hemoglobina de 1 g/dL acima do valor prévio. Em crianças a dose usual é de 10 a 15 mL/kg e a Hb melhora entre 2 e 3 g/dL.

Sangramento maciço

Diante de grandes hemorragias, protocolos intraoperatórios de contenção de danos (tamponamentos, compressas hemostáticas, ressecções parciais de órgãos, ligaduras de grandes vasos temporárias ou definitivas e balões intravasculares) são ainda mais prioritários. A transfusão inicial preferencialmente deve se limitar a

4 unidades de sangue total. O sangue tipo O Rh+ (baixos títulos de anticorpos anti-A e anti-B) é permitido sem tipagem em circunstâncias excepcionais, somente em homens. Nas mulheres em idade fértil o sangue O Rh (–) é necessário.

Coleta pré-operatória de sangue autólogo (autodoação)

Suas indicações têm se reduzido na atualidade, em virtude da propensão à anemia pós-cirúrgica. Enfocam-se estimativas de perdas intraoperatórias da ordem de 1.000 a 1.500 mL, particularmente naqueles com tipos raros de sangue, com altos títulos de aloanticorpos (pacientes politransfundidos) e que poderão sofrer hemólise transfusional, bem como deficiência de IgA. Caso mais de uma unidade seja estocada (3 seria o máximo), a volemia necessita ser restaurada com cristaloides. Usualmente é praticada de véspera, estocando-se o sangue adicionado de citrato sob refrigeração. Pode-se deixar o sangue citratado em temperatura ambiente se a reutilização suceder em poucas horas.

Cirurgia em pacientes com anemia falciforme

Enfermos com história de crises de falcização (homozigotos, mas também heterozigotos em algumas circunstâncias) não são apenas negros, pois no Brasil, graças à miscigenação, há afetados fenotipicamente brancos. Usualmente referem múltiplas transfusões no passado, o que se traduz em forte propensão a aloanticorpos circulantes. Caso sejam candidatos a cirurgia com robusta possibilidade de sangramento, deve-se requerer ao banco de sangue com antecedência bolsas fenotipizadas para Rh (DCE), K, Kidd e Duffy A, ademais, logicamente, de hemoglobina S negativa nas hemácias.

TRANSFUSÃO DE PLAQUETAS

Na vasta maioria das púrpuras e também das trombocitopenias e disfunções moderadas, não se pratica, ainda que sejam candidatos à cirurgia. Nomeadamente se excluem anemia aplástica e trombocitopenia autoimune ou induzida por heparina, que se beneficiam de outras abordagens. Também se exclui púrpura trombocitopênica idiopática, indicação de plasmaférese em que multímeros do fator von Willebrand são removidos do sistema circulatório, e plasma e corticoides são oferecidos.

Em todas as enfermidades ou disfunções plaquetárias prefere-se protelar a operação eletiva até o momento hematologicamente mais favorável, apontado pelo hematologista, e na hipótese de urgência reforçar os cuidados hemostáticos intraoperatórios, assim como apelar para manobras minimamente invasivas. As indicações de transfusão de plaquetas se restringem, portanto, a contagens extremamente baixas, inferiores a 10.000/mm^3, ou a qualquer taxa quando sucede uma hemorragia ameaçadora da vida (Quadro 3).

QUADRO 3   Transfusão de plaquetas consoante a contagem/mm³

Profilaxia de sangramento	> 10.000
Profilaxia na sepse ou coagulação intravascular disseminada	> 20.000
Sangramento ativo e procedimento invasivo programado	> 50.000
Hemorragia pulmonar, do sistema nervoso central com ou sem neurocirurgia, oftálmica	> 100.000

Fonte: adaptação de Teruya.[24]

Concentrado de plaquetas

Pode ser confeccionado a partir do sangue total mediante dupla centrifugação (40 a 70 mL de plasma, $5,5 \times 10^{10}$ plaquetas ou mais) ou por aférese plaquetária ($3,0 \times 10^{11}$ plaquetas ou mais). Permanece armazenado em temperatura ambiente com constante agitação por não mais que 5 a 7 dias, pois há forte risco de contaminação bacteriana. Caso se trate de plaquetas coletadas de múltiplos doadores (*pool*), seu consumo necessita ser imediato, em até 4 horas. Alguns bancos de sangue encontram-se aparelhados para produzir unidades com inativação de patógenos ou armazenadas a frio, que possuem durabilidade superior sem comprometimento da eficácia hemostática. É aconselhável a tipagem ABO e Rh do receptor, pois o plasma em que são veiculados poderá exibir títulos substanciais de anticorpos anti-A ou anti-B.

Posologia

Uma vez justificada a transfusão, usualmente consiste em 4 a 5 unidades convencionais (centrifugadas) ou 1 de aférese (mais concentrada), suficientes para elevar a contagem em 30 a 60.000/mm³. Em neonatos recorre-se a 5 a 10 mL/kg, e nas crianças maiores a 1 unidade de concentrado de plaquetas para cada 10 kg. O mesmo filtro do concentrado de glóbulos (poros de 170 a 260 mcm) é aconselhado. É praxe iniciar a infusão lentamente (2 a 5 mL por 5 min) e, na ausência de reações adversas, acelerar para até 300 mL/h.

Ressalve-se que raramente se depara com pacientes refratários, nos quais a transfusão em quase nada incrementa a contagem plasmática (5.000/mm³ ou menos). São casos que demandam uma avaliação hematológica aprofundada.

PLASMA FRESCO CONGELADO

Introduzido há mais de 80 anos e altamente valorizado no antigo cenário militar (Segunda Guerra Mundial e outras que se seguiram), perdeu espaço como a maioria dos substitutos de plasma, todavia não de forma absoluta. Na qualidade de fonte de fatores de coagulação, conservaria potenciais justificativas em politransfundidos, na coagulopatia dilucional (hemorragias graves repostas exclusivamente por cristaloides), em cirróticos descompensados (falta de síntese hepática, hiperfibrinólise, hipertensão portal) e em casos selecionados de coagulação intravascular disseminada (consumo excessivo de trombina), em conjunto com outras medidas. É necessário confirmar um coagulograma muito alterado (*international normalized ratio* – INR maior que 1,5) e/ou fibrinogênio < 150 mg/dL.

Deficiência de vitamina K e superdosagem de varfarina

No âmbito da cirurgia geral e digestiva, a carência de vitamina K com ou sem diátese hemorrágica não é incomum. Concentra-se, nomeadamente, nos distúrbios biliares (icterícia ou dreno de Kehr prolongados), após cirurgia bariátrica com forte componente disabsortivo, outras síndromes de má absorção e desnutridos graves em geral. A antibioticoterapia de longo curso é outro precipitante, e na área cardiovascular e de tromboembolismo o problema é basicamente adstrito à utilização do anticoagulante varfarina. Embora existam anticoagulantes orais bem mais modernos, a varfarina ainda é padronizada por órgãos públicos em decorrência do preço acessível. A maioria dos casos responde à reposição da vitamina K por via intramuscular (1 a 2 semanas) ou endovenosa (até 50 mg de fitomenadiona/24 h), ao lado da suspensão da varfarina. Na hipótese de forte ou persistente hemorragia, conta-se com o complexo protrombínico parcialmente ativado (Feiba, Takeda), desenvolvido para hemofilia A ou B, entretanto eficaz também nessas circunstâncias.

Posologia do plasma fresco congelado

Os bancos de sangue, dependendo da tecnologia, dispõem de uma variedade de plasmas frescos (PF), com 200 a 600 mL de volume. O clássico é congelado em menos de 8 horas da separação e utilizado em até 24 horas após o descongelamento. O PF24 é similar, só que congelado após 8 a 24 horas da separação. O descongelado que não foi utilizado também poderá ser disponibilizado (24 horas até 5 dias), logicamente com títulos mais baixos de fatores de coagulação, sobretudo de fator V e fator VIII. Outra opção menos hemostática é o plasma recente (até 15 dias, apenas refrigerado mas não congelado), que oferece aproximadamente 50% dos fatores de coagulação.

Após a prescrição de 10 a 20 mL/kg do plasma fresco congelado padrão, a melhora dos fatores de coagulação é da ordem de 20%. Quando conduzida para fins cirúrgicos, deve-se infundir menos de 4 horas antes da indução anestésica, pois a meia-vida dos fatores é curta. O uso de filtro é aconselhado, assim como o início lento da infusão, tal como praticado com o concentrado de plaquetas. Note-se que em pacientes sem sangramento ativo, ou com transtornos subordinados à vitamina K (*vide* item anterior), não se recorre ao plasma fresco congelado.

CRIOPRECIPITADOS

O crioprecipitado se forma a partir do plasma fresco congelado no processo de descongelamento. Após a extração, é recongelado para uso subsequente. Em cada unidade encontram-se fibrinogênio (250 mg) e fator VIII (150 UI), além de fator de von Willebrand, fator XIII e fibronectina. A dose usual é de 5 unidades.

Pode ser utilizado em enfermidades congênitas, como disfibrinogenemia e hipofibrinogenemia. No âmbito cirúrgico e obstétrico encontram-se indicações mais frequentes caudatárias da coagulopatia induzida por trauma ou sangramento maciço, hepatopatias avançadas, cirurgia cardíaca e coagulopatia de consumo obstétrica (hemorragia pós-parto). No trauma considera-se válida sua utilização com fibrinogênio < 150 mg/dL e em obstetrícia com < 300 mg/dL, na vigência de hemorragia ativa.

Indicações ocasionais podem surgir em uremia com forte sangramento, e nas deficiências de fator XIII, hemofilia A e enfermidade de von Willebrand, caso não se conte com os fatores específicos recombinantes. A prescrição de crioprecipitado não requer tipagem sanguínea ABO, mais uma vantagem em relação ao plasma fresco congelado.

TRANSFUSÃO MACIÇA

Esta situação é definida pela prescrição de mais de 4 unidades de sangue ou concentrado de hemácias em 1 hora, ou de mais de 50% da volemia (a volemia de um adulto de 70 kg corresponde a cerca de 5 litros) em 3 horas.

A coagulopatia é um dos fenômenos que estão intimamente implicados nesse contexto, ocorrendo no início por meras razões diluicionais, posto que o sangue estocado possui baixos títulos de fatores de coagulação. Nesse sentido, unidades de emergência que recebem habitualmente casos de trauma, assim como serviços cirúrgicos que processam intervenções com forte potencial hemorrágico, deveriam contar com um laboratório de coagulação incluindo dosagens de urgência da tromboelastografia (TEG®) e/ou tromboelastograma (Rotem®), complementando o perfil convencional do coagulograma, de sorte a prevenir e corrigir prontamente aberrações (INR > 1,5).

Uma conduta empírica que pode ser implementada em serviços sem tal equipamento é a prescrição na proporção de 1:1:1 ou 1:1:2 de plasma (o mais recente disponível), concentrado de plaquetas e concentrado de glóbulos.

Outros desvios inerentes às grandes transfusões que suscitam preocupações e devem ser prontamente monitorados e manejados são a hipercalemia, a hipocalcemia e a hipotermia. Para atenuar o potássio elevado, deve-se suprimir o potássio dos cristaloides prescritos e assegurar uma diurese satisfatória. A hipocalcemia pelo citrato em geral é só parcialmente corrigida, posto que, uma vez restaurada a funcionalidade hepática, o citrato (anticoagulante) tende a ser metabolizado e o cálcio sequestrado retorna à circulação. A hipotermia demanda aquecedores elétricos pessoais e de ambiente de elevada potência.

Ressuscitação de controle de danos (RCD)

Classicamente, no esquema RCD o uso intercalado de plasma nas prescrições venosas é advogado, para prevenir a depleção de fatores de coagulação. Todavia, de forma isolada e apelando ao plasma estocado, a eficácia é discutível, como se aludiu anteriormente, devendo-se contar com opções mais seguras. Outros pilares abrangem soluções cristaloides em proporções moderadas (em excesso também precipitam a coagulopatia dilucional), hipotensão permissiva (pressão arterial média de 60 mmHg), transfusões balanceadas (*vide* item anterior), e correção da coagulação dirigida por objetivos (apontados pelo perfil de coagulação).

ESTRATÉGIAS TRANSFUSIONAIS (*PATIENT BLOOD MANAGEMENT* - PBM)

O PBM é respaldado pela Organização Mundial da Saúde[19] e visa otimizar o emprego de transfusões e outros procedimentos terapêuticos em pacientes anêmicos. Corretamente aplicado, ele não apenas elimina as transfusões alogênicas desnecessárias (componentes doados por terceiros) no perioperatório como também se associa à baixa de infecções, infarto do miocárdio, cardioembolismo, duração da hospitalização, mortalidade de 30 dias, readmissões hospitalares e custos globais.[10,21]

Seus três alicerces ou etapas são: aumento da massa eritrocitária, redução das perdas hemáticas e otimização da tolerância à anemia no pós-operatório.[22,23] A primeira delas deve ser cumprida em ambulatório, com suficiente antecedência, não necessariamente pelo cirurgião. Este é convocado a agir, principalmente, na segunda e terceira fases.

Quatro a seis semanas antes da intervenção

Todo candidato a cirurgia eletiva de médio a grande porte deve ser avaliado sob o prisma hematológico com essa antecedência. As variáveis de triagem são Hb e volume corpuscular médio. Em caso de suspeitas, cabe complementar com ferritina, vitamina B12, ácido fólico (folato), saturação da transferrina, além de marcadores renais e inflamatórios como creatinina e proteína C-reativa.[25,26] O uso de antiagregantes plaquetários e anticoagulantes também deve ser questionado, e a conveniência de sua suspensão temporária discutida com o colega que a prescreveu (Figura 5).

Para pacientes anêmicos, com ferro sérico deficiente ou próximo ao limite inferior, cumpre iniciar a suplementação oral 4 a 6 semanas antes, sempre que se trate de cirurgia de risco (Quadro 1). Caso o prazo disponível seja de poucos dias, opta-se

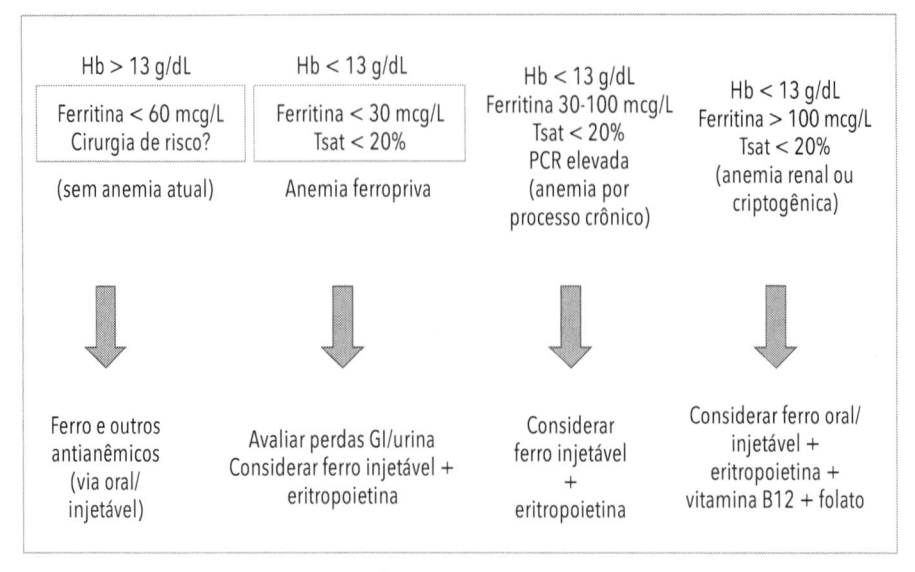

Figura 5   Proposta de protocolo para transfusões (PBM) (avaliação com 4-6 semanas de pré-operatório).
GI: gastrointestinais; Hb: hemoglobina; Tsat: saturação da transferrina; PCR: proteína C-reativa.
Fonte: elaboração dos autores.

pelo ferro diário por via intravenosa, notadamente em candidatos a operações ortopédicas, ginecológicas, digestivas e oncológicas com chances de sangramento apreciável. Analogamente, em circunstâncias de químio ou radioterapia, o ferro pode atuar como coadjuvante de outros agentes eritropoiéticos.

A carboximaltose férrica (Ferinject, Takeda) é a forma mais concentrada do produto injetável, possibilitando administração de 500 a 1.000 mg do antianêmico em uma injeção de 15 minutos. Não obstante, há alternativas disponíveis no mercado.[27] Vitamina B12, ácido fólico e eritropoietina não devem ser negligenciados, consoante cada situação clínica.

Antifibrinolíticos

Revisões e metanálises apontam para redução da mortalidade em pacientes de trauma com sangramento intenso, quando se administra ácido tranexâmico (disponível como genérico) nas primeiras 3 horas da admissão. As respostas após esse intervalo não são favoráveis e podem ser, inclusive, negativas. No sangramento por trauma de crânio também há dúvidas sobre sua eficácia. Esse e outros antifibrinolíticos (ácido épsilon aminocaproico, também disponível como genérico) têm sido empregados por alguns grupos na hemorragia pós-parto, na cirurgia ortopédica e cardíaca, menos assiduamente no transplante de fígado, e na cirurgia geral e pediátrica, como estratégia para atenuar perdas hemáticas, sendo implicados no protocolo de

PBM. Eles inibem a conversão do plasminogênio em plasmina, favorecendo a eficácia da coagulação.[27] Existem no mercado preparações orais, injetáveis e tópicas, embora no perioperatório a via venosa seja a mais privilegiada.

Uma indicação clássica é na cirurgia de artroplastia (prótese) de quadril e joelho, como também nas fraturas do colo de fêmur. Muitos diluem 1 a 2 g de ácido tranexâmico em 100 mL de soro fisiológico (SF) e injetam localmente no espaço capsular. Outra opção é 10 a 15 mg/kg endovenoso (EV) 20 minutos antes da incisão da pele. Nos politraumatizados encaminhados para cirurgia geral de urgência (não exclusivamente neurológica), um protocolo adotado é de 1 g diluído em SF EV na indução anestésica, seguido de mais 1 g no mesmo SF durante 8 horas. As contraindicações dizem respeito a pacientes com antecedentes de trombose de grandes vasos, convulsões ou grave alteração renal.

COMPLICAÇÕES TRANSFUSIONAIS

O serviço de hemovigilância norte-americano relata tão somente 0,24% de complicações totais, das quais 0,02% são fatais (8% do total das intercorrências). Em determinadas circunstâncias, números vastamente superiores são denotados. Uma série nacional de cirurgia cardiovascular detectou 1,75% de mortalidade precoce nos casos que não receberam sangue, comparativamente a preocupantes 15% nos enfermos transfundidos.[28] Certamente estes últimos exibiam outros fatores de risco para justificar a hemoterapia. Ainda assim, as transfusões em si não podem ser descartadas como forte elemento contribuinte para o mau desfecho.

Lesão pulmonar aguda relacionada à transfusão (Trali, do inglês *transfusion-related acute lung injury*)

Caracteriza-se por saturação arterial da oxi-hemoglobina (SaO_2) inferior a 90%, relação entre pressão parcial e fração inspirada de oxigênio(PaO_2/FiO_2) inferior a 300 e infiltrados pulmonares bilaterais nos métodos de imagem. Surge nas primeiras 6 horas após a transfusão, sendo mais frequente com preparados de plasma ou plaquetas. Atribui-se a mecanismos imunológicos deflagrados contra antígenos leucocitários da família HLA ou, mais especificamente, dos neutrófilos. A incidência é menor quando o doador é homem, ou mulher que não deu à luz.

Sobrecarga circulatória associada à transfusão (Taco, do inglês *transfusion-associated circulatory overload*)

É a mais assídua causa de morte transfusional, cabendo à Trali o segundo posto. Configura-se como insuficiência cardíaca aguda combinada com elevação do peptídeo natriurético atrial, sendo precipitada por transfusões de grande volume e velocidade de infusão. À luz desse fato, estas devem sempre proceder lentamente, exceto em raras catástrofes com risco de morte iminente por exsanguinação.

Reação hemolítica aguda

É excepcional com sangue processado com antecedência pelo banco de sangue, sendo menos incomum nas transfusões inesperadas, dentro de ambulâncias, ou em transfundidos prévios. A incompatibilidade ABO não costuma ser o mecanismo mais imputado na atualidade, embora ainda ocorra, não se descartando tampouco antígenos mais raros (Rh/DCE, K, Kidd, Duffy A). Outrossim, atribui-se o fenômeno a toxinas bacterianas, coadministração de medicamentos ou fluidos incompatíveis, temperatura inadequada e lise mecânica (agitação excessiva no transporte) (Quadro 4).

Sucede nas primeiras 24 horas, e em situações graves se inicia já nas primeiras 2 a 3 horas, antes do fim da infusão, e pode desencadear a coagulação intravascular disseminada (CID), entre outros eventos. Além da suspensão do sangue ofertado, prescrevem-se imediatamente fluidos e diuréticos, com o intuito de facilitar a excreção urinária de hemoglobina livre e outros elementos nocivos liberados pelas hemácias hidrolisadas, amenizando o risco de dano renal.

A CID é uma complicação especialmente temida por conta dos microtrombos vasculares generalizados, bem como da coagulopatia de consumo potencialmente emanada do esgotamento de plaquetas e fatores de coagulação. Seu quadro abrange, portanto, falências orgânicas e sangramento incontrolável. Para este último administra-se heparina visando interromper o círculo vicioso da CID, eventualmente associada a agentes antifibrinolíticos (ácido tranexâmico). Transfusões adicionais de plaquetas e crioprecipitado poderão se impor em paralelo, nas circunstâncias em que foram gravemente depletados.

QUADRO 4   Reação hemolítica transfusional grave

Sinais clínicos	Achados de laboratório
Dor lombar ou nos flancos	DHL aumentada
Calafrios/rigidez muscular	Haptoglobina diminuída
Febre	Aumento da bilirrubina indireta
Urina avermelhada	Hb presente na urina
Queda do débito urinário	Esferócitos no hemograma
Coagulação intravascular disseminada	Teste de antiglobulina direta positivo
Hipotensão arterial	Teste de eluição positivo
Dor no sítio da punção EV	Confirmação laboratorial de hemólise
Insuficiência renal aguda	

DHL: lactato desidrogenase; EV: endovenosa; Hb: hemoglobina.
Fonte: adaptação de Teruya.[24]

Reação transfusional febril não hemolítica (FNHTR, do inglês *febrile non-hemolytic transfusion reaction*)

Tende a ser uma das mais corriqueiras complicações (0,3 a 6% das transfusões de sangue ou concentrado de hemácias), e seu diagnóstico é por exclusão, descartando-se causas menos frequentes, todavia mais graves. É atribuída à liberação de citocinas e outros mediadores por leucócitos, sendo menos usual quando o sangue foi processado previamente para remoção dos glóbulos brancos. Geralmente é um processo autolimitado que se resolve espontaneamente.

Reação alérgica transfusional

Tampouco é excepcional (até 31% em algumas séries), sendo atribuída à imunoglobulina IgE liberada por receptores alérgicos, em resposta a antígenos alimentares ou outros circulantes no material doado. Raras vezes se reveste de características anafiláticas, com substancialmente maior gravidade. Na maioria das oportunidades, a prescrição de um antialérgico (difenidramina ou similar) é suficiente para amenizar o quadro, reservando-se adrenalina e corticoides para as anafilaxias, que se revestem de maior risco.

Hemólise retardada (DHTR, do inglês *delayed hemolytic transfusion reaction*)

Fenômeno incomum atribuído à gênese em médio prazo de aloanticorpo contra as hemácias transfundidas, após 24 horas até 28 dias. A hemólise pode ser acentuada, e o tratamento inclui drogas controladoras do anticorpo (corticoides, imunoglobulina, rituximabe); a exsanguinotransfusão é algumas vezes necessária.

Sepse transfusional

Tornou-se raridade nos bancos de sangue bem estruturados, todavia ainda poderá suceder, sobretudo com produtos que requerem múltiplas manipulações ou são armazenados fora da geladeira, como concentrado de plaquetas. Germes Gram-positivos (sobretudo estafilococos) são usualmente isolados; entretanto, Gram-negativos também são possíveis. Requer pronta interrupção da transfusão, com análise microbiológica do material infundido e antibioticoterapia EV dirigida por antibiograma.

Enfermidades transmissíveis em geral

Em princípio pode-se adquirir qualquer enfermidade viral, bacteriana, por fungos e mesmo por parasitas, como doença de Chagas e malária, de doadores afetados, ainda que assintomáticos. Assim, informações sobre transfusões recentes devem ser coletadas diante de qualquer quadro infectoparasitário inesperado, em pacientes submetidos a intervenção cirúrgica nos últimos 30 dias. Na prática, extenso protocolo de triagem é aplicado pelos bancos de sangue de grandes instituições. Os riscos crescem na hipótese de procedimentos cirúrgicos de urgência em pequenos centros, notadamente os situados em zonas endêmicas para alguma doença infectocontagiosa.

REFERÊNCIAS

1. Carrillo-Córdova L, Lemus-Mena G, Rodríguez-Robles J, Jiménez-Villavicencio J, Vitar-Sandoval J, Sarabia-Estrada R et al. Repercusión de la anemia preoperatoria en pacientes a quienes se realiza nefrectomía simple retroperitoneal. Rev Mex Urol. 2017;77:89-96.
2. Muñoz M, Acheson AG, Auerbach M, Besser M, Habler O, Kehlet H et al. International consensus statement on the peri-operative management of anaemia and iron deficiency. Anaesthesia. 2017;72:233-47.
3. Schlimp CJ, Ponschab M. Bleeding Associated with Trauma. In: Teruya J (ed.). Management of bleeding patients. Switzerland: Springer; 2017. p.211-4.
4. Shander A, Zacharowski K, Spahn DR. Red cell use in trauma. Curr Opin Anaesthesiol. 2020;33:220-6.
5. Chang R, Holcomb JB. Optimal fluid therapy for traumatic hemorrhagic shock. Crit Care Clin. 2017;33:15-36.
6. Patient Blood Management. Association for the Advancement of Blood & Biotherapies. Disponível em: https://www.aabb.org/news-resources/resources/patient-blood-management. Acesso em: 23 jul. 2022.
7. Bonanno FG. Hemorrhagic shock: The "physiology approach". J Emergencies, Trauma Shock. 2012;5:285-95.
8. Montroy J, Lavallée LT, Zarychanski R, Fergusson D, Houston B, Cagiannos I et al. The top 20 surgical procedures associated with the highest risk for blood transfusion. Br J Surg. 2020;107(13):e642-e643.
9. Convertino VA, Koons NJ, Suresh MR. Physiology of human hemorrhage and compensation. Compr Physiol. 2021;11:1531-74.
10. Rickards CA, Ryan KL, Cooke WH, Convertino VA. Tolerance to central hypovolemia: the influence of oscillations in arterial pressure and cerebral blood velocity. J Appl Physiol. 2011;111:1048-58.
11. Lister J, McNeill IF, Marshall VC, Plzak Jr LF, Dagher FJ, Moore FF. Transcapillary refilling after hemorrhage in normal man: Basal rates and volumes; effect of norepinephrine. Ann Surg. 1963;158(4):698-709.
12. Jeremitsky E, Omert L, Dunham CM, Protetch J, Rodriguez A. Harbingers of poor outcome the day after severe brain injury: hypothermia, hypoxia, and hypoperfusion. J Trauma. 2003;54:312-9.
13. Convertino VA, Koons NJ. The compensatory reserve: potential for accurate individualized goal-directed whole blood resuscitation. Transfusion. 2020;60:S150-S157.
14. Gueret G, Hélaine L, Arvieux C. Compensación de las pérdidas de eritrocitos en cirugía. EMC – Anestesia-Reanimación. 2011;37:1-12.
15. Goodnough LT, Schrier SL. Evaluation and management of anemia in the elderly. Am J Hematol. 2014;89:88-96.
16. Carson JL, Duff A, Poses RM, Berlin JA, Spence RK, Trout R et al. Effect of anaemia and cardiovascular disease on surgical mortality and morbidity. Lancet (London, England). 1996;348:1055-60.
17. Carson JL, Stanworth SJ, Dennis JA, Trivella M, Roubinian N, Fergusson DA et al. Transfusion thresholds for guiding red blood cell transfusion. Cochrane Database Syst Rev. 2021;12(12):CD002042.
18. Lelubre C, Bouzat P, Crippa IA, Taccone FS. Anemia management after acute brain injury. Crit Care. 2016;20:1-11.
19. World Health Organization. Action framework to advance universal access to safe, effective and quality-assured blood products 2020-2023. Geneva: World Health Organization; 2020.
20. Franchini M, Marano G, Mengoli C, Pupella S, Vaglio S, Muñoz M et al. Red blood cell transfusion policy: A critical literature review. Blood Transfus. 2017;15:307-17.
21. Desai N, Schofield N, Richards T. Perioperative patient blood management to improve outcomes. Anesth Analg. 2018;127:1211-20.

22. Leahy MF, Hofmann A, Towler S, Trentino KM, Burrows SA, Swain SG et al. Improved outcomes and reduced costs associated with a health-system-wide patient blood management program: a retrospective observational study in four major adult tertiary-care hospitals. Transfusion. 2017;57:1347-58.
23. Anonymous. Updates on blood transfusion guidelines. Lancet Haematol. 2016;3(12):e547.
24. Teruya J (ed.). Management of bleeding patients. 1.ed. Springer, USA; 2016.
25. Polanco-García M, Capielo AM, Miret X, Chamero A, Sainz J, Revilla E et al. Efectividad de un protocolo de ahorro de transfusión en la disminución de consumo de hematíes en cirugía protésica. Med Clin (Barc). 2019;152:90-7.
26. Bisbe Vives E, Basora Macaya M. Algoritmo para el tratamiento de la anemia preoperatoria. Rev Esp Anestesiol Reanim. 2015;62:27-34.
27. Fillingham YA, Ramkumar DB, Jevsevar DS, Yates AJ, Bini SA, Clarke HD et al. Tranexamic acid in total joint arthroplasty: the endorsed clinical practice guides of the American Association of Hip and Knee Surgeons, American Society of Regional Anesthesia and Pain Medicine, American Academy of Orthopaedic Surgeons, Hip Society, and Knee Society. Reg Anesth Pain Med. 2019;44:7-11.
28. Tagliari AP, Silveira LMV, Kochi AN, Souza AC, Gib MC, Freitas TM et al. Adverse events and risk factors of blood transfusion in cardiovascular surgery: a prospective cohort study. Int J Cardiovasc Sci. 2019;32(6):565-72.

CAPÍTULO 28

MANEJO DOS DISTÚRBIOS HIDRELETROLÍTICOS E ÁCIDO-BÁSICOS NOS PACIENTES CIRÚRGICOS

Harla T. Dalferth

RESUMO

Transtornos hidreletrolíticos e ácido-básicos não raramente passam desapercebidos no paciente cirúrgico, pois sua sintomatologia inicial tende a ser sutil, confundindo-se com as alterações usuais do perioperatório. Somente quando coma, arritmia cardíaca, convulsão, oligúria, edemas ou outro episódio preocupante é detectado é que essa hipótese passa a ser considerada. Evidentemente, essa não é a melhor atitude, pois óbvias manifestações clínicas traduzem etapa muito avançada do distúrbio, com maiores dificuldades para compensação e riscos mais substanciais para o paciente. Após trauma ou cirurgia de médio/grande portes são mandatórias a monitorização bioquímica e a adoção de medidas corretivas. Situações representativas são assinaladas neste capítulo.

EVENTOS HIDRELETROLÍTICOS GERAIS NO ESTRESSE CIRÚRGICO

* Hiponatremia: distúrbio bastante comum em pacientes de pós-operatório. Ocorre pela infusão intravenosa de soluções hipotônicas como glicose 5% e pelo desenvolvimento da síndrome da secreção inapropriada do hormônio antidiurético (SIADH). A SIADH pode ser precipitada por dor, uso de opioides e anestésicos, estresse cirúrgico, aumento da osmolaridade e diminuição na produção de peptídeo natriurético atrial. Todos acabam por estimular a secreção de hormônio antidiurético (ADH) no pós-operatório, gerando excesso de água livre e resultando na hiponatremia dilucional. A hiponatremia costuma ser leve ou moderada e se resolve sem intervenções assim que os fatores desencadeantes se dissipam e a produção do ADH volta ao normal.[1-3] Só modalidades graves ou associadas a dano renal poderão requerer restrição de fluidos ou suplementação sódica.

- Hipomagnesemia, hipocalemia e hipofosfatemia: a liberação sistêmica de mediadores inflamatórios no pós-operatório causa aumento da permeabilidade capilar local ou sistêmica. A redução de muitos eletrólitos, em especial dos predominantemente intracelulares aqui apontados, ocorre, entre outros mecanismos, pelo extravasamento e acúmulo no terceiro espaço (extravascular). Depleções agudas associam-se a lesão tecidual e disfunções orgânicas, como lesão renal, síndrome do desconforto respiratório e mesmo coma,[3] requerendo pronta restauração dos níveis circulantes. Na vigência de oligúria ou disfunção renal, o procedimento deverá ser mais cauteloso, a fim de não supercorrigir a carência.

Fluidoterapia

O dimensionamento da fluidoterapia, seja para ressuscitação perante trauma ou choque, seja para manutenção da normovolemia no perioperatório, será guiado pelas condição atuais do paciente: cirurgia extensa/grau de lesão tecidual, queimadura, sepse, estado crítico, resposta inflamatória pós-cirúrgica, perdas de fluidos e instabilidade hemodinâmica. Informações objetivas, como pressão venosa central e volume urinário, ao lado do balanço entre volumes ingeridos ou já administrados, em contraposição aos débitos por sonda gástrica, urina, drenos, estomias e curativos, auxiliarão a compor um quadro panorâmico, fornecendo subsídios adicionais à prescrição.

A garantia da manutenção do volume intravascular, ou normovolemia, resulta na perfusão adequada dos órgãos, bem como na estabilidade hidreletrolítica/pH, na manutenção do débito cardíaco e na prevenção de catabolismo.[4,5] Estudos recentes em pacientes na unidade de terapia intensiva (UTI) compararam o uso de cloreto de sódio 0,9% (soro fisiológico) com o de Plasma-Lyte, um preparado comercial com eletrólitos balanceados, e não encontraram evidência de superioridade de uma solução em relação à outra, à luz da mortalidade e da disfunção renal.[6,7] Ainda assim, há defensores dos preparados com múltiplos eletrólitos, em virtude da menor propensão a precipitar a acidose hiperclorêmica mencionada a seguir (Tabela 1).

TABELA 1   Composição eletrolítica das soluções

Composição	NaCl 0,9%	Ringer lactato	Plasma-Lyte	Albumina 4-5%
Sódio (mEq/L)	154	130	140	130-160
Potássio (mEq/L)	0	4	5	≤ 2
Cloreto (mEq/L)	154	109	98	Varia
Lactato (mEq/L)	0	28	0	0
Acetato (mEq/L)	0	0	27	0
pH	5,5	6,5	7,4	6,9
Osmolaridade (mOsm/L)	308	273	294	300

Fonte: elaboração da autora.

- Acidose metabólica hiperclorêmica: ocorre na utilização de ressuscitação com grande volume à custa de cloreto de sódio 0,9%, resultando em vasoconstrição renal. Para evitá-la, o ideal seria optar por soluções com menor concentração de sódio, como Plasma-Lyte ou Ringer lactato.[8,9] A simples substituição parcial do soro fisiológico por soluções glicosadas já previne uma sobrecarga excessiva de cloretos.
- Hiponatremia: sua fisiopatologia usual já foi relatada em item anterior. Vale adicionar a rara eventualidade de pacientes pós-cirúrgicos normovolêmicos que recebem excesso de cloreto de sódio 0,9%, pela queda paradoxal do sódio que é excretado na urina.[9]

Hiperidratação do paciente cirúrgico

Trata-se de fenômeno extremamente comum, em razão de pelo menos três mecanismos. A incapacidade temporária de se alimentar desemboca no uso de soros como veículos de muitas medicações, elevando o balanço positivo. O zelo de certos profissionais da anestesia e da terapia intensiva em combater a desidratação e a hipovolemia também contribui para tal contexto. Concomitantemente, o ajuste renal apontado em itens prévios (SIADH) reduz a capacidade do organismo de eliminar prontamente eventuais excessos da prescrição.

A sobrecarga hídrica pós-operatória está associada ao aumento da morbidade, tempo de permanência na UTI e mortalidade.[10] A hipervolemia, caso persistente, acabará por impactar o aumento do líquido extravascular, congestão pulmonar, incidência aumentada de pneumonia e, mais excepcionalmente, síndrome compartimental abdominal, diluição de fatores de coagulação, ou ainda aumento do risco de sangramento. O edema das alças intestinais decorre muito mais do exagero de manipulação que da hipervolemia. Não obstante, é possível que esta contribua para diminuição da motilidade e evolução para íleo, assim como tensão em regiões de anastomoses com maior probabilidade de deiscência.[10-12]

ABERRAÇÕES ELETROLÍTICAS EM CONTEXTOS PARTICULARES

- Hipocalemia e hipomagnesemia por perdas externas: anteriormente já se registrou sua associação genérica com a resposta metabólica ao trauma e à cirurgia. Cabe frisar aqui mecanismos mais específicos como diarreia, ostomias ou fístulas enterocutâneas de alto débito, bem como o uso de diuréticos perdedores de potássio. Observamos também na fase poliúrica de ocasionais pacientes cirúrgicos (à medida que o líquido retorna do terceiro espaço para o intravascular), em especial se permanece alguma disfunção renal, como ainda na recuperação de transplantados após aloenxerto renal, e após desobstrução cirúrgica ou endoscópica por litíase renal obstrutiva. A depleção de magnésio pode acentuar a hipocalemia, que terá papel importante no desenvolvimento de arritmias e até mesmo do íleo pós-operatório.[13]

Caso coexista hipovolemia, esta poderá intensificar a hipocalemia. O déficit de volume circulante desencadeará o reflexo dos barorreceptores e das células justaglomerulares, responsáveis por liberar renina em resposta à hipovolemia, ou se houver redução do conteúdo de sódio no túbulo contorcido distal, detectado pela mácula densa. Isso ativará o sistema renina-angiotensina-aldosterona (SRAA). Com a liberação de aldosterona, obteremos perda aguda de potássio combinada com retenção de sódio e água.[3,14]

* Hipomagnesemia persistente e risco futuro de diabetes tipo 2: após transplante renal é comum o uso de inibidores de calcineurina (tacrolimo, ciclosporina) para imunossupressão. Estes serão responsáveis pelo aumento da excreção e pela perda de magnésio através da via renal. A hipomagnesemia acaba sendo um fator de risco independente para esses pacientes desenvolverem diabetes *mellitus* pós-transplante.[15] As intervenções visando ao aumento do magnésio sérico parecem reduzir tal risco, tanto em pacientes transplantados quanto na população geral.[16] A redução do magnésio está associada ao transporte celular de glicose defeituoso, secreção reduzida de insulina pelas células beta no pâncreas e vias de sinalização de insulina alteradas.[17] A correção da hipomagnesemia não é difícil, pois existem preparados, tanto orais como injetáveis, para essa finalidade.

* Hipocloremia, hipocalemia e alcalose metabólica na obstrução digestiva alta: trata-se de síndrome clássica da cirurgia do trato digestório, conhecida há mais de meio século para casos de obstrução intestinal proximal ou íleo prolongado. Com a passagem da sonda nasogástrica descompressiva, ocorre grande perda de conteúdo gástrico rico em ácido clorídrico (hipocloremia), podendo gerar contração do volume intravascular e estimular o sistema SRAA, que ocasionará a liberação de aldosterona e a perda de potássio. Contudo, a maior perda desse eletrólito, como ainda de cloro, é direta, pela drenagem de fluidos digestivos altos ricos em potássio e cloro. A secreção de bicarbonato do túbulo distal é bloqueada pelo déficit de cloreto, resultando em alcalose metabólica (hipocalêmica).[18]
Cumpre estar atento para o risco e administrar precocemente cloreto de potássio, de modo simultâneo à restauração dos fluidos perdidos, a fim de abortar os transtornos já delineados.

* Hiponatremia da cirrose: pacientes portadores de cirrose avançada apresentam vasodilatação sistêmica, com redução dos níveis pressóricos que resultam na produção inadequada do ADH, retenção hídrica, ascite e hiponatremia por diluição. A gravidade da hiponatremia está relacionada com a gravidade da cirrose.[19] Disfunção renal decorrente da vasoconstrição nesse órgão poderá suceder, configurando a síndrome hepatorrenal, ainda mais grave. Note-se que a reposição de sódio não é recomendada, posto que poderá agravar ascite e edemas. Se a síndrome hepatorrenal estiver confirmada, o enfermo necessitará de um transplante mais precocemente. Entretanto, a função renal muitas vezes res-

ponde a um regime combinando terlipressina, um vasoconstritor, com administração de albumina humana.

- Acidose metabólica nas fístulas biliopancreáticas: a perda de volumes significativos de líquido pancreático rico em bicarbonato, combinada ou não com a de bile ou de suco duodenal também alcalinos, é outro contexto clássico de certos pós-operatórios complicados de cirurgia e trauma abdominal.[20] A correção do bicarbonato não costuma apresentar grandes desafios, entretanto múltiplos desequilíbrios eletrolíticos poderão acompanhar o quadro, requerendo monitoração eletrolítica e ácido-básica minuciosa. O tratamento definitivo depende, evidentemente, da cicatrização da fístula mediante jejum e nutrição parenteral, inserção de *stent* pancreático endoscópico transpapilar ou, em situações refratárias, pela reoperação.

Traumatismo cranioencefálico

O trauma de crânio grave continua com alta prevalência nos serviços de emergência, isolado ou, mais comumente, no contexto do politraumatizado, em que pese a obrigatoriedade de capacete para ciclistas e motociclistas, e de *airbag* nos automóveis. A evolução neurológica nos politraumatizados, bem como as condições hemodinâmicas, são as mais preocupantes, contribuindo para que transtornos hidreletrolíticos sejam negligenciados, o que configura importante falha.

- Hiponatremia: causada pela síndrome de secreção inapropriada do hormônio antidiurético (SIADH), muitas vezes agravada pela síndrome cerebral perdedora de sal (SCPS). Na SIADH, a produção inadequada do ADH resulta em retenção hídrica, redução do volume de diurese, hiponatremia dilucional e perda de sódio na urina, e os pacientes tendem a permanecer euvolêmicos. Já na SCPS, tem-se a liberação do peptídeo natriurético cerebral (BNP) em resposta ao aumento da pressão intracraniana. Com isso ocorre falha na ativação da aldosterona, inibindo a reabsorção de sódio, aumento do volume de diurese e depleção de volume/tendência à instabilidade hemodinâmica.[21] A hiponatremia em ambos os casos contribui para acentuar o edema cerebral. Restrição hídrica (dependendo das condições hemodinâmicas e renais) e pequenas alíquotas de sódio adicional, ou a substituição do manitol por soro fisiológico hipertônico, deverão ser consideradas.
- Hipernatremia: a lesão cerebral que afeta a região da hipófise (sela turca) pode, em raras oportunidades, conduzir ao diabetes *insipidus*, no qual ocorre poliúria (> 3 litros/dia) e polidipsia, em virtude da diminuição na liberação do hormônio antidiurético (ADH). Pode suceder após neurocirurgia (geralmente transesfenoidal) ou trauma no hipotálamo e na hipófise posterior.[22] Outra circunstância é a preferência de certos serviços neurocirúrgicos por usar rotineiramente solução de sódio hipertônica para prevenir e tratar edema cerebral, em substituição ao

clássico manitol. Nas duas circunstâncias a oferta de fluidos hipotônicos (glicose a 5%) é a primeira medida, dependendo dos níveis de sódio circulante.

Politransfusão de sangue ou concentrado de hemácias

* Hipercalemia: por hemólise devida à falha na conservação ou ao tempo prolongado de armazenamento. Ocorre pelo extravasamento de potássio das hemácias hemolisadas.[23]
* Hipocalemia, hipomagnesemia, hipocalcemia e alcalose metabólica: em virtude da quelação dos eletrólitos pelo citrato. Em pequeno grau, é esperada sempre que o citrato é utilizado como anticoagulante, todavia benigna, sem necessidade de intervenções. O citrato é metabolizado pelo organismo, e os eletrólitos, que estão presentes apenas inativos, voltam à circulação. Apenas quando intensa e persistente oferece perigo, como nos hepatopatas graves e nos protocolos de transfusão maciça.[24]

Nas duas eventualidades citadas a prevenção é a prioridade, buscando sangue fresco sempre que possível e repondo parte das perdas de fluidos com soluções eletrolíticas se a taxa de hemoglobina se mantém > 8 g/dL. Mesmo porque os transtornos eletrolíticos do politransfundido não raramente se acompanham de outros déficits, representando não muito mais que a ponta do *iceberg*. Abrangem acidose metabólica, hipotermia, coagulopatia, microembolizações pulmonares e insuficiência respiratória, liberação profusa de citocinas sistêmicas e elevado risco de infecção. Tudo isso desemboca em elevada mortalidade, como não poderia deixar de ser.

Ainda mais imperioso que a prevenção passa a ser, portanto, o tratamento primário buscando estancar o quanto antes as hemorragias, recorrendo tanto a medidas cirúrgicas (suturas, ressecções, cola de fibrina e outros hemostáticos tópicos) quanto de radiologia intervencionista (embolizações, balões temporários) e endoscopia (varizes esofágicas sangrantes, outras hemorragias de vísceras ocas), a fim de suprimir o quanto antes as transfusões da folha de prescrição. Vale lembrar a utilidade, em casos de forte risco e de dificuldade de acesso cirúrgico direto, das modernas compressas hemostáticas para tamponamento temporário da cavidade abdominal, como *Combat Gauze* (vários fabricantes, disponível na internet) ou *Trauma Pads* (somente mediante importação), que podem permanecer no espaço peritonial por 48 horas até que soluções mais permanentes possam ser executadas.

Síndrome de realimentação (SR)

Ocorre dentro de 5 dias após a instituição da terapia nutricional (TN), assim que se reintroduz ou aumenta a oferta calórica, após longos períodos de ingesta diminuída ou ausente, ou nos desnutridos graves. Pode ocorrer na vigência de emprego da via enteral, oral, parenteral ou até mesmo pela infusão de soluções contendo glicose endovenosa 5 a 50%. A hipofosfatemia é o principal marcador a ser considerado na SR e pode seguir-se de disfunção respiratória, neuropatia, coma e óbito, necessitando de reposição urgente.[25,26]

O déficit de tiamina (síndrome de Wernicke-Korsakoff), embora muitas vezes superposto, exibe particularidades. É mais típico de alcoólatras em situação de rua com grandes déficits alimentares, e também da cirurgia bariátrica (primeiras semanas ou meses), quando o paciente reduz exageradamente o consumo de alimentos ou vomita muito, e a reposição vitamínica obrigatória é negligenciada, omitida ou vomitada. Suas principais manifestações, além de transtornos oculares, confusão mental e alterações cognitivas, são paresia ou paralisia dos membros inferiores. Também exige reposição imediata e persistente, todavia a plena normalização neurológica poderá ser bem mais demorada (meses ou até anos).

■ Hipofosfatemia, hipocalemia, hipomagnesemia e deficiência de tiamina: teoricamente a SR deve ser considerada quando se evidencia redução da concentração sérica em qualquer um dos íons intracelulares (P, K, Mg), no entanto a queda do P é o transtorno-chave. Classificada em leve (redução de 10 a 20%), moderada (redução de 20 a 30%) e grave (redução > 30% ou disfunção de órgãos relacionada seja ao eletrólito, seja à tiamina).[25]

Postula-se que, quando glicose e outros carboidratos são ofertados, tem-se o aumento da secreção de insulina, que por sua vez estimulará o transporte pela proteína de membrana Na^+/K^+ ATPase (dependente de magnésio e do trifosfato de adenosina – ATP) do potássio para o interior da célula e o sódio para o extracelular. Nas circunstâncias predisponentes assinaladas, isso poderá resultar em diminuição da excreção renal de sódio e água pelo rim, possivelmente contribuindo, assim, para congestão e hipocalemia (arritmias). O fósforo, que é componente vital do ATP, acaba sendo consumido, gerando fraqueza muscular respiratória, insuficiência respiratória, neuropatias e mesmo coma profundo.[25,26]

O consumo de tiamina aumenta muito assim que a TN é iniciada, pois atua como cofator para as vias metabólicas da glicose, em parte associada a outros componentes do complexo B. A deficiência avançada de tiamina poderá desembocar em síndrome de Wernicke-Korsakoff, oftalmoplegia horizontal e paralisias. Mais excepcionalmente poderão ser detectados hipotermia, coma, acidose láctica (por não ocorrer conversão de lactato em piruvato), diminuição na produção de ATP nos miócitos cardíacos (contratilidade diminuída) e liberação de adenosina, que causa vasodilatação, resultando em insuficiência cardíaca congestiva de alto débito (beribéri úmido), arritmias e pressão arterial diastólica diminuída.[25,27]

A regra geral de prevenção como medida obrigatória é absolutamente vital nesse contexto. Desnutridos, indivíduos em jejum prolongado ou greve de fome, alcoólatras, operados de intervenções bariátricas e aqueles que exibem vômitos frequentes necessitam de monitoração e tratamento imediato de déficits de eletrólitos intracelulares, com ênfase no fosfato. A dosagem da tiamina sérica nem sempre é disponível, todavia, em se tratando de produto de custo acessível e baixa toxicidade, faz sentido repor preventivamente em todas essas eventualidades. Prescrições hipercalóricas devem ser evitadas, ou introduzidas somente após certificar-se de que todos os micronutrientes em tela foram devidamente equacionados.

Terapia de nutrição parenteral

A importância do conhecimento da composição eletrolítica da terapia de nutrição parenteral (TNP) é de extrema importância, respeitando-se dose diária dos íons ofertados de acordo com o peso do paciente (Tabela 2). Ajustes frequentes dos eletrólitos de acordo com a condição atual do paciente são igualmente requeridos (diarreia, presença de sondagem nasogástrica, ostomias de alto débito, SR, disfunção renal).[28]

TABELA 2   Necessidade diária de eletrólitos em terapia de nutrição parenteral

Eletrólito	Criança	Adulto
Sódio	2-5 mEq/kg	1-2 mEq/kg
Potássio	2-4 mEq/kg	1-2 mEq/kg
Cálcio	0,5-4 mEq/kg	10-15 mEq
Fósforo	0,5-2 mmol/kg	20-40 mmol
Magnésio	0,3-0,5 mEq/kg	8-20 mEq

Fonte: Aspen.[28]

Lesão de isquemia e reperfusão

* Hipercalemia, hiperlactacidemia e acidose metabólica: a aberração metabólica por síndrome da isquemia-reperfusão classicamente é companheira da síndrome do esmagamento (*crush syndrome*), bem como dos grandes traumas em geral. Deve-se à falta temporária de fluxo sanguíneo por compressão de grandes massas musculares e outros mecanismos, sobretudo no decurso do desabamento de estruturas como casas, edifícios, pontes ou viadutos, porém também nos acidentes de trânsito. Não obstante, é intrínseca aos transplantes de órgãos sólidos, em que a víscera poderá permanecer desvascularizada por períodos variáveis. Também na cirurgia cardiovascular, com ou sem circulação extracorpórea, poderá suceder, sempre que grandes vasos forem clampeados por períodos alentados, assim como na parada cardíaca e nos infartos (miocárdio, cerebral, intestinal).

Células mal oxigenadas apelam para a glicólise anaeróbia para sobreviver, gerando quantidades crescentes de ácido láctico, conhecida causa de acidose metabólica. À medida que sua vitalidade reduz, a membrana celular se torna mais permeável, permitindo o escape do abundante potássio intracelular, subjacente à hipercalemia. Radicais livres e citocinas pró-inflamatórias também são gerados e fogem para o espaço extravascular.

Uma peculiaridade da síndrome é que suas repercussões são relativamente modestas enquanto a isquemia persiste, pois, com a circulação sanguínea regional deficitária, também a distribuição sistêmica dos metabólitos acumulados é lenta. O quadro assume vulto à medida que o enfermo é resgatado ou os vasos reanastomosados, a circulação retoma progressivamente sua função e o organismo é inundado pelos agentes tóxicos referidos. Poderão seguir-se disfunção renal, respiratória e mesmo óbito precoce, razão por que um esquema de hidratação eficiente e tão antecipado quanto possível é decisivo nestes casos.

No caso de grandes esmagamentos, a infusão de soros deve iniciar-se no próprio local do desastre ou na ambulância de transporte, não se aguardando a admissão no hospital para tal providência.

Como assinalado, portanto, é a hidratação com soluções convencionais (eletrolíticas e glicosadas) a medida-chave para atenuação tanto da hipercalemia quanto da acidose láctica. A prescrição de bicarbonato de sódio só é obrigatória na parada cardíaca, quando o pH arterial poderá se revelar incompatível com a vida. Nas demais situações sua introdução deverá ser muito bem ponderada, pois há evidências de piora do dano celular e tecidual com tal intervenção (Quadros 1 e 2).

QUADRO 1   Repercussões de deficiência de eletrólitos

	Causas	Manifestações	Correção
HipoP	Nutrição parenteral sem fosfato	Hiporreflexia, confusão mental	Fosfato na solução EV
HipoK	Perdas gastrointestinais (sonda, fístula, diarreia)	Fraqueza muscular, arritmias cardíacas	Potássio EV (cuidado com a sobrecarga)
HipoMg	Perdas gastrointestinais (sonda, fístula, diarreia)	Cãibras, tetania	Magnésio oral ou EV
HipoNa	Hiperglicemia, diuréticos, doenças congestivas (fígado, rim, coração)	Edema cerebral, coma	Soro fisiológico (evitar sobrecarga cardíaca)
HipoCa	Insuficiência renal crônica, pancreatite aguda grave	Hipercontratilidade muscular, tetania	Cálcio EV (gluconato ou cloreto)

EV: endovenoso; hipoCa: hipocalcemia; hipoK: hipopotassemia; hipoMg: hipomagnesemia; hipoNa: hiponatremia; HipoP: hipofosfatemia.
Fonte: elaboração da autora.

QUADRO 2   Elevações relevantes dos eletrólitos

	Causas	Manifestações	Correção
HiperP	Hemólise, rabdomiólise	Pode mimetizar hipoCa	Hidratação + diurético, diálise
HiperK	Insuficiência renal aguda ou crônica	Arritmias cardíacas, fibrilação ventricular	Hidratação, diurético, diálise
HiperMg	Insuficiência renal aguda ou crônica	Fraqueza muscular, hiporreflexia, confusão mental	Hidratação + diurético (furosemida) Gluconato de cálcio EV
HiperNa	Diurese osmótica, superdosagem de Na	Alterações mentais, hemorragia cerebral	Soluções glicosadas, restrição de sódio
HiperCa	Hiperparatireoidismo, supercorreção do Ca pós-transfusão	Cansaço, fraqueza muscular, confusão mental	Hidratação + diurético (furosemida)

EV: endovenoso; hiperCa: hipercalcemia; hipoCa: hipocalcemia; hiperK: hiperpotassemia; hiperMg: hipermagnesemia; hiperNa: hipernatremia; HiperP: hiperfosfatemia.
Fonte: elaboração da autora.

REFERÊNCIAS

1. Pillai BP, Unnikrishnan AG, Pavithran PV. Syndrome of inappropriate antidiuretic hormone secretion: revisiting a classical endocrine disorder. Indian J Endocrinol Metab. 2011;15(Suppl3):S208-S215.
2. Nawaz Z, Amala CS, Oyibo SO. Syndrome of inappropriate antidiuretic hormone secretion and trimethoprim-related hyponatremia following transurethral bladder wall biopsy. Cureus. 2021;13(8):e17454.
3. Del Rio JM, Nicoara A, Swaminathan M. Neuroendocrine stress response: implications for cardiac surgery-associated acute kidney injury. Rom J Anaesth Intensive Care. 2017 Apr;24(1):57-63.
4. Myles PS, Andrews S, Nicholson J, Lobo DN, Mythen M. Contemporary approaches to perioperative iv fluid therapy. World J Surg. 2017;41(10):2457.
5. Myburgh JA, Mythen MG. Resuscitation fluids. N Engl J Med. 2013;369:1243-51.
6. Zampieri FG, Machado FR, Biondi RS, Freitas FGR, Veiga VC, Figueiredo RC. Effect of intravenous fluid treatment with a balanced solution vs 0.9% saline solution on mortality in critically ill patients: the basics randomized clinical trial. JAMA. 2021;326(9):818-29.
7. Simon Finfer S, Micallef S, Hammond N, Navarra L, Bellomo R, Billot L. Balanced multielectrolyte solution versus saline in critically ill adults. N Engl J Med. 2022;386:815-26.
8. Chowdhury AH, Cox EF, Francis ST, Lobo DN. A randomized, controlled, double-blind crossover study on the effects of 2-L infusions of 0.9% saline and plasma-lyte®148 on renal blood flow velocity and renal cortical tissue perfusion in healthy volunteers. Ann Surg. 2012;256(1):18-24.
9. Weinberg L, Collins N, Van Mourik K, Tan C, Bellomo R. Plasma-Lyte 148: uma revisão clínica. World J Crit Care Med. 2016;5(4):235-50.
10. Lowell JA, Schifferdecker C, Driscoll DF, Benotti PN, Bistrian BR. Postoperative fluid overload: not a benign problem. Crit Care Med. 1990;18(7):728.
11. Holte K, Sharrock NE, Kehlet H. Pathophysiology and clinical implications of perioperative fluid excess. Br J Anaesth. 2002;89(4):622.
12. Navarro LHC, Bloomstone JA, Auler JOC, Cannesson M, Della Rocca G, Gan TJ et al. Perioperative fluid therapy: a statement from the international Fluid Optimization Group. Perioper Med. 2015;4:3.
13. Huang CL, Kuo E. Mechanism of hypokalemia in magnesium deficiency. J Am Soc Nephrol. 2007;18(10):2649.
14. Yang T, Xu C. Physiology and pathophysiology of the intrarenal renin-angiotensin system: an update. J Am Soc Nephrol. 2017;28(4):1040.

15. Huang JW, Famure O, Li Y, Kim SJ. Hypomagnesemia and the risk of new-onset diabetes mellitus after kidney transplantation. J Am Soc Nephrol. 2016;27(6):1793-800.

16. Saltando BN, Erber E, Grandinetti A, Verheus M, Kolonel LN, Maskarinec G. Dietary fiber, magnesium, and glycemic load alter risk of type 2 diabetes in a multiethnic cohort in Hawaii. J Nutr. 2010;140:68-74.

17. Barbagallo M, Dominguez LJ. Magnesium metabolism in type 2 diabetes mellitus, metabolic syndrome and insulin resistance. Arch Biochem Biophys. 2007;458:40-7.

18. Luke RG, Galla JH. It is chloride depletion alkalosis, not contraction alkalosis. JASN. 2012;23(2):204-7.

19. John S, Thuluvath PJ. Hyponatremia in cirrhosis: pathophysiology and management. World J Gastroenterol. 2015;21(11):3197.

20. González-Pinto I, González EM. Optimising the treatment of upper gastrointestinal fistulae. Gut. 2002;49(Suppl IV):iv21-iv28.

21. Yee AH, Burns JD, Wijdicks EFM. Cerebral salt wasting: pathophysiology, diagnosis, and treatment. Neurosurg Clin N Am. 2010;21:339-52.

22. Hadjizacharia P, Beale EO, Inaba K, Chan LS, Demetriades D. Acute diabetes insipidus in severe head injury: a prospective study. J Am Coll Surg. 2008;207(4):477.

23. Ning S, Heddle NM, Acker JP. Exploring donor and product factors and their impact on red cell post--transfusion outcomes. Transfus Med Rev. 2018;32(1):28.

24. Li K, Xu Y. Citrate metabolism in blood transfusions and its relationship due to metabolic alkalosis and respiratory acidosis. Int J Clin Exp Med. 2015;8(4):6578-84.

25. da Silva JSV, Seres DS, Sabino K, Adams SC, Berdahl GJ, Citty SW. ASPEN Consensus Recommendations fo Refeeding Syndrome. Nutrition in Clinical Practice Volume. 2020;35(2):178-95.

26. Mehanna HM, Moledina J, Travis J. Refeeding syndrome: what it is, and how to prevent and treat it. BMJ. 2008;336(7659):1495-8.

27. Schenk G, Duggleby RG, Nixon PF. Properties and functions of the thiamin diphosphate dependent enzyme transketolase. Int J Biochem Cell Biol. 1998;30(12):1297-318.

28. ASPEN Recommendations on Appropriate Parenteral Nutrition Dosing for Adult Patients; 2019. Disponível em: https://nutritotal.com.br/pro/wp-content/uploads/sites/3/2019/04/PN-DosingASPEN.pdf. Acesso em: 1 maio 2022.

CAPÍTULO 29

FLUIDOTERAPIA PERIOPERATÓRIA

Plínio Augusto Moreira Fonseca
William Macedo Faria
André Dong Won Lee
Mariana Hollanda Martins da Rocha

RESUMO

A administração perioperatória de fluidos é guiada pela estimativa do déficit no período e por perdas sensíveis e insensíveis intraoperatórias, com o particular cuidado de evitar tanto hipovolemia quanto hipervolemia, já que ambas aumentam a morbidade e a mortalidade do paciente cirúrgico. O monitoramento e a escolha de uma estratégia adequada para o manejo de fluidos podem ajudar a manter uma perfusão ideal durante a cirurgia, garantir um melhor prognóstico ao paciente, minimizar complicações, diminuir os custos do tratamento e otimizar o pós-operatório.

FLUIDOTERAPIA PERIOPERATÓRIA

A administração de fluidos e/ou hemocomponentes em quantidade e tempo apropriados no perioperatório se traduz em melhores desfechos e na regulação da resposta metabólica ao trauma cirúrgico. Esse olhar contínuo, e não simplesmente diário ou durante o período intraoperatório, deve perpassar toda a equipe envolvida no cuidado, seja em enfermaria, centro cirúrgico ou unidade de terapia intensiva (UTI). O objetivo da administração de fluidos intravenosos é restaurar e manter a homeostase dos fluidos teciduais, o equilíbrio dos eletrólitos e a euvolemia, evitando o excesso de eletrólitos e água e permitindo o suprimento de oxigênio sem causar danos aos tecidos.[1-3] Para o manejo de fluidos intraoperatórios, diversos fatores externos devem ser considerados, como tipo e dimensão do procedimento cirúrgico, bem como estimativa de perda de sangue e de fluidos não hemorrágicos.[4] Os fluidos também devem ser administrados de acordo com composição corporal, idade, sexo e comorbidades.[5-7]

Distribuição corporal

A maior parte da água total se encontra no meio intracelular (40% do peso corporal) e menor porcentagem no extracelular (20%), da qual entre 5 e 7% está no sangue. A água corporal total representa entre 55 e 65% do peso do adulto e está relacionada à massa livre de gordura (MLG), que em indivíduos saudáveis representa cerca de 73% do peso. O envelhecimento é marcado pela diminuição da quantidade de massa muscular, e homens, por sua vez, possuem maior quantidade de músculos.[8,9]

Ingestão oral

Um tempo de jejum apropriado às diretrizes cirúrgicas mais modernas, ou seja, com oferta de líquidos claros até 2 horas antes e refeição com alimentos sólidos 6 horas antes da indução anestésica (em cirurgias eletivas de pacientes sem contraindicações como gastroparesia ou obstrução intestinal), diminui a resposta metabólica ao trauma e possibilita trazer à mesa operatória um paciente menos ansioso e desconfortável pela sede. Da mesma forma, a retomada precoce da nutrição enteral (via oral ou sonda) também reduz a intensidade da resposta hipermetabólica do pós-operatório (menor elevação de cortisol, glucagon e catecolaminas), com consequente amenização da resistência insulínica, além dos benefícios para cicatrização e prevenção de infecções.

Variáveis clínicas

A monitorização do volume intravascular perioperatório é a chave inicial para a adequação da terapia de fluidos e pode considerar diversas variáveis, de sinais vitais a dados hemodinâmicos ou respiratórios fornecidos por procedimentos de maior complexidade.[10-12] Os parâmetros estáticos como pressão arterial, frequência cardíaca, pressão venosa central, saturação arterial da oxi-hemoglobina e débito urinário fornecem dados pontuais, são mais simples de serem obtidos e interpretados, porém, usados isoladamente, podem resultar em hipovolemia ou hipervolemia. E, mesmo com o seu monitoramento contínuo, uma redução significativa da perfusão tecidual no intraoperatório poderá não ser reconhecida.

Os parâmetros dinâmicos são usados para avaliar a responsividade a fluidos e orientar a fluidoterapia direcionada por metas, em pacientes submetidos a cirurgias invasivas de grande porte.[13] Sua base fisiológica original é a otimização do débito cardíaco (DC). Na ausência de colapso de outros grandes sistemas, aceita-se que um débito cardíaco mantido constante e adequado signifique tecidos bem perfundidos e oxigenados, sem risco de anaerobiose. Esse seria um caminho seguro para desfechos cardiocirculatórios e cirúrgicos favoráveis. Trata-se, entretanto, de variável complexa e dispendiosa para avaliação de rotina, posto que classicamente requer cateter de artéria pulmonar tipo Swan-Ganz, bastante invasivo. No entanto, já se conta no mercado com alternativas menos complexas que sinalizam o próprio DC ou variáveis a ele relacionadas, assim como a adequação da oxigenação das células. Incluem-se aqui análise da curva da linha arterial (*pulse contour analysis*) com avaliação indireta da variação do débito cardíaco, ecocardiografia com Doppler transesofágico e variações nos valores de lactato na gasometria arterial, entre outros[14-17] (Quadro 1).

Cada centro seleciona as variáveis que se demonstrem práticas e confiáveis para a população tratada, segundo a literatura e a experiência local acumulada, como também consoante as disponibilidades de equipamento da instituição. No Quadro 1 discriminam-se algumas medidas representativas, bem como aparelhagem necessária e indicativo de valores normais.

QUADRO 1   Variáveis dinâmicas de monitorização utilizadas na fluidoterapia direcionada por metas

Volume sistólico/índice sistólico	Ecocardiografia transesofágica com Doppler (vários modelos), cateter arterial tipo Flotrac (edwards.com.br)	60-100 mL/batimento/33-47 mL/batimento/m²
Débito cardíaco/índice cardíaco	Ecocardiografia transesofágica com Doppler (vários modelos), cateter arterial tipo Flotrac (edwards.com.br)	4-8 L/min 2,2/4,1 L/min/m²
Índice de variabilidade do pletismograma	Curva do oxímetro de pulso (dihospitalar.com.br)	9-13% (> 13% = provável hipovolemia)
Lactato plasmático	Aparelhos de gasometria arterial e laboratórios de análise	0,5-2,2 mmol/L (> 2 = provável hipoperfusão e anaerobiose)
Resistência vascular sistêmica	Cateter arterial tipo Flotrac (edwards.com.br)	900-1.200 dynes.sec.cm⁻⁵

Fonte: Brandstrup.[15]

Poderão ser necessários um ou mais parâmetros hemodinâmicos para prever a responsividade a fluidos (p. ex., um aumento no volume sistólico [VS] e no débito cardíaco [DC] após a administração de fluidos intravenosos). A administração de grandes volumes de líquidos provoca expansão intravascular e melhora a perfusão dos órgãos, porém pode aumentar a incidência de transtornos cardiopulmonares perioperatórios, além de potencializar complicações de cicatrização tecidual.[18,19] A restrição de líquidos, em oposição, pode reduzir o tempo de internação; eventualmente aumenta também os riscos de lesão renal aguda no pós-operatório.

FLUIDOTERAPIA LIBERAL, RESTRITIVA E DIRIGIDA POR METAS

Para a maior parte das cirurgias minimamente/moderadamente invasivas está indicada a infusão de 1 a 2 litros de solução hidreletrolítica balanceada. Para as cirurgias de grande porte e duração, recomenda-se a técnica restritiva (3 mL/kg por hora de procedimento para repor perdas sensíveis e insensíveis, acrescentando fluido adicional para perdas sanguíneas) ou dirigidas por metas. Nesta última abordagem, como já aludido (Quadro 1), utiliza-se um ou mais parâmetros dinâmicos invasivos para alcançar uma meta especificada previamente, o que tem sido associado a melhorias dos resultados perioperatórios.[20,21]

Cristaloides *versus* coloides

Não há superioridade incontestável entre eles, exceto nas grandes hemorragias; quando produtos derivados do sangue se tornam mandatórios, suas diferenças podem ser aproveitadas para contextos clínicos específicos.[22] Os coloides são substâncias formadas por grandes moléculas ou partículas, ultramicroscópicas, e não cristalinas, que não atravessam as membranas e permanecem no plasma, gerando efeito osmótico e volêmico mais duradouro, com perda capilar expressivamente menor. Podem ser derivados do sangue humano, como o próprio sangue ou concentrado de glóbulos, a albumina e o plasma fresco congelado, ou preparações semissintéticas como o hidroximetilamido e a gelatina.[14,23]

A albumina é um expansor plasmático derivado do plasma humano. Está disponível em soluções que variam entre 4% (levemente hipo-oncóticas), 5% (iso-oncóticas), 20 e 25% (hiperoncóticas). A de 5% promove expansão de 70% do volume administrado, e a de 25%, 4-5 vezes o volume prescrito de albumina. Não há necessidade de tipagem sanguínea ou risco de transmissão de doença infecciosa.[24]

Entre as indicações para seu uso, destacam-se: após paracentese em pacientes com ascite volumosa, ascite refratária ao uso de diuréticos, grandes queimados e como complemento quando se utiliza estratégia restritiva em cirurgias cardíacas. Alguns autores advogam o uso de albumina em cirurgia de ressecção hepática maior que 40% e transplante hepático quando, após a normalização do volume circulatório, a albumina sérica estiver menor que 2 g/dL.

Não se utiliza unicamente para correção de hipoalbuminemia, ou para perdas volêmicas agudas. Em que pesem experiências positivas, não há evidências de que a albumina supere o soro fisiológico no tocante à melhora da perfusão tecidual, disfunção orgânica, edema tissular, mortalidade, morbidade ou dias de internação.[25,26]

Amidos de hidroxietila são polissacarídeos similares ao glicogênio, derivados do milho ou da batata.[27] São disponíveis em duas apresentações: Voluven 6%® e Venofundin 6%®, com moléculas de peso molecular médio de 69 KDa. A dose máxima diária é de 20 mL/kg. Apresentam como desvantagem alterar os fatores de coagulação de Von Willebrand (VWF) e fator VIII e diminuir a agregação plaquetária, além de reações anafiláticas e de prurido por depósito no subcutâneo. Pelos efeitos colaterais e aumento de mortalidade, o uso dessa substância está sendo revisto por diversas agências reguladoras por todo o mundo. Em 2013, a Agência

Nacional de Vigilância Sanitária (Anvisa) o proibiu para pacientes com risco de sangramento e doenças renais, e o FDA (Food and Drug Administration, USA) o interditou para pacientes com infecções sistêmicas em terapia intensiva. Na Europa, em 2018, a EMA (European Medicines Agency) solicitou sua retirada definitiva do mercado,[28] de modo que se encontram fora do receituário.

Gelatinas e dextranos: têm importância histórica e no Brasil já foram amplamente prescritos. Todavia, não são mais recomendados pela literatura, em razão dos efeitos colaterais e da elevação da mortalidade.[29-31]

Cristaloides

São soluções verdadeiras em que sólidos cristalinos estão dissolvidos em água, sob a forma de íons ou moléculas, geralmente se assemelhando à composição eletrolítica do plasma, com eventual adição de um tampão para manter a neutralidade elétrica (soluções balanceadas). O soro fisiológico, a solução de Ringer lactato e a solução glicosada 5% são os mais lembrados.[32] Distribuem-se em todo o espaço extracelular (eventualmente para o intracelular), permanecendo apenas 20% no espaço intravascular, por um tempo também menor que o dos coloides. Ainda assim, cumprem objetivos similares com um custo acentuadamente menor. São as soluções de rotina para manutenção da normovolemia e reposição de perdas no período intraoperatório (aproximadamente 3 mL/kg/h em grandes cirurgias, além das infusões em bólus nos pacientes responsivos a fluido) e no pós-operatório (1 a 1,5 mL/kg/h em pacientes estáveis sem disfunções específicas).

Como substitutos na perda sanguínea maciça, precedendo a infusão de hemoderivados, considera-se a reposição de até 2 litros em enfermos hipotensos. Doses mais elevadas tendem a acarretar maior sangramento por diluição dos fatores de coagulação, e poderão agravar a mortalidade, devendo-se optar pelos hemoderivados.

Soro glicosado a 5%: não deve ser utilizado em pacientes com diabetes *mellitus* não controlado ou hipocalemia, salvo em conjunto com insulina ou sais de potássio.

Soro fisiológico (cloreto de sódio a 0,9%): diferentemente do glicosado, que gera hipotonicidade, essa solução é denominada isotônica por apresentar tonicidade semelhante à do plasma. É a solução cristaloide mais prescrita no mundo. A concentração de cloreto é 1,5 vez maior que a fisiológica, podendo precipitar acidose metabólica hiperclorêmica. Consequentemente, não é balanceado. Quando comparado com cristaloides com menores concentrações de cloreto, sobretudo em grandes volumes, há também aumento do risco de complicações cirúrgicas, lesão renal aguda e óbito.

Solução salina a 3 ou 5%: soluções cristaloides hipertônicas, que promovem desvios de água do intracelular para o intravascular. Foram introduzidas por pesquisadores do Incor (Hospital das Clínicas, São Paulo) na década de 1980. Já foram razoavelmente populares em nosso meio ("salgadão") e mesmo no exterior para tratamento de vários tipos de hipotensão e choque. Estudos recentes não confir-mam sua superioridade perante as alternativas padronizadas. Ainda representam boa opção para tratamento da hipertensão intracraniana aguda do trauma e outras formas de edema cerebral, quando ocorre simultaneamente hiponatremia, em que são superiores ao clássico manitol. Deve-se monitorar o sódio plasmático, substi-tuindo a solução hipernatrêmica quando este se normalizar.

Soluções balanceadas

As utilizadas com maior frequência são Ringer simples, Ringer lactato, Ringer acetato e Plasma-Lyte.[33] O Ringer lactato é considerado levemente hipotônico. Cos-tuma ser preferido ao soro fisiológico 0,9% em razão da escassa possibilidade de aci-dose hiperclorêmica. Deve ser evitado no edema cerebral, pois este tende a se acen-tuar. Por conter potássio, exige alguma cautela em pacientes com hipercalemia.

Plasma-Lyte® é outra solução balanceada com osmolaridade de 294 mOsm/L, que procura mimetizar a composição do extracelular. Deve-se dar atenção à piora da hipercalemia, quando o potássio já se encontra aumentado.

REFERÊNCIAS

1. Philippi ST (org.). Pirâmide dos alimentos: fundamentos básicos da nutrição. Barueri: Manole; 2008.
2. Milcent M, Santos EG, Bravo Neto GP. Lesão iatrogênica da via biliar principal em colecistectomia videolaparoscópica. Rev Col Bras Cir. 2005;32(6):332-6.
3. Kalyan JP, Rosbergen M, Pal N, Sargen K, Fletcher SJ, Nunn DL et al. Randomized clinical trial of fluid and salt restriction compared with a controlled liberal regimen in elective gastrointestinal surgery. Br J Surg. 2013;100(13):1739-46.
4. Thiele RH, Raghunathan K, Brudney CS, Lobo DN, Martin D, Senagore A et al. American Society for Enhanced Recovery (ASER) and Perioperative Quality Initiative (POQI) joint consensus statement on perioperative fluid management within an enhanced recovery pathway for colorectal surgery. Perioper Med (Lond). 2016;5:24.
5. Awad S, Allison SP, Lobo DN. Fluid and electrolyte balance: The impact of goal directed teaching. Clin Nutr. 2008;27(3):473-8.
6. El-Sharkawy AM, Sahota O, Maughan RJ, Lobo DN. The pathophysiology of fluid and electrolyte ba-lance in the older adult surgical patient. Clin Nutr. 2014; 33(1):6-13.
7. Hernández G, Ospina-Tascón GA, Damiani LP, Estenssoro E, Dublin A, Hurtado J et al. The Andro-meda Shock Investigators and the Latin America Intensive Care Network (LIVEN). Effect of a resusci-tation strategy targeting peripheral perfusion status vs serum lactate levels on 28-day mortality among patients with septic shock: the Andromeda Shock randomized clinical trial. JAMA. 2019;321(7):654-64.
8. Miller TE, Myles PS. Perioperative fluid therapy for major surgery. Anesthesiology. 2018;130(5):825-32.
9. Boland MR, Noorani A, Varty K, Coffey JC, Agha R, Walsh SR. Perioperative fluid restriction in major abdominal surgery: systematic review and meta-analysis of randomized, clinical trials. World J Surg. 2013;37(6):1193-202.
10. Varadhan KK, Lobo DN. A meta-analysis of randomised controlled trials of intravenous fluid therapy in major elective open abdominal surgery: getting the balance right. Proceedings of the Nutrition Society. 2010;69(4):488-98.
11. Shin CH, Long DR, McLean D, Grabitz SD, Ladha K, Timm FP et al. Effects of intraoperative fluid management on postoperative outcomes: a hospital registry study. Ann Surg. 2018;267(6):1084-92.

12. Myles PS, Bellomo R, Cocoran T, Forbes A, Peyton P, Story D et al. Restrictive versus liberal fluid therapy for major abdominal surgery. N Engl J Med. 2018;378(24):2263-74.
13. Prowle JR, Chua HR, Bagshaw SM, Bellomo R. Clinical review: Volume of fluid resuscitation and the incidence of acute kidney injury – a systematic review. Crit Care. 2012;7;16(4):230.
14. Chappell D, Jacob M, Hofmann-Kiefer K, Conzen P, Rehm M. A rational approach to perioperative fluid management. Anesthesiology. 2008;109(4):723-40.
15. Brandstrup B. Fluid therapy for the surgical patient. Best Pract Res Clin Anaesthesiol. 2006;20:265.
16. Kendrick JB, Kaye AD, Tong Y, Belani K, Urman RD, Hoffman C et al. Goal-directed fluid therapy in the perioperative setting. J Anaesthesiol Clin Pharmacol. 2019;35(Suppl 1):S29-S34.
17. Mayer J, Boldt J, Mengistu AM, Röhm KD, Suttner S. Goal-directed intraoperative therapy based on autocalibrated arterial pressure waveform analysis reduces hospital stay in high-risk surgical patients: a randomized, controlled trial. Crit Care. 2010;14-18.
18. Ferreira RMAM. Fluidoterapia perioperatória: O estado da arte. Disponível em: repositorio.ul.pt/bitstream/10451/33394/1/RodrigoMMFerreira.pdf. Acesso em: 5 ago. 2022.
19. Brandstrup B, Tønnesen H, Beier-Holgersen R, Hjortsø E, Ørding H, Lindorff-Larsen K et al. Effects of intravenous fluid restriction on postoperative complications: comparison of two perioperative fluid regimens: a randomized assessor-blinded multicenter trial. Ann Surg. 2003;238(5):641-8.
20. Nisanevich V, Felsenstein I, Almogy G, Weissman C, Einav S, Matot I. Effect of intraoperative fluid management on outcome after intraabdominal surgery. Anesthesiology. 2005;103(1):25-32.
21. Kendrick JB, Kaye AD, Tong Y, Belani K, Urman RD, Hoffman C et al. Goal-directed fluid therapy in the perioperative setting. J Anaesthesiol Clin Pharmacol. 2019;35(1):S29-S34.
22. Voldby AW, Brandstrup B. Fluid therapy in the perioperative setting – A clinical review. J Intensive Care. 2016;4:27.
23. Miller TE, Roche AM, Mythen M. Fluid management and goal-directed therapy as an adjunct to enhanced recovery after surgery (ERAS). Can J Anaesth. 2015;62:158-68.
24. Mccunn M, Karlin A. Nonblood fluid resuscitation. Anesth Clin North America. 1999;17(1):107-23.
25. Preston RA. IV solutions and IV orders. In: Preston RA. Acid base, fluids, and electrolytes made ridiculously simple. MedMaster Inc; 1997. Cap. 2, p.31-8.
26. Lesne-Hulin A, Bourget P, Silvie M, Barath V, Singlas E. Traçabilité des médicaments dérivés du sang: réglementation et implications pharmacoéconomiques après 24 mois d'exercice dans un CHU parisien. Path Biol (Paris). 1997;45:741-50.
27. Vincent JL. Relevance of albumin in modern critical care medicine. Best Pract Res Clin Anaesthesiol. 2009;23(2):183-91. Review.
28. Vermeulen LC, Ratko TA, Erstad BL, Brecher ME, Matuszewski KA. A paradigm for consensus: the University Hospital Consortium guidelines for the use of albumin, nonprotein colloid, and crystalloid solutions. Arch Intern Med. 1995;155:373-9.
29. Remohi MJT, Arcos AS, Ramos BS, Paloma JB, Aznar MDG. Costs related to inappropriate use of albumin in Spain. Ann Pharmacother. 2000;34:1198-205.
30. Finfer S, Myburgh J, Bellomo R. Intravenous fluid therapy in critically ill adults. Nature Reviews Nephrology. 2018;14(9):541-57.
31. Brasil. Ministério da Saúde. Guia para o uso de hemocomponentes, 2014. Disponível em: bvsms.saude.gov.br/bvs/publicacoes/guia_uso_hemocomponentes_2ed.pdf. Acesso em: 5 ago. 2022.
32. Myburgh JA, Mythen MG. Resuscitation fluids. N Engl J Med. 2013;369(13):1243-51.
33. Raghunathan K, Shaw A, Nathanson B, Stürmer T, Brookhart A, Stefan MS et al. Association between the choice of IV crystalloid and in-hospital mortality among critically ill adults with sepsis. Crit Care Med. 2014;42(7):1585-91.

GRANDES DESAFIOS DO PERIOPERATÓRIO

CAPÍTULO 30

O PACIENTE DE ALTO RISCO EM CIRURGIA

Antonio M. Puppo Moreno
Manuel Fernández Caro
José María López Sánchez

RESUMO

Enfermos de alto risco são aqueles com probabilidade 2 a 3 vezes superior à média de falecer, ao lado de perigo de complicações e duração da hospitalização analogamente mais substanciais. Sua identificação e atendimento mediante cuidados diferenciados estão entre as principais responsabilidades das equipes hospitalares na atualidade.

INTRODUÇÃO

As indicações cirúrgicas gerais reduziram-se por uma vertente, na medida em que técnicas minimamente ou nada invasivas foram introduzidas em muitas especialidades, poupando operações. Ao mesmo tempo elas se expandem, pois enfermos idosos, com moléstias avançadas ou múltiplas comorbidades, que no passado eram recusados, passaram a ser atendidos rotineiramente. Como resultado, os indivíduos operados anualmente superam os 300 milhões em todo o mundo. A mortalidade geral é estimada em 0,5 a 5%, o que pressupõe 1,5 a 15 milhões de óbitos.[1,2]

A HIERARQUIZAÇÃO DO PROCESSO CIRÚRGICO

O tratamento cirúrgico não consiste mais em técnicas únicas e estanques para cada situação, mas em uma sequência contínua de intervenções com graus de invasividade variáveis, dimensionadas para as necessidades e riscos de cada paciente. Outra característica proeminente é a atuação de equipes multidisciplinares, potencializando os benefícios auferidos à custa de diversificadas competências.

MEDICINA PERIOPERATÓRIA

Os pacientes de alto risco configuram 12 a 18% dos candidatos cirúrgicos, todavia respondem por até 80% do obituário. Intervenções de emergência duplicam ou triplicam a mortalidade comparativamente às eletivas, e a taxa de complicações pode alcançar 50%.[3] Como regra, sempre que se estima um risco de morte superior a 5%, seja pela natureza geral da intervenção ou pelas características intrínsecas ao enfermo, estaremos perante um alto risco.[4] Esse cenário embasa a atenção especial a eles devida. São pilares desse enfoque:

* Quantificação do risco cirúrgico (escore de risco), por meio de ferramentas consagradas algumas vezes disponíveis na internet, sem negligenciar informações clínicas usuais como estado funcional, condições nutricionais e anemia. Essa quantificação não é meramente formal, pois presidirá as condutas cirúrgicas selecionadas para cada caso.
* Implementação de protocolos e rotinas escritas de atendimento para pacientes graves delineando os tempos pré, intra e pós-operatório. Isso abarca antibiótico profilático sempre que apropriado, testes laboratoriais e métodos de imagem dimensionados para cada etapa de avaliação, bem como questionários/testes pré-cirúrgicos para fragilidade, não somente naqueles com mais de 65 anos como também em mais jovens quando comprometidos por moléstias consumptivas. Um dos grandes avanços de décadas recentes tem sido o protocolo Eras (*Enhanced Recovery After Surgery*) de recuperação acelerada, ajustado para diversas especialidades operatórias.[1-3]
* Não passar por cima dos desejos, valores e expectativas do enfermo, nem dos aspectos éticos pertinentes, compartilhando com ele todos os planos e estratégias, assim como registrando-os no termo de consentimento e no prontuário hospitalar.

ESCORES DE RISCO

Entre os múltiplos já desenhados para distintas situações, ressaltam-se como habituais a escala ASA (*American Society of Anesthesiologists Physical Status Classification*) (Quadro 1)[5] e a escala Possum (*Physiological and Operative Severity Score for the enUmeration of Mortality and Morbidity*) (Tabela 1).[6]

QUADRO 1   Classificação de risco pela escala ASA

ASA I	Paciente hígido
ASA II	Quadro sistêmico leve/moderado
ASA III	Quadro grave/descompensado
ASA IV	Risco de vida
ASA V	Moribundo
ASA VI	Doador de órgãos

Fonte: Daabiss.[5]

TABELA 1　Utilização da escala Possum

Escore	1	2	4	8
Idade	< 60	61-70	> 70	
Coração	Assint.	Fármacos	Edema, cardiopatia	Cardiomegalia
Pulmões	Assint.	Dpoc leve	DP moderada	DP grave
PA sist.	110-129	130-170; 100-109	> 170; 90-99	< 90
FC	50-80	81-100; 40-49	101-120	> 120; < 40
Glasgow	15	12-14	9-11	< 9
Ureia mg/dL	< 40	40-55	55-80	> 80
Sódio mEq/L	> 136	131-135	126-130	< 126
Potássio mEq/L	3,5-5,0	3,1-3,4; 5,1-5,3	2,9-3,1; 5,4-5,9	< 2,9; > 5,9
Hb g/L	13-16	11,5-12,9; 16,1-17,0	10,0-11,4;17,1-18,0	< 10; > 18
Leuco	4-10	10,1-20; 3,1-3,9	> 20; < 3,1	
ECG	Normal		Fibr. atr. (FC 60-90)	≥ 5 extras (*)
No. cir.	1	2	> 2	
Transf. (mL)	< 100	101-500	501-1.000	> 1.000
Exs. perit.	Ausente	Seroso	Pus localizado	Peritonite
Câncer	Ausente	Localizado	Gânglios regionais	Metástases
Porte cir.	Pequeno	Médio	Grande	Muito grande
Nat. cir.	Eletiva		Urgente (ress.)	Emergente

assint.: assintomático; DP: doença pulmonar; Dpoc: doença pulmonar obstrutiva crônica; ECG: eletrocardiograma; exs. perit.: aspecto do exsudato peritoneal; extras.: extrassístoles; FC: frequência cardíaca; fibr. atr.: fibrilação atrial; Hb: hemoglobina g/L; leuco: contagem de leucócitos × 1.000/mm³; nat. cir.: natureza da cirurgia; no. cir.: número de cirurgias; PA sist.: pressão arterial sistólica; porte cir.: porte da cirurgia; transf.: transfusões de sangue e derivados; urgente (ress.): urgente, porém comportando ressuscitação prévia.
(*) Ou ainda alterações de Q (onda Q), ST (segmento ST) ou T (onda T) do eletrocardiograma.
Fonte: Mohil et al.[6]

FALHAS TÉCNICAS *VERSUS* COMPLICAÇÕES MÉDICAS

No passado, a destreza e a velocidade na execução de dissecções, suturas e anastomoses eram hegemônicas para a formação do cirurgião. Jamais se poderá descartá-las como irrelevantes. Não obstante, as capacitações dos residentes nos grandes serviços há muito tempo foram bem padronizadas, de sorte que, comparativamente, poucos pacientes vêm a falecer por conta de deslizes técnicos. Reintervenções corretivas existem e tendem a ser prontamente aplicadas, caso tal infortúnio venha a suceder. Destarte, a maioria das intercorrências fatais corre por conta de cursos clínicos desfavoráveis ou descompensações de natureza infecciosa, renal, cardiovascular ou neurocognitiva, muitas vezes previsíveis e passíveis de abordagem a tempo.

SEPSE

A sepse usualmente sobrepõe-se às outras causas de morte no choque, nas emergências e no trauma, sendo seu impacto não desprezível também nas intervenções eletivas. Sempre que essa hipótese for cogitada no pré-operatório, convém quantificar sua probabilidade mediante instrumentos apropriados, como o qSofa (*quick Sequential Organ Failure Assessment*) e o News (*National Early Warning Score*).[7] O qSofa utiliza como parâmetros: pressão arterial sistólica < 100 mmHg, frequência respiratória > 22 e escore Glasgow < 15. Cada variável alterada vale 1 ponto (contagem total 0 a 3), e resultados iguais ou superiores a 2 apontam para mau prognóstico (permanência prolongada na unidade de terapia intensiva – UTI, mortalidade substancial).

O News debruça-se sobre pressão arterial, frequência cardíaca, frequência respiratória, saturação de oxigênio, suplementação de oxigênio, temperatura corporal e nível de consciência; para alguns deles contemplando alterações tanto para mais como para menos (Tabela 2). Contagens de 1 a 4 denotam baixo risco; de 5 a 6, médio; e, de 7 ou mais, elevada gravidade.

Normatizações internacionais definem que, no choque séptico, a intervenção cirúrgica (ou drenagem radiológica) não deve se retardar por mais que 3 horas da admissão sempre que uma coleção drenável ou outro alvo operatório for identificado (gangrena, necrose, lesão infectada).

TABELA 2   Pontuação da escala News

Escore	3	2	1	0	1	2	3
FResp	≤ 8		9-11	12-20		21-24	≥ 25
Sat O_2	≤ 91	92-93	94-95	> 95			
Supl O_2		Sim		Não			
Temp	≤ 35		35,1-36	36-38	38,1-39	≥ 39,1	
PA sist	≤ 90	91-100	101-110	111-219			≥ 220
FCard	≤ 40		41-50	51-90	91-110	111-130	≥ 131
Glasgow			> 12				≤ 12

FCard: frequência cardíaca; FResp: frequência respiratória; Glasgow: escore de coma de Glasgow; PA sist: pressão arterial sistólica; Sat O_2: taxa de saturação no oxímetro de pulso; Supl O_2: administração de oxigênio suplementar; temp: temperatura.
Fonte: Pedersen et al.[7]

ASSESSORIAS E INFRAESTRUTURAS OBRIGATÓRIAS

A drenagem de coleções infectadas é manobra inadiável desde os primórdios da cirurgia na Idade Média, contudo na maioria das eventualidades não faz sentido recorrer a novas agressões operatórias. Todos os serviços que admitem pacientes cirúrgicos, nomeadamente com urgências e complicações, necessitam contar com acesso à radiologia intervencionista para essa finalidade. De prioridade igualmente óbvia é a disponibilidade de unidade especializada de cuidados intensivos, sempre que possível complementada por unidade de cuidados intermediários, onde situações críticas possam ser acompanhadas e monitoradas de forma proporcional à sua evolução.

Outra coluna mestra da atenção hospitalar, seja em enfermaria, centro cirúrgico, UTI, laboratório de análises ou farmácia, é a adoção de programas permanentes de controle de qualidade, fundamentados em indicadores aceitos e divulgados publicamente a intervalos regulares. Tais controles inclusive lastreiam a acreditação perante sociedades nacionais e internacionais, um diploma cada vez mais requisitado por equipes e instituições que desejam fugir do anonimato e alcançar reconhecimento, tanto por parte de entidades profissionais e acadêmicas quanto pelo público em geral.

INTERVENÇÕES TERAPÊUTICAS ESSENCIAIS

O Quadro 2 elenca todos os procedimentos recomendados. Aqui se reforçam algumas facetas, como a da oxigenioterapia nas primeiras 2 horas após a intervenção, e sobretudo a da monitorização precisa do enfermo mais crítico. Estriba-se em sensores arteriais de pressão e oxigenação, assim como outros dispositivos não invasivos (somatossensores). Seu objetivo precípuo é não somente supervisionar e documentar a evolução hemodinâmica como também presidir a administração de fluidos. Os parâmetros mais valorizados dizem respeito à pressão arterial média, índice pletismográfico (PVI),[8] reserva de oxigênio (ORI) e débito cardíaco.

QUADRO 2   Análise crítica das intervenções gerais pós-operatórias

Oxigenioterapia	FIO_2 0,6-0,8 2 horas	Redução de náuseas, infecção e ferida
Monitorização (casos de baixo risco)	PA, temp, oximetria, ECG, glicemia, diurese, drenos, balanço hídrico	Alto risco: agregar monitorização arterial/cardíaca semi-invasiva
Analgesia (dor)	Controle escala visual analógica (EVA); preferir não hormonais, cateter epidural, ou multimodal	Evitam opioides, atenuam íleo paralítico,[10] melhoram a mobilização do paciente
Fluidoterapia	30-60 mL/h; considerar terapia guiada por metas hemodinâmicas	Combater a hipo e a hiperidratação[11]
Antibiótico profilático	Repetir dose em cirurgias prolongadas ou perda de 50% da volemia	12,13
Trombose venosa profunda	Enoxaparina 40 mg SC/24 h (60 mg obesos)	Risco de hemorragia: compressão pneumática MMII[14] (*)

(Continua)

QUADRO 2   Análise crítica das intervenções gerais pós-operatórias (*continuação*)

Glicemia	Manter 110-150 mg/d[15]	Prevenir hipo e hiperglicemia
Sonda nasogástrica	Evitar uso rotineiro[16]	Iniciar realimentação em 24 h
Drenos profiláticos	Retirar em 48 h (salvo suspeita de complicações)	Manutenção prolongada raramente se justifica[17]
Mobilização precoce	Sair do leito a partir de 8 h quando factível	Prevenção de atelectasia, trombose venosa, úlcera de pressão[18]

ECG: eletrocardiograma; EVA: Escala visual analógica de dor; FIO$_2$: fração de oxigênio na mistura gasosa inalada; MMII: membros inferiores; PA: pressão arterial; temp: temperatura.
(*) Não prescrever heparina na insuficiência renal dialítica, e considerar redução ou supressão na não dialítica.

Para enfermos com comorbidades cardiorrespiratórias preexistentes, os monitores semi-invasivos proporcionam informações hemodinâmicas ainda mais precisas, idealmente conectados a plataformas digitais integradas como as da Edwards, Philips, Siemens e outras. Abrangem o sistema Picco (*pulse index continuous cardiac output*) a ultrassonografia com Doppler esofágico e diversos dispositivos de monitoramento cardíaco da Edwards (edwards.com).[9]

No tocante à analgesia, não é demasiado frisar o papel da anestesia epidural após intervenções abdominais abertas, reduzindo tanto o consumo de opioides como, inclusive, a duração do íleo.[10] Bombas eletrônicas de infusão são aconselhadas nesse contexto. Prossegue o debate entre fluidoterapia fortemente restritiva, advogada pelos protocolos de recuperação acelerada tipo Eras, e uma prescrição moderadamente liberal, que parece mais segura.[11] A faixa usual de reposição hídrica é relativamente ampla, de 30 a 60 mL/h, os profissionais conservadores se atêm ao seu piso, enquanto a maioria navega por valores intermediários.

Mais do que fórmulas de bolso, é preciso seguir as informações dinâmicas colhidas de algoritmos balizados por PAM (pressão arterial média), IC (índice cardíaco), VVS (variação do volume sistólico), VPP (variação da pressão de pulso), captação de oxigênio e/ou consumo de vasopressores/inotrópicos. Essas variáveis espelham melhor as necessidades do paciente a cada momento, consequentemente otimizando a perfusão tecidual e o desfecho clínico. Na ausência dessas informações, cumpre pautar-se em um balanço hídrico neutro e na manutenção de um peso corporal estável, que descartam pelo menos as hipo ou hiperidratações mais deletérias.

A profilaxia antibiótica, como sinalizado, somente é efetiva caso mantenha uma concentração inibitória mínima (CIM) do agente selecionado nos tecidos do paciente, desde o início da intervenção até o seu término.[12,13] Adota-se raciocínio de certa forma análogo para a anticoagulação na prevenção da trombose profunda, com a importante diferença de que esta necessita prolongar-se por algum tempo no pós-operatório (4 a 14 dias, ou até mais, dependendo do risco), uma vez que a taxa de eventos trombóticos silenciosos pode alcançar 25% na cirurgia geral. Em se considerando apenas casos sintomáticos (1,6%) e fatais (0,8%), as cifras são mais modestas, contudo não desprezíveis, à luz do seu pesado impacto clínico, tanto imediato quanto em longo prazo (sequelas, recidivas, elevação de riscos).

Em eventualidades com perigo de sangramento por coagulopatia, a profilaxia mecânica da trombose profunda (compressão pneumática dos membros inferiores) não é tão eficaz, no entanto supera os resultados da ausência de qualquer medida.[14] O dano renal comum em idosos e que pode instalar-se também no trauma seguido de choque é uma dessas situações que demandam cuidadosos ajustes da heparina profilática, dada a elevada possibilidade de hemorragia.

A estabilização da glicemia foi amplamente enfatizada nas últimas duas décadas, à luz do efeito nefasto da hiperglicemia sobre os desfechos cirúrgicos. Como em outros âmbitos há uma escola restritiva e outra liberal, e convém manter-se a meio caminho.[15] O mesmo se aplica à sonda nasogástrica, cuja utilização mandatória não faz mais sentido. Contudo, seu emprego não foi proscrito, cabendo considerá-la em contextos como suboclusão intestinal, íleo prolongado, gastroparesia, refluxo gastroesofágico e episódios prévios de aspiração pulmonar.[16]

COMPLICAÇÕES DAS GRANDES CIRURGIAS ABDOMINAIS

Infecção

Trata-se do evento adverso número um nos países em desenvolvimento, e do segundo nos avançados.[19] Pode ser superficial (pele e subcutâneo), profunda (fáscias e aponeuroses musculares) ou afetar órgãos e cavidades.[20] A incidência varia amplamente conforme a natureza e o local da intervenção, assim como os fatores de risco do paciente (1,2 a 26%), com uma mortalidade que pode atingir 14%.[19]

Deiscência da parede

Característica dos procedimentos abertos, sucede em 0,4 a 3,5%, podendo alcançar pesada mortalidade (até 45%). Frequentemente demanda reintervenções e hospitalização prolongada.[21]

Deiscência de anastomose

Sua maior incidência costuma ocorrer na cirurgia colorretal (3 a 19%).[22] Antes da era do suporte nutricional especializado, da drenagem por radiologia intervencionista e das manobras endoscópicas (obturadores/*plugs* e endopróteses expansíveis/*stents*), a mortalidade tangenciava 60%.[23] Dependendo da localização e das condições do paciente, ainda se mantém na faixa de 5 a 10%.

As fístulas enterocutâneas prendem-se em 75% à cirurgia gastrointestinal, todavia podem seguir-se também a intervenções ginecológicas, urológicas ou mesmo plásticas (lipoaspiração abdominal).[24] As fístulas esofágicas no segmento cervical são frequentes, porém benignas; as evoluções mais tormentosas vinculam-se às lesões do esôfago torácico. São as que melhor respondem a intervenções endoscópicas, quando conduzidas a tempo por serviço experiente e bem equipado. A pancreática é comum após duodenopancreatectomia cefálica (até 30%) e bem menos na pancreatectomia distal (5%). A mortalidade atual é da ordem de 5%, com hospitalização prolongada e substancial morbidade.[25]

Complicações cardiovasculares

O infarto do miocárdio, que muitas vezes é assintomático no pós-operatório (65%) e pode passar desapercebido, sucede em até 5% dos enfermos após procedimentos gerais (não cardíacos). Sua maior ocorrência (74%) é nas primeiras 48 horas. Candidatos cirúrgicos de risco, especialmente com passado de eventos isquêmicos, devem ter as troponinas monitoradas no pós-operatório. Mesmo com poucas manifestações, pode conduzir ao óbito de 11% em 30 dias.[26]

Todos os casos que vinham recebendo medicação cardiovascular ou anti-hipertensiva devem ter seu redirecionamento farmacológico perioperatório supervisionado por um cardiologista, com atenção para a prevenção de hipotensão, dor e coagulopatia.

A fibrilação atrial é outro episódio comparativamente frequente (8% na cirurgia não cardíaca) que muitas vezes passa desapercebido, quando o eletrocardiograma não é monitorado. Suas causas não são claras, podendo abranger estresse por catecolaminas liberadas na operação, hipovolemia, hipóxia, distensão atrial por sobrecarga de volume, sepse, lesão renal ou pulmonar aguda e transtornos eletrolíticos. A perda da contração atrial reduz o volume sistólico em 25%, podendo surgir hipertensão pulmonar e taquicardia. A isquemia miocárdica não é excepcional, por conta do aumento do trabalho miocárdico e do tempo mais curto de enchimento diastólico.

A instabilidade hemodinâmica é mais característica dos hipertensos, ou dos que já padeciam de disfunção diastólica ventricular.[27] Caso se precipite um infarto do miocárdio, este poderá se agravar com insuficiência cardíaca associada.

Complicações respiratórias

Contam-se entre as mais frequentes, notadamente na cirurgia de abdome superior ou tórax, assim como no trauma e nos politransfundidos. Em sua maioria são reversíveis mediante mobilização precoce, exercícios respiratórios e antibióticos, caso apropriado. São também passíveis de profilaxia, a ser conduzida no pré e no intraoperatório. Ainda assim, há eventos de grande seriedade como a SDRA (síndrome do desconforto respiratório agudo do adulto), de sorte que cerca de 3,1% dos candidatos cirúrgicos vêm a requerer ventilação mecânica.[28]

Dano renal agudo

Consoante o enfocado em outros capítulos, afeta 7% da população cirúrgica, dos quais 6% vêm a demandar terapia de substituição renal (diálise). A mortalidade neste último grupo alcança patamares de 50 a 70%.[29]

Delírio e déficits cognitivos

O delírio foi calculado em 36,8% dos enfermos cirúrgicos admitidos em UTI,[30] e há quem admita essa cifra como subestimada.[31] Ainda que muitas vezes seja benigno e autolimitado, poderá exigir medicação, e tem sido vinculado a hospitalização mais prolongada, necessidade de futuras admissões e mesmo mortalidade.[32] Déficits cognitivos temporários e até mesmo permanentes tampouco são excepcionais, sobretudo na população idosa, por vezes retardando a saída do leito e a alta.

CLASSIFICAÇÃO DAS INTERCORRÊNCIAS CIRÚRGICAS

Uma classificação internacionalmente referendada é indispensável, não apenas para fins científicos e acadêmicos (publicações) como também para controle de qualidade e mensuração do desempenho de equipes e instituições cirúrgicas. A normatização de Clavien et al.[33] é a mais utilizada em todos os países e é apresentada no Quadro 3.

QUADRO 3   Classificação de complicações cirúrgicas consoante Clavien-Dindo[33]

I	Apenas medicações usuais: antieméticos, antitérmicos, analgésicos, diuréticos, fluidos/eletrólitos e fisioterapia. Inclui infecção da ferida cirúrgica de tratamento local, sem antibióticos
II	Fármacos adicionais (antibióticos, transfusão, nutrição parenteral)
III	Medidas adicionais cirúrgicas, endoscópicas e radiológicas são necessárias; IIIa: sem anestesia geral; IIIb: com anestesia geral
IV	Risco de vida (afetando ou não SNC) exigindo UTI; IVa: disfunção de um só órgão (incluindo diálise); IVb: múltiplos
V	Óbito

SNC: sistema nervoso central; UTI: unidade de terapia intensiva.
Fonte: Clavien et al.[33]

REFERÊNCIAS

1. Martín Delgado MC, Gordo Vidal F. Perioperative intensive care medicine. Med Intensiva (Engl Ed). 2019;43(7):427-34.
2. Ramírez Rodríguez JM, Ruiz López PM, Gurumeta AA, Sebastián AA, Esteban MB et al. Vía clínica de Recuperación intensificada en cirugía del adulto (RICA). 2021. Disponível em: portal.guiasalud.es/wp--content/uploads/2021/07/via-clinica-cirugia-adulto-rica-2021.-accesible.pdf. Acesso em: 2 set. 2022.
3. Jhanji S, Thomas B, Ely A, Watson D, Hinds CJ, Pearse RM. Mortality and utilisation of critical care resources amongst high-risk surgical patients in a large NHS trust. Anaesthesia. 2008;63(7):695-700.
4. Stonelake S, Thomson P, Suggett N. Identification of the high risk emergency surgical patient: Which risk prediction model should be used? Ann Med Surg. 2015;26;4(3):240-7.
5. Daabiss M. American Society of Anaesthesiologists physical status classification. Indian J Anaesth. 2011;55(2):111-5.
6. Mohil RS, Bhatnagar D, Bahadur L, Rajneesh, Dev DK, Magan M. POSSUM and P-POSSUM for risk--adjusted audit of patients undergoing emergency laparotomy. Br J Surg. 2004;91(4):500-3.
7. Pedersen NE, Rasmussen LS, Petersen JA, Gerds TA, Østergaard D, Lippert AJ. A critical assessment of early warning score records in 168,000 patients. Clin Monit Comput. 2018;32(1):109-16.
8. Thiele RH, Bartels K, Gan TJ. Inter-device differences in monitoring for goal-directed fluid therapy. Can J Anaesth. 2015;62(2):169-81.
9. Mateu Campos ML, Ferrándiz Sellés A, Gruartmoner de Vera G, Mesquida Febrer J, Sabatier Cloarec C, Poveda Hernández Y et al. Técnicas disponibles de monitorización hemodinámica. Ventajas y limitaciones. Med Intensiva. 2012;36(6):434-44.
10. Xu W, Varghese C, Bissett IP, O'Grady G, Wells CI. Network meta-analysis of local and regional analgesia following colorectal resection. Br J Surg. 2020;107(2):e109-e122.
11. Miller TE, Pearse RM. Perioperative fluid management: moving toward more answers than questions--a commentary on the RELIEF study. Perioper Med. 2019;8:2.
12. Del Toro López MD, Arias Díaz J, Balibrea JM, Benito N, Canut Blasco A, Esteve E et al. Executive summary of the Consensus Document of the Spanish Society of Infectious Diseases and Clinical Microbiology (SEIMC) and of the Spanish Association of Surgeons (AEC) in antibiotic prophylaxis in surgery. Enferm Infecc Microbiol Clin. 2021;39(1):29-40.
13. Phelan L, Dilworth MP, Bhangu A, Limbrick JW, King S, Bowley DM et al. Evaluation of a bundle of care to reduce incisional surgical site infection after gastrointestinal surgery. J Infect Prev. 2020;21(2):52-59.
14. Shalhoub J, Lawton R, Hudson J, Baker C, Bradbury A, Gamgee S et al. Graduated compression stockings as adjuvant to pharmaco-thromboprophylaxis in elective surgical patients (GAPS study): randomised controlled trial. BMJ. 2020;369:m1309.
15. Shanks AM, Woodrum DT, Kumar SS, Campbell DA Jr, Kheterpal S. Intraoperative hyperglycemia is independently associated with infectious complications after non-cardiac surgery. BMC Anesthesiol. 2018;18(1):90.
16. Wang J, Yang M, Wang Q, Ji G. Comparison of early oral feeding with traditional oral feeding after total gastrectomy for gastric cancer: a propensity score matching analysis. Front Oncol. 2019;9:1194.
17. Ganatra VK, Dinkar S. A comparative study of laparotomy closure in peritonitis with and without intraabdominal drainage. Int Surg J. 2022;9:407-10.
18. Schaller SJ, Anstey M, Blobner M, Edrich T, Grabitz SD, Gradwohl-Matis I et al. International Early SOMS-guided Mobilization Research Initiative. Early, goal-directed mobilisation in the surgical intensive care unit: a randomised controlled trial. Lancet. 2016;388(10052):1377-88.
19. Vogel TR, Dombrovskiy VY, Carson JL, Graham AM, Lowry SF. Postoperative sepsis in the United States. Ann Surg. 2010;252(6):1065-71.
20. Lawson EH, Hall BL, Ko CY. Risk factors for superficial vs deep/organ-space surgical site infections: implications for quality improvement initiatives. JAMA Surg. 2013;148(9):849-58.
21. van Ramshorst GH, Nieuwenhuizen J, Hop WC, Arends P, Boom J, Jeekel J et al. Abdominal wound dehiscence in adults: development and validation of a risk model. World J Surg. 2010;34(1):20-7.
22. Tabatabai A, Hashemi M, Mohajeri G, Ahmadinejad M, Khan IA, Haghdani S. Incidence and risk factors predisposing anastomotic leak after transhiatal esophagectomy. Ann Thorac Med. 2009;4(4):197-200.

23. El Hajj II, Imperiale TF, Rex DK, Ballard D, Kesler KA, Birdas TJ et al. Treatment of esophageal leaks, fistulae, and perforations with temporary stents: evaluation of efficacy, adverse events, and factors associated with successful outcomes. Gastrointest Endosc. 2014;79(4):589-98.

24. Tong CY, Lim LL, Brody RA. High output enterocutaneous fistula: a literature review and a case study. Asia Pac J Clin Nutr. 2012;21(3):464-9.

25. Reddymasu SC, Pakseresht K, Moloney B, Alsop B, Oropezia-Vail M, Olyaee M. Incidence of pancreatic fistula after distal pancreatectomy and efficacy of endoscopic therapy for its management: results from a tertiary care center. Case Rep Gastroenterol. 2013;7(2):332-9.

26. Devereaux PJ, Xavier D, Pogue J, Guyatt G, Sigamani A, Garutti I et al.; POISE (PeriOperative ISchemic Evaluation) Investigators. Characteristics and short-term prognosis of perioperative myocardial infarction in patients undergoing noncardiac surgery: a cohort study. Ann Intern Med. 2011;154(8):523-8.

27. Kristensen SD, Knuuti J, Saraste A, Anker S, Bøtker HE, Hert SD et al.; Authors/Task Force Members. 2014 ESC/ESA guidelines on non-cardiac surgery: cardiovascular assessment and management: The Joint Task Force on non-cardiac surgery: cardiovascular assessment and management of the European Society of Cardiology (ESC) and the European Society of Anaesthesiology (ESA). Eur Heart J. 2014;35(35):2383-431.

28. Gupta H, Gupta PK, Fang X, Miller WJ, Cemaj S, Forse RA et al. Developmentand validation of a risk calculator predicting postoperative respiratory failure. Chest. 2011;140:1207-15.

29. Dennen P, Douglas IS, Anderson R. Acute kidney injury in the intensive care unit: an update and primer for the intensivist. Crit Care Med. 2010;38(1):261-75.

30. Oh ST, Park JY. Postoperative delirium. Korean J Anesthesiol. 2019;72(1):4-12.

31. Witlox J, Eurelings LS, de Jonghe JF, Kalisvaart KJ, Eikelenboom P, van Gool WA. Delirium in elderly patients and the risk of postdischarge mortality, institutionalization, and dementia: a meta-analysis. JAMA. 2010;304(4):443-51.

32. Saczynski JS, Marcantonio ER, Quach L, Fong TG, Gross A, Inouye SK et al. Cognitive trajectories after postoperative delirium. N Engl J Med. 2012;367(1):30-9.

33. Clavien PA, Barkun J, de Oliveira ML, Vauthey JN, Dindo D, Schulick RD et al. The Clavien-Dindo classification of surgical complications: five-year experience. Ann Surg. 2009;250(2):187-96.

CAPÍTULO 31

CONCEITOS ATUAIS DE SEPSE NO PACIENTE CIRÚRGICO

Andrea Craus-Miguel
Gemma Gutiérrez-Cañadas
Rafael Morales Soriano
Marcio Borges
Juan José Segura-Sampedro

RESUMO

A síndrome da resposta inflamatória sistêmica (Sirs, do inglês *systemic inflammatory response syndrome*), a sepse e o choque séptico são eventualidades complexas e algumas vezes de evolução rápida, que abarcam desde os sintomas iniciais de infecção até a disfunção multiorgânica. A sepse é a principal causa de óbito hospitalar, tanto nos pacientes cirúrgicos como nos demais, e sua mortalidade, uma vez instalado o quadro, poderá alcançar 50%. A padronização do atendimento e a aplicação célere e dirigida das medidas diagnósticas e terapêuticas, desde a prescrição de antibiótico até o suporte hemodinâmico e a abordagem efetiva do foco infeccioso, elevam sobremaneira a sobrevida dessa população.

CARACTERIZAÇÃO DA SIRS

Trata-se de uma resposta inflamatória sistêmica exagerada em face de infecção, trauma, cirurgia, síndrome da isquemia-reperfusão, outro quadro inflamatório ou mesmo oncológico.[1] Abrange pelo menos dois dos seguintes critérios:

* Temperatura corporal > 38ºC ou < 36ºC.
* Frequência cardíaca > 90 batimentos/minuto.
* Frequência respiratória > 20 rpm ou pressão parcial de CO_2 arterial ($PaCO_2$) < 32 mmHg.
* Leucócitos > 12.000/mm^3, < 4.000/mm^3 ou > 10% bastonetes.

Na sepse agrega-se, logicamente, às variáveis anteriores a existência de um foco infeccioso. Esta converte-se em sepse grave na medida em que ocorre transtorno hemodinâmico ou um ou mais órgãos são comprometidos, conforme denunciado por:

* Pressão arterial sistólica (PAS) < 90 mmHg ou média (PAM) < 65 mmHg.
* Lactato > 2 mmol/L.
* Bilirrubina > 2 mg/dL.
* Diurese < 0,5 mL/kg/h, creatinina > 2 mg/dL.
* Plaquetas < 100.000/mm³.
* Saturação de oxigênio (SatO$_2$) < 90%, com fração inspirada de O$_2$ (FiO$_2$) de 0,21 (ar atmosférico).

A refratariedade da sepse grave ao tratamento com fluidos apenas, demandando drogas vasoativas para restauração hemodinâmica, baliza a transição para choque séptico. Nesse choque ocorre hipóxia tissular caudatária da hipoperfusão, caracterizada por maior propensão à elevação do lactato.

A SEPSE GRAVE PELA ÓTICA DOS DANOS ORGÂNICOS

Durante décadas os conceitos de identidade e gravidade da sepse orbitaram em torno da Sirs subjacente. Contudo, a experiência demonstrou que seu prognóstico não dependia tanto dos marcadores inflamatórios relativamente inespecíficos da Sirs, como febre, leucocitose e taquicardia, e sim de outros menos relacionados, abarcando leucopenia e hipotermia.[2] A partir de 2016 o Consenso Sepsis-3[3] abandonou os critérios da Sirs e abraçou as escalas Sofa (*Sequential Organ Failure Assessment*) e sua versão de bolso, a quick-Sofa (qSofa). Ambas se prestam para uma categorização da sepse grave, sendo a qSofa mais rápida (Quadro 1). São também prontamente calculáveis pela internet (mdcalc.com/calc/691/sequential-organ-failure-assessment-sofa-score; mdcalc.com/calc/2654/qsofa-quick-sofa-score-sepsis).

QUADRO 1   Cálculo do escore quick-Sofa*

Alteração mental (Glasgow < 15)
Frequência respiratória > 22
Pressão arterial sistólica < 100

* Duas variáveis alteradas já denotam gravidade.
Fonte: Singer et al.[4]

Desde então a sepse passou a consubstanciar uma resposta anômala do hospedeiro à infecção que pressupõe ameaça à sobrevivência; e sepse grave seria aquela em que drogas vasoativas se impõem para manter PAM > 65 mmHg e lactato < 2 mmol/L, após a correta reposição de fluidos.

Note-se que essas novas definições e critérios não melhoraram de forma apreciável o rastreamento e a estimativa prognóstica dos enfermos, de sorte que as últimas normativas (*Surviving Sepsis Campaign* – SSC 2021) não endossam nem Sofa nem Sirs como parâmetros isolados. A prioridade é lançar mão de várias escalas conjuntamente.[2-5]

No Brasil estima-se a ocorrência de sepse em 47 casos/100.000 habitantes (cerca de 100 mil casos por ano), dos quais em torno de um quarto adquire a síndrome durante uma hospitalização.[6] Entre os enfermos que requerem admissão em unidade de terapia intensiva (UTI), uma infecção respiratória lastreia o transtorno em 64%, e uma abdominal em 20%.[7] O Quadro 2 enumera causas típicas da complicação abdominal.

QUADRO 2   Mecanismos usuais de sepse abdominal

Apendicite	34,2%
Colecistite	18,5%
Perfuração gastroduodenal	11%
Pós-operatório	8,5%
Perfuração de cólon*	5,9%
Perfuração de delgado	5,4%
Diverticulite	5,2%
Perfuração por trauma	2,5%
Doença inflamatória pélvica	1,1%
Miscelânea	7,7%

* Não relacionada à diverticulite.
Fonte: Sarteli et al.[8]

Na população cirúrgica documenta-se cerca de 2% de sepse abdominal; todavia, dependendo das repercussões sistêmicas, o obituário continua aflitivo (29 a 70%). Note-se que a sepse pós-operatória representa uma dessas categorias de pesado ônus fatal.[8]

Investigação diagnóstica

Culturas iterativas de secreções, cateteres e também hemoculturas devem fazer parte dos protocolos de pós-operatório, independentemente de o paciente exibir febre.

Uma cultura positiva na ausência de manifestações sistêmicas denota contaminação (paciente hígido) ou infecção apenas (um ou mais indícios patológicos). Não obstante, já deve motivar intervenções como substituição ou remoção do dreno ou cateter envolvido, limpeza e debridamento da ferida operatória, investigação por imagem da cavidade abdominal, prescrição de antimicrobiano e drenagem percutânea de focos conforme apropriado.

Nas padronizações atuais não se prescrevem antibióticos de rotina para intervenções eletivas, salvo a profilaxia pré-operatória. Sua introdução poderá mascarar culturas subsequentes, todavia é imperiosa caso se suspeite de sepse ou choque séptico, desde que culturas tenham sido colhidas de antemão, com a devida urgência.

Testes laboratoriais gerais aconselhados

Hemograma, glicemia, eletrólitos, lactato plasmático, proteína C-reativa, procalcitonina, função hepática e renal, coagulograma, gasometria arterial e venosa; eletrocardiograma, raio X (RX) de tórax, métodos de imagem para abdome; métodos de imagem adicionais para pesquisa do foco séptico, se aconselhável.

Manejo na primeira hora[2,9]

Diante de sepse grave ou choque séptico, a ressuscitação hídrica deverá ser instituída de imediato, com 30 mL/kg nas primeiras 3 horas. Os eletrólitos balanceados associam-se a menos acidose hiperclorêmica que o soro fisiológico convencional, e alguns grupos não abriram mão inteiramente da albumina.

A curva descendente do lactato poderá servir de confirmação de uma hidratação adequada naqueles enfermos cujos valores de admissão se encontravam elevados (≥ 2 mmol/L).

Nas primeiras 6 horas

Pacientes refratários à ressuscitação inicial devem ser admitidos em UTI, e a introdução de vasoativos (adrenalina é uma escolha tradicional) será considerada. As últimas recomendações da SSC 2021 valorizam a vasopressina, por associar-se a menor tempo e à dosagem de drogas vasoativas. Um cateter arterial com sensor para monitorização da pressão arterial média é aconselhado, e um valor de PAM ≥ 65 mmHg deverá ser atingido. Também uma sonda vesical necessita ser providenciada, exibindo como alvo diurese ≥ 0,5 mL/kg/h.

Níveis glicêmicos

Não apenas nos diabéticos como também em qualquer paciente com glicemia > 180 mg/dL, a insulinoterapia endovenosa (EV) deverá ser considerada. A SSC defende uma faixa de glicemia de 144 a 180 nessa população, posto que a insulinoterapia agressiva precipitando valores baixos (controle estrito) predispõe à hipoglicemia, com substancial morbidade e mortalidade em situações de sepse.[5]

Antibioticoterapia

Em qualquer situação com elevada probabilidade de sepse, e não somente no choque, um antibiótico EV deverá ser prescrito na primeira hora. Antes se colhem todas as culturas acessíveis (hemocultura, drenos, sonda vesical). Material de coleções profundas que dependerá de procedimentos demorados (cirurgia, radiologia intervencionista), analogamente, será analisado sob o prisma microbiológico, contudo mais tarde, sem atrasar o início da terapia antimicrobiana com drogas empíricas.

Pode-se retardar o antibiótico por 3 horas se a sepse for provável, porém não claramente demonstrada, período este utilizado para conduzir investigações diagnósticas urgentes, visando afirmar ou infirmar tal diagnóstico.

A seleção da droga empírica deverá se lastrear no provável foco (abdome, pelve, tórax, queimadura) e na epidemiologia mais prevalente no nosocômio, sempre que se contar com tal informação (Quadros 3 e 4). Evidentemente, assim que algum cultivo positivo for obtido, a prescrição deverá ser remanejada para agente na faixa de sensibilidade do(s) micróbio(s) isolado(s).

Associações de produtos antimicrobianos, inclusive com antifúngicos, não beneficiam o paciente e elevam os eventos adversos. Devem ser restritas para situações particulares, como peritonite terciária, imunossuprimidos, transplantados e casos que vinham recebendo antibioticoterapia ou corticoterapia. Em qualquer situação, marcadores inflamatórios como leucócitos, proteína C-reativa e calcitonina deverão ser acompanhados diariamente, ao lado de avaliação das disfunções circulatórias e orgânicas (choque, função renal, hepática, neurológica). Tais variáveis, assim como a história de infecções prévias e antibióticos consumidos, sobretudo nos últimos 3 meses, guiarão a retirada ou alteração da antibioticoterapia.

QUADRO 3 Guia de antimicrobianos para a sepse ou choque séptico

Rotina usual	Carbapenem (meropenem, imipenem, ertapenem)	Alergia a betalactâmicos	Tigeciclina, amicacina ou colistina
Suspeita de *Pseudomonas*	Piperacilina/tazobactam, meropenem ou imipenem	Alergia	Amicacina, colistina
Suspeita Gram-positivo multirresistente	Vancomicina, linezolida, daptomicina		
Suspeita fungos	Fluconazol	Infecção grave	Caspofungina, anidulafungina, micafungina
Peritonite terciária	Piperacilina/tazobactam + vancomicina + fluconazol		

Fonte: elaboração dos autores.

QUADRO 4 Sugestão topográfica de antibioterapia empírica

Abdome	E. coli, Proteus, Klebsiella, Pseudomonas, Enterococcus	Cefalosporina 3ª geração + metronidazol Piperacilina-tazobactam Meropenem/imipenem Ertapenem Meropenem +/- tigeciclina
Sistema respiratório	Gram-negativos, Streptococcus, Staphylococcus	Cefalosporina 3ª geração Aminoglicosídeo Piperacilina-tazobactam Imipenem Meropenem
Sistema geniturinário	E. coli, Klebsiella, Proteus, Pseudomonas	Amoxicilina-clavulânico Piperacilina-tazobactam Cefalosporina 3ª geração

Fonte: Ramos Rodríguez et al.[11]

Como regra as cefalosporinas de 3ª geração combinadas com o metronidazol dão conta do recado em infecções comunitárias ou hospitalares sem risco elevado, ou seja, sem imunossupressão ou uso recente de antibióticos. Drogas mais potentes se coadunam com infecções nosocomiais tardias (hospitalizações prolongadas, uso prévio de antibióticos), imunossuprimidos, em especial com neutropenia ou corticoterapia prolongada, e alto perigo de patógenos multirresistentes (pacientes com pele ou mucosas colonizadas, ou internados em serviços onde tais agentes ocorrem amiúde).

Patógenos MDR (resistentes a múltiplas drogas)

Para o *Staphylococcus aureus* resistente à meticilina (MRSA), listam-se como predisponentes infecção prévia por MRSA, antibioticoterapia venosa recente, infecções cutâneas recorrentes ou feridas crônicas, dispositivos invasivos, hemodiálise e infecção logo após a admissão hospitalar. A vancomicina é a prescrição usual, todavia sua nefrotoxicidade requer monitoramento rigoroso, se possível abrangendo níveis séricos da droga; linezolida e daptomicina são alternativas.

No tocante a outras bactérias multirresistentes, a história clínica de certa forma mimetiza o item anterior: infecção ou colonização por MDR no ano anterior, alta prevalência local de MDR (ou transferência de serviço com essas características), infecções nosocomiais em geral, ventilação mecânica invasiva prolongada e uso de antibióticos de largo espectro nos últimos 3 meses. Certos Gram-negativos são sabidamente propensos a expressar carbapenemases e, portanto, a se demonstrar refratários a tal medicação, em especial *Pseudomonas aeruginosa, Acinetobacter spp., Klebsiella* e *Citrobacter*. Sempre que possível, deve-se monitorar a produção microbiana de fatores de resistência, como betalactamase de espectro estendido (ESBL) e carbapenemases classes A, B e D, como KPC (*Klebsiella pneumoniae* cabapenemase),

VIM (*Verona integron-encoded metallo-beta-lactamase*), IMP (imipenemase), NDM (*New Delhi metallo-beta-lactamase*) e OXA-48 (oxacilinase).

São propensos às infecções por fungos e, portanto, candidatos ao acréscimo de medicamentos apropriados os imunodeprimidos, sobretudo aqueles com neutropenia febril que não responde aos antibióticos, assim como os previamente colonizados.

A introdução, complementação ou substituição de antimicrobianos não pode negligenciar as escalas de gravidade e prognóstico, pois são os altamente comprometidos que pagam maior tributo à mortalidade, cabendo a eles, portanto, a cobertura mais incisiva.[10] Como sabido, os índices Apache II (*Acute Physiology and Chronic Health Evaluation*) e SAPSaps (*Simplified Acute Physiology Score*) iluminam a gravidade, ao passo que P-Possum (*Portsmouth Physiological and Operative Severity Score for the enUmeration of Mortality and Morbidity*), MPI (*Mannheim Peritonitis Index*) e WSES (*World Society of Emergency Surgery Sepsis Severity Score*)[8] são reconhecidos essencialmente como prognósticos (Quadro 5).

QUADRO 5 Cálculo do escore WSES para infecções abdominais (valores > 4 denotam gravidade)	
Sepse grave (disfunção orgânica) na admissão	3 pontos
Choque séptico (hipotensão, drogas vasoativas)	5 pontos
Infecção nosocomial	2 pontos
Peritonite perfuração de cólon	2 pontos
Peritonite perfuração de delgado	3 pontos
Peritonite peridiverticulite	2 pontos
Peritonite difusa pós-operatória	2 pontos
Atraso > 24 h controle da peritonite	3 pontos
Idade > 70 anos	2 pontos
Imunossupressão	3 pontos

WSES: *World Society of Emergency Surgery Sepsis Severity Score.*
Fonte: wses.org.uk.

Seis a 12 horas

Este é o prazo adotado para colocar o enfermo na mesa cirúrgica (ou de intervenção minimamente invasiva), já hemodinamicamente ressuscitado e com os resultados dos testes laboratoriais e de imagem disponíveis. Há evidências de que é o melhor prazo sob o ângulo do prognóstico do paciente.[2] Idealmente, essa deveria ser uma decisão multidisciplinar engajando cirurgiões, intensivistas e anestesistas, e também a envergadura da intervenção precisaria ser dimensionada em conjunto, à luz das condições hemodinâmicas e comorbidades.

Cirurgia de controle de danos

Naquelas circunstâncias em que o enfermo não é julgado apto a uma operação completa, convém apelar para um procedimento emergencial de controle de danos, por exemplo, exteriorizando temporariamente alças intestinais sob a forma de estomias, ou com a parede abdominal fechada de forma incompleta mediante técnica ou dispositivo para proteção temporária.

A última opção abarca desde pele e subcutâneo abertos, com aponeurose suturada mediante tela de Vicryl®, Marlex® ou outros materiais, até parede restaurada unicamente por pontos totais temporários de tubo plástico ancorados em botão externo (Dynamic retention sutures/abdominal reapproximation anchor, Abra®). Na hipótese do abdome totalmente aberto, que somente deverá ser cogitada em circunstâncias verdadeiramente excepcionais, um amplo curativo de pressão negativa com irrigação intermitente mitigaria a infecção e o ressecamento de alças, que se associam a altíssimo risco de múltiplas fístulas intestinais.

Sepse pós-operatória

É mais frequente e temida nas enfermarias cirúrgicas que a pré-operatória, posto que com frequência envolve reoperação urgente de um paciente acentuadamente debilitado, e com a cavidade abdominal com extensa inflamação e alças distendidas. Uma complicação da cirurgia original é a hipótese diagnóstica número um, todavia não se pode deixar de pesquisar infecção respiratória, urinária ou de dispositivo invasivo (notadamente cateter venoso central). Caso se descarte intercorrência subordinada ao procedimento prévio, isso presidiria uma conduta estritamente clínica.

Tromboembolismo e úlcera de estresse

A sepse, em analogia com outras síndromes inflamatórias, é categorizada como um estado pró-trombótico. Consequentemente, demanda a introdução de profilaxia com heparina de baixo peso molecular. Há evidências de que reduza a mortalidade global nessa população, ainda que eleve os episódios de sangramento, o que exigirá rigorosa vigilância.

Isoladamente, a sepse não é responsável por úlceras de estresse, todavia inibidores de bomba de prótons se impõem em alguns de seus portadores, em especial os acometidos por coagulopatia, com passado de úlcera péptica ou em ventilação mecânica por mais de 48 horas.[2]

Corticoides

Trata-se de uma das mais antigas e controversas prescrições no choque séptico. Em pequenas doses (abaixo de 200 mg/dia EV), suas indicações se limitariam a restaurar a responsividade vascular nos enfermos refratários à norepinefrina, e precipuamente naqueles que demandam vasopressores por tempo prolongado, visando apressar o desmame de tal medicação.[2]

Transfusões

O emprego de sangue e derivados não diverge significativamente das regras aplicáveis em outros contextos, a saber Hb < 7 g/dL, ou < 8 g/dL em cardiopatia isquêmica ou hipóxia tissular.

Bicarbonato

Outra medicação com indicações bastante limitadas, prendendo-se primariamente à acidose metabólica grave (pH arterial ≤ 7,2).

Terapia nutricional

Estima-se que a prática da nutrição enteral precoce nesta síndrome (primeiras 72 horas, ou assim que as condições hemodinâmicas se estabilizarem e houver tolerância digestiva) haja contribuído substancialmente para a manutenção do trofismo entérico. Nesse diapasão, melhora a defesa antimicrobiana (o intestino é o maior órgão imunológico do organismo) e inibe a translocação bacteriana, responsável pela recidiva ou perpetuação de muitas eventualidades de sepse. Não há confirmações de que dietas imunomoduladoras sejam superiores, razão por que preparados convencionais são os mais utilizados em todo o mundo.

REFERÊNCIAS

1. Dellinger RP, Levy M, Rhodes A, Annane D, Gerlach H, Opal SM et al. Surviving sepsis campaign: international guidelines for management of severe sepsis and septic shock: 2012. Crit Care Med. 2013;41(2):580-637.
2. Evans L, Rhodes A, Alhazzani W, Antonelli M, Coopersmith CM, French C et al. Surviving Sepsis Campaign: international guidelines for management of sepsis and septic shock 2021. Crit Care Med. 2021;49(11):e1063-143.
3. Rhodes A, Evans LE, Alhazzani W, Levy MM, Antonelli M, Ferrer R et al. Surviving Sepsis Campaign: international guidelines for management of sepsis and septic shock: 2016. Intensive Care Med. 2017;43(3):304-77.
4. Singer M, Deutschman CS, Seymour W, Shankar-Hari M, Annane D, Bauer M et al. The Third International Consensus Definitions for Sepsis and Septic Shock (Sepsis-3). JAMA. 2016;315(8):801-10.

5. Segura-Sampedro JJ, Morales-Soriano R, González-Argente X, Borges M. Should we assume the new definition of sepsis in the surgical field? Cir Esp. 2017;95(7):415-6.

6. Mayr FB, Yende S, Angus DC. Epidemiology of severe sepsis. Virulence. 2014;5(1):4.

7. Gotts JE, Matthay MA. Sepsis: Pathophysiology and clinical management. BMJ. 2016;353:i1585.

8. Sartelli M, Abu-Zidan FM, Catena F, Griffiths EA, Di Saverio S, Coimbra R et al. Global validation of the WSES Sepsis Severity Score for patients with complicated intra-abdominal infections: a prospective multicentre study. World J Emerg Surg. 2015;10:61.

9. Gilbert JA. Sepsis care bundles: a work in progress. Lancet Respir Med. 2018;6(11):821-3.

10. Pareja-Ciuró F, Tallón-Aguilar L, Durán-Muñoz-Cruzado V. Algoritmos en cirugía de urgencia. 2020. Disponível em: coursehero.com/file/97905662/Algoritmos-en-cirugia-de-urgencia. pdf/. Acesso em: 5 set. 2022.

11. Ramos Rodríguez JL, Jover Navalón JM, Morales García D. Manual AEC del residente en cirugía general. 2.ed. Disponível em: udocz.com/apuntes/70647/manual-aec-del-residente-en-cirugia-general-2da--edicion. Acesso em: 5 set. 2022.

CAPÍTULO 32

RESSUSCITAÇÃO INICIAL NO CHOQUE SÉPTICO: FLUIDOTERAPIA E DROGAS

Carmelo José Espinosa Almanza

RESUMO

O choque séptico é o transtorno circulatório grave mais frequente nos pacientes críticos, ocorrendo em até 45% destes. Trata-se de emergência que requer balanceamento ponderado e constantemente reavaliado entre líquidos, vasopressores e agentes inotrópicos administrados, com o propósito de recuperar a perfusão tecidual global. É indispensável, ao mesmo tempo, recorrer a antibióticos apropriados e planejar possíveis intervenções cirúrgicas ou microinvasivas, as únicas capazes de deter e reverter o quadro de forma sustentada.

INTRODUÇÃO

A sepse pode ser conceituada como a disfunção orgânica precipitada por uma resposta imunológica não adaptativa à infecção.[1] Ainda não se conta com um critério diagnóstico padrão-ouro, sendo os elementos integrantes de maior realce o processo infeccioso que gerou a reação imune deletéria e um conjunto de disfunções orgânicas a distância.

Sua forma mais avançada é o choque séptico, em que hipoperfusão tecidual e hipotensão arterial progressiva resistem à reanimação hídrica habitual, acompanhando-se de lactato sérico elevado.[2,3] Sua mortalidade reduziu um pouco em décadas recentes, todavia ainda permanece em um patamar altamente preocupante de 35 a 45%. A sepse somada ao choque séptico são a causa número um de morte hospitalar, sobretudo nas unidades de terapia intensiva (UTI), onerando pesadamente os sistemas de saúde.[4,5]

Essas entidades demandam intervenções planejadas e precoces, uma vez que o atraso da reanimação circulatória e da antibioticoterapia agrava a mortalidade.[6,7] Uma conhecida iniciativa internacional, há mais de duas décadas, a Surviving

Sepsis Campaign 2000, tem se incumbido de promover estudos e desenvolver protocolos diagnósticos e terapêuticos. Cabe a ela o conceito hoje consagrado da reanimação precoce executada nas primeiras 6 horas do diagnóstico, visando compensar os desarranjos fisiológicos e garantir a introdução da antibioticoterapia.[8,9]

ANORMALIDADES MACROCIRCULATÓRIAS

Contrariamente ao choque hemorrágico, em que a vasocontrição é proeminente, no séptico a vasodilatação assume a dianteira por conta da redução da resistência vascular, tanto nos leitos arteriais quanto nos venosos. As aberrações resultantes comprometem a perfusão tecidual, como será detalhado a seguir.[10] A dilatação implica ativação da cascata de citocinas pró e anti-inflamatórias, liberação de radicais livres, dano celular por toxinas circulantes e superexpressão do óxido nítrico (NO) pelo endotélio vascular, que se reveste de perfil pró-inflamatório.[11]

Como decorrência da vasodilatação, aumenta o gasto cardíaco para conduzir oxigênio aos tecidos que dele necessitam para se defender da invasão microbiana. O aumento exagerado da capacitância (ou complacência) venosa resulta em queda do retorno venoso, aumento da filtração capilar por permeabilidade de parede incrementada, fuga de fluidos para o interstício com hipovolemia progressiva e, subsequentemente, hipotensão arterial e hipoperfusão generalizada, atribuída à vasodilatação arterial concomitante.[12] Em até 30% dessa população, disfunção cardíaca poderá ser evidenciada, traduzida por comprometimento da função de bomba e do volume sistólico.

O componente hipovolêmico

Trata-se de aberração precoce e originada por fenômenos heterogêneos, conforme a população estudada e os quadros precipitantes.[9,13] A fisiologia enfatiza que o sistema venoso tem elevada capacitância e baixa resistência, albergando cerca de 70% da volemia normal. A diferença entre a pressão circulatória média (PCM) e a pressão venosa central (PVC) é um mecanismo central para a adequada circulação do sangue venoso. A PCM corresponde à pressão do sistema na ausência de atividade motriz cardíaca, e é estimada no final dos capilares venosos sistêmicos. Ela depende da volemia e do tônus vascular sistêmico.[13,14]

Na sepse a PCM se debilita, pois a vasodilatação venosa incrementa a capacitância e afeta o gradiente de pressão, aumentando consequentemente o gasto cardíaco. O endotélio inflamado poderá padecer de permeabilidade excessiva, e a "síndrome da fuga capilar" cria real hipovolemia, que se soma à funcional já apontada.[13,15] Não se deve omitir o impacto adicional do jejum, do aumento do consumo metabólico de oxigênio por conta do quadro infeccioso e de possível desidratação subordinada à febre, como fatores de piora do déficit de volume circulante e da falência circulatória.

Perfil hemodinâmico

Na sepse precoce se reconhecem, portanto, um gasto cardíaco normal ou alto, resistência vascular venosa e arterial deprimidas, bem como pressão de enchimento pulmonar (PVC) e pressão de oclusão de capilar pulmonar também usualmente diminuídas. A reanimação hídrica e a introdução de vasopressores têm como objetivo primário restaurar a perfusão tisular.[13] A microcirculação também se desorganiza de modo importante, conforme já assinalado por outros.[16,17]

MEDIDAS INICIAIS DE TRATAMENTO – ANTIBIOTICOTERAPIA

A mortalidade se vincula à eficácia da antibioticoterapia, crescendo nomeadamente com o atraso do início, a cobertura inadequada ou a resistência da cepa envolvida.[6,7] Os protocolos determinam início na primeira hora do diagnóstico de sepse ou choque séptico. Nas infecções sem comprometimento sistêmico (escore Sofa < 2), até 3 horas para a introdução são aceitáveis.[18]

As amostras para cultura devem ser prioritárias sempre que factível, colhidas de preferência por equipes capacitadas para emergências,[18,19] todavia, caso sejam necessários procedimentos muito demorados para sua obtenção, prescrevem-se antimicrobianos prontamente. O perfil destes deve contemplar a flora etiológica mais usual da região anatômica e órgãos suspeitados, as características demográficas e clínicas do paciente, bem como eventuais resistências demonstradas na comunidade.

Biomarcadores como proteína C-reativa e calcitonina poderão se revestir de interesse para acompanhamento futuro, entretanto não para definir a utilização dos antibióticos que é mandatória, não havendo respaldo em contrário na literatura. Como regra não se apela para drogas específicas para estafilococos resistentes (MRSA, *methicillin-resistant Staphylococcus aureus*) ou antifúngicos, exceto se houver fatores de risco direcionando para isso (prevalência de tais germes na comunidade, transplantados, idosos debilitados).[18,20]

Por razões de farmacodinâmica e farmacocinética dos antibióticos, notadamente na ocorrência de transtornos circulatórios, a infusão venosa contínua ou pelo menos de duração longa (50% do intervalo de administração das doses) é aconselhada.[18]

REANIMAÇÃO CIRCULATÓRIA

Sinais compatíveis com hipoperfusão tecidual justificam a urgente aplicação desta vertente do protocolo, incluindo sobretudo oligúria, mas também tempo de enchimento capilar (CRT) > 3 segundos[21] e alterações do estado de consciência. O CRT cronometra o tempo que uma polpa digital do paciente, comprimida até ficar pálida, leva para recobrar a cor normal, devendo ser interpretado em conjunto com os demais indícios.

As soluções eletrolíticas isotônicas (cristaloides) na proporção de 30 mL/kg de peso nas primeiras 3 horas são as preferidas da literatura (ensaios clínicos *Arise, Promise e Process*).[22-24] As soluções hipertônicas de cloreto de sódio (3 a 7,5%), que mobilizam fluidos dos interstícios teciduais, foram introduzidas há algum tempo em nosso meio e reduzem a mortalidade em diversos modelos experimentais de choque, incluindo o séptico. Entretanto, estudos controlados internacionais falharam em demonstrar superioridade perante cristaloides convencionais.

Os coloides sintéticos à base de gelatina ou hidroxietilamido não devem ser prescritos para reanimação, pois elevam o risco de insuficiência renal com necessidade de diálise e também de mortalidade.[25] Mesmo o natural (albumina humana 5 ou 20%) não deve se antepor aos tradicionais cristaloides.

Metas terapêuticas

Como em qualquer emergência, os princípios do ABC (via aérea aberta, ventilação/oxigenação satisfatórias e circulação efetiva), consagrados no clássico protocolo ATLS (*Advanced Trauma Life Support*) do American College of Surgeons e de numerosas outras entidades, não podem ser negligenciados. Sob o prisma circulatório, o alvo é a pressão arterial média (PAM) de 65 mmHg, conforme apontado no estudo *Sepsispam*, sem que valores superiores pareçam ser mais vantajosos.[26]

A eliminação do lactato acumulado é desejável, e uma redução de 20% a cada 2 horas de tratamento foi aconselhada.[18] A redução do tempo de enchimento capilar, embora simples, sem custo e de avaliação à beira do leito, parece se constituir em marcador tão sensível quanto a depuração do lactato (ensaio *Andromeda-shock*),[27] notadamente naqueles com escore Sofa ≤ 8 (Quadro 1).

QUADRO 1   Algoritmo de tratamento inicial do paciente em choque séptico

Elegibilidade: hipotensão séptica ou lactato > 2 mmol/L (20 mg/dL).
Primeira hora: pacote de sepse (antibióticos; culturas laboratoriais; ressuscitação geral [via aérea, respiração, circulação – ABC]); bólus de hidratação (cristaloides 10-30 mL/kg).
Metas: PAM → 65 mmHg; CRT < 3 s; diurese > 0,5 mL/kg/h; *clearance* de lactato > 10%/h.

Resposta em 3-6 horas:
A. Satisfatória (continuar avaliação a cada 1-2 horas).
B. PAM < 65 mmHg: prescrever noradrenalina 0,05-0,3 mcg/kg/min; caso insatisfatória, iniciar vasopressina 0,03-0,04 U/h; se persistir o problema, considerar adrenalina, fenilefrina ou hidrocortisona de suporte.
C. CRT > 3 s ou *clearance* de lactato reduzido: reavaliar diurese e outros marcadores de volemia, e, em caso de resposta parcial, mais 10-20 mL de cristaloides/kg, cautelosamente.
D. Também avaliação da função sistólica cardíaca (ultrassonografia à beira do leito/Pocus); se deprimida, introduzir dobutamina.
E. Considerar monitoração hemodinâmica invasiva (cateter de Swan-Ganz) ou, de preferência, minimamente invasiva (cateter de artéria radial com Flo-Trac, manguito digital com medidor de onda de pressão, Pocus).

CRT: tempo de enchimento capilar; PAM: pressão arterial média; Pocus: avaliação cardiocirculatória ultrassonográfica à beira do leito.
Fonte: Evans et al.[18]

Vasopressores

Não se deve hesitar em agregar a noradrenalina se não houver benefícios com a expansão volêmica, e a tendência atual é iniciá-la cada vez mais precocemente. Trata-se de agente pressor com efeito alfa 1 predominante e muito pouca ação beta (escasso impacto sobre inotropismo/cronotropismo cardíaco), revertendo a vasodilatação precipitada pela cascata das citocinas. Estudos controlados confirmaram superioridade perante a dopamina, com arritmias e mortalidade menos frequentes.[18,27]

Se a dosagem requerida exceder 0,25 mcg/kg/min (faixa terapêutica 0,1 a 0,5), uma segunda droga deverá ser agregada. Prioriza-se a vasopressina (hormônio antidiurético), despida dos efeitos colaterais inerentes às catecolaminas. Seu alvo são os receptores V1 do músculo liso das arteríolas, sem impactar frequência ou contratilidade cardíaca. A dosagem será 0,03 U/min (2 U/h). Vale ressaltar que, a despeito de sua ampla aceitação e aprovação, nenhuma queda na mortalidade foi constatada com esse agente na população séptica.[28-30]

Fluido adicional

Essa dúvida não é incomum quando a expansão preliminar, noradrenalina e vasopressina, não surtiu o efeito colimado. Sugerem-se testes para averiguar se o gasto cardíaco aumenta mais que 12 a 15% com alíquotas de volume,[18] notadamente a variação da pressão de pulso, PPV (medida com manguito arterial de dedo), o índice de veia cava inferior (avaliado por ultrassonografia) e a medição do gasto cardíaco propriamente dito após elevação de pernas ou administração de bólus de cristaloides. Tais testes dinâmicos são superiores à estimativa clínica apenas, ou a medidas estáticas,[31,32] e se impõem, posto que sobrecargas mal toleradas de fluido poderão agravar a mortalidade.[33,34]

O enfermo refratário

Na hipótese de pressão arterial persistentemente baixa com doses ótimas de noradrenalina e vasopressina (respectivamente ≥ 0,3 mcg/kg/min e 0,03 U/min), de mau prognóstico, avaliações hemodinâmicas ulteriores aconselham-se com o fito de descartar outras aberrações. Abrangem protocolos semi-invasivos como PIPiccoCCO (*pulse contour cardiac output*), LIDCO (sistema Masimo LIDCO ou LIDCO Plus de diluição para estimativa do débito cardíaco), e a avaliação cardiocirculatória ultrassonográfica à beira do leito (Pocus).[35,36]

Além de oferecer um panorama mais confiável do desempenho cardíaco e da resposta a volume, tais metodologias podem contribuir para levantar suspeitas como pneumotórax, tamponamento cardíaco ou a própria deterioração do choque vasodilatador.

Disfunção miocárdica

As toxinas bacterianas não raramente se revestem de ações danosas sobre o músculo cardíaco, e o choque e a hipóxia protraídos são igualmente mecanismos deletérios. Em circunstâncias de hipotensão acentuada a adrenalina poderia ser a opção (0,05 a 0,2 mcg/kg/min), pois, com efeito circulatório beta 1, pouco beta 2 e moderado alfa 1, protege contra a vasoplegia e estimula o coração. A dobutamina é outro valioso inotrópico catecolamínico (ações beta 1 e 2), reforçando a contração cardíaca. Contudo, associa-se à vasodilatação periférica, debilitando a pós-carga do ventrículo. Prescrito sem qualquer dado hemodinâmico à mão, poderia reduzir mais ainda os valores pressóricos.

Outros inotrópicos não são endossados no momento, e de fato as necessidades crescentes de inotrópicos são marcadoras de mortalidade no choque séptico.[18,37] A levosimendana foi comparada com a dobutamina sem vantagens,[38] no entanto parecem encerrar promessas a terlipressina, a selepressina e a angiotensina II, em investigação para potencial aprovação[18,37] (Quadros 1 e 2).

O FOCO INFECCIOSO

Os antimicrobianos e as intervenções associadas visam aliviar as demandas sobre o sistema imunológico e, consequentemente, a deflagração da cascata de citocinas, sobretudo pró-inflamatórias. Estas, de sua parte, alimentam redes de dano subordinadas a radicais livres, toxinas apoptóticas e vasodilatadores.[2,3] Entende-se que no choque séptico sem controle do foco infeccioso a mortalidade se aproxima de 100%, e mesmo o atraso na adoção de providências efetivas já se consubstancia como intensamente negativo.[39]

Condutas principais

Dependendo da natureza, localização e acessibilidade dos focos rastreados clinicamente e por métodos subsidiários, assim como das condições clínicas dos enfermos, os procedimentos poderão abarcar drenagens minimamente invasivas ou abertas, extirpações de órgãos, massas ou necroses abscedidas e remoção de próteses, dispositivos ou cateterizações infectadas. A janela de até 6 a 12 horas configura-se como a de melhor resposta,[40] muito embora, por se tratar de atitude crucial e indispensável, deva ser conduzida e/ou repetida a qualquer tempo.

QUADRO 2   Mecanismo de ação de vasopressores e inotrópicos

Agente	Mecanismo de ação	Receptores	Dosagem	Meia-vida/eliminação
Noradrenalina	Simpatomimético, alfa 1 predominante, pouco cronotrópico	Alfa 1: +++ Beta 1: +	0,05-0,5 mcg/kg/min	1-2 min COMT-MAO
Adrenalina	Simpatomimético, alfa 1 e beta 1; vasoconstritor + inotropismo	Alfa 1: ++ Beta 1: ++	0,05-0,15 mcg/kg/min	1-2 min COMT-MAO
Dopamina	Dopa primordial, beta 1, alfa 1 dose-dependente	Dopa A1: ++ Dopa A2: ++	2-15 mcg/kg/min	1-2 min COMT-MAO
Fenilefrina	Simpatomimético, alfa 1 predominante	Alfa 1: +++ Beta 1: 0	0,1-1 mcg/kg/min	1-2 min COMT-MAO
Dobutamina	Simpatomimético sintético, beta 1 e beta 2, inotrópico e vasodilatador	Beta 1: +++ Beta 2: ++	2,5-15 mcg/kg/min	1-2 min COMT-MAO
Vasopressina	Receptores de vasopressina (hormônio peptídico)	V1a e V1b: +++ V2: ++	0,01-0,04 U/min	10-20 min Hepática
Terlipressina	Receptores de vasopressina	V1a e V1b: +++ V2: +	Bólus 1-2 mg/4 h	1 hora Hepática
Selepressina	Receptores de vasopressina	V1a e V1b: +++ V2: 0	1,25-5 ng/kg/min	2,5 horas Hepática
Levosimendana	Inotrópico, sensibilizante de troponinas calcitrópicas no sarcômero cardíaco	Proteínas Troponinas	0,1-0,15 mcg/kg/min	OR-1896: 80 horas Hepática 90%, renal 10%
Milrinona	Inotrópico aumenta AMPc intracelular	Inibidor de fosfodiesterase tipo III	0,375-0,50 mcg/kg/min	1-2 horas Hepática 50%, renal 50%

COMT: catecol-orto-metiltransferases; MAO: monoaminoxidases hepáticas; OR-1896: metabólito ativo OR-1896 com vida média de até 80 horas (efeito por até 2-3 semanas).
Fonte: elaboração dos autores.

REFERÊNCIAS

1. Singer M, Deutschman CS, Seymour CW, Shankar-Hari M, Annane D, Bauer M et al. The Third International Consensus Definitions for Sepsis and Septic Shock (Sepsis-3). JAMA. 2016;315(8):801-10.
2. Cecconi M, Evans L, Levy M, Rhodes A. Sepsis and septic shock. Lancet. 2018;392(10141):75-87.
3. Font MD, Thyagarajan B, Khanna AK. Sepsis and septic shock: basics of diagnosis, pathophysiology and clinical decision making. Med Clin North Am. 2020;104(4):573-85.
4. Chiu C, Legrand M. Epidemiology of sepsis and septic shock. Curr Opin Anaesthesiol. 2021;34(2):71-6.

5. Bauer M, Gerlach H, Vogelmann T, Preissing F, Stiefel J, Adam D. Mortality in sepsis and septic shock in Europe, North America and Australia between 2009 and 2019: results from a systematic review and meta-analysis. Crit Care. 2020;24(1):239.

6. Sterling SA, Miller WR, Pryor J, Puskarich MA, Jones AE. The impact of timing of antibiotics on outcomes in severe sepsis and septic shock: a systematic review and meta-analysis. Crit Care Med. 2015;43(9):1907-15.

7. Liu VX, Fielding-Singh V, Greene JD, Baker JM, Iwashyna TJ, Bhattacharya J et al. The timing of early antibiotics and hospital mortality in sepsis. Am J Respir Crit Care Med. 2017;196(7):856-63.

8. Gavelli F, Castello LM, Avanzi GC. Management of sepsis and septic shock in the emergency department. Intern Emerg Med. 2021;16(6):1649-61.

9. Cinel I, Kasapoglu US, Gul F, Dellinger RP. The initial resuscitation of septic shock. J Crit Care. 2020;57:108-17.

10. Lipcsey M, Castegren M, Bellomo R. Hemodynamic management of septic shock. Minerva Anestesiol. 2015;81(11):1262-72.

11. Ince C, Mayeux PR, Nguyen T, Gomez H, Kellum JA, Ospina-Tascón GA et al; ADQI XIV Workgroup. The endothelium in sepsis. Shock. 2016;45(3):259-70.

12. Arina P, Singer M. Pathophysiology of sepsis. Curr Opin Anaesthesiol. 2021;34(2):77-84.

13. Pecchiari M, Pontikis K, Alevrakis E, Vasileiadis I, Kompoti M, Koutsoukou A. Cardiovascular responses during sepsis. Compr Physiol. 2021;11(2):1605-52.

14. Berlin DA, Bakker J. Understanding venous return. Intensive Care Med. 2014;40(10):1564-6.

15. Joffre J, Hellman J, Ince C, Ait-Oufella H. Endothelial responses in sepsis. Am J Respir Crit Care Med. 2020;202(3):361-70.

16. De Backer D, Ricottilli F, Ospina-Tascón GA. Septic shock: a microcirculation disease. Curr Opin Anaesthesiol. 2021;34(2):85-91.

17. Mok G, Hendin A, Reardon P, Hickey M, Gray S, Yadav K. Macrocirculatory and microcirculatory endpoints in sepsis resuscitation. J Intensive Care Med. 2021;36(12):1385-91.

18. Evans L, Rhodes A, Alhazzani W, Antonelli M, Coopersmith CM, French C et al. Surviving sepsis campaign: international guidelines for management of sepsis and septic shock 2021. Intensive Care Med. 2021;47(11):1181-247.

19. Kalantari A, Rezaie SR. Challenging the one-hour sepsis bundle. West J Emerg Med. 2019;20(2):185-90.

20. De Waele JJ, Dhaese S. Antibiotic stewardship in sepsis management: toward a balanced use of antibiotics for the severely ill patient. Expert Rev Anti Infect Ther. 2019;17(2):89-97.

21. Vincent JL, Ince C, Bakker J. Clinical review: Circulatory shock – an update: a tribute to Professor Max Harry Weil. Crit Care. 2012;16(6):239.

22. ARISE Investigators; ANZICS Clinical Trials Group, Peake SL, Delaney A, Bailey M, Bellomo R et al. Goal-directed resuscitation for patients with early septic shock. N Engl J Med. 2014;371(16):1496-506.

23. Mouncey PR, Osborn TM, Power GS, Harrison DA, Sadique MZ, Grieve RD et al; ProMISe Trial Investigators. Trial of early, goal-directed resuscitation for septic shock. N Engl J Med. 2015;372(14):1301-11.

24. ProCESS Investigators, Yealy DM, Kellum JA, Huang DT, Barnato AE, Weissfeld LA et al. A randomized trial of protocol-based care for early septic shock. N Engl J Med. 2014;370(18):1683-93.

25. Haase N, Perner A, Hennings LI, Siegemund M, Lauridsen B, Wetterslev M et al. Hydroxyethyl starch 130/0.38-0.45 versus crystalloid or albumin in patients with sepsis: systematic review with meta-analysis and trial sequential analysis. BMJ. 2013;346:f839.

26. Asfar P, Meziani F, Hamel JF, Grelon F, Megarbane B, Anguel N et al; SEPSISPAM Investigators. High versus low blood-pressure target in patients with septic shock. N Engl J Med. 2014;370(17):1583-93.

27. Avni T, Lador A, Lev S, Leibovici L, Paul M, Grossman A. Vasopressors for the treatment of septic shock: systematic review and meta-analysis. PLoS One. 2015;10(8):e0129305.

28. Gordon AC, Mason AJ, Thirunavukkarasu N, Perkins GD, Cecconi M, Cepkova M et al; VANISH Investigators. Effect of early vasopressin vs norepinephrine on kidney failure in patients with septic shock: The VANISH Randomized Clinical Trial. JAMA. 2016;316(5):509-18.

29. Russell JA, Walley KR, Singer J, Gordon AC, Hébert PC, Cooper DJ et al; VASST Investigators. Vasopressin versus norepinephrine infusion in patients with septic shock. N Engl J Med. 2008;358(9):877-87.

30. Nagendran M, Russell JA, Walley KR, Brett SJ, Perkins GD, Hajjar L et al. Vasopressin in septic shock: an individual patient data meta-analysis of randomised controlled trials. Intensive Care Med. 2019;45(6):844-55.

31. Monnet X, Marik PE, Teboul JL. Prediction of fluid responsiveness: an update. Ann Intensive Care. 2016;6(1):111.

32. Chaudhuri D, Herritt B, Lewis K, Diaz-Gomez JL, Fox-Robichaud A, Ball I et al. Dosing fluids in early septic shock. Chest. 2021;159(4):1493-502.

33. Espinosa-Almanza CJ, Sanabria-Rodríguez O, Riaño-Forero I, Toro-Trujillo E. Fluid overload in patients with septic shock and lactate clearance as a therapeutic goal: a retrospective cohort study. Rev Bras Ter Intensiva. 2020;32(1):99-107.

34. Kelm DJ, Perrin JT, Cartin-Ceba R, Gajic O, Schenck L, Kennedy CC. Fluid overload in patients with severe sepsis and septic shock treated with early goal-directed therapy is associated with increased acute need for fluid-related medical interventions and hospital death. Shock. 2015;43(1):68-73.

35. Bughrara N, Cha S, Safa R, Pustavoitau A. Perioperative management of patients with sepsis and septic shock, Part I: systematic approach. Anesthesiol Clin. 2020;38(1):107-22.

36. Bughrara N, Diaz-Gomez JL, Pustavoitau A. Perioperative management of patients with sepsis and septic shock, Part II: ultrasound support for resuscitation. Anesthesiol Clin. 2020;38(1):123-34.

37. Russell JA, Gordon AC, Williams MD, Boyd JH, Walley KR, Kissoon N. Vasopressor therapy in the intensive care unit. Semin Respir Crit Care Med. 2021;42(1):59-77.

38. Bhattacharjee S, Soni KD, Maitra S, Baidya DK. Levosimendan does not provide mortality benefit over dobutamine in adult patients with septic shock: A meta-analysis of randomized controlled trials. J Clin Anesth. 2017;39:67-72.

39. Azuhata T, Kinoshita K, Kawano D, Komatsu T, Sakurai A, Chiba Y et al. Time from admission to initiation of surgery for source control is a critical determinant of survival in patients with gastrointestinal perforation with associated septic shock. Crit Care. 2014;18(3):R87.

40. Martínez ML, Ferrer R, Torrents E, Guillamat-Prats R, Gomà G, Suárez D et al. Edusepsis Study Group. Impact of source control in patients with severe sepsis and septic shock. Crit Care Med. 2017;45(1):11-9.

CAPÍTULO 33

ESTRATÉGIAS VENTILATÓRIAS PARA REDUÇÃO DE ATELECTASIA E OUTRAS COMPLICAÇÕES RESPIRATÓRIAS

Luigi Zattera
Ricard Mellado Artigas
Carlos Ferrando Ortolá

RESUMO

As complicações respiratórias pós-operatórias (CRP) representam grave e frequente problema de saúde, dado o volume cirúrgico que se leva a cabo, diariamente, em âmbito mundial. Neste capítulo serão definidas as CRP e as populações de risco, ao lado dos conceitos de ventilação protetora convencional, como também da abordagem do pulmão aberto *open lung approach* (OLA), que difere principalmente por conta da titulação da pressão positiva tele-expiratória (Peep), mediante monitorização de variáveis clínicas. Ademais da explicação dessa técnica, serão revisadas as situações em que a ventilação constitui um desafio para o anestesista, e que tendem a coincidir com os pacientes de maior risco para CRP.

COMPLICAÇÕES PULMONARES PÓS-OPERATÓRIAS - DEFINIÇÃO

Trata-se de amplo e heterogêneo conjunto de entidades que se agrupam pelo mesmo resultado final, qual seja, uma insuficiência respiratória após a intervenção cirúrgica.[1] Sua gravidade é variável, oscilando de leve hipoxemia até a falência respiratória e requerendo ventilação mecânica invasiva (VMI) prolongada em unidade de terapia intensiva (UTI).

ATELECTASIA

A grande maioria das CRP é secundária à atelectasia, merecendo realce igualmente a pneumonia, a pneumonite aspirativa e a síndrome do desconforto respiratório agudo do adulto (SDRA). Não se podem omitir eventualidades mais esporádicas, como derrame pleural, pneumotórax, broncoespasmo e lesão pulmonar induzida por ventilador (*ventilator-induced lung injury* – Vili).

Epidemiologia

Em 2015, cerca de 313 milhões de intervenções cirúrgicas foram conduzidas no planeta,[2] uma elevação > 800% comparativamente a 2004. A CRP acometeu 5 a 10,9% dessa população.[3,4] Em torno de 5 a 20% progrediram para desfecho fatal, e nos obesos essa taxa foi até 50 vezes superior à dos eutróficos.[5] Os desembolsos de saúde foram analogamente muito onerosos.[6]

Fatores de risco

Os mecanismos envolvidos são declinados no Quadro 1.[7] A pontuação Ariscat[4] antecipa o risco de eclosão de CRP a partir de condições pré-operatórias e características da intervenção. Quando abrange variáveis intraoperatórias, tem-se a pontuação Las Vegas,[3] e especialmente para SDRA se dispõe do escore Slip.[8] Cumpre agregar que infecção por SARS-Cov-2 nos 30 dias anteriores favorece insuficiência respiratória pós-cirúrgica e mortalidade de 30 dias,[9] cabendo postergar os procedimentos não urgentes.

Fisiopatologia

Consoante o aprofundamento da anestesia geral (AG), o nível de consciência se reduz e, com ele, o estímulo respiratório, até atingir a apneia.[10] Os músculos respiratórios perdem atividade, o diafragma se desloca cranialmente, e o colapso pulmonar sucede em áreas de declive, o que se traduz por atelectasias. A capacidade residual funcional (CRF) revela-se significativamente menor em até 90% dos enfermos.[11]

Sabe-se que o pulmão atelectásico é mais perfundido que aquele aberto, notadamente se anestésicos voláteis aboliram o reflexo de vasoconstrição pulmonar hipóxica (VPH). Isso eleva o *shunt* arteriovenoso e a hipoxemia secundária.[12] Ao mesmo tempo, o pulmão colabado exibe heterogeneidade do volume corrente (V_T), o que acentua não apenas o risco de hiperdistensão alveolar e o trauma do parênquima (volutrauma) como também das pressões no sistema respiratório, potencialmente desembocando no pneumotórax (barotrauma). As áreas próximas da atelectasia são recrutadas ciclicamente, um fenômeno que libera mediadores inflamatórios indesejáveis, tanto locais quanto sistêmicos (atelectrauma).[13]

Nos obesos e na cirurgia laparoscópica (LPS), tais eventos poderão ser potencializados por conta do aumento da pressão intra-abdominal e do movimento cranial do diafragma, magnificando as aberrações já referidas. Em obesos acresce a hipótese de cardiopatias crônicas não detectadas e de edema pulmonar subclínico. A elastância (E_T) poderá se configurar elevada, com redução do fluxo expiratório, notadamente na posição de decúbito dorsal (de costas), baixando o fluxo respiratório e gerando um auto-Peep.[14]

Uma situação particular mais nociva sucede na cirurgia pulmonar em que há necessidade de colabar um dos pulmões para facilitar o acesso cirúrgico. Na ventilação unipulmonar (*one-lung ventilation*, OLV), o pulmão em uso é o que sofre todo o impacto do declive e das heterogeneidades de ventilação. É favorecedor da hipoxemia e da CRP um *shunt* parcial pelo pulmão não dependente (fenômeno de VPH). A distensibilidade pulmonar reduzida por conta da posição fixa de costas da caixa torácica, que é comum e não exclusiva dessa modalidade, continua interferindo na pressão transpulmonar (P_{TP}) e na expansibilidade, favorecendo atelectasias. Finalmente, são frequentes comorbidades nesses pacientes geralmente submetidos a pneumectomia parcial ou total, com chance de CRP de até 48,1%.[15]

DIAGNÓSTICO

São comuns à maioria das complicações a baixa saturação de oxigênio (SpO_2), ou a presença de hipoxemia ou hipercapnia na gasometria arterial (GSA). Uma radiografia de tórax, inserida em muitas padronizações de cuidados pós-operatórios, poderá revelar-se a primeira pista, não se podendo deixar de lado ferramentas mais incrementadas que não acrescentam muito aos custos hospitalares:

* A ecografia pulmonar (*lung ultrasound score*, LUS) possibilita já em um primeiro momento o diagnóstico diferencial de muitos precipitantes da CRP, além de prestar-se para o seguimento terapêutico daqueles que recebem ventilação mecânica apoiada na medida *lung ultrasound score* (LUS). Tal ferramenta divide a área pulmonar em 12 campos, atribuindo-se a cada um deles uma pontuação de 0 a 3 (nota final 0 a 36). O valor zero corresponde à plena ventilação, sendo a nota 3 reservada para nenhuma ventilação (pulmão infiltrado ou hepatizado).[16]
* O *Air-test* é ainda mais intuitivo, consistindo em confrontar a saturação de oxigênio (SpO_2) atual em ar ambiente com a basal daquele indivíduo. Serve de pista para a ocorrência de atelectasias e sua gravidade,[17] e, quando conduzida ainda durante a cirurgia, alerta para introduzir ou otimizar um Peep na proporção em que cai a resposta às manobras de recrutamento alveolar (RM).[18]

VENTILAÇÃO INTRAOPERATÓRIA

Ventilação mecânica protetora

O volume corrente universalmente praticado na atualidade (V_T de 6 a 8 mL/kg de peso ideal/PI) é mais conservador que no passado, precisamente para evitar superdistensão alveolar e dano parenquimatoso, em consonância com a experiência adquirida com a SDRA,[19] em que é igualmente praticada na ausência de lesão pulmonar aguda, para baixar a incidência de CRP.[7,20] Contudo, essa precaução isoladamente não previne de modo eficaz a CRP, pois a ventilação econômica de certa forma favorece atelectasias e o desrecrutamento cíclico de alvéolos.[21]

Para garantir vias aéreas abertas, um certo grau de Peep é aconselhado.[22] Todavia, o benefício só se materializa com uma individualização do procedimento,[23] dada a ocorrência de contextos clínicos heterogêneos (obesidade, alta pressão abdominal por laparoscopia, ventilação unipulmonar). A calibração deve visar à otimização de parâmetros como os listados a seguir.

Saturação de oxigênio (SpO$_2$) mediante *Air-test* intra e pós-operatório

Complacência dinâmica (C$_{dyn}$): definida como a relação entre a pressão ventilatória de pico (P$_{pico}$) e o Peep. Vale para pacientes com fluxo respiratório mecânico.

Pressão platô (P$_{plat}$): estima-se a pressão da via aérea durante uma pausa inspiratória. Na ausência de fluxo ventilatório, tal índice reflete a pressão alveolar.

Diferença entre P$_{plat}$ e Peep, ou ainda relação V$_T$/C$_{dyn}$. Dado que C$_{dyn}$ é proporcional à capacidade residual funcional (CRF), a elevação da diferença corresponde a uma CRF diminuída.

Uma estratégia poderia ser executar uma manobra de recrutamento alveolar (breves períodos de *continuous positive airway pressure* – Cpap – ou pressões inspiratórias elevadas, 40 cmH$_2$O), seguida de titulação de Peep em processo decremental (iniciando em faixa elevada e baixando progressivamente), até um patamar compatível com valores melhorados das variáveis elencadas há pouco.

A tática *open lung approach* (OLA)

Esta modalidade é semelhante à anterior, diferindo apenas pela padronização prévia. A seguir os passos declinados:

* Identificar os casos de risco para CRP.
* Selecionar analogamente operações propensas a complicações: bariátrica, torácica, por laparoscopia ou em posição de Trendelemburg.
* Eliminar enfermos com contraindicações para recrutamento alveolar: pneumotórax prévio ou bolhas aéreas (*bullae*) pulmonares, instabilidade hemodinâmica, lesão cerebral aguda com grande possibilidade de hipertensão intracraniana ou cirurgia oftálmica aberta.
* Finalmente, efetua-se uma manobra de recrutamento para expandir alvéolos colabados e se otimiza o Peep conforme já assinalado anteriormente (Figura 1).

Ajusta-se a ventilação para o modo controlado por pressão e se incrementa o Peep de 5 em 5 cm, a intervalos de 3 respirações para cada nível, mantendo uma *driving pressure* (volume corrente/complacência estática) fixa em 20 cmH$_2$O; quando se alcança uma pressão inspiratória (para recrutamento alveolar) de 45 cmH$_2$O, esta é mantida por 5 ciclos de respiração. Passa-se o ventilador para o

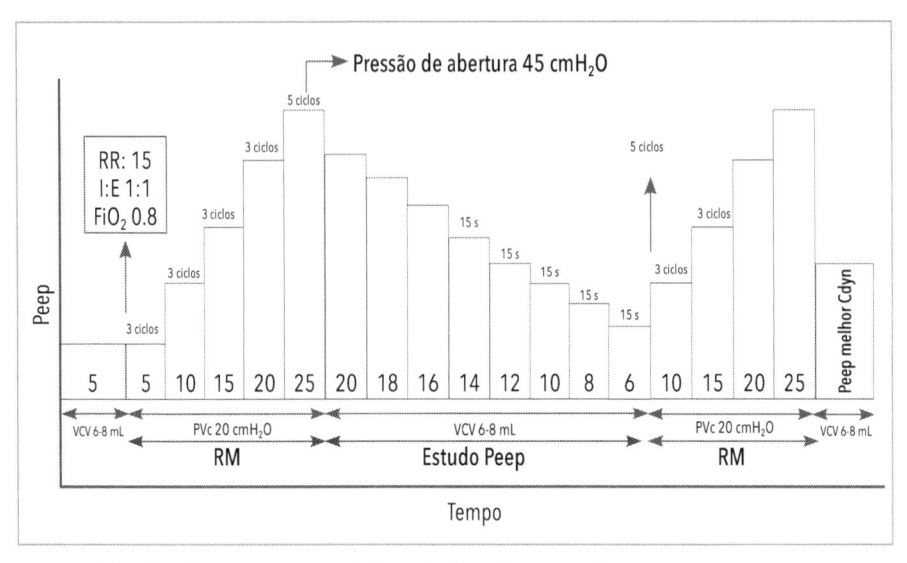

Figura 1　Manobra de recrutamento e titulação de Peep decremental.

Cdyn: complacência dinâmica; FiO$_2$: fração de oxigênio inspirada; I:E: relação de tempo inspiratório/expiratório; PVc: ventilação controlada por pressão; Peep: pressão positiva ao final da expiração; RM: manobra de recrutamento; RR: frequência respiratória; VCV: ventilação controlada por volume.

Fonte: elaboração dos autores.

modo controlado por volume, com os mesmos ajustes já referidos, todavia com Peep inicial de 20 cmH$_2$O. Esse Peep se reduz em passos de 2 cmH$_2$O, cada um por 15 segundos, ou o tempo necessário para averiguar a complacência dinâmica (Cdyn) correspondente. O Peep ótimo corresponderá ao valor de Cdyn mais elevado dessa série.

Antes de finalizar, eleva-se mais uma vez a pressão inspiratória (para recrutamento) a 45 cmH$_2$O, por 5 ciclos, para abrir alvéolos porventura colabados, e se aplica o patamar ótimo de Peep até o final da intervenção ou no pós-operatório, até a recuperação e a estabilização do paciente. Logicamente, é imperioso monitorar de forma periódica a adequação da oxigenação e a mecânica inspiratória, revendo os níveis de Peep caso ocorra algum escape ou deterioração.

Possíveis indicações de open lung approach (OLA)
Cirurgia laparoscópica

A ventilação mecânica invasiva (VMI) protetora configura-se superior àquela sem Peep e com V$_T$ elevado.[22] Por ocasião da extubação pós-operatória, observou-se menos CRP substituindo a VMI convencional e um Peep arbitrário de 5 cm de H$_2$O por pressão positiva contínua da via aérea (Cpap). Como a população na realidade abrangia operações abertas também (60%), é possível que somente com casos laparoscópicos as vantagens fossem ainda maiores.[24]

Outra casuística comparou índices de Peep de 0,5 e 10 cmH$_2$O. Novamente, só o terceiro grupo auferiu benefícios para a mecânica respiratória.[25] Com Peep individualizada a resposta tende a avançar mais um pouco.[26]

Posição de Trendelemburg

Com laparoscopia e esse posicionamento, analogamente ao que sucede sem Trendelemburg,[26] o Peep individualizado de forma decremental (de valores altos para baixos), segundo a resposta ventilatória obtida, parece ser o ideal. O ajuste dessa natureza até um Peep médio de 14 cmH$_2$O reduziu significativamente a ocorrência de atelectasias, conferida por pontuação ecográfica, após prostatectomia robótica naquele posicionamento.[27]

Obesidade

No ensaio *Eca Probese* 2000, pacientes obesos submetidos a cirurgia não cardíaca nem neurológica foram aleatorizados para receber Peep de 12 cmH$_2$O precedido por manobra de recrutamento alveolar, comparados com Peep de 5 cmH$_2$O. Não houve resultados melhores, sugerindo que valores arbitrários de Peep dificilmente alcançarão o objetivo. Em uma série não muito diferente de obesos em que se titulou caso a caso o valor de Peep (índice médio de 18 cmH$_2$O, portanto superior ao do ensaio precedente), a tomografia de bioimpedância elétrica apontou melhor oxigenação, maior volume pulmonar no final da expiração e distribuição mais homogênea do volume corrente.[28,29] Isso ficou ainda mais bem configurado quando as duas casuísticas foram diretamente cotejadas pelos mesmos autores, reiterando o papel de Peep personalizado.[30]

Mais uma equipe lidando com obesos submetidos a cirurgia bariátrica veio ao encontro das vantagens do OLA, comparativamente à taxa de Peep, fixada em 8 cmH$_2$O, tal como evidenciado em monitorização multimodal não invasiva.[31]

Cirurgia torácica e ventilação de pulmão único

Em cirurgia de ressecção pulmonar, uma ventilação mecânica com V$_T$ elevado e sem Peep,[32] e mesmo um V$_T$ atenuado para 5 a 6 mL/kg PI e com Peep arbitrário, não parece afastar as CRP,[33] tal como caracterizado em série retrospectiva envolvendo mais de 3.200 candidatos cirúrgicos. Opostamente, uma combinação de manobra de recrutamento e titulação decremental de Peep em população semelhante melhorou diversos parâmetros de função pulmonar.[34] Tal otimização da mecânica respiratória foi efetivamente associada a menos CRP, em outra casuística de 292 pacientes.[35]

QUADRO 1   Fatores de risco comuns para complicações pulmonares pós-operatórias

Paciente-dependentes	Procedimento-dependentes
Idade	Idade
Sexo masculino	Cirurgia torácica
ASA II ou superior	Cirurgia de cabeça e pescoço
Fragilidade/dependência funcional	Cirurgia vascular de envergadura
Deterioração cognitiva	Cirurgia de urgência
Tabagismo, etilismo	Cirurgia > 2 h de duração
Dpoc/Asma	Sonda nasogástrica perioperatória
ICC	Bloqueio neuromuscular residual pós-operatório
Saos	Estratégia de ventilação mecânica
Obesidade	SpO_2 baixa intraoperatória
Hepatopatia crônica	Uso intraoperatório de vasopressores
Neoplasia ativa	
Anemia pré-operatória	
Baixa SpO_2 pré-operatória	

ASA: classificação do estado físico/funcional da Sociedade Americana de Anestesiologia; Dpoc: doença pulmonar obstrutiva crônica; ICC: insuficiência cardíaca congestiva; Saos: síndrome da apneia obstrutiva do sono; SpO_2: saturação periférica de oxigênio.
Fonte: elaboração dos autores.

REFERÊNCIAS

1. Jammer I, Wickboldt N, Sander M, Smith A, Schultz MJ, Pelosi P et al. Standards for definitions and use of outcome measures for clinical effectiveness research in perioperative medicine: European Perioperative Clinical Outcome (EPCO) definitions: a statement from the ESA-ESICM joint taskforce on perioperative outcome measures. Eur J Anaesthesiol. 2015;32(2):88-105.
2. Meara JG, Leather AJ, Hagander L, Alkire BC, Alonso N, Ameh EA et al. Global Surgery 2030: evidence and solutions for achieving health, welfare, and economic development. Lancet. 2015;386(9993):569-624.
3. Neto AS, da Costa LGV, Hemmes SNT, Canet J, Hedenstierna G, Jaber S et al. The Las Vegas risk score for prediction of postoperative pulmonary complications: An observational study. Eur J Anaesthesiol. 2018;35(9):691-701.
4. Canet J, Gallart L, Gomar C, Paluzie G, Vallès J, Castillo J et al. Prediction of postoperative pulmonary complications in a population-based surgical cohort. Anesthesiology. 2010;113(6):1338-50.
5. Jogiat U, Mocanu V, Birch DW, Switzer NJ, Turner SR, Karmali S. Pulmonary complications are a strong independent predictor of 30-day mortality following elective bariatric surgery. Obes Surg. 2022;32(3):696-703.
6. Khan NA, Quan H, Bugar JM, Lemaire JB, Brant R, Ghali WA. Association of postoperative complications with hospital costs and length of stay in a tertiary care center. J Gen Intern Med. 2006;21(2):177-80.
7. Young CC, Harris EM, Vacchiano C, Bodnar S, Bukowy B, Elliott RRD et al. Lung-protective ventilation for the surgical patient: international expert panel-based consensus recommendations. Br J Anaesth. 2019;123(6):898-913.

8. Kor DJ, Warner DO, Alsara A, Fernández-Pérez ER, Malinchoc M, Kashyap R et al. Derivation and diagnostic accuracy of the surgical lung injury prediction model. Anesthesiology. 2011;115(1):117-28.

9. Kiyatkin ME, Levine SP, Kimura A, Linzer RW, Labins JR, Kim JI et al. Increased incidence of post-operative respiratory failure in patients with pre-operative SARS-CoV-2 infection. J Clin Anesth. 2021;74:110409.

10. Teppema LJ, Baby S. Anesthetics and control of breathing. Respir Physiol Neurobiol. 2011;177(2):80-92.

11. Lundquist H, Hedenstierna G, Strandberg A, Tokics L, Brismar B. CT-assessment of dependent lung densities in man during general anaesthesia. Acta Radiol. 1995;36(6):626-32.

12. Lumb AB, Slinger P. Hypoxic pulmonary vasoconstriction: physiology and anesthetic implications. Anesthesiology. 2015;122(4):932-46.

13. Cressoni M, Cadringher P, Chiurazzi C, Amini M, Gallazzi E, Marino A et al. Lung inhomogeneity in patients with acute respiratory distress syndrome. Am J Respir Crit Care Med. 2014;189(2):149-58.

14. Junhasavasdikul D, Telias I, Grieco DL, Chen L, Gutierrez CM, Piraino T et al. Expiratory flow limitation during mechanical ventilation. Chest. 2018;154(4):948-62.

15. Uhlig C, Neto AS, van der Woude M, Kiss T, Wittenstein J, Shelley B et al. Intraoperative mechanical ventilation practice in thoracic surgery patients and its association with postoperative pulmonary complications: results of a multicenter prospective observational study. BMC Anesthesiol. 2020;20(1):179.

16. Rouby JJ, Arbelot C, Gao Y, Zhang M, Lv J, An Y et al. Training for lung ultrasound score measurement in critically ill patients. Am J Respir Crit Care Med. 2018;198(3):398-401.

17. Ferrando C, Suárez-Sipmann F, Librero J, Pozo N, Soro M, Unzueta C et al. A noninvasive postoperative clinical score to identify patients at risk for postoperative pulmonary complications: the Air-Test Score. Minerva Anestesiol. 2020;86(4):404-15.

18. Ferrando C, Tusman G, Suarez-Sipmann F, León I, Pozo N, Carbonell J et al. Individualized lung recruitment maneuver guided by pulse-oximetry in anesthetized patients undergoing laparoscopy: a feasibility study. Acta Anaesthesiol Scand. 2018;62(5):608-19.

19. Brower RG, Matthay MA, Morris A, Schoenfeld D, Thompson BT, Wheeler A et al. Ventilation with lower tidal volumes as compared with traditional tidal volumes for acute lung injury and the acute respiratory distress syndrome. N Engl J Med. 2000;342(18):1301-8.

20. Serpa Neto A, Hemmes SN, Barbas CS, Beiderlinden M, Biehl M, Binnekade JM et al. Protective versus conventional ventilation for surgery: a systematic review and individual patient data meta-analysis. Anesthesiology. 2015;123(1):66-78.

21. Levin MA, McCormick PJ, Lin HM, Hosseinian L, Fischer GW. Low intraoperative tidal volume ventilation with minimal PEEP is associated with increased mortality. Br J Anaesth. 2014;113(1):97-108.

22. Futier E, Constantin JM, Paugam-Burtz C, Pascal J, Eurin M, Neuschwander A et al. A trial of intraoperative low-tidal-volume ventilation in abdominal surgery. N Engl J Med. 2013;369(5):428-37.

23. Karalapillai D, Weinberg L, Peyton P, Ellard L, Hu R, Pearce B et al. Effect of intraoperative low tidal volume vs conventional tidal volume on postoperative pulmonary complications in patients undergoing major surgery: a randomized clinical trial. JAMA. 2020;324(9):848-58.

24. Ferrando C, Soro M, Unzueta C, Suarez-Sipmann F, Canet J, Librero J et al. Individualised perioperative open-lung approach versus standard protective ventilation in abdominal surgery (iPROVE): a randomised controlled trial. Lancet Respir Med. 2018;6(3):193-203.

25. Spadaro S, Karbing DS, Mauri T, Marangoni E, Mojoli F, Valpiani G et al. Effect of positive end-expiratory pressure on pulmonary shunt and dynamic compliance during abdominal surgery. Br J Anaesth. 2016;116(6):855-61.

26. Ferrando C, Suarez-Sipmann F, Tusman G, León I, Romero E, Gracia E et al. Open lung approach versus standard protective strategies: Effects on driving pressure and ventilatory efficiency during anesthesia – A pilot, randomized controlled trial. PLoS One. 2017;12(5):e0177399.

27. Yoon HK, Kim BR, Yoon S, Jeong YH, Ku JH, Kim WH. The effect of ventilation with individualized positive end-expiratory pressure on postoperative atelectasis in patients undergoing robot-assisted radical prostatectomy: a randomized controlled trial. J Clin Med. 2021;10(4).

28. Bluth T, Serpa Neto A, Schultz MJ, Pelosi P, Gama de Abreu M, Bobek I et al. Effect of intraoperative high positive end-expiratory pressure (PEEP) with recruitment maneuvers vs low peep on postoperative pulmonary complications in obese patients: a randomized clinical trial. JAMA. 2019;321(23):2292-305.

29. Nestler C, Simon P, Petroff D, Hammermüller S, Kamrath D, Wolf S et al. Individualized positive end-expiratory pressure in obese patients during general anaesthesia: a randomized controlled clinical trial using electrical impedance tomography. Br J Anaesth. 2017;119(6):1194-205.
30. Simon P, Girrbach F, Petroff D, Schliewe N, Hempel G, Lange M et al. Individualized versus fixed positive end-expiratory pressure for intraoperative mechanical ventilation in obese patients: a secondary analysis. Anesthesiology. 2021;134(6):887-900.
31. Tusman G, Acosta CM, Ochoa M, Böhm SH, Gogniat E, Martinez Arca J et al. Multimodal non-invasive monitoring to apply an open lung approach strategy in morbidly obese patients during bariatric surgery. J Clin Monit Comput. 2020;34(5):1015-24.
32. Marret E, Cinotti R, Berard L, Piriou V, Jobard J, Barrucand B et al. Protective ventilation during anaesthesia reduces major postoperative complications after lung cancer surgery: A double-blind randomised controlled trial. Eur J Anaesthesiol. 2018;35(10):727-35.
33. Colquhoun DA, Leis AM, Shanks AM, Mathis MR, Naik BI, Durieux ME et al. A lower tidal volume regimen during one-lung ventilation for lung resection surgery is not associated with reduced postoperative pulmonary complications. Anesthesiology. 2021;134(4):562-76.
34. Rauseo M, Mirabella L, Grasso S, Cotoia A, Spadaro S, D'Antini D et al. Peep titration based on the open lung approach during one lung ventilation in thoracic surgery: a physiological study. BMC Anesthesiol. 2018;18(1):156.
35. Park M, Ahn HJ, Kim JA, Yang M, Heo BY, Choi JW et al. Driving pressure during thoracic surgery: a randomized clinical trial. Anesthesiology. 2019;130(3):385-93.

CAPÍTULO 34

MANEJO DA GASTROPARESIA EM PACIENTES HOSPITALIZADOS E CRÍTICOS

Andrew Ukleja

RESUMO

Os sintomas de gastroparesia podem abranger náuseas, vômitos pós-prandiais, saciedade precoce, distensão gástrica, eructações e dor epigástrica. Menos assiduamente se detectam queimação, anorexia, receio de se alimentar e emagrecimento. Diante da hipótese de gastroparesia, a primeira providência seria alimentação nasoenteral pós-pilórica, com vigilância constante para intercorrências como distensão gástrica persistente e refluxo gastroesofágico/aspiração pulmonar. Medicação procinética com frequência é necessária, podendo-se cogitar em situações prolongadas e desafiadoras de eletroestimulação gástrica, infiltração do piloro com toxina botulínica ou piloromiotomia endoscópica.

INTRODUÇÃO

Pacientes com gastroparesia (GP) e síndromes relacionadas não são incomuns no serviço de emergência e nas enfermarias. Nas últimas duas décadas sua admissão em pronto-socorro tem aumentado. O transtorno de motilidade se configura quando há queixas digestivas altas e o esvaziamento gástrico é lento, na ausência de obstrução mecânica do piloro ou intestino delgado.[1] Cumpre excluir, portanto, obstruções e também úlcera péptica para o diagnóstico, entre outras afecções.

Pacientes gravemente enfermos

O diagnóstico não é fácil porque outras condições caracterizadas por náuseas e vômitos podem mimetizar o quadro (Quadro 1). É imperioso assinalar que a gastroparesia pode ser inicial (*de novo*), uma exacerbação de gastroparesia antiga ou apenas uma dismotilidade temporária deflagrada por enfermidade crítica, aliás frequente nessa população.

QUADRO 1   Diagnóstico diferencial da gastroparesia (náuseas, vômitos, regurgitação)

Enfermidades gastrointestinais	Transtornos neuropsiquiátricos
Afecções esofágicas: megaesôfago chagásico	Hipertensão intracraniana: trauma
Esofagite crônica, refluxo gastroesofágico	Tumor cerebral, hematoma, hidrocefalia
Afecções gástricas: úlcera gastroduodenal	Labirintite
Estenose do piloro	Bulimia, anorexia nervosa
Câncer gástrico	Aberrações endócrinas/metabólicas
Outras afecções: íleo paralítico	Cetoacidose diabética
Síndrome da artéria mesentérica superior	Hipotireoidismo
Isquemia intestinal	Hiperparatireoidismo
Pancreatite aguda	Uremia
Medicações	**Infecções e inflamações**
Opiáceos	Gastroenterocolite aguda
Quimioterapia antineoplásica	Meningite, encefalite
Progesterona	Pielonefrite
Inibidores da acetilcolina	Calculose renal
Agonistas do GLP-1 (exenatide, semaglutide, dulaglutide)	Escleroderma esofágico
Agonistas do receptor D1 da dopamina (pergolide, terguride)	
Alguns antidepressivos	

GLP-1: peptídeo semelhante ao glucagon 1.
Fonte: elaboração do autor.

Prevalência

A estimativa para a população global dos Estados Unidos da América é de 2%.[2] Há 37,8 mulheres para cada 9,6 homens acometidos por 100 mil habitantes.[3] No diabetes tipo 2 os números não são relevantes, pelo menos para a totalidade dos casos (1%), todavia crescem no tipo 1 (5,2%).[4] Na dispepsia não ulcerosa, um quadro funcional comparativamente frequente, até 50% manifestam motilidade antral comprometida e esvaziamento gástrico vagaroso.

Unidade de terapia intensiva

Também nos enfermos críticos a taxa é preocupante, da ordem de 38 a 57%.[5,6] Quanto mais grave a situação, mais elevado o risco, ocorrendo os casos de maior proeminência durante sepse, queimaduras, traumatismo cranioencefálico e politrauma.[7] São mecanismos predisponentes as comorbidades preexistentes, as condições metabólicas, o uso de ventilador e numerosas medicações.[8] Até 50% dos enfermos ventilados mecanicamente padecem de intolerância à nutrição enteral, caracterizada por elevados volumes residuais (VR), vômitos e regurgitação, que podem estar subordinados ao mau esvaziamento gástrico.

Tradicionalmente a GP é classificada como idiopática, diabética e pós-cirúrgica, ainda que muitas outras eventualidades devam ser agregadas. Os casos podem se comportar adicionalmente como agudos ou crônicos. O diagnóstico idiopático seria o mais observado, muitas vezes decorrente de moléstia bacteriana ou viral.[9] Nos diabéticos, principalmente com história longa, faz parte da neuropatia visceral. Certas intervenções cirúrgicas também antecedem o transtorno, notadamente vagotomias gástricas, muito utilizadas no passado para úlceras pépticas, entretanto hoje infrequentes, e algumas fundoplicaturas ou transplantes de pulmão, que possivelmente interferem no desempenho do nervo vago. Acrescenta-se uma miscelânea de entidades nosológicas, como moléstia de Parkinson, doenças vasculares autoimunes (colagenoses), síndrome paraneoplásica, neuropatia autônoma, hipotireoidismo e gravidez.[10] Efeitos adversos de medicações são relevantes e já foram apontados no Quadro 1. No enfermo crítico o quadro é multifatorial e parece se inserir na disfunção gastrointestinal geral dessa população.[11,12]

FISIOPATOLOGIA

Mecanismos de fisiologia postulados abrangem disritmias gástricas, relaxamento fúndico comprometido, hipomotilidade e dilatação antral, pilorospasmo, má coordenação antroduodenal, disfunção gástrica motora gerada por *feedback* hormonal, ao lado de neuropatia, miopatia visceral e etiologias adicionais.[13,14] No diabetes a anomalia parece associar-se à hiperglicemia aguda grave e à neuropatia autônoma. Glicemias > 270 mg/dL alteram o *pacemaker* gástrico e a motilidade antroduodenal.[15]

Situações metabólicas e farmacológicas

A motilidade gástrica responde ao grau de analgesia e sedação, bem como a condições hemodinâmicas, com ênfase nos opioides, vasopressores, sobrecarga de fluidos e ventilação mecânica. Respostas inflamatórias (óxido nítrico e prostaglandinas), desvios eletrolíticos (sódio, potássio, magnésio, fosfato), acidose, hipóxia e insuficiências orgânicas (cardíaca, renal) podem analogamente impactar a disfunção.[16,17]

Na população crítica vale realçar drogas (não apenas opioides e vasopressores, mas igualmente betabloqueadores, anticolinérgicos, levodopa, antagonistas de canal de cálcio, octeotride). A grelina, um hormônio fúndico relacionado com apetite, mas também com esvaziamento gástrico, parece estar reduzida na enfermidade crítica, o que poderia se revestir de importância.[18]

COMPLICAÇÕES

Na gastroparesia de longa duração o refluxo gastroesofágico pode se instalar ou se acentuar, tornando necessária a prescrição de inibidores de bomba de prótons (IBP), se ocorrer queimação ou esofagite. Não é rara a detecção de supercrescimento bacteriano no intestino delgado (SCBID), seja pela lentidão geral do peristaltismo, seja pela prescrição de IBP, que anula a barreira ácida gástrica e enseja a passagem exógena de germes deglutidos com os alimentos.[19] A própria SCBID muitas vezes cursa com inflamação da mucosa e má absorção, mimetizando ou intensificando os sintomas de trânsito lento e perda de peso da gastroparesia. Programas de curta duração de antibióticos deverão ser considerados nessas circunstâncias.

Carência de macro e micronutrientes

Nas gastroparesias prolongadas e refratárias a desnutrição não é excepcional por aversão alimentar, anorexia e dieta irregular e mal balanceada.[20] Déficits de micronutrientes acompanham o quadro, com destaque para ferro, vitaminas lipossolúveis, tiamina e folato.[21] Em situações avançadas a nutrição artificial deverá ser considerada, como apontado a seguir.

DIAGNÓSTICO

Além da história com ênfase em cirurgias e enfermidades gastrointestinais, bem como em medicamentos utilizados e exame clínico geral, testes confirmatórios são requeridos diante de sintomas persistentes. A endoscopia ou uma radiografia contrastada de estômago e duodeno servirão para afastar obstruções orgânicas e úlcera péptica. A tomografia computadorizada também poderá ser útil para descartar síndrome da artéria mesentérica superior (compressão da quarta porção do duodeno) e obstrução do intestino delgado. Testes para diabetes são obrigatórios, sendo mais raramente indicados aqueles para enfermidades tireoidianas, neurológicas e autoimunes. Avaliação eletrolítica e ácido-básica para tireoide, para gravidez, se aplicável (gonadotrofina coriônica), e mais excepcionalmente anticorpos antinucleares poderão ser incluídos.

TESTES DE ESVAZIAMENTO

Cintilografia gástrica com tecnécio

É reconhecida como padrão-ouro,[22] medindo a resposta do órgão a uma refeição sólida fisiológica,[23] contendo traçador de coloide sulfúrico de ^{99m}Tc. A radioatividade gástrica é documentada após 1, 2 e 4 horas, sendo os pontos de corte > 60% da dose administrada após 2 horas, e > 10% após 4 horas. Caso disponível, deve-se optar pelo escaneador de fase sólida, de altíssima precisão. Uma alternativa bem menos esclarecedora é a mensuração do esvaziamento de líquidos apenas. Tanto para sólidos como para líquidos a glicemia não pode estar muito elevada (< 275 mg/dL), e medicações como procinéticos, anticolinérgicos e opioides são removidas com 48 horas de antecedência.

A grande limitação da cintilografia se refere aos pacientes críticos que não podem ser retirados da unidade de terapia intensiva (UTI), e notadamente aqueles sedados e ventilados que são incapazes de consumir uma refeição sólida. Opioides são muitas vezes indispensáveis e não podem ser descontinuados nessa população.

Teste do hálito com o isótopo estável ^{13}C

Trata-se de alternativa complexa e dispendiosa, raramente disponível em nosso meio. Suas grandes vantagens seriam pacientes críticos, especialmente ligados a um ventilador, o que facilitaria as coletas de ar expirado durante 6 horas, e gestantes, pois o isótopo estável não envolve exposição a radiações ionizantes. No entanto, a capacidade de ingerir uma refeição de prova ainda é requerida, assim como função intestinal, hepática e pulmonar conservadas,[23-28] o que poderá anular o interesse do método em casos graves.

Videocápsula endoscópica (*Smart pill*)

No país o modelo PillCam® é aprovado pela Agência Nacional de Vigilância Sanitária (Anvisa) e pode ser encontrado em alguns serviços de endoscopia.[29] Documenta não somente o trânsito gástrico como o do intestino delgado, o que poderia ser vantajoso quando mais de um obstáculo ou disfunção é suspeitado.[30,31] A cápsula é ingerida em conjunto com refeição-padrão. Sua progressão pode ser acompanhada por imagens de vídeo ou, em alguns modelos, por sensores de pH que sinalizam a passagem para o duodeno mediante uma elevação abrupta do pH (2 a 3 unidades). O tempo de esvaziamento gástrico normal é de até 4 horas. As desvantagens, além do custo e da disponibilidade restrita da cápsula, são sua característica discretamente menos fisiológica que a cintilografia por tecnécio e o raro risco de retenção em situações de obstrução mecânica do intestino delgado.

Métodos de imagem convencionais

Tanto a ultrassonografia como a ressonância magnética já foram empregadas para medir o esvaziamento gástrico. Contudo, são testes nem sempre validados, complexos e que demandam profissionais com experiência em fisiologia gástrica.[32,33]

TRATAMENTO GERAL

Casos graves com vômitos e dor abdominal poderão se apresentar com desidratação, transtornos eletrolíticos e dificuldade para manutenção do estado nutricional. Em qualquer nível, seja ambulatorial, hospitalar ou de terapia intensiva, as prioridades são reposição hidreletrolítica e calórico-proteica, assim como manejo de náuseas e vômitos mediante antieméticos e procinéticos, ao mesmo tempo que se busca identificar e corrigir eventuais condições predisponentes. A Figura 1 delineia as opções mais convenientes, tanto para gastroparesia aguda como crônica.

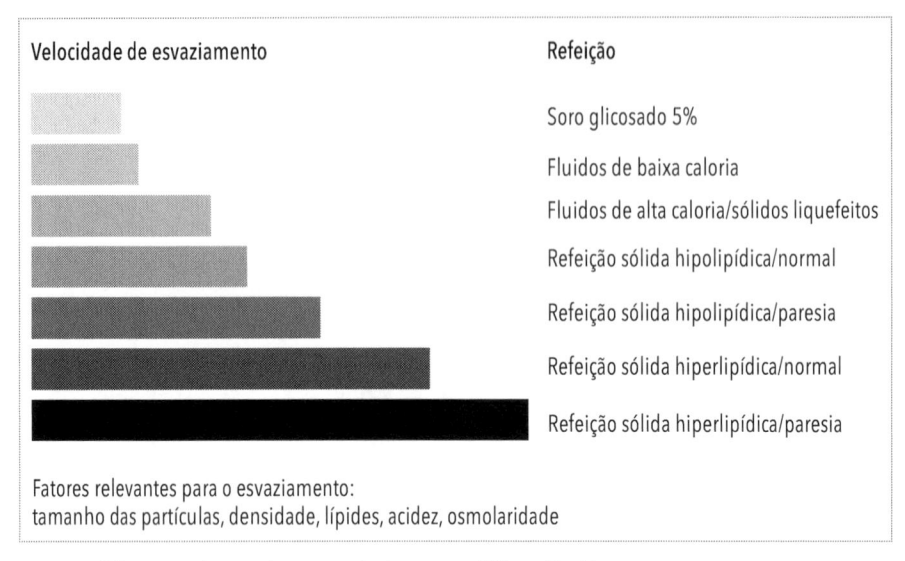

Figura 1   Diferenças de esvaziamento gástrico entre sólidos e líquidos.
Fonte: elaboração do autor.

Indivíduos gravemente enfermos

Seus desafios são logicamente muito maiores para a confirmação diagnóstica e ainda mais para o manejo eficaz, em especial naqueles sedados e intubados. A motilidade digestiva com frequência encontra-se globalmente comprometida, uma barreira para quem depende de suporte nutricional adequado e precoce.

Ajustes glicêmicos

À luz do que já se comentou, uma glicemia que não exceda a faixa de 140 a 180 mg/dL é imperativa, apelando-se para esquemas insulínicos quando apropriado.[34,35] Quando outros hipoglicemiantes são prescritos, deve-se atentar para a pramlintida (Symlin®) e alguns análogos de GLP-1, por seu impacto negativo sobre o esvaziamento gástrico.[36]

Controle da dor

Anticolinérgicos e opiáceos evidentemente devem ser removidos, o que gera problemas para estes últimos em circunstâncias de dor persistente. Cumpre recorrer a analgésicos e anti-inflamatórios de outra categoria farmacológica, ou mesmo apelar para medidas alternativas em eventos de dor refratária, como infiltrações de raízes nervosas e estimulações magnéticas ou eletrônicas transcranianas ou medulares.

Procinéticos – metoclopramida

A metoclopramida aumenta o tônus e a amplitude das contrações antrais, relaxando o esfíncter pilórico, inclusive naqueles em terapia intensiva, nos quais formas injetáveis são preferidas.[37-40] Os riscos são ansiedade, depressão, aumento do intervalo QT no eletrocardiograma e sintomas neurológicos do tipo extrapiramidal, como parkinsonismo e distonia, que poderão atingir até 30 a 40% dos enfermos na hipótese de tratamento em longo prazo.[41] Nesse sentido, outras drogas que alongam o intervalo QT, como fluoroquinolonas e certos antipsicóticos, devem ser evitadas.

Domperidona (Motilium®)

Só está disponível na forma oral, e por isso mesmo não foi muito estudada no contexto de enfermidade crítica.[38,42] Eventos adversos, caso o tratamento se prolongue, também devem ser computados em até 40% das circunstâncias, como cefaleia, taquicardia, palpitações e diarreia.[43]

Eritromicina

Este antibiótico macrolídeo, assim como a molécula relacionada azitromicina, comportam-se como agonistas do receptor de motilina, incentivando a contração da musculatura lisa do trato gastrointestinal.[44] Abrangem-se contrações antrais mais amplas e coordenação antroduodenal aprimorada. A eritromicina injetável (infusão venosa 2 a 3 mg/kg) revelou-se efetiva em casos críticos com exacerbação de gastroparesia, todavia não por via oral.[45] Não obstante, em casos leves microdoses orais (75 a 250 mg/dia) poderiam se demonstrar convenientes. Não se podem omitir os riscos de dor abdominal, diarreia e também alongamento do intervalo QT. Outra possibilidade é a taquifilaxia,[39,46] exigindo doses crescentes da droga durante prescrição prolongada. A azitromicina se reveste de menos efeitos adversos,[47,48] ainda que com escassa experiência no cenário crítico. Outra sugestão seria a combinação de metoclopramida com eritromicina, que parece mais efetiva, com menos perda de potência à medida que o tempo transcorre, e sem risco incrementado de arritmias em casos graves[39,49] (Quadro 2).

Como perspectivas, vale citar o relamorelin, um agonista da grelina não disponível no país que estimulou o esvaziamento gástrico em diabéticos com GP,[50,51] e agonistas da 5-hidroxitriptamina como o tegaserode (Zelmac®), testado com resultados encorajadores em pequena série de enfermos graves.[52] A prucaloprida, outro agonista da 5-hidroxitriptamina não disponível em nosso meio, parece vantajosa na gastroparesia idiopática, sem experiência em enfermos críticos.[53]

QUADRO 2   Medidas gerais no paciente grave com gastroparesia

Controle rigoroso da glicemia (insulina, se necessário)
Condições hemodinâmicas otimizadas (boa perfusão visceral; evitar excesso de fluidos)
Correção de transtornos eletrolíticos e ácido-básicos
Disfunção renal: considerar hemofiltração ou diálise
Remover ou minimizar medicamentos que interferem na função gastrointestinal: opioides, sedativos, vasopressores
Inserir sonda nasogástrica ou nasojejunal

Fonte: elaboração do autor.

Antieméticos

Não interferem no esvaziamento gástrico, contudo aliviam sensivelmente as náuseas e vômitos (Quadro 3). Incluem anti-histamínicos, fenotiazinas e gel cutâneo de escopolamina mais antigos e menos efetivos,[54] contrastando com os antagonistas da 5-hidroxitriptamina 3 (5-HT3), bem mais potentes e inovadores (ondansetrona, granisetrona, dolasetrona). Todos se revestem de efeitos adversos com o uso constante, devendo-se ressaltar os antagonistas de 5-HT3, preferidos atualmente para constipação, desvios eletrolíticos e de enzimas hepáticas e prolongamento do intervalo QT, uma preocupação em terapia intensiva.

Como alternativas, poderiam ser aqui trazidos o aprepitanto (Emend®), um antagonista da neurocinina 1 (NK-1) mais atuante contra náuseas do que contra vômitos,[54,55] e o tetraidrocanabinol (dronabinol), já testado em casos de GP.[56] Antidepressivos tricíclicos como amitriptilina, nortriptilina e mirtazapina em baixas doses são endossados para náuseas e vômitos refratários aos medicamentos habituais.[22,54]

QUADRO 3   Principais procinéticos

Medicação	Eventos adversos
Metoclopramida (antagonista de receptor D2 de dopamina e receptor 5-HT3 da serotonina) 5-20 mg 4×/dia oral ou EV 50% dose *clearance* creatinina 11-60 mL/min e 33% dose < 10 mL/min ou hemodiálise	Tremor, diarreia, sonolência, discinesia, agitação, dor ou fraqueza muscular
Domperidona (antagonista periférico de receptor D2 de dopamina) (10-20 mg oral 4×/dia)	Prolongamento do intervalo QT, tontura, desmaio, hiperprolactinemia
Eritromicina (agonista do receptor da motilina) (50-250 mg 4×/dia oral or EV)	Prolongamento do intervalo QT, dor abdominal, diarreia, taquifilaxia
Azitromicina (agonista do receptor da motilina) (250 mg 4×/dia oral)	Diarreia, dor abdominal

EV: endovenoso.
Fonte: elaboração do autor.

DIETA ORAL

Ela é citada, a princípio, por prioridade clínica, nem sempre cronológica, pois não necessariamente será a mais bem-sucedida na fase aguda. Ainda assim é aconselhado, em casos leves e moderados, iniciar com dieta fracionada (6 refeições/dia),[22] se necessário combinada com procinéticos e antieméticos. Suas características físico-químicas são relevantes (Figura 1), razão por que alto teor de proteínas e baixo teor tanto de lípides como de fibras devem ser adotados.[57] Não convém exagerar com as proteínas, pois em elevada concentração até mesmo estas inibem a drenagem gástrica.[32] Se os sólidos fracassam, a substituição por líquidos se torna indispensável.[57,58] São previsíveis as dificuldades para alcançar a meta, sobretudo proteica, sendo cabível agregar albumina do ovo ou outros suplementos proteicos comerciais nos intervalos das refeições principais, ou ainda preparados industrializados orais mistos calórico-proteicos.

Para indivíduos que permanecem tempo apreciável em jejum, a realimentação inicia-se com oferta líquida, seguida de leve, branda e geral, sempre com teor reduzido de fibras e gorduras, aqui com o objetivo central de testar qual dessas texturas é mais bem tolerada.

RISCO NUTRICIONAL

Nessas circunstâncias é prudente intervir mediante nutrição enteral, reservando-se a nutrição parenteral para os casos de insucesso desta, notadamente se há antecedentes de perda de peso de 5 a 10% nos últimos 3 meses. Em casos com sucessivos episódios de GP e internações, já desnutridos e com qualidade de vida comprometida, deve-se planejar terapia nutricional (domiciliar) de longa duração. Para tanto, estabelece-se uma via de acesso duradoura, como gastrostomia endoscópica percutânea de posicionamento jejunal, ou então uma jejunostomia. Em raros casos de acúmulo persistente de fluidos no estômago, uma sonda gástrica ou gastrostomia de drenagem conjuntamente com uma jejunal de alimentação necessitam ser combinadas.

ALIMENTAÇÃO PÓS-PILÓRICA

Trata-se do passo mais adotado, ainda que em casos críticos que já incluam sonda gástrica se possa tentar a associação com farmacoterapia (eritromicina, metoclopramida) antes de substituir ou reposicionar a sonda. Quando um curto período de nutrição enteral é previsto, uma sonda nasojejunal é inserida à beira do leito. Uma metanálise apontou índice aceitável de sucesso com sondas sem peso na ponta combinadas com eritromicina.[59] A confirmação deve ser obtida mediante radiografia.

Quando disponível, o direcionamento da sonda para o duodeno mediante sistema eletromagnético portátil pode ser tentado.[60] Em casos difíceis, aconselha-se a introdução no setor de raio X, com controle fluoroscópico, ou, melhor ainda, pelo endoscopista, o que permite início imediato da infusão dietética.[58]

Acessos de longo curso (> 30 dias)

Estas vias só devem ser efetivadas se experiência prévia com sonda nasojejunal comprovou tolerância para esse modo de administração. Se uma meta de 60 a 80 mL/h ou algo que atinja as necessidades calórico-proteicas foi viável através da sonda nasal, o acesso requerido pode ser construído.[61] A gastrostomia percutânea gástrica com extensão jejunal (PEG-J), a jejunostomia percutânea direta (JET-PEG) ou a jejunostomia tradicional (PEJ) são os caminhos.[61,62] A via percutânea (PEG) requer endoscopia, ou, para alguns modelos, auxílio da radiologia apenas.[62,63] Somente se recorre à jejunostomia cirúrgica se houver contraindicações para os métodos prévios, se estes fracassaram ou quando se aproveita cirurgia abdominal já agendada para incluir o procedimento.

Esquema de administração

Sugere-se bomba de infusão eletrônica, iniciando com oferta repartida ao longo de 24 horas. Uma vez bem tolerada, pode-se reduzir para prescrições noturnas apenas, sem sacrificar as metas calórico-proteicas. Dessa forma o paciente poderá usufruir de liberdade de locomoção durante o dia. A nutrição jejunal deve ser aumentada, a partir de uma oferta-piloto de 25 a 50 mL/h, na proporção de 10 a 25 mL/h de acréscimo nos dias seguintes. Caso ocorra distensão ou refluxo, pode-se substituir por preparado mais concentrado (1,5 kcal/mL), de menor volume.

As manifestações de intolerância incluem eructações, dor, distensão abdominal e diarreia, frequentemente interrompendo o programa enteral. Nessas circunstâncias cabe reduzir o volume e recomeçar lentamente. Intercorrências subordinadas à sonda são possíveis, como vazamentos, obstruções, migração da ponta da sonda e, excepcionalmente, até oclusão intestinal. Em casos de dúvida, deve-se providenciar raio X de controle, substituindo ou reposicionando a sonda na medida do requerido. A nutrição enteral poderá estar contraindicada em circunstâncias de íleo prolongado, obstrução intestinal, hemorragia digestiva ou isquemia intestinal.

NUTRIÇÃO PARENTERAL

Cogita-se a alternativa se a nutrição enteral se confirmou arriscada ou inviável, ou, excepcionalmente, para emprego perioperatório.[20] Ela será exclusiva se a gastroparesia se configurar refratária, especialmente em casos com disfunção digestiva generalizada ou elevado risco nutricional, por exemplo, com esclerose sistêmica (escleroderma) ou miopatia visceral.[61] De outro modo, combina-se com nutrição enteral de baixo volume, na medida da tolerância observada, a título de complementação calórico-proteica.[64] Como em toda nutrição parenteral, é mandatória a monitorização da glicemia, eletrólitos, provas de função hepática, além de atenção meticulosa para infecção e trombose do cateter.

PECULIARIDADES DA GASTROPARESIA NA UNIDADE DE TERAPIA INTENSIVA

Diferentemente de outros casos, o doente crítico raramente pode contar com confirmação diagnóstica das suspeitas mediante cintilografia ou outros métodos, em que pese a elevada prevalência da condição nesses indivíduos. Sua condição instável dificulta a mobilização até o departamento de medicina nuclear ou radiologia, e as drogas prescritas que potencialmente interferem na interpretação tampouco poderão ser suprimidas com facilidade. Nesse diapasão, a presença recorrente de grandes resíduos gástricos durante a alimentação enteral (> 500 mL), ao lado de intolerância à dieta e de sintomas sugestivos de disfunção motora gástrica, já respaldam a adoção de medidas terapêuticas apropriadas. Uma providência inicial é o posicionamento pós-pilórico da sonda nasoenteral.[64] De fato as regras atuais subscrevem tal localização para aqueles com elevado risco de aspiração em decorrência de gastroparesia, hérnia hiatal e doença do refluxo,[64,65] ainda que haja debates sobre sua superioridade perante a clássica sonda gástrica.[64] Não se confirmaram vantagens para a alimentação pós-pilórica no tocante à duração da hospitalização na UTI, ou à mortalidade.[66,67] Ainda assim, metanálise sinaliza menor taxa de pneumonia e maior aporte de nutrientes, em contraponto à opção nasogástrica.[68]

No passado, a intolerância à sonda gástrica era definida com base no volume residual unicamente, e o ponto de corte era mais baixo (250 mL), interrompendo desnecessariamente muitas prescrições e comprometendo as metas nutricionais.[64] Na atualidade, uma intolerância mais bem consubstanciada é buscada antes de abandonar o regime enteral, e procinéticos devem ser experimentados antes de se apelar para a posição pós-pilórica[64] (Figura 2).

Nutrição trófica

Uma estratégia antiga que ainda encontra indicações é a nutrição trófica ou subnutrição permissiva. Diante de dificuldades com a alimentação enteral na GP, todavia sem intolerância absoluta, nomeadamente em pacientes não desnutridos que recebem ventilação mecânica, podem-se prescrever volumes mínimos da ordem de 10 a 20 mL/h ou cerca de 500 kcal/dia na primeira semana.[64,69] A seguir busca-se incrementar a oferta, se necessário, com dietas mais densas (1,5 kcal/mL), bomba de infusão contínua nas 24 horas e remanejo das prescrições medicamentosas, suprimindo as que prejudicam e introduzindo as que favorecem o esvaziamento gástrico (Quadro 4).

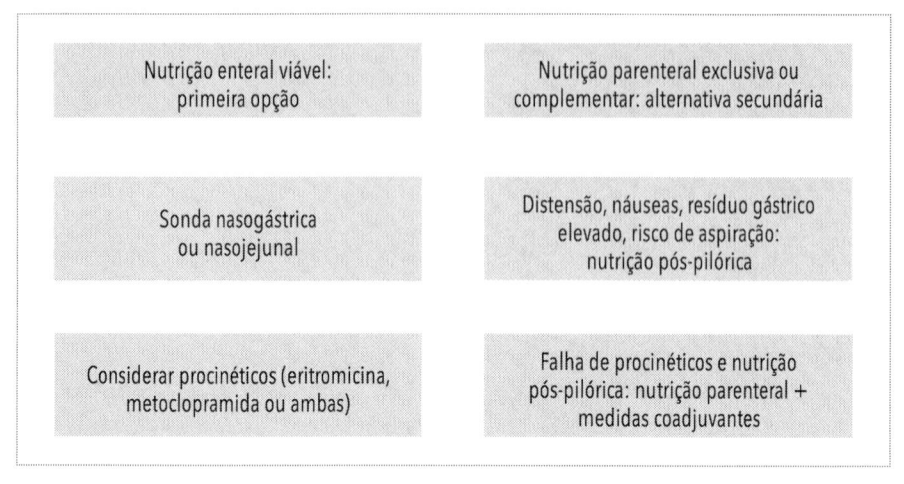

Figura 2   Suporte nutricional no paciente crítico com possível disfunção gástrica ou gastroparesia.
Fonte: elaboração do autor.

QUADRO 4   Medicações usuais para vômitos

Droga	Eventos adversos
Ondansetrona (4-8 mg oral ou 4 mg EV 3×/dia) Granisetrona (1 mg oral ou EV 2×/dia) Dolasetrona (50-100 mg oral ou EV 2×/dia) Antagonistas do receptor 5-HT3 da serotonina	Constipação, fadiga, cefaleia, arritmia cardíaca, morte súbita
Difenidramina (12,5-25 mg oral 3-4×/dia) Dimenidrinato (50 mg oral, 4-6×/dia) Meclizina (25 mg oral/dia) Prometazina (12,5-50 mg oral 4-6×/dia) Antagonistas do receptor H1 da histamina	Boca seca, sonolência, cansaço, confusão
Aprepitanto (40-125 mg oral) Fosaprepitanto (115-150 mg EV) Netupitanto (300 mg oral) Antagomistas do receptor NK1 da neuroquinina	Anorexia, constipação, diarreia, fadiga

EV: endovenoso.
Fonte: elaboração do autor.

INTERVENÇÕES NÃO FARMACOLÓGICAS – DRENAGEM GÁSTRICA

Quando há vômitos intensos e persistentes não responsivos às prescrições, uma segunda sonda ou estomia exclusivamente para drenagem gástrica poderá ser indicada, em paralelo à sonda jejunal de alimentação. Trata-se de medida excepcional na atualidade, dada a experiência favorável com os antieméticos de última geração, além das técnicas endoscópicas e cirúrgicas de alívio.

TOXINA BOTULÍNICA INTRAPILÓRICA

A toxina A (BTX A/Botox), a mesma que se emprega em cosmética, bloqueia também a inervação pilórica, relaxando o piloro quando aplicada endoscopicamente.[70] Além do bloqueio da liberação de acetilcolina cálcio-dependente nos terminais nervosos, a própria contração da musculatura lisa é inibida. Injetam-se 100 a 200 U de BTX A nos quatro quadrantes do piloro, impedindo o pilorospasmo, ainda que os resultados clínicos não sejam garantidos. Em dois estudos o esvaziamento gástrico se aprimorou de forma inconstante.[71-73] Pouco mais da metade respondeu (51,4%), preferencialmente mulheres < 50 anos e forma idiopática, aplicando-se doses maiores (200 U) e com repetições.[71] O American College of Gastroenterology considera a droga experimental, não a aconselhando para uso clínico,[74] no entanto isso é muitas vezes praticado por falta de alternativas melhores e mais seguras, quando as prescrições farmacológicas naufragam.[75]

MIOTOMIA PILÓRICA ENDOSCÓPICA

Designada como miotomia gástrica endoscópica peroral (G-POEM) ou piloromiotomia endoscópica peroral (POP), tem alcançado progressos no tempo de esvaziamento gástrico e nos escores sintomatológicos de casos rebeldes de GP,[76,77] o que se confirma, juntamente com o adequado nível de segurança, em metanálises.[78,79]

Tratamento cirúrgico

Dados os potenciais riscos, a intervenção operatória é reservada para casos intensamente sintomáticos com pelo menos 1 ano de tratamento sem resultados. Os candidatos mais frequentes são aqueles com acúmulo constante de secreção gástrica que requerem uma segunda estomia (gastrostomia de drenagem), aqueles em alimentação jejunal de longa duração ou ainda os dependentes de nutrição parenteral.

Eletroestimulação gástrica

A neuroestimulação gástrica mediante dispositivo eletrônico implantável (Enterra II, www. medtronic.com) atua pela via do nervo vago, atenuando náuseas e vômitos. O apetite e a qualidade de vida tendem a se beneficiar[80,81] em mais de 50% dos pacientes tratados.[82] Diretiva da European Society of Gastrointestinal Endoscopy nada pontifica sobre essa modalidade, mais popular nos Estados Unidos da América. Unicamente advoga que a infiltração mediante toxina botulínica ou a piloromiotomia endoscópica sejam reservadas para casos bem documentados de GP e rebeldes à farmacoterapia, posto que as evidências sobre efetividade, segurança e durabilidade dos resultados são limitadas e incompletas. No caso da piloromiotomia

(G-POEM), sugere que idealmente o procedimento deveria ser conduzido no contexto de um protocolo de pesquisa.[83]

Outras propostas

O dispositivo eletroestimulador pode ser combinado com piloromiotomia na mesma programação laparoscópica. Um protocolo conjunto evidenciou aceleração do esvaziamento gástrico e alívio sintomatológico,[84] o que também sucede após piloromiotomia isolada. Note-se que o dispositivo Enterra II não se encontra plenamente aprovado pelo Food and Drug Administration (FDA-EUA), existindo autorização para uso clínico em caráter humanitário (Quadro 5).

Para casos que não respondem à eletroestimulação, um protocolo-piloto testou recentemente a gastroplastia vertical (*sleeve gastrectomy*), operação de grande porte tipicamente para obesidade mórbida, mesmo que em enfermos de GP com índice de massa corporal em sua maioria próximo do normal.[85] Após cerca de 1 ano, 90% ingeriam dieta geral oral. Logicamente não se trata de indicação de rotina, devendo-se aguardar confirmações do estudo para definir com clareza seus pontos positivos e negativos.

QUADRO 5   Passo a passo na gastroparesia grave

Medicamentos	Nutrição e outros
Eritromicina 70-250 mg EV 3-4×/dia	Dieta fracionada com baixo teor de lípides e fibras 6×/dia. Suplementos calórico-proteicos se necessário
Metoclopramida 10-20 mg EV 3-4 ×/dia. Combinar eritromicina se requerido	Nutrição enteral pós-pilórica, se oral inviável. Nutrição parenteral em último caso
Ondansetrona 4 mg EV 3×/dia Granisetrona 1 mg EV 2×/dia Proclorperazina 10 mg EV 3-4×/dia	Considerar jejunostomia endoscópica, infiltração de Botox do piloro
Inibidores de bomba de prótons, analgésicos e antidepressivos se necessário	Casos refratários: considerar estimulação eletrônica gástrica, piloromiotomia endoscópica

EV: endovenoso.
Fonte: elaboração do autor.

REFERÊNCIAS

1. Pasricha PJ, Parkman HP. Gastroparesis: definitions and diagnosis. Gastroenterol Clin North Am. 2015;44(1):1-7.
2. Rey E, Choung RS, Schleck CD, Zinsmeister AR, Talley NJ, Locke GR 3rd. Prevalence of hidden gastroparesis in the community: the gastroparesis "iceberg". J Neurogastroenterol Motil. 2012;18(1):34-42.
3. Jung HK, Choung RS, Locke GR 3rd , Schleck CD, Zinsmeister AR, Szarka LA et al. The incidence, prevalence, and outcomes of patients with gastroparesis in Olmsted County, Minnesota, from 1996 to 2006. Gastroenterology. 2009;136(4):1225-33.

4. Choung RS, Locke GR 3rd, Schleck CD, Zinsmeister AR, Melton LJ 3rd, Talley NJ. Risk of gastroparesis in subjects with type 1 and 2 diabetes in the general population. Am J Gastroenterol. 2012;107(1):82-8.
5. Kao CH, ChangLai SP, Chieng PU, Yen TC. Gastric emptying in head-injured patients. Am J Gastroenterol. 1998;93:1108-12.
6. Ritz MA, Fraser R, Edwards N, Di Matteo AC, Chapman M, Butler R et al. Delayed gastric emptying in ventilated critically ill patients: measurement by 13 C-octanoic acid breath test. Crit Care Med. 2001;29:1744-9.
7. Nguyen NQ, Ng MP, Chapman M, Fraser RJ, Holloway RH. The impact of admission diagnosis on gastric emptying in critically ill patients. Crit Care. 2007;11(1):R16.
8. Heyland DK, Tougas G, King D, Cook DJ. Impaired gastric emptying in mechanically ventilated, critically ill patients. Int Care Med. 1996;22:1339-44.
9. Camilleri M. Functional dyspepsia and gastroparesis. Dig Dis. 2016;34(5):491-9.
10. Soykan I, Sarosiek I, Sivri B, Mccallum RW. Demographic, clinical characteristics, psychological profiles, treatment and follow-up of gastroparesis. Dig Dis Sci. 1998;114:2398-404.
11. Quigley EMM. Critical care dysmotility: abnormal forgut motor function in the ICU/ITU patient. Gut. 2005;54:1351-2.
12. Blaser AR, Malbrain MLNG, Starkopf J, Fruhwald S, Jakob SM, De Waele J et al. Gastrointestinal function in intensive care patients: terminology, definitions and management. Recommendations of the ESICM working group on abdominal problems. Int Care Med. 2012;38(3):384-94.
13. Parkman HP. Idiopathic Gastroparesis. Gastroenterol Clin North Am. 2015;44:59-68.
14. Parkman HP. Upper GI disorders: pathophysiology and current therapeutic approaches. In: Greenwood-Van Meerveld B (ed.). Gastrointestinal pharmacology handbook of experimental pharmacology. Springer, USA; 2017. p.17-37.
15. Schvarcz E, Palmér M, Aman J, Horowitz M, Stridsberg M, Berne C. Physiological hyperglycemia slows gastric emptying in normal subjects and patients with insulin-dependent diabetes mellitus. Gastroenterology. 1997;113(1):60-6.
16. Chapple LA, Deane A. From dysmotility to virulent pathogens: implications of opioid use in the ICU. Curr Opin Crit Care. 2018;24(2):118-23.
17. De Winter BY, De Man JG. Interplay between inflammation, immune system and neuronal pathways: effect on gastrointestinal motility. World J Gastroenterol. 2010;16(44):5523-35.
18. Nematy M, O'Flynn JE, Wandrag L, Brynes AE, Brett SJ, Petterson M et al. Changes in appetite related gut hormones in intensive care unit patients: a pilot cohort study. Crit Care. 2006;10(1):R10.
19. Reddymasu SC, McCallum RW. Small intestinal bacterial overgrowth in gastroparesis: are there any predictors? J Clin Gastroenterol. 2010;44(1):e8-13.
20. Bharadwaj S, Meka K, Tandon P, Rathur A, Rivas JM, Vallabh H et al. Management of gastroparesis-associated malnutrition. J Dig Dis. 2016;17(5):285-94.
21. Parkman HP, Yates KP, Hasler WL, Nguyan L, Pasricha PJ, Snape WJ et al. Dietary intake and nutritional deficiencies in patients with diabetic or idiopathic gastroparesis. Gastroenterology. 2011;141(2):486-98, 498.e1-7.
22. Camilleri M, Parkman HP, Shafi MA, Abell TL, Gerson L, American College of Gastroenterology. Clinical guideline: management of gastroparesis. Am J Gastroenterol. 2013;108(1):18-37.
23. Rao SSC, Camilleri M, Hasler WL, Maurer AH, Parkman HP, Saad R et al. Evaluation of gastrointestinal transit in clinical practice: position paper of the American and European Neurogastroenterology and Motility Societies. Neurogastroenterol Motil. 2011;23(1):8-23.
24. Abell TL, Camilleri M, Donohoe K, Hasler WL, Lin HC, Maurer AH et al. Consensus recommendations for gastric emptying scintigraphy: a joint report of the American Neurogastroenterology and Motility Society and the Society of Nuclear Medicine. J Nucl Med Technol. 2008;36(1):44-54.
25. Bruno G, Lopetuso LR, Ianiro G, Laterza L, Gerardi V, Petito V et al. 13C-octanoic acid breath test to study gastric emptying time. Eur Rev Med Pharmacol Sci. 2013;17 Suppl 2:59-64.
26. Nguyen NQ, Bryant LK, Burgstad CM, Chapman M, Deane A, Bellon M et al. Gastric emptying measurement of liquid nutrients using the (13)C-octanoate breath test in critically ill patients: a comparison with scintigraphy. Intensive Care Med. 2013;39(7):1238-46.

27. Chapman MJ, Besanko LK, Burgstad CM, Fraser RJ, Bellon M, O'Connor S et al. Gastric emptying of a liquid nutrient meal in the critically ill: relationship between scintigraphic and carbon breath test measurement. Gut. 2011;60(10):1336-43.

28. Parkman HP. Assessment of gastric emptying and small-bowel motility: scintigraphy, breath tests, manometry, and SmartPill. Gastrointest Endosc Clin N Am. 2009;19(1):49-55.

29. Tran K, Brun R, Kuo B. Evaluation of regional and whole gut motility using the wireless motility capsule: relevance in clinical practice. Therap Adv Gastroenterol. 2012;5(4):249-60.

30. Farmer AD, Scott SM, Hobson AR. Gastrointestinal motility revisited: The wireless motility capsule. United European Gastroenterol J. 2013;1(6):413-21.

31. Saad RJ, Hasler WL. A technical review and clinical assessment of the wireless motility capsule. Gastroenterol Hepatol (NY). 2011;7(12):795-804.

32. Pai SL, Bojaxhi E, Logvinov II, Porter S, Feinglass NG, Robards CB et al. Gastric emptying of "clear liquid drinks" assessed with gastric ultrasonography: a blinded, randomized pilot study. Minerva Anestesiol. 2020;86(2):165-71.

33. Khalaf A, Hoad CL, Blackshaw E, Alyami J, Spiller RC, Gowland PA et al. Simultaneous measurement of gastric emptying of a soup test meal using mri and gamma scintigraphy. Diagnostics (Basel). 2020;10(3):170.

34. McMahon MM, Nystrom E, Braunschweig C, Miles J, Compher C, American Society for Parenteral and Enteral Nutrition (A.S.P.E.N.) Board of Directors, American Society for Parenteral and Enteral Nutrition. A.S.P.E.N. clinical guidelines: nutrition support of adult patients with hyperglycemia. JPEN J Parenter Enteral Nutr. 2013;37(1):23-36.

35. Davidson P, Kwiatkowski CA, Wien M. Management of hyperglycemia and enteral nutrition in the hospitalized patient. Nutr Clin Pract. 2015;30(5):652-9.

36. Camilleri M. Diabetic gastroparesis. New England Journal of Medicine. 2007;356:820-9.

37. Vijayvargiya P, Camilleri M, Chedid V, Mandawat A, Erwin PJ, Murad MH. Effects of promotility agents on gastric emptying and symptoms: a systematic review and meta-analysis. Gastroenterology. 2019;156(6):1650-60.

38. Lewis K, Alqahtani Z, Mcintyre L, Almenawer S, Alshamsi F, Rhodes A et al. The efficacy and safety of prokinetic agents in critically ill patients receiving enteral nutrition: a systematic review and meta-analysis of randomized trials. Crit Care. 2016;20(1):259.

39. Nguyen NQ, Yi Mei SLC. Current issues on safety of prokinetics in critically ill patients with feed intolerance. Ther Adv Drug Saf. 2011;2(5):197-204.

40. Jooste CA, Mustoe J, Collee G. Metoclopramide improves gastric motility in critically ill patients. Intensive Care Med. 1999;25(5):464-8.

41. Sarosiek I, Bashashati M, McCallum RW. Safety of treatment for gastroparesis. Expert Opin Drug Saf. 2016;15(7):937-45.

42. Hu B, Ye H, Sun C, Zhang Y, Lao Z, Wu F et al. Metoclopramide or domperidone improves post-pyloric placement of spiral nasojejunal tubes in critically ill patients: a prospective, multicenter, open-label, randomized, controlled clinical trial. Crit Care. 2015;19(1):61.

43. Schey R, Saadi M, Midani D, Roberts AC, Parupalli R, Parkman HP. Domperidone to treat symptoms of gastroparesis: benefits and side effects from a large single-center cohort. Digest Dis Sci. 2016;61(12):3545-551.

44. Acosta A, Camilleri M. Prokinetics in gastroparesis. Gastroenterol Clin North Am. 2015;44(1):97-111.

45. Dive A, Miesse C, Galanti L, Jamart J, Evrard P, Gonzalez M et al. Effect of erythromycin on gastric motility in mechanically ventilated critically ill patients: a double-blind, randomized, placebo-controlled study. Crit Care Med. 1995;23(8):1356-62.

46. Richards RD, Davenport K, McCallum RW. The treatment of idiopathic and diabetic gastroparesis with acute intravenous and chronic oral erythromycin. Am J Gastroenterol. 1993;88(2):203-7.

47. Larson JM, Tavakkoli A, Drane WE, Toskes PP, Moshiree B. Advantages of azithromycin over erythromycin in improving the gastric emptying half-time in adult patients with gastroparesis. J Neurogastroenterol Motil. 2010;16(4):407-13.

48. Potter TG, Snider KR. Azithromycin for the treatment of gastroparesis. Ann Pharmacother. 2013;47(3):411-5.

49. Hersch M, Krasilnikov V, Helviz Y, Zevin S, Reissman P, Einav S. Prokinetic drugs for gastric emptying in critically ill ventilated patients: Analysis through breath testing. J Crit Care. 2015;30(3):655.e7-13.

50. Sanger GJ, Pasricha PJ. Investigational drug therapies for the treatment of gastroparesis. Expert Opin Investig Drugs. 2017;26(3):331-42.
51. Lembo A, Camilleri M, McCallum R, Sastre R, Breton C, Spence S et al. Relamorelin reduces vomiting frequency and severity and accelerates gastric emptying in adults with diabetic gastroparesis. Gastroenterology. 2016;151(1):87-96.e6.
52. Banh HL, MacLean C, Topp T, Hall R. The use of tegaserod in critically ill patients with impaired gastric motility. Clin Pharmacol Ther. 2005;77(6):583-6.
53. Carbone F, Van den Houte K, Clevers E, Andrews CN, Papathanasopoulos A, Holvoet L et al. Prucalopride in gastroparesis: a randomized placebo-controlled crossover study. Am J Gastroenterol. 2019;114(8):1265-74.
54. Hasler WL. Symptomatic management for gastroparesis: antiemetics, analgesics, and symptom modulators. Gastroenterol Clin North Am. 2015;44(1):113-26.
55. Pasricha PJ, Yates KP, Sarosiek I, McCallum RW, Abell TL, Koch KL et al. Aprepitant has mixed effects on nausea and reduces other symptoms in patients with gastroparesis and related disorders. Gastroenterology. 2018;154(1):65-76.e11.
56. Jehangir A, Parkman HP. Cannabinoid use in patients with gastroparesis and related disorders: prevalence and benefit. Am J Gastroenterol. 2019;114(6):945-53.
57. Wytiaz V, Homko C, Duffy F, Schey R, Parkman HP. Foods provoking and alleviating symptoms in gastroparesis: patient experiences. Dig Dis Sci. 2015;60(4):1052-8.
58. Olausson EA, Störsrud S, Grundin H, Isaksson M, Attvall S, Simrén M. A Small particle size diet reduces upper gastrointestinal symptoms in patients with diabetic gastroparesis: a randomized controlled trial. Am J Gastroenterol. 2014;109:375-85.
59. Jiang QJ, Jiang CF, Chen QT, Shi J, Shi B. Erythromycin for promoting the postpyloric placement of feeding tubes: a systematic review and meta-analysis. Gastroenterol Res Pract. 2018;2018:1671483.
60. Koopmann MC, Kudsk KA, Szotkowski MJ, Rees SM. A team-based protocol and electromagnetic technology eliminate feeding tube placement complications. Ann Surg. 2011;253(2):287-302.
61. Dellege MH. Small bowel access for jejunostomy feeding in Gastroparesis. In: Parkman HP, McCallum RW (eds.). Gastroparesis: pathophysiology, presentation and treatment. Totowa, NJ, USA: Humana Press; 2011. Chapter 28. p.341-52.
62. Rafferty GP, Tham TC. Endoscopic placement of enteral feeding tubes. World J Gastrointest Endosc. 2010;2(5):155-64.
63. Given MF, Hanson JJ, Lee MJ. Interventional radiology techniques for provision of enteral feeding. Cardiovasc Intervent Radiol. 2005;28(6):692-703.
64. McClave SA, Taylor BE, Martindale RG, Warren MM, Johnson DR, Braunschweig C et al. Guidelines for the provision and assessment of nutrition support therapy in the adult critically ill patient: Society of Critical Care Medicine (SCCM) and American Society for Parenteral and Enteral Nutrition (A.S.P.E.N.). J Parenter Enteral Nutr. 2016;40(2):159- 211.
65. Schlein K. Gastric versus small bowel feeding in critically ill adults. Nutr Clin Pract. 2016;31(4):514-22.
66. Davies AR, Morrison SS, Bailey MJ, Bellomo R, Cooper DJ, Doig GS et al. A multicenter, randomized controlled trial comparing early nasojejunal with nasogastric nutrition in critical illness. Crit Care Med. 2012;40(8):2342-8.
67. Montejo JC, Miñambres E, Bordejé L, Mesejo A, Acosta J, Heras A et al. Gastric residual volume during enteral nutrition in ICU patients: the REGANE study. Int Care Med. 2010;36(8):1386-93.
68. Alkhawaja S, Martin C, Butler RJ, Gwadry-Sridhar F. Post-pyloric versus gastric tube feeding for preventing pneumonia and improving nutritional outcomes in critically ill adults. Cochrane Database Syst Rev. 2015;2015(8):CD008875.
69. Rice TW, Mogan S, Hays MA, Bernard GR, Jensen GL, Wheeler AP. Randomized trial of initial trophic versus full-energy enteral nutrition in mechanically ventilated patients with acute respiratory failure. Crit Care Med. 2011;39(5):967-74.
70. Petrov RV, Bakhos CT, Abbas AE, Malik Z, Parkman HP. Endoscopic and surgical treatments for gastroparesis: What to do and whom to treat?. Gastroenterol Clin North Am. 2020;49(3):539-56.
71. Arts J, Holvoet L, Caenepeel P, Bisschops R, Sifrim D, Verbeke K et al. Clinical trial: a randomized-controlled crossover study of intrapyloric injection of botulinum toxin in gastroparesis. Aliment Pharmacol Ther. 2007;26(9):1251-8.

72. Friedenberg FK, Palit A, Parkman HP, Hanlon A, Nelson DB. Botulinum toxin A for the treatment of delayed gastric emptying. Am J Gastroenterol. 2008;103(2)416-23.

73. Coleski R, Anderson MA, Hasler WL. Factors associated with symptom response to pyloric injection of botulinum toxin in a large series of gastroparesis patients. Dig Dis Sci. 2009;54(12):2634-42.

74. Pasricha TS, Pasricha PJ. Botulinum toxin injection for treatment of gastroparesis. Gastrointest Endosc Clin N Am. 2019;29(1):97-106.

75. Ukleja A, Tandon K, Shah K, Alvarez A. Endoscopic botox injections in therapy of refractory gastroparesis. World J Gastrointest Endosc. 2015;7:790-8.

76. Khashab MA, Ngamruengphong S, Carr-Locke D, Bapaye A, Benias PC, Serouya S et al. Gastric per-oral endoscopic myotomy for refractory gastroparesis: results from the first multicenter study on endoscopic pyloromyotomy (with video). Gastrointest Endosc. 2017;85(1):123-8.

77. Rodriguez JH, Haskins IN, Strong AT, Plescia RL, Allemang MT, Butler RS et al. Per oral endoscopic pyloromyotomy for refractory gastroparesis: initial results from a single institution. Surg Endosc. 2017;31(12):5381-8.

78. Mohan BP, Chandan S, Jha LK, Khan SR, Kotagiri R, Kassab LL et al. Clinical efficacy of gastric per-oral endoscopic myotomy (G-POEM) in the treatment of refractory gastroparesis and predictors of outcomes: a systematic review and meta-analysis using surgical pyloroplasty as a comparator group. Surg Endosc. 2020;34(8):3352-67.

79. Meybodi MA, Qumseya BJ, Shakoor D, Lobner K, Vosoughi K, Ichkhanian Y et al. Efficacy and feasibility of G-POEM in management of patients with refractory gastroparesis: a systematic review and meta-analysis. Endosc Int Open. 2019;7(3):E322-E329.

80. Levinthal DJ, Bielefeldt K. Systematic review and meta-analysis: gastric electrical stimulation for gastroparesis. Auton Neurosci. 2017;202:45-55.

81. Heckert J, Sankineni A, Hughes WB, Harbison S, Parkman H. Gastric electric stimulation for refractory gastroparesis: a prospective analysis of 151 patients at a single center. Digest Dis Sci. 2016;61(1):168-75.

82. Lal N, Livemore S, Dunne D, Khan L. Gastric electrical stimulation with the enterra system: a systematic review. Gastroenterol Res Pract. 2015;2015:762972.

83. Weusten BLAM, Barret M, Bredenoord AJ, Familiari P, Gonzalez JM, van Hooft JE et al. Endoscopic management of gastrointestinal motility disorders – part 1: European Society of Gastrointestinal Endoscopy (ESGE) Guideline. Endoscopy. 2020;52(6):498-515.

84. Davis BR, Sarosiek I, Bashashati M, Alvarado B, McCallum RW. The long-term efficacy and safety of pyloroplasty combined with gastric electrical stimulation therapy in gastroparesis. J Gastrointest Surg. 2017;21(2):222-7.

85. Alicuben ET, Samaan JS, Houghton CC, Soffer E, Lipham JC, Samakar K. Sleeve gastrectomy as a novel procedure for gastroparesis. Am Surg. 2020;87(8):1287-91.

CAPÍTULO 35

INJÚRIA RENAL AGUDA NO PÓS-OPERATÓRIO E NO TRAUMA

Fernando Louzada Strufaldi
Luciana Gil Lutf

RESUMO

A injúria renal aguda (IRA) é definida pelo grupo Kdigo (Kidney Disease: Improving Global Outcomes) como um decréscimo abrupto da função renal. Trata-se de síndrome clínica que poderá evoluir ou não para a falência e necessidade de terapia de substituição renal (TSR), com múltiplas etiologias como doenças renais específicas (vasculites, glomerulopatias), não específicas (agressões nefrotóxicas) e extrarrenais (obstruções urinárias, hipovolemia). As condições predisponentes e as intervenções aqui recomendadas interessam sobremaneira ao cirurgião, posto que casos que enfrentam contextos de cirurgia, trauma e também de hemorragia ou sepse grave representam a mais vasta parcela da população de risco.

INTRODUÇÃO

A atual classificação de IRA é dada pelo Kdigo (Kidney Disease: Improving Global Outcomes) de 2012 (Quadro 1). Esses critérios baseiam-se nos valores de creatinina sérica e débito urinário. Apesar de amplamente aceita, a definição de IRA com base na creatinina pode incorrer em diversos problemas em virtude da própria natureza da molécula. Como subproduto da creatina dos músculos, sua concentração pode variar de acordo com massa muscular, ingesta proteica e status volêmico. Outro problema é que se trata de um marcador tardio, podendo demorar alguns dias para se elevar após a ocorrência do dano renal.[1]

QUADRO 1   Classificação de injúria renal aguda pelo Kdigo

Estágio	Creatinina sérica	Débito urinário
1	Aumento 1,5-1,9 × Cr basal em < 7 dias Ou Aumento ≥ 0,3 mg/dL em < 48 horas	< 0,5 mL/kg/h por 6 horas
2	Aumento 2-2,9 × Cr basal	< 0,5 mL/kg/h por 12 horas
3	Aumento ≥ 3 × Cr basal Ou Aumento para valores ≥ 4 mg/dL Ou Necessidade imediata de terapia de substituição renal	< 0,3 mL/kg/h por 24 horas Ou Anúria por > 12 horas

Cr: creatinina sérica; Kdigo: Kidney Disease: Improving Global Outcomes.
Fonte: Kdigo.[1]

IRA PÓS-OPERATÓRIA

Epidemiologia

O pós-operatório é o segundo contexto de IRA mais comum após a sepse. A incidência de IRA pós-operatória varia desde 6 até 49%.[2-4] As cirurgias cardíacas são as que apresentam maior incidência, seguidas pelas torácicas, ortopédicas, vasculares e abdominais.[3,5,6] Já as cirurgias de urgência carregam maior risco de IRA do que as eletivas.[5] Os fatores preditores incluem, portanto, cirurgia de urgência, cirurgia intraperitoneal, idade avançada e comorbidades prévias (diabetes *mellitus*, hipertensão arterial, insuficiência cardíaca) (Quadro 2).[2,7]

QUADRO 2   Preditores de injúria renal aguda no pós-operatório não cardíaco

Condição	*Hazard ratio* ajustada (IC 95%)
Cirurgia intraperitoneal	3,3 (2,4-4,7)
Insuficiência renal pré-operatória moderada	3,2 (2,8-3,7)
Insuficiência renal pré-operatória leve	3,1 (2,5-3,9)
Ascite	3 (2,2-4)
Insuficiência cardíaca	2 (1,4-3)
Cirurgia de urgência	1,9 (1,5-2,3)
Idade ≥ 56 anos	1,7 (1,4-2,2)
Diabetes *mellitus* insulino-dependente	1,7 (1,3-2,3)
Hipertensão arterial	1,5 (1,2-1,9)
Sexo masculino	1,4 (1,2-1,7)

Hazard ratio: taxa de risco (valores > 1 indicam risco aumentado); IC: intervalo de confiança.
Fonte: Romagnoli et al.;[2] Rebholz et al.[7]

Etiologia

O entendimento da origem do dano renal é de extrema importância, já que o tratamento e a abordagem dependem do substrato da injúria renal.[8] Muitas das causas atuam em mais de uma frente, levando à lesão renal combinada (Quadro 3).

- Hemodinâmica.
- Dano tubular.
- Obstrutiva.
- Congestão renal.
- Síndrome compartimental abdominal.

QUADRO 3 Fatores de risco para injúria renal aguda relacionada ao trauma

Intrínsecos	Subordinados ao trauma
Afrodescendência	Gravidade de lesões
Doença renal crônica	Trauma abdominal
Idade	Escala de coma de Glasgow
Diabetes *mellitus*	Escore Apache II
Hipertensão arterial sistêmica	Hipovolemia
Insuficiência cardíaca	Exposição a nefrotóxicos
	Uso de VMI ou vasopressores
	Sepse

Apache: *Acute Physiology and Chronic Health Evalution*; VMI: ventilação mecânica invasiva.
Fonte: Sovik et al.[9]

Hemodinâmica

Deriva de uma hipoperfusão renal. Mesmo episódios de hipotensão curtos (1 a 5 minutos) ou com valores não tão baixos de pressão arterial já são suficientes para causar dano renal.[4]

A hipoperfusão pode decorrer de eventos do intra ou do pós-operatório: sangramentos, aumento de perdas insensíveis, síndrome inflamatória do ato cirúrgico ou venodilatação excessiva causada por anestésicos. Merece destaque a circulação extracorpórea (CEC) ou o clampeamento de aorta, já que provocam hipofluxo direto do rim. Somam-se à síndrome inflamatória sistêmica (citocinas pró-inflamatórias) e à liberação de heme livre (por algum grau de hemólise), causando ainda maior dano renal. Pode ser crítica a utilização de drogas que afetam a autorregulação do fluxo renal: inibidores do sistema renina angiotensina aldosterona (SRAA) e anti-inflamatórios não esteroides (Aine). Estes podem prejudicar ainda mais a capacidade do rim de reagir à hipoperfusão e de ampliar a lesão renal.

Clinicamente, as IRA por hipoperfusão tendem a apresentar-se com níveis baixos de fração de excreção de sódio (< 1%) e ter boa resposta à expansão volêmica. Caso a hipoperfusão tenha sido prolongada, a lesão tubular prevalece e tais achados não estarão mais presentes.

Lesão tubular

A lesão tubular pode derivar de diversas fontes:

* Hipofluxo prolongado.
* Nefrotoxicidade de fatores inflamatórios liberados na cirurgia (destaque especial para a circulação extracorpórea e o clampeamento de aorta).
* Drogas nefrotóxicas:
    - Dano direto: certos antibióticos (aminoglicosídeos, vancomicina), contraste iodado, Aine.
    - Dano indireto (nefrite intersticial): cefalosporinas.
* Toxinas endógenas:
    - Rabdomiólise: mioglobina.
    - Hemólise: hemoglobina.

A lesão tubular apresenta níveis mais altos de sódio urinário (fração de excreção > 1%) e sem resposta à expansão volêmica. Sua diferenciação deve ser baseada no contexto clínico e em exames laboratoriais que indiquem alguma causa específica.

Pós-renal

Deriva de obstruções de vias urinárias, que podem decorrer de lesões no intraoperatório, especialmente de cirurgias urológicas, coloproctológicas e ginecológicas (ligadura acidental ou estenose de ureteres), ou mesmo de retenção urinária (drogas, hipertrofia prostática). São causas com potencial de cronificação, todavia suscetíveis de reversão total mediante tratamento específico (em especial desobstrução ou derivação das estenoses), quando reconhecidas e corrigidas precocemente. Tal deve ser feito com exames de imagem, como a ultrassonografia de rins e vias urinárias ou a tomografia sem contraste.

Congestão renal

Decorre de estados de hipervolemia em que há aumento de pressão venosa renal, impedindo o fluxo arterial adequado e precipitando queda da filtração glomerular. A hipervolemia pode derivar tanto de descompensação de quadros prévios, como insuficiência cardíaca, quanto de excesso de fluidos.

Síndrome compartimental abdominal

O aumento expressivo da pressão intra-abdominal no pós-operatório de cirurgia ou trauma não é incomum, e poderá resultar em compressão vascular renal, especialmente venosa. Cirurgias prolongadas com grande edema de alças intestinais, com sangramento inadequadamente controlado e drenado (formação de grandes coleções), e fechamentos de parede após laparotomias abertas muito apertados (perda de substância, reoperações difíceis, suturas totais ou em massa), são fatores de risco para tal condição. Trata-se de entidade potencialmente grave, associada a progressiva oligúria, assim como insuficiência respiratória por elevação dos diafragmas, necessitando de medidas descompressivas urgentes.

Elevações menos significativas e transitórias de pressão intra-abdominal, como nas insuflações de gás das cirurgias laparoscópicas, especialmente quando de longa duração, são capazes de reduzir levemente o débito urinário, sem que isso acarrete injúria renal em médio prazo.[3]

Investigação

O diagnóstico depende fundamentalmente dos valores de creatinina sérica e do débito urinário, contudo uma avaliação racional abrange outros aspectos relevantes:

* Clínicos:
  - Estado volêmico.
  - Pressão arterial atual e episódios prévios de hipotensão em todo o perioperatório.
  - Débito urinário.
* Laboratoriais:
  - Creatinina e ureia séricas (não apenas os valores absolutos, mas sua variação nos últimos dias e comparação com valores prévios).
  - Eletrólitos séricos (sódio, potássio, fósforo, cálcio, cloro).
  - Gasometria venosa.
  - Urina tipo 1.
* Imagem:
  - Ultrassonografia de rins e vias urinárias ou tomografia computadorizada sem contraste.

Manejo

O Kdigo elaborou um "pacote" (*bundle*) de medidas gerais a serem aplicadas a todos os pacientes (Quadros 4 e 5).[2,10] Em virtude do caráter multifatorial e de origem não renal da maioria das etiologias, as principais medidas para manejo da IRA são de suporte, não havendo intervenções farmacológicas diretas que reduzam o tempo para recuperação.

QUADRO 4   Causas fundamentais de lesão renal

	Mecanismo	Exemplos
Hemodinâmica	Hipovolemia real Hipovolemia relativa	Sangramento Vasodilatação por anestésicos, fatores inflamatórios
Dano tubular	Necrose tubular aguda Nefrotoxicidade direta Nefrotoxicidade indireta Toxinas endógenas	Hipovolemia prolongada, fatores inflamatórios da CEC/ clampeamento de aorta Aminoglicosídeos, vancomicina, contraste iodado, Aine Nefrite intersticial aguda Mioglobina, hemoglobina
Obstrutiva	Obstrução	Lesão intraoperatória, retenção urinária
Congestiva	Congestão venosa renal	Insuficiência cardíaca descompensada, hipervolemia
Hipertensão intra-abdominal	Síndrome compartimental	

Aine: anti-inflamatórios não esteroides; CEC: circulação extracorpórea.
Fonte: elaboração dos autores.

QUADRO 5   Pacote de medidas do Kdigo

Descontinuação de todos os nefrotóxicos (quando possível)
Garantir estado de euvolemia e pressão de perfusão
Considerar monitorização hemodinâmica funcional
Monitorização de creatinina sérica e débito urinário
Evitar hiperglicemia
Considerar alternativas a procedimentos com contraste iodado

Kdigo: *Kidney Disease: Improving Global Outcomes*.
Fonte: Kdigo.

Fluidoterapia

O objetivo primário deve ser tratar a hipovolemia, quando presente, guiado pelo exame clínico e, quando possível, por parâmetros objetivos como pressão venosa central (PVC) e pressão arterial invasiva (PAI); bem como por parâmetros dinâmicos, como a ultrassonografia seriada de veia cava inferior.

Cirurgia guiada por protocolo de recuperação acelerada (Eras)

Estudos com estratégias mais restritivas de fluidos no intraoperatório (protocolos tipo Eras) mostraram redução de complicações operatórias e menor permanência hospitalar, todavia sem dados claros sobre IRA e débito urinário. Já ensaios mais recentes com estratégias mais liberais de fluidos no intraoperatório são associados a menor incidência de IRA e diálise,[5,11,12] sem mostrar piora dos desfechos operatórios.

Hidratação venosa perioperatória

Os estudos *Salt-ED*,[13] *Basics*[14] e *Smart-Surg*[15] compararam o uso de soluções balanceadas (como Ringer lactato e Plasma-Lyte) com solução fisiológica (NaCl 0,9%). Nenhum desses mostrou diferença de desfechos principais, porém o *Salt-ED* e o *Smart-Surg* revelaram redução de alterações renais, o que o *Basics* não demonstrou. É sabido que o uso de grandes volumes de NaCl 0,9% leva à acidose hiperclorêmica, devendo ser evitado.[3] O uso de coloides, seja albumina ou coloides sintéticos, mostrou aumento de mortalidade, não sendo incluído em nenhuma rotina perioperatória.[3] Entretanto, poderá encontrar utilidade em contextos específicos.

O uso de diuréticos pode ser feito com o objetivo de controle da hipervolemia. Diuréticos de alça, como a furosemida, não são nefrotóxicos e podem ser muito úteis para atenuar o impacto de sobrecargas volêmicas potencialmente graves. Deve-se ter cuidado com o uso deles quando a causa da oligúria é hipovolemia, situação na qual podem potencializar a injúria renal na medida em que aumentam a depleção volêmica.

Tanto hipovolemia quanto hipervolemia têm influência direta em mortalidade,[5] a relação de fluidos e mortalidade exibindo uma curva em U. Dessa forma, o ideal é objetivar a euvolemia, não restringindo fluidos nos casos de hipovolemia, mas também evitando excessos, especialmente nos casos com baixa capacidade de manejo volêmico, como insuficiência cardíaca, hepatopatias e renais crônicos.[4]

Alvo hemodinâmico

A manutenção da perfusão renal é essencial no manejo da IRA. A hipoperfusão não só é causa de injúria renal, mas também um importante perpetuador de lesão. Assim, deve-se sempre objetivar valores mínimos de pressão arterial média (PAM) de 65 mmHg. No caso de pacientes hipertensos, valores mais elevados são aconselhados, com pressão sistólica dentro de uma variação de 10% dos valores basais apresentando benefício do ponto de vista renal.[3-5,16]

Quando não há resposta pressórica à expansão volêmica ou já há sobrecarga volêmica e a hipotensão persiste, o uso de drogas vasoativas se torna imperativo para manutenção de perfusão. Com relação a desfechos renais, não há diferença entre as diversas drogas vasoativas, prevalecendo a recomendação do Surviving Sepsis Campaign (ver capítulo sobre choque séptico) para a norepinefrina como droga de escolha inicial.[5]

Nefrotóxicos

A escolha de antibióticos deve ser baseada no contexto clínico e microbiológico, sempre levando em conta o potencial nefrotóxico da droga. Os aminoglicosídeos têm capacidade de acúmulo nas células tubulares e causam toxicidade direta, devendo ser evitados sempre que possível. Já a vancomicina tem sua toxicidade muito relacionada aos níveis séricos, sendo valores terapêuticos ideais entre 1,5 e 2 mg/dL, a depender da gravidade da infecção. Valores superiores são reconhecidamente tóxicos, sobretudo quando combinados com outros nefrotóxicos, como o betalactâmico piperacilina-tazobactam.[17]

Os Aine, apesar de muito utilizados como analgésicos no pós-operatório por reduzirem a produção de prostaglandinas, provocam vasoconstrição e causam injúria renal. Dessa forma, devem ser sempre evitados e trocados por analgésicos não nefrotóxicos.[5,17]

Os contrastes iodados venosos mais novos (isosmolares) vêm se provando menos tóxicos, especialmente quando administrados em menores quantidades. Apesar disso, sua toxicidade se mostra maior em pacientes já com outros fatores de risco para injúria renal: idade avançada, doença renal crônica, diabetes e uso concomitante de outros nefrotóxicos. Dessa forma, em um contexto de perioperatório, com múltiplas condições potencialmente prejudiciais do ponto de vista renal, devem ser evitados.

Exame contrastado perioperatório com iodo

Caso a utilização do contraste seja essencial para diagnóstico ou terapêutica, devem ser utilizados com hidratação venosa mediante soluções cristaloides de 6 a 12 horas antes e 4 a 12 horas depois com cerca de 100 mL/hora. Em casos de urgência podem-se recomendar protocolos mais curtos de 1 a 3 horas antes e 6 horas após. Não há evidências suficientes a favor de solução bicarbonatada (*versus* soro fisiológico) ou mesmo do uso do antioxidante N-acetilcisteína.[17,18]

Com relação aos inibidores do sistema renina-angiotensina-aldosterona (SRAA), não parecem onerar o risco de IRA ou hipotensão, desde que tenham sido iniciados mais de 2 semanas antes do ato cirúrgico.[17]

Terapia de substituição renal

Sua indicação geralmente deriva de um contexto clínico e de exames laboratoriais que indiquem refratariedade volêmica, hidreletrolítica ou ácido-base ao tratamento conservador. Não existem parâmetros bem definidos para início de terapia de substituição renal, de modo que a avaliação clínico-laboratorial do nefrologista é necessária.

IRA RELACIONADA AO TRAUMA

Consiste em uma das complicações fundamentais do trauma, tão comum quanto a coagulopatia, sendo obrigatório considerar essa possibilidade em todo politraumatizado; dos pacientes vítimas de trauma que necessitam de cuidados intensivos, 24% evoluem com IRA, e 10% destes requerem terapia de substituição renal em algum momento de sua evolução.[9] Pacientes que padecem de injúria renal aguda relacionada ao trauma (Traki, do inglês *trauma-related acute kidney injury*) estão sujeitos a maior risco relativo de morte, maior tempo de estadia em unidade de terapia intensiva (UTI) e de internação hospitalar e maiores gastos em termos de saúde pública.

Etiologia

Choque hemorrágico, lesão de isquemia-reperfusão, rabdomiólise, uso de drogas nefrotóxicas e complicações infecciosas podem desencadear e exacerbar a IRA relacionada ao trauma, particularmente na presença de fatores de risco preexistentes ou específicos do trauma. Lesão tecidual, hipóxia e isquemia expõem o organismo a padrões moleculares endógenos associados a danos (Damps), patógenos exógenos (Pamps) e estresse oxidativo, resultando em distúrbios macro e microcirculatórios no rim e alterando sua função.[19]

O manejo do paciente politraumatizado também pode promover e até mesmo agravar a IRA, com a intubação orotraqueal e ventilação mecânica; o aumento da pressão intratorácica por meio de pressão positiva causa redução do retorno venoso, podendo diminuir o débito cardíaco e aumentar a congestão venosa renal, que potencialmente compromete a microcirculação no rim. A necessidade de transfusão de hemocomponentes e hemoderivados em grande quantidade (protocolos de transfusão maciça) poderia ser um fator desencadeante de IRA, embora estudos de revisão não tenham demonstrado associação com mortalidade, tempo de estadia em UTI ou internação hospitalar total.[9]

O uso de drogas vasoativas também pode comprometer o fluxo sanguíneo renal por seu efeito vasoconstritor na microcirculação renal. Alguns protocolos de ressuscitação no trauma fazem uso da tomografia computadorizada de corpo inteiro em sua avaliação precoce, que exige regularmente a utilização de contraste iodado, que pode causar injúria renal; no entanto, o risco de IRA associada a esses agentes parece ser relativamente menor nessa população. Outros agentes a considerar são antibióticos, como nas fraturas expostas, grandes queimados, bem como nas infecções pós-operatórias e secundárias em geral.

Fisiopatologia do trauma e desdobramentos para função renal

O choque em geral reflete um desequilíbrio entre oferta e consumo de oxigênio. As respostas hemodinâmicas e metabólicas ao trauma e a hemorragia são caracterizadas por uma fase hipometabólica, seguida de uma fase hipermetabólica após ressuscitação. Após a restauração da perfusão tecidual, a fase hipermetabólica resulta em injúria de isquemia e reperfusão devida à formação de espécies reativas de oxigênio (ROS) e de nitrogênio (RNS).

Imunológico

A ativação da imunidade inata e do complemento, bem como alterações metabólicas desencadeadas no pós-trauma, podem fazer parte da base de indução da Traki. A ativação simultânea de componentes da imunidade inata, incluindo leucócitos, fatores da coagulação e proteínas do complemento, provoca inflamação, com consequente dano glomerular e tubular. Essa resposta imunológica é parte integral do intenso *crosstalk* (interação) pós-trauma entre os rins, sistema nervoso e outros órgãos, que acaba por agravar a disfunção multiorgânica.

A presença de traumatismo abdominal adicional ou de lesão pulmonar aguda leva a um aumento de Damps. Já os Pamps (p. ex., endotoxinas) podem aumentar de forma expressiva em decorrência do choque traumático-hemorrágico.

Poucos minutos após o trauma, a resposta imune inata é desencadeada pelo sistema nervoso autônomo e por interleucinas (IL-1 alfa, IL-6, IL-8), citocinas pró-inflamatórias como TNF-alfa e IFN-gama, e ainda por Damps liberados na circulação. Ocorre também a oclusão de pequenos vasos conhecida como imunotrombose, em sítios de lesões externas e internas; é um processo primitivo de "sobrevivência tecidual" que visa minimizar novas perdas sanguíneas e a invasão e expansão de microrganismos.

A rápida resposta celular pré-programada de leucócitos inclui não só a produção de citocinas mas também fagocitose, estresse oxidativo, liberação de proteases e a formação de armadilhas extracelulares, todas elas com papel de eliminação de tecidos danificados, bem como de depuração de agentes patogênicos e de indução de processos regenerativos. Em proporções moderadas, esta é, portanto, uma reação endógena protetora e salva-vidas. Caso se prolongue por agressão continuada ou outros fatores de perpetuação, torna-se deletéria e contribui para IRA e outras insuficiências orgânicas.

Endotelial

Após o trauma ocorre a rápida adesão, agregação e ativação de plaquetas na barreira endotelial danificada, onde colágeno e fator tecidual, geralmente situados nas estruturas subendoteliais, tornam-se expostos à circulação. Ocasionalmente, após trauma grave e choque hemorrágico, as plaquetas e os fatores de coagulação podem tornar-se excessivamente ativados, disfuncionais ou depletados, desencadeando coagulopatia induzida pelo trauma (TIC, do inglês *trauma induced coagulopathy*), ameaçadora da vida.

Mesmo em um endotélio não traumatizado, os mediadores inflamatórios liberados pela agressão podem induzir uma mudança de fenótipo endotelial pró-inflamatório, pró-oxidativo, pró-adesivo, pró-plaquetário e pró-coagulante, o que pode acometer a distância os capilares glomerulares, determinando injúria renal.

Hemodinâmico

Além do choque traumático e de sua complexa e abrangente resposta inflamatória, ocorrem alterações fisiopatológicas locais no rim. Por receber alto fluxo de sangue por minuto (em torno de 1.200 mL/minuto, o que corresponde a aproximadamente 25% do débito cardíaco), a taxa de extração de oxigênio no rim saudável não é habitualmente elevada, em que pese o substancial consumo de oxigênio. Já em regimes de baixo fluxo sanguíneo, ele não consegue aumentar sua taxa de extração de maneira proporcional à demanda, levando a dano tecidual principalmente em zonas de baixo fluxo, como sua porção medular (o córtex renal recebe aproximadamente 90% do fluxo sanguíneo e o medular, 10%), o que torna este último mais suscetível às injurias isquêmicas e hipóxia.

O trauma e a hemorragia ativam o sistema nervoso autônomo, particularmente o simpático-adrenérgico, com interações neuroendócrinas, tais como estimulação do eixo hipotálamo-hipófise-suprarrenal (HPA), do SRAA e da liberação de vasopressina, todos estes induzindo vasoconstrição em arteríolas aferente e eferente do glomérulo. Objetivam contrabalancear a redução de fluxo sanguíneo renal com o aumento da pressão glomerular, preservando a taxa de filtração glomerular (TFG), entretanto até certo limite.

Como assinalado, o trauma induz a produção das catecolaminas endógenas, como adrenalina e noradrenalina, bem como a de tromboxano A2 (TXA2), todos eles contribuindo para a vasoconstrição das arteríolas renais e comprometendo, assim, a hemodinâmica glomerular. O glomérulo resiste por algum tempo, pois é protegido por múltiplos sistemas de defesa inatos, porém o sistema tubular tem defesas limitadas, e sua menor tensão peritubular de oxigênio o torna ainda mais vulnerável às alterações induzidas por trauma.

Manejo da injúria renal aguda relacionada ao trauma

Em decorrência de a natureza da IRA relacionada ao trauma ser multifatorial e de tais fatores interagirem de maneira tão complexa e variável (p. ex., a severidade do trauma somada à necessidade de transfusão sanguínea maciça, podendo resultar adicionalmente em imunossupressão secundária), seu manejo requer sobretudo prevenção de danos secundários, em particular por meio da redução da exposição de nefrotoxinas e prevenção de complicações importantes como a sepse.

Isso não significa que o choque e as agressões iniciais devam ser negligenciados. A melhor abordagem nesses casos deve ser abrangente e multidisciplinar. Os regimes de "ressuscitação com controle de danos" recomendam uma administração restrita de cristaloides, evitando a reanimação com excessivos volumes, o que promove edema intracelular, bem como um aumento da geração de espécies reativas de oxigênio (ROS) com o subsequente avanço da inflamação. A estabilização da circulação previne isquemia dos tecidos e restaura a perfusão dos órgãos. Incluem-se na resposta do eixo HPA níveis inicialmente aumentados de corticosteroides que suprimem por um tempo a resposta inflamatória, sugerindo que os glicocorticoides podem se revestir de algum efeito renoprotetor.

SITUAÇÕES ESPECIAIS

Rabdomiólise

Característica da síndrome do esmagamento ou desmoronamento (*crush syndrome*), sua ocorrência tende a ser modernamente sobrepujada, pelo menos na ausência de guerras, terremotos e desabamentos de grandes prédios, pontes ou viadutos, pela cirurgia bariátrica. Isso sucede principalmente nos superobesos, quando o tempo cirúrgico se alonga muito e a mesa operatória não foi protegida com coxins ou almofadas embaixo da cintura pélvica (para escapular também é aconselhável), o que pode ensejar lise do tecido muscular pelo simples peso do paciente. A rabdomiólise é, portanto, a necrose aguda da musculatura estriada (esquelética) com liberação de seu conteúdo celular para a circulação, incluindo eletrólitos, mioglobina, creatinoquinase (CK), aldolase, lactato desidrogenase, alanina aminotransferase e aspartato aminotransferase. Mais raramente é observada após múltiplos traumas de extremidades, oclusões de artérias maiores, síndromes compartimentais ou insuflação ressuscitativa por balão endovascular da aorta em hemorragias não responsivas de abdome ou pelve.

A definição laboratorial mais utilizada é CK > 5.000 UI/L, e notadamente > 20.000 UI/L, quando o papel na toxicidade renal da mioglobina é mais certo.[20] A lesão renal aguda é a complicação mais grave e sua mortalidade chega a quase 60% nos pacientes em UTI. A sobrevida em longo prazo entre doentes com rabdomiólise e lesão renal que superam a fase aguda é próxima de 80%, e a maioria destes alcança recuperação da função renal.[20]

A mioglobina é uma proteína vermelho-escura filtrada livremente pelo glomérulo, que aparece na urina apenas quando o limiar renal de mioglobina é excedido, sendo grosseiramente visível como urina castanho-avermelhada e refletindo níveis séricos de mioglobina acima de 100 mg/dL. O mecanismo pelo qual a rabdomiólise altera a TFG não é totalmente claro, porém evidências experimentais sugerem vasoconstrição intrarrenal, lesão tubular direta (sobretudo nos túbulos proximais) e isquêmica, ao lado de obstrução tubular (ao nível dos túbulos distais) pelo complexo mioglobina-proteína de Tamm-Horsfall. A mioglobina parece não ter qualquer efeito nefrotóxico marcado nos túbulos em meio mais alcalino (Quadro 6).

QUADRO 6   Abordagem e manejo da hipercalemia (K ≥ 5,5 mEq/L) na rabdomiólise (também outras situações agudas e progressivas*)

Dosar K sérico a cada 4 horas (quando CK > 60.000 U/L) e tratar agressivamente se curva de ascensão rápida
Obter ECG e atentar para alargamento de QRS, achatamento de onda P, onda T apiculada. Considerar monitorização cardíaca e internação em UTI com K > 6 mEq/L, anormalidades no ECG ou ascensão rápida de K
Dosar cálcio iônico. Hipocalcemia avançada agrava os efeitos elétricos da hipocalemia no miocárdio
Se ECG demonstrar irregularidades graves, administrar cálcio endovenoso em 10 minutos. Considerar infusão contínua se níveis baixos de cálcio * Gluconato de cálcio 10% (10-20 mL) + SF 100 mL (repetir se necessário)
Se K > 6 mEq/L, deve-se instituir medidas de internalização do K para dentro da célula (*shift*), de ação rápida porém temporária; início 10-30 minutos, duração 2-6 horas * Glicoinsulina: 10 unidades de insulina regular + 50 g de glicose (G 50% 100 mL ou SG 10% 500 mL), IV, de 4/4 h ou 6/6 h * Beta-2 agonistas inalatórios como o fenoterol ou salbutamol: 10 gotas + SF 5 mL até de 4/4 h * Bicarbonato de sódio se há acidose metabólica – 1 mEq/kg de peso, IV
Remover K do organismo com resinas quelantes, diurético de alça ou diálise** * Sorcal 30-60 g diluídos em 100 mL de manitol a 10 ou 20%, VO, de 8/8 h ou até de 4/4 h * Furosemida 40-80 mg, IV, até de 4/4 h

ECG: eletrocardiograma; G: glicose; IV: intravenoso; SF: soro fisiológico; SG: soro glicosado; UTI: unidade de terapia intensiva; VO: via oral.
* Sepse com disfunção renal, traumas graves com disfunção renal mesmo sem rabdomiólise, síndrome da lise tumoral pós-quimio/radioterapia, intoxicação por inibidores da enzima de conversão da angiotensina (como captopril ou enalapril).
** Certificar-se de que eventual desidratação foi previamente corrigida.
Fonte: elaboração dos autores.

Princípios essenciais de tratamento

Estudos de coortes demonstram que pacientes que desenvolveram IRA Kdigo 2-3 foram os que padeceram de maior atraso na ressuscitação volêmica (o sequestro de fluidos dentro do músculo danificado gera hipovolemia, além da ação de mediadores inflamatórios liberados na circulação ocasionando disfunção endotelial). Logo, a restituição do volume intravascular de forma precoce e agressiva com cristaloides é crucial em vítimas de desabamentos/grandes catástrofes. Na cirurgia bariátrica em pacientes de elevado risco (índice de massa corpórea > 50 e sobretudo > 60), além dos coxins já enfatizados, a hidratação intra e pós-operatória mais generosa também deve ser considerada, preferentemente com monitoração da pressão venosa central, objetivando prevenir sobrecarga circulatória.

Convém evitar grandes volumes apenas de soro fisiológico, alternando com outros soros, pois aquele contém grande quantidade de cloro, podendo precipitar a deletéria acidose hiperclorêmica, piorando um estado de acidemia muitas vezes presente. Muito se debate acerca da alcalinização urinária, que conta com um racional fisiopatológico (estudos em modelos animais de rabdomiólise), todavia não há evidência clínica de utilidade durante seu emprego rotineiro. Da mesma maneira, o uso de manitol não impede IRA, necessidade de diálise ou morte.[21]

Quando a lesão renal aguda é suficientemente grave para produzir hipercalemia refratária, acidose ou sobrecarga de volume, a TSR é indicada, em especial a hemodiálise intermitente, o que pode corrigir anomalias eletrolíticas de forma rápida e eficiente. Métodos contínuos, como a hemofiltração venovenosa contínua ou hemodiafiltração, mostraram alguma eficácia na remoção da mioglobina, principalmente com a utilização de filtros de alta permeabilidade e elevados volumes de ultrafiltração (convecção).

IRA NO GRANDE QUEIMADO

As lesões por queimadura e inalação de gases aquecidos são responsáveis por aproximadamente 265 mil mortes anualmente ao redor do mundo.[22] O risco de morte nessa população está fortemente associado à ocorrência de IRA; um quarto dos pacientes com queimaduras graves evolui com IRA, e essa condição está associada a uma mortalidade de 35%. Na pequena parcela de pacientes que recebe TSR (em torno de 3%), essa taxa pode chegar a 80%. A baixa indicação de TSR pode indicar relutância em iniciar o tratamento em virtude do potencial de eventos adversos ameaçadores relacionados à terapia (como infecção de corrente sanguínea relacionada a cateter ou sangramentos), ou ainda à percepção de futilidade terapêutica, dado o estado gravíssimo de muitos candidatos.

A fisiopatologia da IRA nesse contexto é multifatorial e pode ser dividida em três fases: uma primeira, "tóxica", em que ocorre hipovolemia acentuada, que conduz à hipoperfusão renal e medular; uma segunda, "inflamatória", que surge aproximadamente 48 horas depois do trauma térmico e se caracteriza por uma tempestade de citocinas inflamatórias, gerando alterações da microcirculação intrarrenal e ativação de mediadores pró-trombóticos que propiciam trombose intraglomerular. Ocorre também a descamação de células apoptóticas que induzem obstrução do lúmen tubular. Por fim, uma fase "tardia", só ocasionalmente identificada, quando ocorre IRA de forma isolada e não como parte da disfunção multiorgânica inicial, associada à elevação tardia de cálcio. Queimaduras elétricas graves (rede de alta voltagem, raios) podem causar lesões musculares profundas e induzir rabdomiólise, logo a lesão por mioglobina descrita anteriormente pode coexistir nesse cenário.

Tratamento no grande queimado

A ressuscitação volêmica é o pilar do manejo e prevenção de IRA no grande queimado; a expansão com cristaloides visa restabelecer a perfusão renal e de outros órgãos, e a maioria dos centros utiliza a fórmula de Parkland para esse fim (bvs-ms.saude.gov.br/bvs/publicacoes/cartilha_tratamento_emergencia_queimaduras.pdf). A consequência inevitável dessa reanimação de alto volume é a sobrecarga de fluidos; o uso de albumina poderia diminuir a sobrecarga hídrica e, assim, a incidência de hipertensão intra-abdominal, pressão venosa muito elevada e o risco de IRA.[23] Ainda não está claro se uma ressuscitação de menor volume se traduz em vantagens para essa população.

Quando os distúrbios eletrolíticos são graves e/ou o controle de volemia não é atingido apenas com diuréticos, a TSR está indicada. A utilização de métodos contínuos aparentemente está relacionada a melhores desfechos, porém isso foi demonstrado em estudo retrospectivo com amostra pequena. A anticoagulação locorregional com citrato é segura e indicada nesses pacientes que necessitam de múltiplas abordagens cirúrgicas para enxertia e debridamentos, os quais poderiam sofrer graves sangramentos durante a anticoagulação sistêmica usual.

REFERÊNCIAS

1. Kidney Disease: Improving Global Outcomes (Kdigo) Acute Kidney Injury Work Group. Kdigo clinical practice guideline for acute kidney injury. Kidney inter Suppl. 2012;2:1-138.
2. Romagnoli S, Ricci Z, Ronco C. Perioperative acute kidney injury: prevention, early recognition, and supportive measures. Nephron. 2018;140(2):105-10.
3. Gumbert SD, Kork F, Jackson ML, Vanga N, Ghebremichael SJ, Wang CY et al. Perioperative acute kidney injury. Anesthesiology. 2020;132(1):180-204.
4. Ostermann M, Cennamo A, Meersch M, Kunst G. A narrative review of the impact of surgery and anaesthesia on acute kidney injury. Anaesthesia. 2020;75(Suppl 1):e121-e133.
5. Canet E, Bellomo R. Perioperative renal protection. Curr Opin Crit Care. 2018;24(6):568-74.
6. Grams ME, Sang Y, Coresh J, Ballew S, Matsushita K, Molnar MZ et al. Acute kidney injury after major surgery: A retrospective analysis of Veterans Health Administration data. Am J Kidney Dis. 2016;67:872-80.
7. Rebholz CM, Inker LA, Chen Y, Liang M, Foster MC, Eckfeldt JH et al. Chronic Kidney Disease Biomarkers Consortium: Risk of ESRD and mortality associated with change in filtration markers. Am J Kidney Dis. 2017;70:551-60.
8. Zarbock A, Koyner JL, Hoste EAJ, Kellum JA. Update on perioperative acute kidney injury. Anesth Analg. 2018;127:1236-45.
9. Sovik S, Isachsen MS, Nordhuus KM, Tveiten CK, Eken T, Sunde K et al. Acute kidney injury in trauma patients admitted to the ICU: a systematic review and meta-analysis. Intensive Care Med. 2019;45(4):407-19.
10. Meersch M, Schmidt C, Hoffmeier A, Van Aken H, Wempe C, Gerss J et al. Prevention of cardiac surgery-associated AKI by implementing the KDIGO guidelines in high risk patients identified by biomarkers: the PrevAKI randomized controlled trial. Intensive Care Med. 2017;43:1551-61.
11. Myles PS, Bellomo R, Corcoran T, Forbes A, Peyton P, Story D et al.; Australian and New Zealand College of Anaesthetists Clinical Trials Network and the Australian and New Zealand Intensive Care Society Clinical Trials Group. Restrictive versus liberal fluid therapy for major abdominal surgery. N Engl J Med. 2018;378(24):2263-74.
12. Miller TE, Myles PS. Perioperative fluid therapy for major surgery. Anesthesiology. 2019;130:825-32.

13. Self WH, Semler MW, Wanderer JP, Wang L, Byrne DW, Collins SP et al.; SALT-ED Investigators. Balanced crystalloids versus saline in noncritically ill adults. N Engl J Med. 2018;378(9):819-28.
14. Zampieri FG, Machado FR, Biondi RS, Freitas FGR, Veiga VC, Figueiredo RC et al.; BaSICS investigators and the BRICNet members. Effect of intravenous fluid treatment with a balanced solution vs 0.9% saline solution on mortality in critically ill patients: The BaSICS randomized clinical trial. JAMA. 2021;326(9):1-12.
15. Semler MW, Self WH, Wanderer JP, Ehrenfeld JM, Wang L, Byrne DW et al.; SMART Investigators and the Pragmatic Critical Care Research Group. Balanced crystalloids versus saline in critically ill adults. N Engl J Med. 2018;378(9):829-39.
16. Futier E, Lefrant J-Y, Guinot P-G, Godet T, Lorne E, Cuvillon P et al., INPRESS Study Group. Effect of individualized vs standard blood pressure management strategies on postoperative organ dysfunction among high-risk patients undergoing major surgery: a randomized clinical trial. JAMA. 2017;318(14):1346-57.
17. Walker H, Bell S. Strategies to reduce perioperative nephrotoxicity. Semin Nephrol. 2019;39(5):442-53.
18. Mehran R, Dangas GD, Weisbord SD. Contrast-associated acute kidney injury. New Eng J Med. 2018;380:2146-55.
19. Messerer DAC, Halbgebauer R, Nilsson B, Pavenstädt H, Radermacher P, Huber-Lang M. Immunopathophysiology of trauma-related acute kidney injury. Nat Rev Nephrol. 2020;17(2): 91-111.
20. Bosch X, Poch E, Grau JM. Rhabdomyolysis and acute kidney injury. NEJM. 2009;361(1):62-72.
21. Brown CVR, Rhee P, Chan L, Evans K, Demetriades D, Velmahis GC. Preventing renal failure in patients with rhabdomyolysis: do bicarbonate and mannitol make a difference? J Trauma. 2004;56(6):1191-6.
22. Brusselaers N, Monstrey S, Colpaert K, Decruyenaere J, Blot SI, Hoste EAJ. Outcome of acute kidney injury in severe burns: a systematic review and meta-analysis. Intensive Care Med. 2010;36(6):915-25.
23. Arlati S, Storti E, Pradella V, Bucci L, Vitolo A, Pulici M. Decreased fluid volume to reduce organ damage: a new approach to burn shock resuscitation? A preliminary study. Resuscitation. 2007;72(3): 371-8.

CAPÍTULO 36

ABORDAGEM NO DANO RENAL PERIOPERATÓRIO

Antonio Fioccola
Stefano Romagnoli

RESUMO

A injúria renal aguda (IRA) é uma complicação comum em cirurgia, notadamente após intervenções de grande envergadura ou de emergência. Distintos marcadores de lesão renal para diagnóstico precoce são disponíveis (lipocalina associada à gelatinase de neutrófilos [NGAL, do inglês *neutrophil gelatinase associated lipocalin*], metaloproteinase inibidora de tecido 2 [TIMP-2], fator de crescimento semelhante à insulina [IGFBP7], cistatina C), entretanto com utilização clínica ainda debatida. Certas comorbidades são críticas para o risco de IRA, como diabetes *mellitus*, insuficiência cardíaca e insuficiência renal crônica, aconselhando-se medidas preventivas e terapêuticas antes da intervenção e durante todo o perioperatório. Sepse, choque, transfusão incompatível e drogas nefrotóxicas são notórios precipitantes da complicação. Tratamento conservador (fluidos) e invasivo (tratamentos de suporte renal) são as prescrições mais adotadas depois que o problema se instala.

AVALIAÇÃO PRÉ-OPERATÓRIA

Ela se inicia com a averiguação das comorbidades associadas à IRA. As mais relevantes são insuficiência renal crônica (IRC), diabetes *mellitus*, insuficiência cardíaca e cirrose hepática. As diretrizes da Kidney Disease: Improving Global Outcomes (Kdigo) classificam o quadro com base unicamente na creatinina sérica e no débito urinário (UO) (Quadro 1).[1,2] Nos Estados Unidos da América, 12% das hospitalizações gerais se complicam com IRA, um marcante elemento de morbidade e mortalidade.[3] O problema apresenta desdobramentos ainda mais sérios, na medida em que se configura como fator de risco para IRC e doença renal em estágio final, duas condições que consomem fortunas em recursos de saúde e deprimem acentuadamente a qualidade de vida.[4] A sociedade Enhanced Recovery After Surgery (Eras) delineia extensa lista de preditores independentes de IRA após cirurgia não cardíaca: idade > 56 anos, gênero masculino, operação de emergência, cirurgia intraperitoneal, diabetes *mellitus* requerendo medicação, seja oral, seja insulina, insuficiência cardíaca congestiva sintomática, ascite, hipertensão arterial e insuficiência renal crônica leve ou moderada.[5]

Taxa de filtração glomerular e gravidade do quadro

A partir da dosagem de creatinina há diferentes fórmulas para estimar a taxa de filtração glomerular (TFG), sendo mais populares as de Cockcroft-Gault e a da Chronic Kidney Disease Epidemiology Collaboration (CKD-EPI).[6] A padronização da Kdigo contempla cinco estágios de IRC alicerçados na taxa de filtração glomerular[7] (Tabela 1).

Note-se que para injúria renal aguda, não crônica, os critérios usualmente adotados diferem. Um deles, clínico e estribado na diurese, preconiza um período de transição ou preliminar, quando o enfermo se expõe aos fatores de risco (choque, sepse, transfusão incompatível, droga nefrotóxica); seguem-se as etapas oligúrica ou anúrica, seguidas da poliúrica e, finalmente, da resolução do quadro. Todavia, a lesão pode iniciar sem a oligúria inicial, com manutenção da diurese. Outra normatização admite, a partir da creatinina e da diurese, três períodos: I) creatinina 1,5 a 1,9 vez a inicial ou elevação superior a 0,3 mg/100 mL, com volume urinário menor que 0,5 mL/kg/h durante 6 horas; II) creatinina 2 a 2,9 vezes a basal, a mesma diurese por 12 horas; III) creatinina acima de 3 vezes a basal ou elevação superior a 4 mg/100 mL, ou ainda exigindo hemodiálise independentemente de outros fatores.

QUADRO 1   Classificação da injúria renal aguda segundo a padronização *2012 Kidney Disease: Improving Global Outcomes/Kdigo clinical practice*

Fase	Creatinina sérica	Débito urinário
1	> 1,5-1,9 vez o valor inicial ou > 0,3 mg/dL de elevação	< 0,5 mL/kg/h 6-12 h
2	> 2-2,9 vezes o valor inicial	< 0,5 mL/kg/h por > 12 h
3	>3 vezes o valor inicial ou elevação de mais de > 4 mg/dL ou necessidade de TRR ou queda da eTFG < 18 mL/min/1,73 m² (para menores de 18 anos)	< 0,3 mL/kg/h por > 24 h anúria por > 12 h

eTFG: taxa de filtração glomerular estimada; TRR: terapia de reposição renal.
Fonte: Walther et al.;[1] Kdigo;[2] Khwaja.[63]

TABELA 1   Classificação da doença renal crônica segundo a norma *2012 Kidney Disease: Improving Global Outcomes/Kdigo clinical practice guideline CKD classification*

Fase	Filtração glomerular (mL/min/1,73 m²)
G1 (Função normal ou aumentada)	> 90
G2 (Redução leve)	60-89
G3a (Redução moderada)	45-59
G3b (Diminuição funcional grave)	30-44
G4 (Diminuição muito grave)	15-29
G5 (Insuficiência renal)	< 15

Fonte: Milik e Hrynkiewicz;[7] Khwaja.[63]

DIABETES *MELLITUS*

Nesta enfermidade o controle e a correção da glicemia e da hemoglobina glicada são mandatórios. A fisiopatologia enfoca principalmente a ativação do sistema renina-angiotensina-aldosterona (SRAA) e o acúmulo de produtos avançados da glicosilação (AGE, do inglês *advanced glycation end-products*). Nesta população a hiperglicemia acentua a atividade dos cotransportadores de sódio-glicose, notadamente no túbulo proximal (SGLT1 e SGLT2), propiciando a reabsorção de glicose tubular. Com o sódio sendo coabsorvido, ele estimula menos a *macula densa*, região especializada do túbulo distal, o que ativa o sistema SRAA, com elevação da filtração glomerular pela angiotensina, ao lado de outros mecanismos.[8] Isso é proeminente sobretudo na fase poliúrica da moléstia, com débito urinário alto e microalbuminúria. Essa sobrecarga é deletéria para o glomérulo e incentiva a glomeruloesclerose.[9]

Os produtos avançados da glicosilação, como sabido, são proteínas e lípides endógenos molecularmente alterados pela exposição à hiperglicemia. Alguns deles são incriminados por promover inflamação celular e fibrose, notadamente nefroesclerose e dano glomerular, fatores de deterioração da função renal.[10] Note-se que, a despeito das evidências, esse é um tema controverso, alguns direcionando mais o impacto dos AGE para enfermidades neurológicas que para renais.

Insuficiência cardíaca congestiva

São admitidas cinco síndromes cardiorrenais (SCR), relacionadas ao diálogo coração-rim.[11] A SCR-2 configura precisamente o dano renal agudo secundário à insuficiência cardíaca. Nesta última condição o débito cardíaco restrito e a elevação da pressão venosa central comprometem a perfusão renal e a filtração glomerular. Agrega-se a ativação do sistema SRAA e outras vias de sinalização que deflagram resistência a diuréticos, oligoanúria, edema e remodelação renal, podendo desembocar na necrose tubular aguda (NTA).[12]

Preconiza-se, consequentemente, avaliação cardiológica pré-cirúrgica em todos os casos de insuficiência cardíaca congestiva ou dano estrutural do coração, tais como miocardiopatias valvulares ou isquêmicas, conferindo simultaneamente as condições de função renal.

VIGILÂNCIA CARDÍACA INTRAOPERATÓRIA EM CIRURGIA GERAL

Desempenho cardíaco

Em pacientes candidatos a extensas cirurgias, mesmo não cardíacas, com comorbidades significativas, ou que perderão muitos fluidos na intervenção, é vantajoso monitorar o débito cardíaco (DC).[13] Técnicas invasivas como a termodiluição (padrão--ouro), que depende de um cateter de artéria pulmonar, ou ecocardiografia transtorácica ou transesofágica, também dispendiosas e especializadas, são geralmente reservadas para intervenções cardíacas ou pacientes de risco muito elevado. Há alternativas um pouco menos complicadas para estimar a pré-carga do coração, especialmente quando uma artéria foi disponibilizada para monitoração contínua da pressão arterial. São eles os analisadores da onda de contração arterial, que fornecem um débito cardíaco indireto, a exemplo do *Pressure Recording Analytical Method* (PRAM; Vygon, France) e do *FloTrac/Vigileo EV-1000* (Edwards Lifesciences, Irvine, CA, USA).[14]

Reposição de fluidos e controle da resposta

A manutenção de uma volemia satisfatória (euvolemia) poderá ser afetada por jejum pré-operatório e reposição inadequada das perdas intraoperatórias. A hipovolemia reduz o débito cardíaco conforme previsto pela lei de Frank-Starling, impactando o afluxo de oxigênio ao rim e outros órgãos, com risco de NTA e comprometimento renal global.[13]

Índices dinâmicos como variação da pressão de pulso (VPP), ou ainda do volume sistólico (sangue ejetado pelo ventrículo em cada contração, e não por minuto como o débito cardíaco) (VVS), são oportunos para averiguar a responsividade cardiovascular à reposição de fluidos. Maior diferença sistólico-diastólica da VPP entre a inspiração e a expiração ou alterações da VVS são compatíveis com hipovolemia. Medidores não invasivos, como os manguitos de dedo Clear Sight (Edwards Lifesciences, Irvine, CA, USA) ou Finapres Nova (Finapres Medical Systems, Enschede, Holanda), fornecem valiosas informações com confiabilidade aceitável e poderão dispensar o cateterismo de artéria pulmonar, de invasividade substancialmente maior. Geralmente uma carga de cristaloides intravenosa, guiada por esses índices, beneficiará a pré-carga e elevará o débito cardíaco.

Concentração de hemoglobina

Note-se que esses índices padecem de restrições. São mais precisos na respiração mecânica e não na espontânea. Perdem reprodutibilidade também em circunstâncias como fibrilação ou taquicardia atrial, cirurgia torácica a céu aberto ou cirurgia pediátrica, disfunção do ventrículo direito e aumento da pressão intra-abdominal (incluindo procedimentos laparoscópicos com significativa insuflação de CO_2.[15,16] Diante desses impedimentos e especialmente se a operação não envolve maiores riscos, medidas seriadas da hemoglobina têm sido utilizadas há mais de meio século para fornecer pistas sobre hemoconcentração (hipovolemia na etapa inicial, com elevação da hemoglobina) ou, contrariamente, hemodiluição (sobrecarga hídrica diluindo a hemoglobina circulante). Estas evidentemente são preliminares e, caso positivas, devem ser confirmadas por outras metodologias. A premissa é que a intervenção não envolva grandes sangramentos nem exija transfusões de sangue ou glóbulos, ou ainda de cristaloides e/ou coloides em volume apreciável, o que invalidaria as interpretações da hemoglobina.[17]

Prevenção da hipervolemia

Quando o volume intravascular se expande por excesso de aporte de fluidos, a pressão venosa central tende a aumentar, e isso favorece o edema renal. O rim é um órgão encapsulado, e o aumento da pressão intraparenquimatosa pode conduzir a uma síndrome compartimental com hipoperfusão e disfunção do órgão.[18-20]

Soluções de coloides

Os expansores plasmáticos artificiais de natureza coloide são soluções aquosas contendo uma suspensão de partículas orgânicas insolúveis. Historicamente isso se iniciou com os dextranos, seguindo-se gelatinas e diferentes preparados de hidroxietilamido. Seu uso como substitutos do sangue na hipovolemia para elevar o débito cardíaco não foi endossado por estudos prospectivos randomizados. Em comparação com soro fisiológico ou soluções eletrolíticas balanceadas em contextos de grandes perdas, seguiram-se mortalidade e nefrotoxicidade mais acentuadas.[21,22]

Os amidos e dextranos podem precipitar coagulopatia e sangramento, e pacientes alérgicos às gelatinas poderão manifestar choque anafilático. Na Europa e nos Estados Unidos todos esses produtos tiveram a licença comercial revogada entre 2013 e 2018. Subsequentemente, as vendas foram autorizadas somente para hidroxietilamido de baixo peso molecular, no manejo do choque hemorrágico, quando os cristaloides isolados não conseguem assegurar uma pressão arterial média > 65 mmHg.[18] A menor dose requerida deverá ser prescrita, para minimizar eventos adversos.

No caso do Voluven 6% (Fresenius-Kabi), todavia não de outros hidroxietilamidos, a FDA/EUA autoriza o emprego também profilático na hipovolemia, desde que opções mais seguras não se revelem suficientes ou disponíveis. Recente parecer da European Medicines Agency (EMA) antecipa possível exclusão completa de todos os coloides artificiais do mercado no futuro.[23] A albumina humana a 20% goza de indicações bem mais amplas pelo menos junto à FDA/EUA, abrangendo casos selecionados de choque, hipovolemia por grandes queimaduras, paracentese por ascite e até mesmo hipoalbuminemia da síndrome nefrótica e da hemodiálise.[24]

Expansores cristaloides

Considerados a primeira opção para reposição da volemia. À base de eletrólitos unicamente, iniciaram-se com o soro fisiológico (NaCl 0,9%, fornecendo 154 mEq/L de sódio e de cloro), há cerca de 140 anos (Hamburger, 1883). Em decorrência de um equívoco do proponente, fundamentado nas dosagens laboratoriais imprecisas da época, seu padrão eletrolítico não coincide muito com o do plasma. A consequência após grandes volumes poderá ser acidose metabólica hiperclorêmica e maior incidência de lesão renal, quando comparado com soluções balanceadas. Para muitos, a preferência deve recair sobre Ringer acetato ou lactato, ou ainda sobre mesclas eletrolíticas comerciais como Plasma-Lyte (Baxter Hospitalar).[25,26] A Tabela 2 permite familiarizar-se com as composições.

TABELA 2   Eletrólitos nas soluções cristaloides de uso comum (valores em mEq/L)

Descrição	Osmolalidade (mOsm/L)	Na+	Cl-	K+	Ca++	Mg++
Soro fisiológico (NaCl 0,9%)	308	154	154	0	0	0
Ringer lactato	275	130	109	4	3	0
Ringer acetato	294	140	98	5	0	0
Plasma-Lyte (Baxter)	294	140	98	5	0	3
Composição do plasma	285	135-150	95-105	3,5-5	1-1,5	1,4-1,6

Fonte: elaboração dos autores.

Jejum perioperatório

Trata-se de causa potencial de desidratação pré-cirúrgica, marcadamente em climas quentes (sem ar-condicionado), quando se inicia à noite e a intervenção só ocorrerá no final da manhã ou tarde do outro dia (18 ou mais horas sem fluidos). Em décadas recentes a sociedade Eras[5] e também a American Society of Anesthesiology (ASA) têm enfatizado em suas normativas a abstenção de líquidos claros orais apenas 2 horas antes da entrada no centro cirúrgico,[27] salvo contraindicações específicas.

No mesmo diapasão, a retomada da hidratação oral em cirurgias eletivas não complicadas deverá ser antecipada sempre que possível. Uma realimentação precoce não parece prejudicar anastomoses colorretais e reduz o tempo para a alta hospitalar.[28]

Procedimentos anestésicos e repercussões hemodinâmicas

A quetamina é o único anestésico geral que eleva a pressão arterial, sendo uma opção comum no choque hemorrágico e outras emergências.[29-31] A contrapartida é o aumento do trabalho cardíaco, devendo-se contraindicá-la para enfermos cardiopatas. Outros agentes de uso amplo, como propofol e os gases e inalantes, geralmente se seguem de vasodilatação sistêmica. Isso reduz a pressão de enchimento capilar, o retorno venoso e o débito cardíaco. Hipotensão e hipoperfusão poderão resultar, precipuamente, na indução anestésica.

A queda da pressão não é raridade, tampouco na anestesia locorregional, incluindo as técnicas neuroaxiais (raquianestesia, bloqueio peridural). Se a pressão arterial média permanecer por muito tempo < 65 mmHg, as chances de lesão renal aguda e agressão miocárdica crescerão.[26] A profilaxia se estriba na adequada hidratação, iniciando-se antes da indução da anestesia geral, ou simultaneamente aos procedimentos locorregionais. A vasodilatação e a hipotensão precipitadas por drogas podem ser antagonizadas por drogas simpatomiméticas como efedrina, metaraminol e fenilefrina. A atropina na qualidade de anticolinérgico encontra indicações se sucede uma bradicardia.

Otimização da profundidade anestésica

Uma ferramenta conveniente para prescrever dosagens precisas de anestésicos, sem exageros para mais ou para menos, é o monitor de eletroencefalograma processado (pEEG, p. ex., da Medtronic ou SedLine). O dispositivo analisa continuamente as ondas elétricas geradas no lobo frontal que refletem a intensidade da inconsciência e analgesia, permitindo um balanceamento exato entre condições hemodinâmicas e plano da anestesia.[32] Diminui tanto a possibilidade de queda da pressão arterial quanto de superficialização e agitação ou queixas por dor.

REPOSIÇÃO DO SANGRAMENTO OPERATÓRIO

A prevenção da anemia, hipovolemia, queda da pressão arterial e prejuízo da função renal sempre transitou pelas reposições de fluidos (cristaloides, transfusões de sangue ou derivados), eventualmente complementadas por drogas vasoativas. Um acesso venoso de grosso calibre deve ser colimado. Com uma agulha 16 G até 180 mL/min poderão ser infundidos, e com 14 G até 240 mL/min. Naturalmente, para reposições prolongadas um cateter intravenoso se faz mandatório.

Transfusão de glóbulos

O ponto de corte para sua prescrição costuma ser 7 g/100 mL.[33] Praticamente jamais estará indicada acima de 10 g/100 mL, pois o risco de eventos adversos excederá o potencial benefício no transporte e entrega de oxigênio (DO_2). Em portadores de transtornos cardiovasculares, insuficiência respiratória e operados de intervenções muito sangrantes (cardíacas e ortopédicas), muitos elevam o patamar inferior para 8 g/100 mL. Os efeitos colaterais abrangem hiperpotassemia, choque anafilático, lesão pulmonar aguda associada à transfusão (Trali, do inglês *transfusion-related acute lung injury*) e sobrecarga cardíaca deflagrada por transfusão (Taco, do inglês *transfusion-associated circulatory overload*).[34,35] As duas últimas são de difícil tratamento e seu prognóstico não é favorável. Ademais, sangue e derivados de procedência confiável são produtos escassos e dispendiosos, devendo-se, consequentemente, ponderar bastante sua indicação.

Recuperação do sangramento intraoperatório

Há décadas se utilizam sistemas de resgate do sangramento intraoperatório para transfusão ao próprio paciente, diminuindo destarte a necessidade de sangue exógeno, notadamente em intervenções cardiopulmonares. O sangue aspirado do campo operatório passa antes por anticoagulação (heparina ou citrato), centrifugação e lavagem. As contraindicações são utilização no campo operatório de soluções hipotônicas ou água estéril, o que poderia ocasionar hemólise, de produtos hemostáticos (colas antissangramento à base de fibrina ou trombina), ou de cimento ósseo, que por ser rico em cálcio também promove a coagulação. Muitos estendem os impedimentos para infecções locais ou generalizadas (sepse) e câncer em atividade, pois patógenos ou células malignas poderiam ser reinfundidos, com disseminação sistêmica.[36]

Vigilância renal pós-operatória

Esta é especialmente valiosa na vigência de quadros sépticos, ou quando drogas nefrotóxicas foram ou estão sendo administradas (antibióticos, contrastes radiológicos, anti-inflamatórios não esteroides (Aine).

SEPSE E CHOQUE SÉPTICO

A sepse é uma disfunção orgânica ameaçadora da vida, ocasionada pela resposta desregulada do organismo à infecção.[37,38] Quando combinada com instabilidade cardiovascular, a designação é de choque séptico. Trata-se de choque distributivo, com queda da resistência capilar e pressão de enchimento capilar reduzida, o que compromete a entrega de oxigênio aos tecidos (DO_2). O rim é um dos órgãos mais afetados, e o dano renal agudo poderá prontamente se instalar. Consoante as diretrizes da Surviving Sepsis Campaign (SSC) 2021,[37] os itens mais relevantes da abordagem são: 1) suporte hemodinâmico mediante fluidos intravenosos; 2) coleta e cultura urgente de todas as fontes suspeitadas de infecção; 3) antibioticoterapia empírica de largo espectro até a obtenção dos resultados das culturas; 4) drogas vasoativas caso a expansão com fluidos não logre resposta adequada; 5) drenagem cirúrgica ou microinvasiva caso uma coleção infectada seja identificada.

COMPENSAÇÃO HEMODINÂMICA COM FLUIDOS

Na etapa preliminar, a SSC sugere 30 mL/kg de cristaloides nas primeiras 3 horas do diagnóstico de choque séptico, visando à restauração da pressão arterial e à prevenção de hipoperfusão decorrente do choque distributivo. Com o objetivo de prevenir eventual sobrecarga hídrica, é essencial que medidas da pré-carga sejam providenciadas frequentemente, tais como ecocardiografia, índices dinâmicos como VPP e VVS, ao lado de uma apreciação clínica do estado hemodinâmico do enfermo.

ANTIBIOTICOTERAPIA DE AMPLO ESPECTRO

Assim que as distintas culturas são obtidas, o choque séptico deverá ser tratado com dois antibióticos, cobrindo patógenos tanto Gram-positivos como Gram-negativos. Isso é preconizado já para a primeira hora do diagnóstico. Nas oportunidades em que houver forte suspeita de enterobactérias multirresistentes (MDR, do inglês *multidrug-resistant*), dois produtos farmacológicos para Gram-negativos são a opção. Por outro lado, se as condições hemodinâmicas estiverem estáveis, a introdução dos antibióticos poderá ser retardada por até 3 horas, tendo como meta receber alguma informação do laboratório de microbiologia. Dessa forma o tratamento poderá ser menos às cegas e, em decorrência, mais terapêutico.

Em circunstâncias de baixa probabilidade de infecção e ausência de choque, a SSC aconselha um monitoramento atento, todavia só se prescrevem antibióticos se alguma cultura positiva for recebida. Nos imunocomprometidos, idosos ou longamente hospitalizados portadores de dispositivo invasivo, em que o risco de infecção por fungos é mais robusto, um agente antimicótico deverá ser agregado ao coquetel terapêutico.

MEDICAMENTOS VASOATIVOS

Nas eventualidades em que a carga de fluidos não estabilizar a pressão arterial, moléculas vasoativas serão requeridas. A primeira escolha recai sobre a noradrenalina, até 0,5 mcg/kg/min para noradrenalina-base e 1 mcg/kg/min para tartarato de noradrenalina.[39] Se com essas dosagens não se lograr sucesso (pressão arterial média > 65 mmHg), um segundo agente deverá ser acrescentado. A vasopressina é a melhor opção graças à sua ação vasoconstritiva pura. Levosimendan, uma droga sensível ao cálcio com propriedades inodilatadoras (Simdax, biolabfarma.com.br), foi contraindicada pela SSC no choque séptico, ainda que persistam debates na literatura.[40]

DRENAGEM/REMOÇÃO DO FOCO INFECCIOSO

Desde a Idade Média advoga-se que o sol não deve se pôr sobre um abscesso não drenado, apesar de que naquela época secreções nas feridas cirúrgicas eram designadas como *"pus laudabilis"* (pus elogiável), pois supunha-se que fossem indispensáveis para a cicatrização. Assim, uma drenagem aberta ou microinvasiva é prioridade absoluta no choque séptico, devendo ser conduzida nas primeiras horas. Obviamente, as técnicas de radiologia intervencionista, quando aplicáveis, são as de primeira escolha. Pacientes em choque séptico dificilmente toleram anestesia geral e procedimentos de grande envergadura, em especial quando há instabilidade hemodinâmica.

Faz parte desta etapa de tratamento o monitoramento da perfusão dos principais órgãos, bem como de sua função global, mediante ferramentas como escore de *Sequential Organ Failure Assessment* (*Sofa*). Os alvos colimados são: pressão arterial média > 65 mmHg, lactato < 2 mmol/L, diurese > 1 mL/kg/h, $ScVO_2/SvO_2$ > 70 a 75% (pressão parcial de oxigênio no sangue da metade superior do corpo/pressão parcial no sangue misto do coração direito).

ETAPAS DA PERFUSÃO E RESPOSTA RENAL

Como já assinalado, prevenir a queda da filtração glomerular mediante perfusão adequada do rim é crucial para evitar a lesão renal. Não é por outra razão que se inicia a ressuscitação com uma carga de fluidos, ainda que excesso de entusiasmo possa desencadear sobrecarga hídrica e formação de edema intersticial renal, danoso para o órgão. Note-se que, quando o paciente sobrevive, na fase de recuperação é comum instalar-se poliúria, quando os fluidos extracelulares acumulados (edema traumático) são reabsorvidos. Nesse período os edemas locais e sistêmicos tendem a regredir lentamente, por conta da reabsorção vascular, e a perfusão orgânica se normaliza.

Agentes nefrotóxicos

Anti-inflamatórios não esteroides (Aine): aliviam a dor e por isso são comumente prescritos no pós-operatório. Duas enzimas são inibidas, a cicloxigenase 1 e 2, com menor produção de prostaglandinas (PG) a partir do ácido araquidônico presente na alimentação e nos tecidos. As PG são vasodilatadoras e pró-inflamatórias. A partir de sua redução diminuem os processos inflamatórios locais e sistêmicos. Sucede que também modulam a perfusão renal, mediante vasodilatação da arteríola aferente do glomérulo, elevando a filtração glomerular.[41,42] Na insuficiência renal crônica e na aguda em evolução ocorre superexpressão de PG, especialmente PGE_2, em um processo de estabilização da TFG e proteção da perfusão renal. Seu bloqueio farmacológico, consequentemente, é indesejável nessas circunstâncias.

Enfermos com comorbidades e fatores de risco para dano agudo devem receber drogas alternativas. A perfusão deverá ser assegurada mediante hidratação generosa ao lado de diuréticos coadjuvantes. A ação nociva dos Aine é acentuada na presença de outros agentes nefrotóxicos, como contrastes radiológicos. Estes ocasionam vasoconstrição renal e também toxicidade direta, podendo desencadear uma necrose tubular aguda. Uma tomografia computadorizada poderá ser requerida logo após a intervenção operatória, por exemplo, para investigar possível coleção ou fístula gastrointestinal, hepato-pancreato-biliar ou geniturinária,[43] devendo-se ter presente tal risco.

Já se conta com contrastes iodados que são iso ou hipo-osmóticos, menos deletérios que as preparações hipertônicas do passado, o que reduziu as repercussões renais. Ainda assim, é prudente contraindicá-los na lesão aguda, ou na IRC com filtração glomerular < 30 mL/min/1,73 m^2 (estágio IV ou V).[44] Se não há alternativas à mão e o exame é imperioso, deve-se hidratar o paciente antes e depois, ao mesmo tempo que outras drogas nefrotóxicas são suspensas.

Metformina: este antidiabético é de excreção quase exclusivamente renal. Na vigência de deterioração da função renal, há risco de acidose láctica fatal. Se um exame contrastado com iodo está sendo contemplado na vigência de transtornos do órgão, convém suspender a metformina antes da cirurgia e só reintroduzi-la após 48 horas. O American College of Radiology dispensa da interrupção se não houver lesão aguda e a IRC for moderada (TFG > 45 mL/min/1,73 m^2).[44]

Os antimicrobianos que se seguem são igualmente nefrotóxicos, preponderantemente em associação com contraste iodado ou Aine ou na vigência de comorbidades, podendo gerar necrose tubular aguda ou nefrite intersticial.[45]

Aminoglicosídeos: é a mais tóxica das famílias. Sua excreção é 99% renal sem metabolização, sendo quase totalmente reabsorvidos no túbulo proximal. Os piores em sequência decrescente são gentamicina, tobramicina e amicacina.[46]

Glicopeptídios: a vancomicina é bastante utilizada para estáfilos resistentes (MRSA, *methicillin-resistant Staphylococcus aureus*), e outras infecções por Gram-positivos, como a colite por *Clostridioides difficile* (colite pseudomembranosa). A agressão renal surge após 4 a 8 dias de tratamento, especialmente em idosos fragilizados, em geral se aliviando com a eliminação do agente.[47]

Daptomicina: é um lipopeptídio contra Gram-positivos. Pode seguir-se de rabdomiólise (necrose de musculatura estriada) com aumento da mioglobina circulante e mioglobinúria, que são tóxicas para o rim. Diante da suspeita do quadro ou mesmo profilaticamente, são aconselhados hidratação e bicarbonato de sódio intravenosos para alcalinizar a urina.[48]

Colistina: uma polimixina antiga que não foi inteiramente abandonada, pois muitas vezes logra sucesso contra enterobactérias multirresistentes (MDR), tais como *Acinetobacter baumanii* e *Pseudomonas aeruginosa*. Ela ataca membranas celulares em geral, podendo seguir-se de neuro e nefrotoxicidade no hospedeiro.[49] A via tópica é mais segura, especialmente em forma de aerossol inalado, todavia só se presta para infecções respiratórias.

Indinavir, tenofovir e interferon alfa são antivirais relevantes para certas populações e entidades nosológicas, no entanto requerem monitorização diária da função renal,[50] tal como anfotericina B e caspofungina, dois antifúngicos prescritos para idosos, transplantados e outras eventualidades.

PROCEDIMENTOS TERAPÊUTICOS NEFROLÓGICOS: DIURÉTICOS E TERAPIAS DE REPOSIÇÃO RENAL

Uma vez instalada a alteração renal aguda, hidratação venosa e diuréticos são as primeiras providências para assegurar débito urinário mantido. A furosemida, que atua na alça de Henle, está entre as preferidas pela potente resposta e pelos escassos eventos adversos. A espirolactona é uma opção em casos hipopotassêmicos, e na alcalose metabólica a escolha poderá recair sobre inibidores da anidrase carbônica, como a acetazolamida, desde que se conceda bastante atenção para seu potencial impacto negativo sobre a função neurocognitiva.[51]

As terapias de reposição (TRR) ou de suporte (KST, do inglês *kidney support therapy*) são reservadas para casos com sobrecarga hídrica refratários aos diuréticos, graves desequilíbrios eletrolíticos, acidose metabólica ou síndrome urêmica progressiva.[52] No âmbito das TRR dispõem-se de hemodiálise intermitente (HDI) e de reposição renal contínua (TRRC). Nas duas eventualidades, uma membrana semipermeável e um dialisato removem solutos do sangue mediante dois processos: difusão, acionada pelo gradiente de concentração nos dois lados da membrana, e convecção, em que os solutos e também o fluido plasmático são transportados à custa do gradiente de pressão hidrostática gerado pelo sangue de um dos lados do hemofiltro.

Hemodiálise intermitente

Tipicamente é conduzida 3 vezes por semana, com 3 a 5 horas de duração.[1] Em portadores de enfermidade renal terminal usualmente se constrói uma fístula arteriovenosa em um dos antebraços. Na doença aguda isso não é mandatório, podendo-se executar a HDI com auxílio de um cateter temporário de hemodiálise. A eliminação de fluidos e eletrólitos costuma ser rápida, o que poderá ocasionar instabilidade hemodinâmica intradialítica. Esta é indesejável e deverá ser prontamente atendida, pois poderá acarretar hipoperfusão renal e piora do transtorno agudo.[53]

Hemodiálise contínua ou híbrida

A forma contínua atua seguidamente, ao passo que a híbrida fica a meio caminho entre a intermitente e a contínua. Nas duas hipóteses a filtração é mais suave que na HDI, sendo bastante indicada na unidade de terapia intensiva, onde muitos pacientes padecem de instabilidade hemodinâmica, a qual poderia piorar com a modalidade clássica ou se revelar inviável. Dependendo do uso primário de convecção ou difusão, conceituam-se as alternativas CVVH (somente convecção), CVVHD (apenas difusão) e CVVHDF (ambas). Uma complicação que diminui a eficácia do suporte renal é a coagulação do circuito extracorpóreo,[54] seja por coágulos sanguíneos propriamente ditos, seja ainda por deposição de proteínas na membrana de hemofiltração (*protein cakes*).[55] É corriqueiro, portanto, anticoagular o paciente, a partir de heparina por via sistêmica e/ou citrato aplicado regionalmente.[52]

Anticoagulação no paciente cirúrgico dialisado

Na anticoagulação sistêmica o tempo de tromboplastina parcial ativada (TTPa) deverá elevar-se para 1,5 a 2 vezes a faixa normal. Após intervenções cirúrgicas o risco de hemorragia não é negligenciável.[56,57] A heparina natural, e em menor proporção a de baixo peso molecular, associam-se potencialmente com plaquetopenia induzida por heparina, um fator adicional de sangramento.[58] Receando tais surpresas, alguns optam pela anticoagulação regional com citrato, que atenua a chance de perdas hemáticas e necessidade de transfusões.[59] O citrato, como sabido, quela o cálcio ionizado, bloqueando a cascata da coagulação.[59] Esse mineral é reintegrado do outro lado do filtro, visando à prevenção de hipocalcemia. Não obstante, perigos permanecem, sobretudo de distúrbios hidreletrolíticos e ácido-básicos.[52]

O citrato é metabolizado no fígado, gerando bicarbonato em uma razão molecular de 1:3. Poderá suceder, portanto, acúmulo de citrato no fígado e alcalose metabólica, quando a função hepática é normal ou moderadamente deprimida. Na hipótese de transtornos hemodinâmicos e baixa DO_2, ou ainda na insuficiência hepática aguda, o citrato não é metabolizado e a consequência será acidose metabólica.[60] Isso se traduz pela necessidade de vigilância do equilíbrio hidreletrolítico e ácido-básico sempre que se opta por essa modalidade de anticoagulação na TRRC, mormente nas primeiras horas. O acúmulo de citrato será denunciado por alcalose ou acidose metabólica conforme o desempenho hepático, e por aberrações no metabolismo do cálcio, como hipocalcemia e aumento da razão entre cálcio total e ionizado,[61] o que poderá determinar uma reavaliação da estratégia do citrato adotada.[62]

REFERÊNCIAS

1. Walther CP, Podoll AS, Finkel KW. Summary of clinical practice guidelines for acute kidney injury. Hosp Pract (1995). 2014;42:7-14.
2. KDIGO. Clinical Practice Guideline for Anemia in Chronic Kidney Disease. Kidney Int. 2012;(Suppl. 2):283-7.
3. Al-Jaghbeer M, Dealmeida D, Bilderback A, Ambrosino R, Kellum JA. Clinical decision support for in-hospital AKI. J Am Soc Nephrol. 2018;29:654-60.
4. Nissenson AR, Collins AJ, Hurley J, Petersen H, Pereira BJG, Steinberg EP. Opportunities for improving the care of patients with chronic renal insufficiency: Current practice patterns. J Am Soc Nephrol. 2001;12(8):1713-20.
5. Feldheiser A, Aziz O, Baldini G, Cox BPBW, Fearon KCH, Feldman LS et al. Enhanced Recovery After Surgery (ERAS) for gastrointestinal surgery, part 2: Consensus statement for anaesthesia practice. Acta Anaesthesiol Scand. 2016;60(3):289-334.
6. Inker LA, Eneanya ND, Coresh J, Tghiouart H, Wang D, Sang Y et al. New creatinine- and cystatin C-based equations to estimate GFR without race. N Engl J Med. 2021;385(19):1737-49.
7. Milik A, Hrynkiewicz E. On translation of LD, IL and SFC given according to IEC-61131 for hardware synthesis of reconfigurable logic controller. IFAC Proc. 2014;19:4477-83.
8. Tonneijck L, Muskiet MHA, Smits MM, van Bommel EJ, Heerspink HJL, van Raalte DH et al. Glomerular hyperfiltration in diabetes: mechanisms, clinical significance, and treatment. J Am Soc Nephrol. 2017;28(4):1023-39.
9. Chagnac A, Rozen-zvi B. Consequences of glomerular hyperfiltration: the role of physical forces in the pathogenesis of chronic kidney disease in diabetes and obesity. Nephron. 2019:143:38-42.
10. Sheetz MJ, King GL. Molecular understanding of hyperglycemia's adverse effects for diabetic complications. JAMA. 2013;288:2579-88.
11. Ronco C, Bellasi A, Di Lullo L. Cardiorenal syndrome: an overview. Adv Chronic Kidney Dis. 2018;25(5):382-90.
12. Hadjiphilippou S. Cardiorenal syndrome: review of our current understanding. J R Soc Med. 2016;109:12-7.
13. Myers BD, Miller DC, Mehigan JT, Olcott 4th CO, Golbetz H, Robertson CR et al. Nature of the renal injury following total renal ischemia in man. J Clin Invest. 1984;73(2):329-41.
14. Romagnoli S, Ricci Z, Romano SM, Dimizio F, Bonicolini E, Quattrone D et al. FloTrac/vigileoTM (third generation) and MostCare®/PRAM versus echocardiography for cardiac output estimation in vascular surgery. J Cardiothorac Vasc Anesth. 2013;27(6):1114-21.
15. Jeong DM, Ahn HJ, Park HW, Yang M, Kim JA, Park J. Stroke volume variationand pulse pressure variation are not useful for predicting fluid responsiveness in thoracic surgery. Anesth Analg. 2017;125:1158-65.
16. Shi R, Monnet X, Teboul JL. Parameters of fluid responsiveness. Curr Opin Crit Care. 2020;26:319-26.
17. Hahn RG. Volume kinetics for infusion fluids. Anesthesiology. 2010;113:470-81.
18. Perner A, Prowle J, Joannidis M, Young P, Hjortrup PB, Pettilä V. Fluid management in acute kidney injury. Intensive Care Med. 2017;43(6):807-15.
19. Chen KP, Cavender S, Lee J, Feng M, Mark RG, Celi LA et al. Peripheral edema, central venous pressure, and risk of AKI in critical illness. Clin J Am Soc Nephrol. 2016;11(4):602-8.
20. Raimundo M, Crichton S, Martin JR, Syed Y, Varrier M, Wyncoll D et al. Increased fluid administration after early acute kidney injury is associated with less renal recovery. Shock. 2015;44(5):431-7.
21. Myburgh JA, Finfer S, Bellomo R, Billot L, Cass A, Gattas D et al. Hydroxyethyl starch or saline for fluid resuscitation in intensive care. N Engl J Med. 2012;367(20):1901-11.
22. Perner A, Haase N, Guttormsen AB, Tenhunen J, Klemenzson G, Åneman A et al. Hydroxyethyl starch 130/0.42 versus Ringer's acetate in severe sepsis. N Engl J Med. 2012;367(2):124-34.
23. Andrus P, Dean A. Focused cardiac ultrasound. Glob Heart. 2013;8:299-303.
24. Munoz AC, Jain NK, Gupta M. Albumin colloid. Statpearls, 2022. Disponível em: ncbi.nlm.nih.gov/books/NBK534241. Acesso em: 12 abr. 2022.
25. Shaw AD, Bagshaw SM, Goldstein SL, Scherer LA, Duan M, Schermer CR et al. Major complications, mortality, and resource utilization after open abdominal surgery: 0.9% saline compared to plasma-lyte. Ann Surg. 2012;255(5):821-9.

26. Semler MW, Self WH, Wanderer JP, Ehrenfeld JM, Wang L, Byrne DW et al.; SMART Investigators and the pragmatic critical care research group. Balanced crystalloids versus saline in critically ill adults. N Engl J Med. 2018;378:829-39.

27. ASA. Practice guidelines for preoperative fasting and the use of pharmacologic agents to reduce the risk of pulmonary aspiration. Anesthesiology. 2017;126(3):376-93.

28. Weimann A, Braga M, Carli F, Higashiguchi T, Hübner M, Klel S et al. ESPEN guideline: Clinical nutrition in surgery. Clin Nutr. 2017;36(3):623-50.

29. Morris C, Perris A, Klein J, Mahoney P. Anaesthesia in haemodynamically compromised emergency patients: Does ketamine represent the best choice of induction agent? Anaesthesia. 2009;64:532-9.

30. Shaked G, Grinberg G, Sufaro Y, Douvdevani A, Shapira Y, Artru A et al. Ketamine delays mortality in an experimental model of hemorrhagic shock and subsequent sepsis. Resuscitation. 2009;80(8):935-9.

31. Gray LD, Morris C. The principles and conduct of anaesthesia for emergency surgery. Anaesthesia. 2013;68:14-29.

32. Purdon PL, Sampson A, Pavone KJ, Brown EN. Clinical electroencephalography for anesthesiologists: part i: background and basic signatures. Anesthesiology. 2015;123:937-60.

33. Carson JL, Guyatt G, Heddle NM, Grossman BJ, Cohn CS, Fung MK et al. Clinical practice guidelines from the AABB: Red blood cell transfusion thresholds and storage. JAMA. 2016;316(19):2025-35.

34. Moore SB. Transfusion-related acute lung injury (TRALI): clinical presentation, treatment, and prognosis. Crit Care Med. 2006;34(5/Suppl):s114-s117.

35. Land K, Wiersum J. Transfusion-associated circulatory overload (TACO) draft revised reporting criteria International Society of Blood Transfusion Working Party on Haemovigilance in collaboration with The International Haemovigilance Network. 1-4 (2017). Disponível em: aabb.org/docs/default-source/default-document-library/resources/taco-2018-definition.pdf?sfvrsn=e1bcfce4_0. Acesso em: 18 out. 2022.

36. Wu W-W, Zhang W-Y, Zhang W-H, Yang L, Deng X-Q, Ou M-C et al. Survival analysis of intraoperative blood salvage for patients with malignancy disease: A PRISMA-compliant systematic review and meta-analysis. Medicine (Baltimore). 2019;98(27):e16040.

37. Evans L, Rhodes A, Alhazzani W, Antonelli M, Coopersmith CM, French C et al. Surviving sepsis campaign: international guidelines for management of sepsis and septic shock 2021. Crit Care Med. 2021;49(11):e1063-e1143.

38. Kislitsina ON, Rich JD, Wilcox JE, Pham DT, Churyla A, Vorovich EB et al. Shock – Classification and pathophysiological principles of therapeutics. Curr Cardiol Rev. 2019;15(2):102-13.

39. Leone M, Goyer I, Levy B, Dünser MW, Asfar P, Jentzer JC. Dose of norepinephrine: the devil is in the details. Intensive Care Med. 2022;48(5):638-40.

40. Heringlake M, Alvarez J, Bettex D, Bouchez S, Fruhwald S, Girardis M et al. An update on levosimendan in acute cardiac care: applications and recommendations for optimal efficacy and safety. Expert Rev Cardiovasc Ther. 2021;19(4):325-35.

41. Dreischulte T, Morales DR, Bell S, Guthrie B. Combined use of nonsteroidal anti-inflammatory drugs with diuretics and/or renin-angiotensin system inhibitors in the community increases the risk of acute kidney injury. Kidney Int. 2015;88:396-403.

42. Horl WH. Nonsteroidal anti-inflammatory drugs and the kidney. Pharmaceuticals (Basel). 2010:3:2291-321.

43. Pintér I, Degrell P, Nagy J. Contrast medium induced nephropathy. Orv Hetil. 2005;146(48):2451-6.

44. Davenport MS, Dillman JR, Myles JD, Ellis JH. Contrast material-induced nephrotoxicity and intravenous low osmolality iodinated contrast material. Radiology. 2013;268:719-28.

45. Morales-Alvarez MC. Nephrotoxicity of antimicrobials and antibiotics. Adv Chronic Kidney Dis. 2020;27:31-7.

46. Rougier F, Claude D, Maurin M, Maire P. Aminoglycoside nephrotoxicity. Curr Drug Targets – Infect Disord. 2002;4:153-62.

47. Bamgbola O. Review of vancomycin-induced renal toxicity: an update. Ther Adv Endocrinol Metab. 2016;7:136-47.

48. Scharman EJ, Troutman WG. Prevention of kidney injury following rhabdomyolysis: a systematic review. Ann Pharmacother. 2013;47:90-105.

49. Spapen H, Jacobs R, Van Gorp V, Troubleyn J, Honoré PM. Renal and neurological side effects of colistin in critically ill patients. Ann Intensive Care. 2011;1:14.

50. Izzedine H, Launay-Vacher V, Deray G. Antiviral drug-induced nephrotoxicity. Am J Kidney Dis. 2005;45:804-17.
51. Aslam S, Gupta V. Carbonic anhydrase inhibitors. StatPearls. Disponível em: ncbi.nlm.nih.gov/books/NBK557736/. Acesso em: 4 abr. 2022.
52. Tandukar S, Palevsky PM. Continuous renal replacement therapy: Who, When, Why, and How. Chest. 2019;155:626-38.
53. Schefold JC, von Haehling S, Pschowski R, Bender T, Berkmann C, Briegel S et al. The effect of continuous versus intermittent renal replacement therapy on the outcome of critically ill patients with acute renal failure (CONVINT): A prospective randomized controlled trial. Crit Care. 2014;18(1):R11.
54. Villa G, Fabbri S, Samoni S, Cecchi M, Fioccola A, Scirè-Calabrisotto et al. Methods for dose quantification in continuous renal replacement therapy: Toward a more precise approach. Artif Organs. 2021;45(11):1300-7.
55. Honore PM, Spapen HD. What a clinician should know about a renal replacement membrane? J Transl Intern Med. 2018;6:62-5.
56. Wetering J van de, Westendrop RG, Hoeven JG van der, Stolk B, Feuth JD, Chang PC. Heparin use in continuous renal replacement procedures: the struggle between filter coagulation and patient hemorrhage. J Am Soc Nephrol. 1996;7(1):145-50.
57. Martin PY, Chevrolet JC, Suter P, Favre H. Anticoagulation in patients treated by continuous venovenous hemofiltration: a retrospective study. Am J Kidney Dis. 1994;24:806-12.
58. Albers GW, Dalen JE, Laupacis A, Manning WJ, Petersen P, Singer DE. Antithrombotic therapy in atrial fibrillation. Chest. 2001;119(1 Suppl):194S-206S.
59. Zarbock A, Küllmar M, Kindgen-Milles D, Wempe C, Gerss J, Brandenburger T et al. Effect of regional citrate anticoagulation vs systemic heparin anticoagulation during continuous kidney replacement therapy on dialysis filter life span and mortality among critically ill patients with acute kidney injury: a randomized clinical trial. JAMA. 2020;324(16):1629-39.
60. Bakker AJ, Boerma EC, Keidel H, Kingma P, van der Voort PHJ. Detection of citrate overdose in critically ill patients on citrate-anticoagulated venovenous haemofiltration: Use of ionised and total/ionised calcium. Clin Chem Lab Med. 2006;44:962-6.
61. Zatorski P, Abokhouskaya N, Łącki P, Kołacz M, Trzebicki J. Ionized calcium measurements during continuous renal replacement therapy with regional citrate anticoagulation. Clin Chem Lab Med. 2020;59(3):e107-e109.
62. Honore PM, Mugisha A, David C, Attou R, Redant S, Gallerani A et al. In severe liver disease, citrate can be used safely: the question remains – by which mechanism. Crit Care. 2020;24:63.
63. Khwaja A. KDIGO clinical practice guidelines for acute kidney injury. Nephron Clin Pract. 2012;120(4):c179-84.

CAPÍTULO 37

MANEJO DA OBSTRUÇÃO DO INTESTINO DELGADO

Maria Chiara Ranucci
Sara Saeidi
Salomone Di Saverio

RESUMO

A obstrução do intestino delgado (OID) é uma afecção frequente que nos Estados Unidos da América acomete 300 a 350 mil pacientes/ano. Sua epidemiologia tem se demonstrado razoavelmente constante, respondendo por 0,9 a 2% do total de admissões hospitalares, ou 20% das modalidades de abdome agudo. Um grande elenco de agentes etiológicos poderá estar subjacente, reconhecendo-se duas variantes clínicas principais, a modalidade parcial e a oclusão total. A tomografia computadorizada é preciosa para confirmação diagnóstica, avaliação da perfusão do intestino e planejamento cirúrgico. A obstrução total requer intervenção urgente, quase sempre cirúrgica, notadamente diante da suspeita de estrangulamento da alça (isquemia, necrose e peritonite). As suboclusões, por sua vez, comportam acompanhamento menos agressivo, dependendo da etiologia e do curso clínico. O tratamento inicia com jejum oral, sonda nasogástrica de drenagem, hidratação venosa, e, se necessário, contraste iodado oral para visualização do local ocluído. Trata-se de entidade com forte potencial evolutivo em termos de morbidade e mortalidade. Tipicamente requer repetidas avaliações clínicas, laboratoriais e por imagem com ponderações sobre a conveniência da intervenção cirúrgica, sem negligenciar a correção de distúrbios hidreletrolíticos, nutricionais, metabólicos e infecciosos.

INTRODUÇÃO

Dor abdominal, distensão e obstipação são as manifestações cardinais da obstrução mecânica aguda, no entanto esta comporta também causas funcionais, principalmente relacionadas à não propulsão do conteúdo visceral. O íleo paralítico é o diagnóstico diferencial mais comum, decorrendo de cirurgia abdominal recente, trauma, peritonite, isquemia intestinal, infecções sistêmicas, transtornos eletrolíticos e medicações. O íleo, obviamente, não possui indicação cirúrgica.

Nos métodos de imagem é possível verificar na obstrução mecânica um ponto de transição entre as alças distendidas e as normais ou colabadas, com ou sem uma massa presente, que a diferenciam do íleo, no qual a distensão é generalizada.[1-5]

BRIDAS

Ocorrem também no intestino grosso, onde raramente ocasionam oclusão. O problema é incomparavelmente maior no delgado, onde subscrevem 60 a 70% de todas as obstruções. Bridas ou aderências sucedem tanto após operações pélvicas ou apendicectomia como após as do andar superior do abdome. São menos assíduas após intervenções laparoscópicas. Fatores de risco incluem intervenções de urgência, incluindo trauma, idade acima de 60 anos e passado de peritonite ou sangramento na cavidade.

HÉRNIAS

Seguem as bridas na ordem de frequência, sendo as primeiras em casos que nunca foram operados. As hérnias abdominais e inguinais são as mais encontradas. No entanto, não se podem descartar localização femoral, do buraco obturador e até mesmo lombares e ciáticas. Seu diagnóstico poderá ser difícil e tardio, com necrose da alça e sepse, acarretando elevada mortalidade.

VOLVO DE DELGADO

Pode ser precipitado por bridas e por defeitos congênitos de acolamento das alças. O intestino gira ao redor de seu pedículo, o que representa uma barreira para a ação do peristaltismo. É estimado em 3 a 6% das obstruções de delgado.

ESTENOSES

As estenoses intrínsecas costumam gerar quadros crônicos, todavia algumas migram para a oclusão total. São exemplos principais a moléstia de Crohn e a diverticulite (que também afetam o cólon), diagnosticando-se muito raramente tuberculose ou actinomicose.

ÍLEO BILIAR

Trata-se de entidade pouco observada, usualmente decorrente de colecistite crônica ou aguda em que uma fistulização da vesícula para o duodeno sucedeu. Se o cálculo for grande, poderá obstruir a válvula ileocecal. Quando a fistulização ocorre com o cólon, o cálculo é mais facilmente eliminado e a obstrução é excepcional.

O tratamento clássico é por enterotomia cirúrgica. Contudo, a litotripsia eletromecânica e também a remoção por enteroscópio poderão ser bem-sucedidas.

TUMORES MALIGNOS

Não são infrequentes, representando até 20% dos casos. A vasta maioria é representada por metástases peritoneais de algum câncer abdominal ou pélvico, como de ovário, pâncreas, estômago ou cólon. Seja por invasão da parede do delgado, seja pela formação de grandes massas metastáticas, elas acabam comprimindo e esmagando o intestino. Também poderão infiltrar o mesentério e ameaçar a perfusão das vísceras, principalmente na tentativa de remoção. São casos de elevado risco, e a conveniência e extensão do tratamento cirúrgico (paliativo, curativo ou meramente clínico) deverão ser investigadas e ponderadas com cuidado.

DIVERTÍCULO DE MECKEL

Esta é a malformação congênita mais comum no intestino delgado, situada na borda antimesentérica do íleo, todavia é causa raríssima de obstrução em adultos. Em crianças, ocasionalmente, pode ser causa de intussuscepção. Outra apresentação excepcional é como hérnia inguinal encarcerada, a hérnia de Littré.

OUTRAS CAUSAS (2 A 3%)

O linfoma de delgado é mais comum em crianças, todavia pode ocasionalmente incidir em adultos. Obstruções intrínsecas por parasitas, notadamente na ascaridíase, já foram frequentes no país até a segunda metade do século passado, predominando em crianças. Na atualidade, com a disponibilidade mais ampla de medicação, quase nunca são documentadas. Bezoares, notadamente tricobezoar (cabelos) em mulheres jovens, mas também fitobezoar (resíduos vegetais), sucedem em pequeno número, respectivamente, por transtornos psiquiátricos e em pacientes com estenose de piloro ou delgado previamente existente[1-5] (Quadro 1).

QUADRO 1 Etiologias mais encontradiças na obstrução aguda de delgado

* Bridas e aderências (67-74%)

Cirúrgicas, congênitas, inflamatórias e infecciosas

* Hérnias (2-8%)

Externas (inguinal, femoral, umbilical, incisional) ou internas (transmesentérica, omental, obturadora e outras)

* Tumores malignos (5-13%)

Metastáticos (invasão, compressão) ou primitivos

(Continua)

QUADRO 1 Etiologias mais encontradiças na obstrução aguda de delgado (*continuação*)
▪ Moléstia de Crohn (4-7%)
Geralmente estenose inflamatória
▪ Miscelânea (4-12%)
Corpo estranho (íleo biliar, bezoar, parasitose)
Volvo de delgado
Enterite actínica
Intussuscepção
Fonte: elaboração dos autores.

OBSTRUÇÃO TOTAL

Configura-se pela ausência de eliminação de gases e fezes, além de forte redução ou desaparecimento de gases nas imagens de cólon e reto. Uma intervenção aberta, laparoscópica ou, eventualmente, endoscópica costuma ser necessária com urgência. Na obstrução parcial (alguma eliminação de gases, intestino grosso aerado) pode-se aguardar mais tempo para investigação em profundidade, antes de pender para a intervenção.

Além da dor, sua localização e características, os vômitos podem fornecer pistas valiosas. Fluido claro sem bile é compatível com obstrução gástrica. Se o problema situa-se abaixo da papila duodenal, os vômitos tornam-se biliosos. Material fecaloide remete para obstáculos no intestino grosso ou, menos frequentemente, no íleo terminal.

DIARREIA NA OBSTRUÇÃO

É muito rara, todavia desconcertante, pois aponta para uma gastroenterocolite infecciosa, que não tem indicação cirúrgica, não para uma real obstrução. No entanto, podem suceder movimentos intestinais nas primeiras horas por conta de peristaltismo globalmente exacerbado, abaixo do nível obstrutivo.

HIPOVOLEMIA E CHOQUE

Não são infrequentes, pois o enfermo poderá perder grandes volumes através dos vômitos, além de se desidratar pela impossibilidade de alimentação. Ademais, o intestino danificado pela obstrução tende a se edemaciar e a hipersecretar fluidos para o lúmen, o que agrava os vômitos, a distensão e o sequestro hidreletrolítico.[6,7]

AVALIAÇÃO NA ADMISSÃO

Destacam-se no exame de entrada, mesmo nas primeiras horas, a dor abdominal, possível taquicardia ou hipotensão arterial por desidratação e, em quadros um pouco mais prolongados, uma síndrome séptica por isquemia intestinal, com ou sem febre, ou peritonite generalizada.

O exame abdominal não pode omitir o grau da distensão, cicatrizes de cirurgias prévias, massas palpáveis, bem como palpação meticulosa de todos os locais onde hérnias poderiam se encontrar encarceradas (região inguinocrural, periumbilical, incisões cirúrgicas prévias). Descompressão, busca dolorosa, rigidez de parede e intenso dolorimento são compatíveis com peritonite, que requer investigação e operação aceleradas.[6-8]

PACIENTES DESAFIADORES

As informações coligidas de casos com déficits cognitivos e idosos em geral tendem a ser menos confiáveis, obrigando à supervalorização dos sinais vitais, dos parâmetros hemodinâmicos e dos métodos de imagem. Diante da presença de choque caracterizado por hipotensão, oligúria e tempo de enchimento capilar (TEC) retardado, a ressuscitação com fluidos e a monitorização cardiovascular configuram-se imprescindíveis e urgentes. Suscitam incertezas, também, enfermos frágeis ou com múltiplas comorbidades, em virtude do risco de uma intervenção cirúrgica de grande porte. São com frequência selecionados para o tratamento expectante ou conservador. Não obstante, o retardo na indicação poderá fragilizá-los ainda mais, substancialmente incrementando a mortalidade.

TESTES LABORATORIAIS

É usual coletar hemograma com perfil leucocitário e plaquetas, eletrólitos e minerais, ureia/creatinina, proteína C-reativa (PCR), lactato plasmático e coagulograma. Diante de vômitos profusos e desidratação, os gases arteriais são também valiosos, podendo confirmar a alcalose hipocalêmica e hipoclorêmica comparativamente comum nas etapas iniciais, como também acidose metabólica em situações mais complexas, incluindo o choque. São indicativos de gravidade e possível peritonite a elevação dos leucócitos, lactato, PCR e o surgimento de acidose metabólica.

Frise-se que, nas primeiras horas, resultados inteiramente normais desses testes não afastam um quadro em instalação, devendo-se repeti-los periodicamente.[8,9]

ULTRASSONOGRAFIA

Uma grande vantagem é a segurança em casos de gestação. Quando alças distendidas (> 2,5 cm) são verificadas junto a outras colabadas e aperistálticas, a obstrução fica robustamente estabelecida (90% de sensibilidade, 96% de especificidade). Buscam-se também indícios de líquido livre na cavidade e suas características, morfologia de alças e pregas intestinais, e, quando o método de Doppler está disponível, sinais de perfusão adequada e viabilidade do intestino. As limitações da técnica dizem respeito à natureza e localização do processo obstrutivo, que nem sempre são verificadas, e à necessidade de um radiologista experiente nesse tipo de emergência, com excesso de gás nas alças de delgado dificultando a interpretação dos achados.

RAIO X SIMPLES DE ABDOME

Trata-se de opção antiga com poder discriminatório mais baixo que as demais, porém se presta para uma triagem preliminar . Os sinais colimados são alças de delgado dilatadas (> 3 cm) ao lado de escasso ou ausente gás nos cólons, e níveis líquidos intestinais na posição ortostática. Tais níveis líquidos tendem a falhar se ocorrer uma obstrução em alça fechada (volvo, hérnias), porque o gás não penetra na víscera obstruída, somente fluidos. A técnica dificilmente fornece pistas sobre a etiologia do quadro.

RAIO X CONTRASTADO DE INTESTINO DELGADO (TRÂNSITO INTESTINAL)

Pouco utilizado porque é trabalhoso e toma tempo, principalmente se houver grande distensão e vômitos frequentes. Requer uma sonda nasogástrica, porém esta já é utilizada nos casos obstrutivos. Deve-se optar por contraste solúvel (gastrografina ou outros iodados), sempre administrado por sonda, pois não é bem tolerado e pode ser aspirado para os pulmões. O bário ainda é utilizado, todavia representa alternativa pouco segura, pois se existir perfuração agregará uma peritonite química. O ponto forte da técnica é diagnosticar o local preciso da oclusão.

TOMOGRAFIA COMPUTADORIZADA

É a modalidade mais comumente aplicada, com elevada sensibilidade (94%), especificidade (96%) e acurácia (95%). Com o auxílio de contrastes, confirma as suspeitas, ocasionalmente com o sinal de gravidade das fezes no interior das alças (*small bowel feces sign*). Incluem-se entre as informações proporcionadas o grau de obstrução, sua localização aproximada e, muitas vezes, a visualização da zona de transição, que é onde o contraste oral se acumula. Percebem-se, porém não em todos os casos, obstruções em alça fechada e sinais sugestivos de isquemia intestinal. Estes últimos abrangem espessamento e atenuação da imagem da parede do intestino, edema de mesentério e gás na parede (pneumatose intestinal) ou na veia porta.[10-12]

RESSONÂNCIA MAGNÉTICA

Sua utilidade é comparável à da tomografia computadorizada (TC) (sensibilidade de 96%, especificidade de 100%), com a vantagem da segurança de mulheres em idade reprodutiva. No entanto, constitui-se em metodologia mais dispendiosa e menos disponível que a TC, sendo pouco empregada.

TRATAMENTO

A ressuscitação com fluidos é elemento-chave na abordagem primária desses enfermos. Uma ou duas vias venosas confiáveis devem ser estabelecidas (agulha calibrosa ou, preferentemente, cateter de jugular, subclávia ou femoral), como também uma sonda vesical. A reposição hidreletrolítica deverá ser calibrada à luz do débito urinário, sendo o Ringer lactato uma das soluções mais adotadas. Pacientes idosos ou portadores de afecções cardíacas poderão necessitar de monitorização mais completa (monitor eletrocardiográfico, cateter arterial, oxímetro de pulso), e a introdução de vasopressores deverá ser cogitada se a resposta à ressuscitação com fluidos se revelar insatisfatória e prosseguir a instabilidade hemodinâmica. Dosagens iniciais repetidas diariamente para correção de todos os desvios de eletrólitos e minerais são relevantes porque a hipocalemia, a hipomagnesemia e a hipofosfatemia poderão reduzir o peristaltismo, confundindo o diagnóstico e a evolução.[1-7,13]

Antibioticoterapia

Não se constitui em rotina, exceto como profilaxia naqueles que são candidatos a tratamento cirúrgico, e quando há robustas suspeitas de isquemia intestinal.

Sonda nasogástrica

É mandatória e seu débito deverá constituir-se em um dos guias da prescrição hidreletrolítica, em conjunto com outros marcadores (débito urinário, frequência cardíaca, pressão arterial, distensão abdominal, oximetria e lactato). A sonda reduz o risco de vômitos e aspiração pulmonar.

TRATAMENTO NÃO CIRÚRGICO

Sua popularidade cresceu em décadas recentes, com a melhoria das condições de vigilância ou compensação, tanto das condições locais (perfusão intestinal) quanto das sistêmicas (hipotensão, choque). Também a maior prevalência de pacientes muito idosos ou de elevado risco comporta-se como incentivo para a abstenção de operação. Ainda assim, requer reavaliações frequentes e cuidadosas, pois orientações tímidas em face de danos instalados poderão acarretar pesado ônus de morbidade e mortalidade. Oscila amplamente, portanto, de 17 a 87%, o índice dos casos em que distintos centros evitam a celiotomia aberta ou laparoscópica.[13-15]

Cumpre assinalar que mesmo obstruções parciais não operadas eventualmente poderão requerer transferência para o centro cirúrgico (apenas 81% de sucesso). No contexto geral, 5 a 15% dos casos manejados de forma conservadora refazem a obstrução após 48 horas. Entre os primeiros critérios racionais para postergar a operação mencionam-se reversão da leucocitose e acidose metabólica, além de compensação hemodinâmica. Hérnias internas e tumores malignos são em geral maus candidatos para o tratamento expectante, pois dificilmente regridem. Ele é inteiramente contraindicado na obstrução em alça fechada, ou em face de sinais de isquemia de alça, perfuração ou peritonite. Na realidade, não há sinais premonitórios confiáveis de estrangulamento intestinal iminente, de modo que, na dúvida, a maioria dos grupos aconselha intervir antes que a isquemia se torne irreversível.

Uma das poucas exceções é a moléstia de Crohn, em que se aconselha contemporizar mediante sonda gástrica, hidratação e medicação específica (biológicos), pois há alguma chance de regressão do problema. Somente quando se trata de estenose já antiga é que a cirurgia na doença de Crohn é antecipada. Na isquemia mesentérica, uma embolectomia ou inserção de *stent* arterial, antes ou depois da exploração da cavidade, poderá resgatar, ainda que parcialmente, as vísceras ameaçadas.

A oclusão por bridas costuma ser a entidade mais comum na prática diária e também a mais debatida no tocante à indicação ou contraindicação cirúrgica. No passado, aguardavam-se muitos dias até uma decisão, como também em outras modalidades obstrutivas. Na atualidade, dificilmente se insiste no tratamento conservador por mais de 48 horas, sobretudo se a dor abdominal não desaparece, ou se as tentativas de oferecer fluidos pela boca se seguem de intolerância e vômitos. Ademais, há indícios de que o fracasso do tratamento expectante associa-se a mortalidade mais elevada que nos casos prontamente operados, em parte porque a fragilidade do paciente tende a se acentuar.[16]

MEDICAÇÕES

Opioides e anticolinérgicos são agentes antiperistálticos. Deve-se evitá-los a fim de não interferir na investigação diagnóstica e no acompanhamento desses enfermos. Em contrapartida, o tradicional contraste gastrografina, assim como outros agentes iodados iônicos, poderá contribuir para o esclarecimento do local ocluído. Preconiza-se 100 mL por sonda gástrica seguido de raio X abdominal, depois que o paciente foi devidamente ressuscitado e estabilizado. Não é prudente administrar em casos oligúricos ou anúricos, pois, mesmo que a nefrotoxicidade oral pareça bem menor que a venosa, algum dano renal poderá ser precipitado pelo agente iodado.

Por conta de sua alta osmolaridade, que atrai fluidos do interstício e também da parede entérica edematosa para dentro do lúmen intestinal, há quem defenda que o produto iodado já poderia atenuar ou desfazer certas modalidades menos complexas de obstrução, restabelecendo o trânsito. Um grupo atribui seu baixo porcentual de indicação cirúrgica (16%) ao emprego sistemático desse contraste.[10,11] Ainda assim, não há consenso na literatura sobre os reais benefícios da utilização.

ABORDAGEM OPERATÓRIA

Uma vez transferido o enfermo para a mesa operatória, as estratégias são quase tão variadas quanto as entidades clínicas implicadas. Nas obstruções por bridas, a maioria opta por incisar e desfazer unicamente as adesões relacionadas com a obstrução, de modo a liberar as alças presas, ainda que a lise de todas as bridas da cavidade às vezes se imponha. Note-se que é indispensável conduzir uma inspeção secundária meticulosa antes de finalizar o procedimento, a fim de averiguar se sucedeu algum dano ou laceração visceral no decurso da lise das bridas, que poderá caminhar para perfuração e peritonite, caso não seja pronta e meticulosamente suturado.

Na hérnia encarcerada busca-se reduzir a hérnia manualmente, após o que o defeito de parede é corrigido. No caso de tumores malignos, para lesões iniciais pode-se contemplar uma intervenção curativa. Tumores metastáticos dificilmente comportam algo mais radical que mera derivação paliativa (*bypass*). Se a obstrução é consequência de um *plastrão* ou *massa inflamatória* precipitada por abscesso localizado, deve-se evitar a cirurgia. Uma drenagem percutânea direta ou com auxílio da radiologia intervencionista usualmente já alivia o padrão obstrutivo.

Qualquer que seja a etiologia, é de bom alvitre, sempre que factível, inspecionar todo o intestino delgado no tocante à viabilidade, o que é denunciado pela cor, peristaltismo e pulsação dos vasos do mesentério. Na trombose mesentérica, deve-se recorrer à ultrassonografia equipada com Doppler antes e após a cirurgia, em especial quando se deixam alças parcialmente isquêmicas *in loco* para inspeção secundária (*second-look*). Uma tentativa de reperfusão mediante técnicas de radiologia intervencionista também merece ser cogitada (embolectomia, *stent*), para resgatar alças de viabilidade questionável.

PREVENÇÃO DA SÍNDROME DO INTESTINO CURTO

Ainda que as técnicas de suporte nutricional hajam avançado notavelmente em décadas recentes, e se conte com o transplante intestinal em alguns centros, a síndrome do intestino curto (SIC) é catástrofe gravíssima que poderá resultar do tratamento de uma obstrução intestinal múltipla ou complexa, seja por má perfusão (trombose mesentérica, tumores de raiz de mesentério), Crohn ou, mais raramente, bridas ou volvo de delgado. É, pois, responsabilidade de todo cirurgião evitar ao máximo ressecções amplas. Aconselha-se eliminar prontamente apenas o intestino obviamente desvascularizado ou gangrenado. Alças de viabilidade duvidosa deveriam permanecer na cavidade, com anastomoses laterolaterais confeccionadas com outras alças (para descompressão e também em caráter permanente, caso sobrevivam). Há quem prefira exteriorizar o segmento inseguro mediante estomia, caso se trate do íleo terminal. Após 24 a 48 horas, uma laparoscopia, operação *second-look* ou enteroscopia (no caso da estomia) é conduzida.

ALTERNATIVAS MINIMAMENTE INVASIVAS

A cirurgia videolaparoscópica de urgência já se consolidou em alguns centros, em particular na obstrução intestinal por bridas, economizando tempo de hospitalização, evitando infecções e outras complicações pós-operatórias. Note-se que a opção laparoscópica fica prejudicada na presença de alças fortemente dilatadas, razão por que sua maior justificativa seria em casos atendidos de modo precoce, com obstrução total provavelmente ocasionada por uma só aderência. A laparoscopia exclusivamente diagnóstica é preconizada por alguns em situações de dúvida sobre isquemia ou necrose, peritonite localizada, alças com mais de 4 cm de diâmetro nas radiografias, líquido livre na cavidade, sinal radiológico de fezes na luz do intestino delgado e edema ou espessamento do mesentério. Como esperado, muitos desses casos acabam convertidos para laparotomia.[17,18]

A opção aberta ainda é a mais adotada se há choque, peritonite, suspeita de múltiplas perfurações ou aderências intestinais subordinadas a múltiplas laparotomias prévias. Mesmo que a cirurgia videolaparoscópica seja a indicação inicial, como em muitos casos de obstrução por bridas,[17-21] é forçoso contar com uma taxa de conversão para aberta de 25 a 40%. As razões para conversão emanam de visão insuficiente, principalmente para avaliação de viabilidade das alças, suspeita de lesões e perfurações não detectadas, ou aderências firmes e disseminadas.

LESÕES IATROGÊNICAS

Como em toda intervenção urgente e sem condições para um planejamento prévio, a possibilidade de incidentes e iatrogenias é relativamente elevada. As operações videolaparoscópicas, comparativamente novas para essa entidade, naturalmente suscitam angústias. Uma metanálise, no entanto, deparou-se com taxas pouco diferentes de iatrogenias quando procedimentos abertos e laparoscópicos foram comparados. Apenas o tempo cirúrgico foi significativamente maior para a opção menos invasiva. Isso se coaduna com a visão atual de incluir a videolaparoscopia entre as alternativas, ainda que com prudência e seletividade.[17,18,22]

REFERÊNCIAS

1. Menzies D, Hellis H. Intestinal obstruction from adhesions: How big is the problem? Ann R Coll Surg Engl. 1990;72:60-3.
2. Amara Y, Leppaniemi A, Catena F, Ansaloni L, Sugrue M, Fraga GP et al. Diagnosis and management of small bowel obstruction in virgin abdomen: a WSES position paper. World J Emerg Surg. 2021;16(1):36.
3. Rami Reddy SR, Cappell MS. A systematic review of the clinical presentation, diagnosis, and treatment of small bowel obstruction. Curr Gastroenterol Rep. 2017;19(6):28.
4. Catena F, De Simone B, Coccolini F, Di Saverio S, Sartelli M, Ansaloni L. Bowel obstruction: a narrative review for all physicians. World J Emerg Surg. 2019;14(1):1-8.
5. Taylor MR, Lalani N. Adult small bowel obstruction. Acad Emerg Med. 2013;20(6):527-44.
6. Dayton MT, Dempsey DT, Larson GM, Rosner AR. New paradigms in the treatment of small bowel obstruction. Curr Probl Surg. 2012;49(11):642-717.
7. Beardsley C, Furtado R, Mosse C, Gananadha S, Fergusson J, Jeans P et al. Small bowel obstruction in the virgin abdomen: the need for a mandatory laparotomy explored. Am J Surg. 2014;208(2):243-8.
8. Mullan CP, Siewert B, Eisenberg RL. Small bowel obstruction. Am J Roentgenol. 2012;198(2):W105-W117.
9. Destek S, Yabacı A, Abik YN, Gül VO, Değer KC. Predictive and prognostic value of L-lactate, D-dimer, leukocyte, C-reactive protein and neutrophil/lymphocyte ratio in patients with acute mesenteric ischemia. Turk J Trauma Emerg Surg. 2020;26(1):86-94.
10. Ceresoli M, Coccolini F, Catena F, Montori G, Di Saverio S, Sartelli M et al. Water-soluble contrast agent in adhesive small bowel obstruction: a systematic review and meta-analysis of diagnostic and therapeutic value. Am J Surg. 2016;211(6):1114-25.
11. Fukami Y, Kaneoka Y, Maeda A, Takayama Y, Takahashi T, Uji M. Clinical effect of water-soluble contrast agents for small bowel obstruction in the virgin abdomen. World J Surg. 2018;42(1):88-92.
12. Makar RA, Bashir MR, Haystead CM, Iseman C, Mayes N, Hebert S et al. Diagnostic performance of MDCT in identifying closed loop small bowel obstruction. Abdom Radiol. 2016;41(7):1253-60.
13. Collom ML, Duane TM, Campbell-Furtick M, Moore BJ, Haddad NN, Zielinski MD et al. Deconstructing dogma: Nonoperative management of small bowel obstruction in the virgin abdomen. J Trauma Acute Care Surg. 2018;85(1):33-6.
14. Rocha FG, Theman TA, Matros E, Ledbetter SM, Zinner MJ, Ferzoco SJ. Nonoperative management of patients with a diagnosis of high-grade small bowel obstruction by computed tomography. Arch Surg. 2009;144(11):1000-4.
15. Sallinen V, Di Saverio S, Haukijärvi E, Juusela R, Wikström H, Koivukangas V et al. Laparoscopic versus open adhesiolysis for adhesive small bowel obstruction (LASSO): an international, multicentre, randomised, open-label trial. Lancet Gastroenterol Hepatol. 2019;4(4):278-86.
16. Tabchouri N, Dussart D, Giger-Pabst U, Michot N, Marques F, Khalfallah M et al. Only surgical treatment to be considered for adhesive small bowel obstruction: a new paradigm. Gastroenterol Res Pract. 2018;2018:9628490.
17. Di Saverio S, Birindelli A, Broek RT, Davies JR, Mandrioli M, Sallinen V. Laparoscopic adhesiolysis: not for all patients, not for all surgeons, not in all centres. Updates Surg. 2018;70(4):557-61.
18. Podda M, Khan M, Di Saverio S. Adhesive small bowel obstruction and the six w's: Who, How, Why, When, What, and Where to diagnose and operate? Scand J Surg. 2021;110(2):159-69.
19. Thornblade LW, Verdial FC, Bartek MA, Flum DR, Davidson GH. The safety of expectant management for adhesive small bowel obstruction: a systematic review. J Gastroint Surg. 2019;23(4):846-59.
20. Quah GS, Eslick GD, Cox MR. Laparoscopic versus open surgery for adhesional small bowel obstruction: a systematic review and meta-analysis of case – control studies. Surg Endosc. 2019;33(10):3209-17.
21. Skoglar A, Gunnarsson U, Falk P. Band adhesions not related to previous abdominal surgery – A retrospective cohort analysis of risk factors. Ann Med Surg. 2018;36:185-90.
22. Rami Reddy SR, Cappell MS. A systematic review of the clinical presentation, diagnosis, and treatment of small bowel obstruction. Curr Gastroenterol Rep. 2017;19(6):28.

CAPÍTULO 38

COMPLICAÇÕES COMUNS NAS FERIDAS CIRÚRGICAS

Juan Benalcázar Freire
Sabina Tipantaxi Flores
Juan Sebastian Benalcázar Robalino

RESUMO

As complicações da ferida operatória elevam a duração da hospitalização, a morbidade e a mortalidade. Podem acarretar também sequelas crônicas. Impactam social e economicamente países desenvolvidos, e ainda mais aqueles de média e baixa rendas.

As infecções nem sempre são documentadas nas comissões de infecção hospitalar, e com outras intercorrências os registros tendem a ser ainda mais omissos, resultando em subnotificação. Nominalmente, isso sucede com deiscências, cicatrizes hipertróficas, queloides e granulação excessiva. O manejo dessas entidades deveria ser sempre multidisciplinar, iniciando pela prevenção, uma vez que condições predisponentes podem ser identificadas.

INFECÇÃO DO SÍTIO CIRÚRGICO

Sucede em 2 a 4% das intervenções, constituindo-se na principal causa de readmissão hospitalar. A duração da hospitalização nas infecções graves eleva-se em 7 a 11 dias, e a mortalidade poderá atingir 3% dos afetados.[1,2] Estão abarcadas nesse conceito todas as infecções que sucedem até 30 dias após um procedimento, e até 1 ano se este envolveu prótese, implante ou outro dispositivo intracorporal. Qualquer das manifestações a seguir já deve alertar para tal possibilidade:

- Drenagem purulenta da lesão, com ou sem confirmação laboratorial.
- Microrganismo isolado em cultura colhida assepticamente da incisão.
- Dor, calor, eritema, edema, febre ou ferida cirúrgica que foi aberta ou drenada por outro profissional, a menos que investigações microbiológicas se demonstrem negativas.

TIPOS DE INFECÇÃO DA FERIDA

A classificação quanto ao risco infeccioso das operações, e consequentemente de suas incisões, é bastante antiga. Foi elaborada pela National Academy of Sciences (USA) em 1964, e subsequentemente modificada pelos Centers for Disease Control and Prevention (CDC/USA) em 1982. Consequentemente gera conflitos de definição, sobretudo para cirurgias limpas.[3] Ainda assim é prestigiada por falta de alternativa superior.

* Classe I: ferida limpa: risco de infecção < 2%; exemplos: intervenções sobre vísceras abdominais sólidas, ressecção mamária ou de tireoide, procedimentos vasculares e neurológicos.
* Classe II: limpa/contaminada: risco de infecção < 10%; colecistectomia, gastrectomia, ressecção de delgado e cólon, laringectomia.
* Classe III: contaminada: risco < 20%; flegmão apendicular, colecistite gangrenosa, perfuração de víscera oca, queimaduras graves.
* Classe IV: suja ou infectada: risco > 40%; feridas traumáticas ou térmicas já infectadas ou com exposição visceral ou óssea, abscesso ou coleção infectada cavitária, qualquer lesão com gangrena ou tecido desvitalizado infectado.

Agregam-se aos riscos expostos todas as variáveis demográficas, clínicas e evolutivas capazes de influenciar a instalação de processo microbiano. Listam-se aqui idade, estado nutricional e metabólico, incluindo anemia, obesidade e diabetes, etilismo e tabagismo, insuficiência cardíaca congestiva, hepática e renal, imunossupressão e infecção por HIV/aids, hospitalização prolongada ou infecções concomitantes. Na vertente de intervenções, cabe enfocar como fatores negativos: depilação cutânea prévia, drenos, cateteres ou estomias junto à ferida, falta de antibiótico profilático, hemostasia cirúrgica deficiente ou zonas de espaço morto deixadas pelo cirurgião.[3]

Profundidade da infecção (CDC/USA):

* Superficial: restrita à pele e subcutâneo.
* Profunda: alcança fáscia e músculos.
* Órgãos ou cavidades corporais: são as infecções habitualmente graves após operações torácicas, abdominais e pélvicas.[3]

FATORES DE RISCO LOCAIS, SISTÊMICOS E EXTRÍNSECOS

Todo candidato à cirurgia eletiva deveria iniciar os preparativos com 4 a 6 semanas de antecedência, prazo suficiente para eliminar ou compensar grande parte dos fatores de risco a que se aludiu. Incluem-se intervenções nutricionais e farmacológicas para atenuação da anemia, desnutrição, obesidade e diabetes, exercícios para amenizar sedentarismo, fragilidade e sarcopenia, supressão de etilismo e tabagismo, incluindo drogas ilícitas e cigarros eletrônicos,[4,5] e compensação das insuficiências orgânicas.

Os diabéticos devem manter glicemia perioperatória de 110 a 150 mg/dL. Valores abaixo de 110 mg/dL não parecem proteger de infecções e elevam o risco de hipoglicemia[4,6,7] (Quadro 1).

QUADRO 1   Fatores de risco para complicações da ferida cirúrgica

Locais	Sistêmicos	Extrínsecos
Hipóxia/isquemia Tecido desvitalizado Infecção Inflamação Trauma repetido ou continuado	Idade Enfermidade crônica/comorbidades Radioterapia Tabagismo, etilismo, consumo de drogas Desnutrição	Incompetência, negligência ou uso de tecnologia inadequada por parte de profissionais da saúde; eventualmente do próprio paciente e seus cuidadores

Fonte: Fraisse et al.[1]

O banho de véspera e na manhã da operação com antissépticos não se comprovou superior aos sabonetes comuns na rotina, recomendando-se a alternativa mais simples.[5] Algumas instituições adotam protocolos para pesquisa de estafilococo resistente à meticilina (MRSA) no muco nasal, especialmente perante cirurgia ortopédica (próteses articulares) e cardíaca. Caso disponível e a cultura se revele positiva, então o banho corporal com clorexidina e a aplicação nasal de mucopirocina deverão ser considerados.[5] Há quem opte por vancomicina como antibiótico profilático, quando o teste para MRSA for positivo.[4-8]

Preparo de cólon: ver Capítulo 25.

Antibioticoterapia profilática: ver Capítulo 21.

Como conhecido, o antibiótico profilático é aplicado 1 hora antes da intervenção. Ou 2 antes, para os raros casos de escolha da vancomicina ou de fluoroquinolona. Ajustes da dose para grandes variações de peso, e reposição da dose se a perda sanguínea exceder 1.500 mL ou se o tempo se alongar muito, também são praticados.[4] Note-se que nas feridas classe IV (infectadas ou sujas) a antibioticoterapia muitas vezes deixa de ser profilática, passando a ser terapêutica e a se guiar pelos resultados de exames microbiológicos[5] (Tabela 1).

INTRAOPERATÓRIO

Ainda que sem eficiência comprovada, muitos serviços adotam dupla luva cirúrgica em casos de elevadas consequências pela contaminação (ortopédicos, cardíacos). A hipotermia e a hipóxia são danosas para a defesa imunológica e devem ser objeto de monitorização e correção meticulosa.[5]

TABELA 1   Opções farmacológicas profiláticas de uso corrente

Agente	Adulto	Pediatria
Cefuroxima	1,5 g	50 mg/kg
Cefoxitina	2 g	40 mg/kg
Metronidazol*	500 mg	15 mg/kg
Vancomicina**	30 mg/kg	15 mg/kg

* Não utilizar isoladamente, mas em associação com os anteriores quando apropriado.
** Para portadores de estafilococo resistente (MRSA): aplicar 2 h antes da cirurgia.
Fonte: Lohsiriwat et al.[32]

ANTISSEPSIA DA PELE

O Quadro 2 projeta distintos antissépticos e suas características. Não se associam produtos, utilizando-se um apenas. Possível alergia ou intolerância do enfermo deverá ser averiguada antes da operação. Entre os critérios de escolha incluem-se potencial de irritação (pele já escarificada por alguma razão, proximidade de estomias ou mucosas) e potência antimicrobiana. A povidina já foi a mais popular, e em um passado mais remoto o etanol; todavia na atualidade há razões para crer que a clorexidina seja mais eficaz, representando a primeira escolha.

QUADRO 2   Antissepsia da pele antes da cirurgia

Agente	Espectro	Atividade	Observação
Gluconato de clorexidina	Gram-positivos e negativos, vírus e fungos	Ação persistente	Não se inativa com material orgânico Contraindicada em mucosas
Iodóforos (povidina e similares)	Gram-positivos e negativos, vírus e fungos	Ação rápida sem efeito residual	Inativa-se com material orgânico (usar em pele limpa)
Álcool etílico	Gram-positivos e negativos, alguns vírus e fungos	Ação rápida sem efeito residual	Contraindicado em mucosas Pode irritar a pele

Fonte: Surgical skin disinfection guideline.[31]

DESCONTAMINAÇÃO FINAL DO CAMPO CIRÚRGICO

A lavagem da cavidade ao término de operações contaminadas, com soro fisiológico aquecido, já foi popular no passado. Não se demonstrou redução de infecções pós-operatórias, devendo ser praticada somente se suceder acidente com contaminação peritoneal grosseira, ou ainda sangue e bile residuais.[5]

O mesmo se passa com antibióticos tópicos, hoje proscritos, salvo eventuais procedimentos ortopédicos (alguns preconizam lavagem com antibiótico em prótese de quadril ou joelho, cirurgia aberta de coluna) e casos muito selecionados de osteomielite (implante de esponja de colágeno-gentamicina).[4]

CURATIVO PÓS-CIRÚRGICO

Após intervenções eletivas não complicadas com pele hígida e sem drenos, é usual retirar definitivamente o curativo após 48 horas, com limpeza de soro fisiológico unicamente. Caso a cicatriz exiba aspecto saudável, pode-se autorizar o banho de chuveiro. Drenos cavitários profiláticos sem secreção significativa são usualmente removidos no mesmo prazo. Ressalvam-se situações especiais como Kehr biliar, dreno de duto pancreático ou dreno torácico após operações de risco, em que um controle radiológico poderá ser prudente.[5,9]

FERIDAS COMPLICADAS

No caso de incisões infectadas, necrosadas, deiscentes ou deixadas abertas (fechamento por segunda intenção), um curativo de pressão negativa com ou sem irrigação deverá ser considerado (ver Capítulo 39).[5] Evidentemente, necroses e infecções extensas e profundas poderão demandar debridamento cirúrgico antes de se aplicar qualquer curativo. Culturas de tecido e secreções são mandatórias para orientar a antibioticoterapia. Note-se que uma cultura negativa não exclui infecção, devendo-se repetir diariamente, sobretudo se houver leucocitose, proteína C-reativa elevada, febre ou outros indícios suspeitos.[3,5]

DEISCÊNCIA DE FERIDA CIRÚRGICA

As deiscências são precipitadas por tosse, movimentação ou esforço físico, todavia também sucedem sem causa aparente. Ocorrem nos primeiros dias ou assim que o paciente deixa o leito, porém há eventualidades muito raras de até 30 dias após a alta. Podem ser parciais ou totais, seja na extensão ou na profundidade, com ou sem evisceração ou exposição de órgãos ou próteses. Algumas são primariamente infectadas e outras são estéreis. Todavia, cedo ou tarde todas se infectam, a menos que prontamente cobertas ou ressintetizadas.

O CDC/USA classifica as deiscências como superficiais e profundas, diagnóstico que depende de exame visual detalhado, acompanhado de palpação ou sondagem delicada quando apropriado[10] (Quadro 3). Não obstante serem mais frequentes após cirurgias abdominais e pélvicas, talvez porque estas constituam a maioria, nenhuma modalidade está isenta, tais como cardiotorácica, cabeça e pescoço, ortopédica, neurológica ou vascular. Como cifra indicativa, 3% de todas as incisões se rompem parcial ou totalmente.[11]

QUADRO 3   Deiscência da ferida cirúrgica

Grau 1	Só epiderme, sem sintomatologia
1a	Com sintomas de infecção
Grau 2	Subcutâneo exposto, sem sintomatologia
2a	Com sintomatologia
Grau 3	Fáscia/músculo visíveis, sem infecção
3a	Com sinais de infecção
Grau 4	Órgão, implante ou osso exposto sem infecção
4a	Com sinais de infecção

Fonte: Ousey et al.[30]

INFECÇÕES CAVITÁRIAS E DO SÍTIO OPERATÓRIO

Dependendo da natureza da intervenção primária, das condições do enfermo e do emprego de implantes, tais infecções incidem em até 20% dos casos. As deiscências totais atuam como via de mão dupla. Predispõem à agressão do sítio cirúrgico se esta não existia, por expor os tecidos ao meio exterior rico em germes. No entanto, também podem ser desencadeadas por uma infecção local, que interrompe a cicatrização e fragiliza a ferida. Infecções profundas com ou sem deiscência associada constituem sempre complicações sérias, que demandam rápida e efetiva análise por métodos de imagem; sem descurar de providências gerais em forma de antibiótico, fluidoterapia, analgésicos e, quando requeridos, jejum e sondagem gástrica.

O debridamento cirúrgico e a drenagem da cavidade através da própria deiscência, ou, se esta se encontra parcialmente bloqueada, mediante intervenções paralelas por radiologia intervencionista, ou por endoscopia em situações favoráveis (esôfago e estômago, cólon e reto, laringe e traqueia), quando bem-sucedidos, evitam uma operação mais extensa. Contudo, a hipótese de uma exploração total deverá sempre permanecer sobre a mesa, sobretudo em caso de infecções extensas ou próteses infectadas.

DEISCÊNCIA DE LAPAROTOMIA

É sempre um evento de gravidade. Ocorre em 0,4 a 3,5%, e a mortalidade pode tangenciar 45%. São fatores predisponentes: idade > 65 anos, gênero feminino, ascite, icterícia, anemia, tosse, doença pulmonar obstrutiva crônica (Dpoc), peritonite, estomias, cirurgia de emergência ou > 6 horas de duração, técnicas de sutura da parede pouco confiáveis, particularmente quando as alças intestinais se distendem na operação, e ventilação mecânica prolongada.[12,13] Na ausência de infecção generalizada ou distensão que torne a reaproximação inviável ou desaconselhada, a ressutura de urgência em centro cirúrgico é a melhor conduta.

DEISCÊNCIA DO ESTERNO

Acomete 0,3 a 5% dos pacientes submetidos à cirurgia cardiotorácica com abertura desse osso, e o índice de fatalidade é da ordem de 4%. Infecção local, Dpoc, tabagismo e reoperações são circunstâncias que elevam o risco.[14] O tratamento usual envolve debridamento, fixação metálica (RSF) para casos de baixo risco e retalho de músculo peitoral (*flap*) nos mais complicados, além das obrigatórias cultura e antibioticoterapia.

DEISCÊNCIA EM CIRURGIA DE PRÓTESE DE JOELHO E QUADRIL

As infecções locais e as reoperações parecem favorecer a deiscência.[15] Se há uma prótese exposta e a infecção não é antiga nem extensa, pode-se tentar conservar a prótese. O procedimento consistirá em debridamento, antibiótico e cobertura com retalho de partes moles. É preciso contar com a necessidade de remoção da prótese em casos tardios ou que não responderam à abordagem inicial. A amputação é excepcional, relacionando-se a infecções refratárias ou que ameaçam a vida.

DEISCÊNCIA EM CIRURGIA VASCULAR

A incisão para extração de veia safena nas reconstruções arteriais poderá sofrer deiscência em até 9,3% dos casos. Como em outras oportunidades, infecção local ou reoperação consubstanciam-se por trás de muitos desses casos.[16,17] Usualmente a ressutura (com ou sem debridamento, conforme requerido) costuma solucionar o problema.

CICATRIZ HIPERTRÓFICA

As cicatrizes elevadas ou hipertróficas tendem a se seguir de contratura. São mais comuns após infecção da ferida ou fechamentos sob tensão. Algumas regiões com pele naturalmente tracionada as favorecem, tais como ombros, pescoço e proximidades do esterno.[18,19] Devem ser ressecadas e ressuturadas quando ocasionam problemas estéticos ou funcionais.

O queloide é uma reação cicatricial ainda mais exuberante, que ultrapassa as bordas da ferida. O paciente poderá relatar prurido e hiperestesia. Sua remoção deverá ser meticulosa, pois há risco de recidiva.[18-20]

Os dois tipos de eventos poderão ser minimizados com incisões que obedecem às linhas de força da pele, são fechadas com fio fino e suturas precisas, e com aproximação prévia dos planos profundos, de modo a aliviar a tensão sobre a pele.[18]

Tratamento

Cicatrizes que ocasionam retração ou deformidade, além da remoção, poderão requerer plásticas em "Z" sucessivas, que aliviam a tensão e tendem a restaurar a elasticidade da cobertura cutânea.[19,21] Opções não cirúrgicas devem ser aventadas, nominalmente corticoide intralesional e radioterapia, em substituição ou como complementação da cirurgia.[22,23]

Tecido de granulação excessiva

O tecido de granulação é uma etapa relevante e necessária do processo natural de cicatrização. Todavia, quando exuberante, poderá exceder a superfície da ferida. Apresenta-se como tecido vermelho elevado e friável, que sangra com facilidade. Em vez de servir de leito para a migração epitelial, esse exagero a impede, obstaculizando a cicatrização da lesão.[24,25]

Raro nas suturas de pele eletivas, o fenômeno tende a acompanhar cicatrizações por segunda intenção, excesso de umidade da ferida e inflamação prolongada, seja por infecção da ferida persistente, seja por atrito e irritação com os curativos aplicados.[26] Uma variedade de tratamentos tem sido empregada, nem sempre com sucesso. No caso dos curativos muito fechados, evidentemente, deve-se substituí-los por coberturas mais folgadas e menos oclusivas. Corticosteroides e antibióticos tópicos poderão atenuar o processo inflamatório. Quando há grande quantidade de granulação, pode-se excisá-la cirurgicamente, ou com *laser*, nitrato de prata ou solução salina hipertônica.[26]

LESÕES CUTÂNEAS POR ESPARADRAPO E OUTROS ADESIVOS (MARSI, DO INGLÊS *MEDICAL ADHESIVE-RELATED SKIN INJURIES*)

Muitos nosocômios já substituíram o antigo e irritante esparadrapo por adesivos de papel ou plástico menos abrasivos e mais porosos, que possibilitam à pele "respirar", ou seja, eliminar gotículas de suor por evaporação, mantendo-se seca e limpa. Ademais, estes não arrancam grande parte do epitélio quando são retirados ou substituídos. Também dispositivos de fixação cutânea, como bolsas de colostomia e eletrodos eletrocardiográficos, tipicamente já recorrem a hidrocoloides e outros adesivos delicados. Não obstante, ulcerações e escaras cutâneas ainda são ubíquas, mormente quando o adesivo é aplicado repetidamente no mesmo local.

Recém-nascidos são vítimas usuais, posto que sua pele é 40 a 60% mais fina que a de um adulto. Algo análogo sucede com idosos, desnutridos, renais e hepatopatas crônicos, aqueles em corticoterapia, químio ou radioterapia extensa ou prolongada, e mesmo fumantes inveterados, igualmente portadores de revestimento cutâneo fragilizado,[27] assim como nos longamente hospitalizados, cuja derme provavelmente já foi maltratada por inúmeros procedimentos. Estima-se sua incidência global em 15%. As repercussões clínicas oscilam da dermatite de contato ao trauma e à infecção, chegando à total escarificação e ulceração da pele. Edema local e bolhas encontram-se analogamente bem documentados.[27-29]

A profilaxia não passa apenas por adesivos de tecnologia avançada, que danifiquem menos a pele. Faixas de fixação com crepe podem substituir os adesivos nos braços e pernas, por exemplo, cateteres de infusão e fístulas arteriovenosas para hemodiálise. O rodízio de locais de fixação também é obrigatório, nomeadamente para sondas nasogástricas. A propósito, estas não devem ser ancoradas no nariz, mas na fronte ou região malar. Curativos devem ser removidos com o auxílio de soluções adequadas, de modo a traumatizar o mínimo possível. Preparados à base de silicone (Convatec SensiCare, convatec.com.br ou similares) facilitam a extração do adesivo e previnem a escarificação da pele.

REFERÊNCIAS

1. Fraisse J, Lauras B, La Selve A, Freycon F. Surgical site infection coding update. AHIMA. 2019;20(2):128-31.
2. Sandy-Hodgetts K et al. International Best Practice recommendations for the early indentification and prevention of Surgical Wound Complications. Disponível em: woundsinternational.com/resources/details/international-best-practice-recommendations-early-indentification-and-prevention-surgical-wound-complications. Acesso em: 10 maio 2022.
3. Chen AF, Brown GA. Management of surgical site infections. J Am Acad Orthop Surg. 2020;28(6):e238-e241.
4. Ban KA, Minei JP, Laronga C, Harbrecht BG, Jensen EH, Fry DE et al. Executive summary of the American College of Surgeons/Surgical Infection Society Surgical Site Infection guidelines-2016 update. Surg Infect. 2017;18(4):379-82.
5. Surgical site infections: prevention and treatment. NICE Guideline. 2021. Disponível em: nice.org.uk/guidance/ng125. Acesso em: 9 set. 2022.
6. Mufti HN, Jarad M, Haider MM, Azzhary L, Namnqani S, Husain I et al. Impact of pre-operative hemoglobin a1c level and microbiological pattern on surgical site infection after cardiac surgery. Cureus. 2020;12(12):1-15.
7. Citak M, Toussaint B, Abdelaziz H, Klebig F, Dobinsky A, Gebauer M et al. Elevated HbA1c is not a risk factor for wound complications following total joint arthroplasty: a prospective study. Hip Int. 2020;30(1_suppl):19-25.
8. Toh JWT, Phan K, Hitos K, Pathma-Nathan N, El-Khoury T, Richardson AJ et al. Association of mechanical bowel preparation and oral antibiotics before elective colorectal surgery with surgical site infection: a network meta-analysis. JAMA Netw Open. 2018;1(6):e183226.
9. Berriós-Torres SI, Umscheid CA, Bratzler DW, Leas B, Stone EC, Kelz RR et al. Centers for disease control and prevention guideline for the prevention of surgical site infection, 2017. JAMA Surg. 2017;152(8):784-91.
10. Todd B. New CDC Guideline for the prevention of surgical site infection. Am J Nurs. 2017;117(8):17.

11. Greene MT, Spyropoulos AC, Chopra V, Grant PJ, Kaatz S, Bernstein SJ et al. Validation of risk assessment models of venous thromboembolism in hospitalized medical patients. Am J Med. 2016;129(9):1001.

12. Hrynyshyn A, Simões M, Borges A. Biofilms in surgical site infections: recent advances and novel prevention and eradication strategies. Antibiotics. 2022;11(1).

13. Teklewold B, Pioth D, Dana T. Magnitude of abdominal wound dehiscence and associated factors of patients who underwent abdominal operation at St. Paul's Hospital Millennium Medical College, Addis Ababa, Ethiopia. Surg Res Pract. 2020;2020:1-5.

14. Spindler N, Kade S, Spiegl U, Misfeld M, Josten C, Mohr FW et al. Deep sternal wound infection – Latissimus dorsi flap is a reliable option for reconstruction of the thoracic wall. BMC Surg. 2019;19(1):1-10.

15. Agarwal A. Management of closed incisions using negative-pressure wound therapy in orthopedic surgery. Plast Reconstr Surg. 2019;143(1):21S-26S.

16. Biancari F, Tiozzo V. Staples versus sutures for closing leg wounds after vein graft harvesting for coronary artery bypass surgery. Cochrane Database Syst Rev. 2009;(4).

17. Inui T, Bandyk DF. Vascular surgical site infection: Risk factors and preventive measures. Semin Vasc Surg. 2015;28(3-4):201-7.

18. Ogawa R, Akita S, Akaishi S, Aramaki-Hattori N, Dohi T, Hayashi T et al. Diagnosis and treatment of keloids and hypertrophic scars. Burn Trauma. 2019;7:1-40.

19. Limandjaja GC, Niessen FB, Scheper RJ, Gibbs S. Hypertrophic scars and keloids: Overview of the evidence and practical guide for differentiating between these abnormal scars. Exp Dermatol. 2021;30(1):146-61.

20. Guerrero Serrano L, Guerrero Serrano L. Cicatriz hipertrófica y queloide: rompiendo paradigmas con el uso de Z-plastias. Cirug Plast Ibero-Latinoam. 2020;46(2):177-86.

21. Thomas JR, Somenek M. Scar revision review. Arch Facial Plast Surg. 2012;14(3):162-74.

22. Wang R, Danielsen PL, Ågren MS, Duke J, Wood F, Zeng X-X et al. Corticosteroid injection alone or combined with surgical excision of keloids versus other therapies including ionising radiotherapy: a systematic review and meta-analysis of randomised controlled trials. Eur Burn J. 2021;2(2):41-54.

23. Coppola MM, Salzillo R, Segreto F, Persichetti P. Triamcinolone acetonide intralesional injection for the treatment of keloid scars: Patient selection and perspectives. Clin Cosmet Investig Dermatol. 2018;11:387-96.

24. Marshall CD, Hu MS, Leavitt T, Barnes LA, Lorenz HP, Longaker MT. Cutaneous scarring: basic science, current treatments, and future directions. Adv Wound Care. 2018;7(2):29-45.

25. Jaeger M, Harats M, Kornhaber R, Aviv U, Zerach A, Haik J. Treatment of hypergranulation tissue in burn wounds with topical steroid dressings: A case series. Int Med Case Rep J. 2016;9:241-5.

26. Mitchell A, Llumigusin D. The assessment and management of hypergranulation. Br J Nurs. 2021;30(5):S6-10.

27. Fumarola S, Allaway R, Callaghan R, Collier M, Downie F, Geraghty J et al. Consensus document overlooked and underestimated: medical adhesive-related skin injuries best practice consensus document on prevention. J Wound Care. 2020;29(Suppl 3C):S1-24.

28. Kim J, Shin Y. Medical adhesive-related skin injury associated with surgical wound dressing among spinal surgery patients: A cross-sectional study. Int J Environ Res Public Health. 2021;18(17).

29. Santos A. Silicone tape versus micropore tape to prevent medical adhesive-related skin injuries: systematic review and meta-analysis. J Bras Econ da Saúde. 2019;11(3):271-82.

30. Ousey K, Djohan R, Dowsett C, Ferreira F, Hurd T, Romanelli M. Surgical wound dehiscence: improving prevention and outcomes. 2018;4. Disponível em: pure.hud.ac.uk/en/publications/surgical-wound--dehiscence-improving-prevention-and-outcomes. Acesso em: 9 set. 2022.

31. Surgical skin disinfection guideline. Disponível em: health.qld.gov.au/__data/assets/pdf_file/0020/444422/skin-disinfection.pdf. Acesso em: 9 set. 2022.

32. Lohsiriwat V, Chinswangwatanakul V, Lohsiriwat D, Rongrungruang Y, Malathum K, Ratanachai P et al. Guidelines for the prevention of surgical site infection. Disponível em: rcst.or.th/web-upload/filecenter/10828-40290-1-PB.pdf. Acesso em: 9 set. 2022.

CAPÍTULO 39

MANEJO DE FERIDAS INFECTADAS COMPLEXAS COM TERAPIA POR PRESSÃO NEGATIVA E INSTILAÇÃO

Dimas André Milcheski
Gustavo Gomes Ribeiro Monteiro
Rafael Eike Tekemura

RESUMO

A terapia por pressão negativa e instilação (TPNi), em conjunto com terapia antibiótica apropriada, tem sido usada com sucesso em diversas feridas infectadas, incluindo aquelas causadas por traumas ortopédicos, úlceras em pé diabético, infecções em sítios cirúrgicos, úlceras venosas crônicas, osteomielite e exposições ósseas. A combinação de instilar e manter a ferida imersa com solução tópica, associada a ciclos de pressão negativa que comprimem e descomprimem a esponja, é o método mais consistente e efetivo para limpeza da ferida, sendo capaz de minimizar o risco de instalação e progressão de infecções.

INTRODUÇÃO

A terapia por pressão negativa (TPN) vem sendo ensaiada desde a década de 1970 por cirurgiões russos, sendo adotada em nível global nas décadas subsequentes. Ela simplificou e encurtou o tratamento de feridas complexas e é utilizada em nosso serviço desde 2001, constituindo uma ferramenta valiosa no preparo do leito da ferida até o seu fechamento definitivo.[1]

Mais recentemente foi introduzida uma variação dessa terapia, a combinação da pressão negativa com a instilação (TPNi) de agentes tópicos, que está sendo agora disponibilizada em nosso meio.[2]

As feridas complexas constituem um grande problema pela dificuldade de resolução, internação prolongada, alto custo com o seu tratamento e perda parcial ou definitiva de capacidade laboral. As propriedades da TPN são múltiplas e estudadas, tais como estímulo à granulação da ferida, diminuição do edema, do excesso de líquido e tecidos desvitalizados (*debris*) e ainda da contaminação bacteriana.[3]

Os agentes tópicos são sabidamente benéficos no tratamento de feridas infectadas, sendo o tratamento-padrão para lesões extensas resultantes de queimaduras.[4]

Assim, considera-se adequada e desejável a combinação desses dois mecanismos com potencial de atuar como tratamento adjuvante de feridas complexas infectadas ou não, e no preparo da ferida para o seu fechamento definitivo com enxertos e retalhos.[5]

Ferimento complexo

Dentre as classificações propostas, utilizamos a etiológica, dividida em 9 categorias:[6,7]

1. Feridas em pacientes diabéticos.
2. Lesões por pressão (escaras de decúbito).
3. Úlceras venosas crônicas.
4. Feridas necrotizantes e/ou por infecções.
5. Feridas inflamatórias ou vasculites.
6. Feridas traumáticas agudas.
7. Feridas cirúrgicas complicadas.
8. Feridas por radionecrose.
9. Queimaduras profundas e/ou extensas.

Em geral, o tratamento das feridas complexas exige mais do que os tratamentos-padrão, como cirurgia imediata ou extensa, ou a necessidade de um tratamento adjunto (p. ex., revascularização). Já o "paciente complexo" pode se referir àquele que apresenta resposta inadequada diante de um patógeno ou de lesão, usualmente causados por algum comprometimento do sistema imune.[7]

A presença de bactérias no leito da ferida pode ser dividida em 4 categorias distintas com base na resposta induzida do hospedeiro:[8]

1. Contaminada: presença de microrganismos não replicantes.
2. Colonizada: replicação de microrganismos que aderem à superfície da ferida, mas não causam dano celular ao hospedeiro. A biocarga da ferida colonizada não prejudica a cicatrização.
3. Criticamente colonizada (ou localmente infectada): ferida com um nível crescente de carga bacteriana, que é intermediário entre a categoria de colonização e a de infecção. Feridas que são criticamente colonizadas não cicatrizam, mas podem não exibir sinais clássicos de infecção. Um fator de confusão dessa ferida é que ela pode ter aparência rosa saudável apesar de biofilme com grandes colônias de bactérias.
4. Infectada: histologicamente apresenta invasão tecidual de microrganismos com subsequente resposta do hospedeiro. Mostra algum sinal clínico de infecção. O biofilme pode estar presente nos tecidos adjacentes à ferida.

Todas as feridas expostas ao meio ambiente são contaminadas no início e progridem para aumento ou redução da carga biológica, dependendo da quantidade, tipo e patogenicidade dos microrganismos e do tratamento realizado.[8]

TERAPIA DE PRESSÃO NEGATIVA

A TPN pode reduzir o tamanho e a complexidade da ferida. Primeiro pela macrodeformação causada pela contração das bordas da ferida, de modo a reduzir o volume de tecido ou pele necessários para cobertura da ferida. Em segundo lugar, por estimular a formação de tecido de granulação, que pode ser benéfico para o fechamento primário, secundário ou terciário.[9] A tensão exercida em todo o tecido é capaz de aumentar o fluxo capilar, estimular a angiogênese e a formação de tecido de granulação.[9]

A remoção do excesso de líquido e de debris da ferida é capaz de reduzir o edema, melhorando a perfusão do tecido, diminuir a colonização bacteriana e remover o exsudato, que contém enzimas e proteínas inflamatórias capazes de prejudicar o processo de cicatrização.[8]

TERAPIA DE PRESSÃO NEGATIVA COM INSTILAÇÃO

Compreende 3 fases:[7]

1. Instilação: irrigação da ferida com a solução desejada. O volume depende do tamanho da ferida e pode ser definido pelo fabricante, por exemplo, com o *Assistente de Preenchimento* do V. A. C. Veraflo™ (veraflo.com).
2. Imersão: período em que a solução permanecerá na ferida (10 a 20 minutos).
3. Pressão negativa: 2 a 4 horas a 125 mmHg (apesar de que períodos > 6 horas podem ser necessários para feridas de grandes dimensões).

Recomendação: a variação na pressão negativa terapêutica pode variar de 50 a 150 mmHg. Dessa forma, podemos considerar pressões negativas menores que 125 mmHg para redução da dor, ou maiores em feridas com vascularização comprometida ou com níveis altos de exsudação.[9]

A TPNi tem o potencial de aumentar a limpeza da ferida por meio da remoção de debris e de ajudar no combate infeccioso pela diluição dos microrganismos e pela destruição do biofilme bacteriano, colaborando para a criação de um ambiente favorável à cicatrização. Além disso, a solução se distribui uniformemente pela ferida em todas as suas reentrâncias. A TPNi é pouco aderente ao leito da ferida, sendo menos dolorida que a convencional e facilmente removível.[5]

Como possíveis aspectos negativos, a TPNi necessita de melhor vedação para evitar vazamentos quando está em modo instilatório, o que pode gerar dificuldade em algumas áreas anatômicas mais difíceis. Ela também deve ser trocada mais precocemente, entre 2 e 5 dias, para evitar a saturação da esponja. Geralmente são utilizados parâmetros locais (visuais), clínicos e laboratoriais (leucograma e provas inflamatórias, como a proteína C-reativa – PCR) para direcionar a necessidade de troca dentro do intervalo sugerido.[5]

O maior apelo da TPNi, em virtude de suas propriedades, se dá nos casos de feridas complexas contaminadas ou infectadas. Nesses casos a TPNi tem o potencial de permitir menor número de intervenções cirúrgicas e de alcançar o fechamento definitivo mais precoce da ferida. Em um estudo realizado em pé diabético, foram avaliados retrospectivamente 142 pacientes, um grupo com a TPN tradicional e outro com a TPNi (este com dois subgrupos com tempos de instilação de 6 e de 20 minutos). Não houve diferença significativa entre os dois subgrupos da TPNi. Observou-se no grupo da TPNi menor tempo de fechamento da ferida (7,6 × 9,2 dias; $p < 0,05$), menor número de cirurgias (2,5 × 3; $p < 0,05$) e menor tempo de permanência hospitalar (11,4 × 14,9 dias; $p < 0,05$).[10]

Critérios para interromper a TPNi:[7]

* Tecido de granulação robusto o suficiente para o fechamento primário.
* Estágio de maturação para poder ser coberta por um retalho ou enxerto.
* Necessidade de retomar a TPN convencional para reduzir ainda mais a área da ferida.
* Cultura quantitativa com pouco ou nenhum crescimento microbiano associado à boa granulação da ferida.

Situações clínicas específicas para uso da TPNi:[7]

* Feridas agudas ou crônicas infectadas.
* Feridas contaminadas.
* Feridas que exigem uma cirurgia de revisão (*"second look"*).
* Feridas que não podem ser facilmente fechadas.
* Ferimentos traumáticos graves.
* Feridas complicadas por infecção invasiva ou extenso biofilme.
* Feridas com TPN em que a progressão de cicatrização "cessou".
* Osso exposto ou infectado (com ou sem defeitos traumáticos).
* Leitos de ferida isquêmicos.
* Fascite necrosante.

Condições em que a TPNi não é recomendada:[7]

* Osteomielite não tratada com presença de tecido necrótico.
* Fístulas não entéricas inexploradas.
* Malignidade (câncer ulcerado).
* Exposição de grandes vasos sanguíneos ou nervos e vísceras.

- Cavidades torácica ou abdominal.
- Estruturas instáveis (retalhos ou enxertos).
- Pacientes com alto risco de sangramento.

SOLUÇÃO UTILIZADA PARA INSTILAÇÃO

Há relatos com a polihexanida,[10] líquido de Dakin,[11] nitrato de prata[12] e solução salina,[13] entre outros.

Em nosso grupo de Feridas Complexas optou-se pela utilização do soro fisiológico 0,9%, que se mostrou igualmente eficaz quando comparado à polihexanida em estudo prévio controlado em feridas diabéticas com 100 pacientes.[13] Não houve diferença estatística para o número de cirurgias realizadas e o tempo de internação. Houve apenas favorecimento do grupo de solução salina para fechamento da ferida mais precoce (5,6 × 7,5 dias; $p < 0,05$), com um custo adicional mínimo.[7]

Sugere-se outra solução tópica, como Dakin (hipoclorito de sódio), PHMB (polihexanida), ácido acético diluído ou acetato de mafenide (não disponível no Brasil) se a solução salina (soro fisiológico) não atingir o resultado desejado, com base em resultados de cultura pré/pós-debridamento e pós-instilação, ou se a ferida apresentar granulação insatisfatória à inspeção.[7] Evitam-se preparações deletérias ao leito da ferida, tal como o gluconato de clorexidina[5] (Figuras 1 e 2).

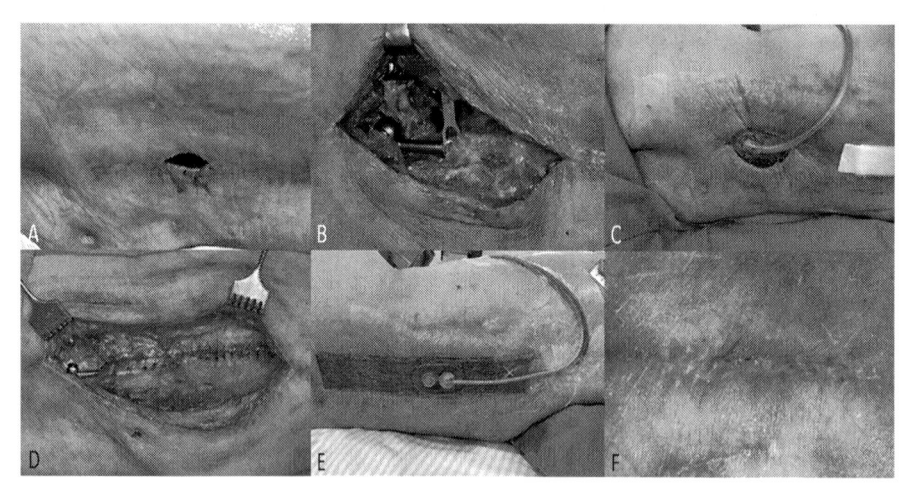

Figura 1   Paciente feminina com exposição de material de síntese em coluna após cirurgia ortopédica. A) Apresentação inicial com deiscência parcial da incisão. B) Presença de tecido desvitalizado e material de síntese. C) Debridamento e colocação de terapia a vácuo por instilação. D) Após 3 sessões de debridamento com TPNi a ferida encontrava-se com bom aspecto, sendo realizado seu fechamento com retalhos locais. E) Colocação de terapia a vácuo incisional como curativo. F) Aspecto pós-operatório de 3 meses, com cicatrização adequada e estabilidade da coluna.
TPNi: terapia por pressão negativa e instilação.
Fonte: acervo dos autores.

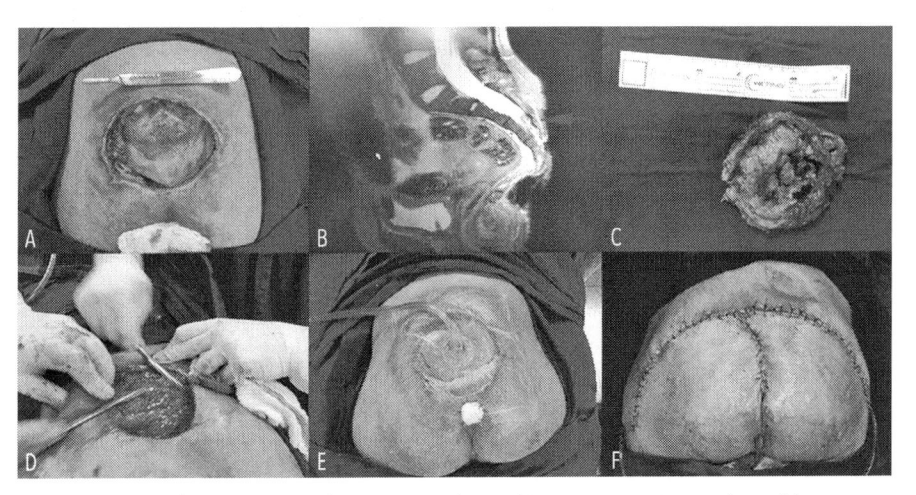

Figura 2   Paciente feminina com mielopatia e paraplegia. A) Lesão por pressão sacral grau IV com osteomielite. B) Ressonância magnética evidenciando osteomielite. C) Ressecção da bursa e tecido desvitalizado. D) Debridamento ósseo. E) Colocação de TPNi. E) Cobertura da ferida na cirurgia seguinte (4oPO) com retalhos fasciocutâneos bilateral da artéria glútea superior.

TPNi: terapia por pressão negativa e instilação; 4oPO: quarto dia de pós-operatório.
Fonte: acervo dos autores.

PAPEL DA TPN/TPNI COMO TERAPIA AUXILIAR DO TRATAMENTO DA INFECÇÃO

A infecção é uma barreira bem reconhecida à cicatrização da ferida, uma complicação significativa no pós-operatório, e pode resultar na morbidade e mortalidade do paciente, bem como em implicações econômicas significativas.[9]

A aplicação unicamente da TPN em feridas contendo tecido necrótico e escara é contraindicada e a TPN não pode ser considerada uma substituta do debridamento cirúrgico repetido ou minucioso. Ou seja, a TPN não deve ser usada isoladamente para tratar a infecção da ferida, mas pode ser adequada como terapia auxiliar a outros métodos de controle da infecção.[7] Os métodos comuns para o tratamento de uma ferida infectada incluem terapia antibiótica sistêmica, antimicrobianos tópicos e debridamentos seriados do tecido desvitalizado ou necrótico.

Em feridas colonizadas ou infectadas, evidenciadas pela presença de cultura positiva ou clinicamente infeccionadas, o uso de esponja impregnada por prata pode ser benéfico para controle de infecção, além da colocação de gaze antimicrobiana entre o leito da ferida e a esponja. A adição de um elemento antimicrobiano, como a polihexanida, à gaze levou à redução do número total de agentes microbianos isolados, além da diminuição na contagem logarítmica de colônias.[9] Um estudo clínico randomizado controlado evidenciou resolução mais rápida de osteomielite em lesões por pressão quando tratadas com TPN.[14]

A TPN pode atuar analogamente na prevenção do desenvolvimento de infecção. Stannard et al.[15] evidenciaram, em um estudo prospectivo randomizado, que feridas de fratura exposta tratadas com TPN entre os debridamentos seriados apresentam um quinto de probabilidade de desenvolver infecção. Esse achado pode ser relacionado à capacidade da TPN de evitar a entrada de bactérias a partir de fontes externas por se tratar de um curativo hermético, ou talvez por evitar a progressão de lesões contaminadas para infectadas.

O benefício da TPN contra a infecção pode também ser explicado pela melhora da condição geral da ferida e de sua cicatrização, permitindo que as defesas imunológicas do paciente lidem mais eficientemente com a colonização ou infecção.[9]

A TPNi é na atualidade o método mais consistente e efetivo para limpeza de feridas complexas, sendo capaz de minimizar o risco de contaminação cruzada, além de diminuir a colonização bacteriana no leito da ferida.[16,17]

PROTOCOLO DE TRATAMENTO

O estado nutricional e o estado de hidratação são fatores importantes que devem ser enfatizados e abordados consistentemente ao longo do período do tratamento multidisciplinar do paciente.[9] Uma avaliação abrangente do tamanho da ferida (comprimento, largura e profundidade), presença de infecção, áreas de descolamento, exsudatos, presença de tecido necrótico ou de tecido de granulação e reepitelização é indispensável.

Os parâmetros utilizados para caracterizar a ferida como infectada são: sinais clínicos evidentes (dor, calor, rubor, secreção purulenta e febre), evidências laboratoriais (leucocitose e PCR elevados) e cultura profunda positiva (após limpeza e debridamento).

As diretrizes do Grupo de Feridas Complexas consistem usualmente no debridamento até a obtenção de tecido viável, limpeza com soro fisiológico, coleta de amostras para cultura e colocação da TPN. Quando a TPNi é utilizada, o intervalo entre as cirurgias varia de 3 a 5 dias, dependendo de parâmetros clínicos que possam indicar a troca da TPNi, tais como impressão clínica, febre, leucocitose, aumento de marcadores inflamatórios ou falha de equipamento (vazamento).

A limpeza com ou sem uma solução antimicrobiana é um dos pilares, pois ajuda na remoção de debris celulares e de patógenos na superfície da ferida.[18] O debridamento, ou seja, a remoção de tecidos desvitalizados e de corpos estranhos que impedem o reparo normal dos tecidos, é um importante passo no tratamento. Embora existam diversas estratégias de debridamento disponíveis (mecânico, biológico, autolítico, enzimático), o debridamento cirúrgico continua sendo o principal método para a retirada de tecidos infectados e não viáveis em conjunto com a aplicação de agentes antimicrobianos tópicos, como sulfadiazina de prata para ajudar a diminuir a colonização bacteriana.[19,20]

O controle e a prevenção de infecções são críticos para que as etapas de cicatrização normal ocorram. Quando as bactérias da superfície da ferida começam a se replicar e aumentam sua atividade metabólica, os subprodutos resultantes, como endotoxinas e metaloproteinases, impactam negativamente todas as fases da cicatrização.[21] O fechamento final das feridas extensas é realizado por meio de enxertia de pele ou retalhos cirúrgicos após o adequado preparo do leito.

CURATIVO CONVENCIONAL X TPN/TPNI

O Quadro 1 sintetiza as principais diferenças observadas.[9]

QUADRO 1   Vantagens de TPN/TPNi comparativamente ao curativo tradicional

Contexto	Vantagens da TPN/TPNi
Aspectos gerais	• Melhor tratamento do exsudato • Prevenção da desidratação da ferida • Prevenção do dano ambiental • Sistema fechado/previne infecção cruzada
Tratamento cirúrgico ou fechamento secundário	• Formação de tecido de granulação • Contribuição no tratamento de infecção • Redução do tamanho e complexidade da ferida
Enxerto de pele	• Tamponamento da ferida • Prevenção de complicações (p. ex., falha do enxerto)
Conforto do paciente	• Frequência reduzida de trocas de curativo • Redução da dor da ferida • Maior mobilidade do paciente • Gerenciamento do exsudato e do odor da ferida
Custos	• Progressão mais rápida para cirurgia adicional ou alta hospitalar • Tempo reduzido para fechamento • Prevenção das complicações de ferida

TPN: terapia por pressão negativa; TPNi: terapia por pressão negativa e instilação (TPNi).
Fonte: elaboração dos autores.

Kim et al.[22] compararam a TPNi com irrigação de polihexanida com a TPN convencional e evidenciaram vantagens do método instilacional pela redução do número de cirurgias, redução do tempo até a última cirurgia, menor tempo de internação e maior porcentagem de sucesso na cobertura de feridas antes da alta. Além disso, a TPNi foi pouco aderente ao leito da ferida, sendo menos dolorida que a convencional e facilitando as trocas de curativo.[22] Um estudo experimental de Lessing et al.[23] evidenciou que a TPNi aumenta a espessura do tecido de granulação em 2 mm quando comparada à TPN tradicional contínua ou intermitente. A TPNi também demonstrou maior poder na redução de biofilme bacteriano quando comparada ao curativo convencional e à TPN.

Custos da TPNi

Este é um aspecto intensamente debatido, pois o dispositivo oferecido no comércio é geralmente dispendioso. Há alternativas improvisadas montadas localmente, entretanto sem a confiabilidade necessária. Por exigir manejo especializado, não é ideal para utilização no domicílio, e a hospitalização tende a agregar desembolsos. Em que pesem as críticas, alguns estudos na literatura indicam redução de custos com a utilização da TPNi, em feridas complexas infectadas ou contaminadas, em razão do menor número de trocas de curativo, da realização da cirurgia definitiva de cobertura da ferida mais precocemente e da diminuição do tempo global de internação.

Deiscências abdominais com exposição de tela e feridas infectadas de laparotomia

Há experiências positivas nessas eventualidades,[24] entretanto, como regra, o uso da TPNi é contraindicado em cavidades torácica e abdominal pelo risco de alterar a temperatura corpórea, além de possível retenção da solução irrigada na cavidade.[7] Quando a aponeurose encontra-se íntegra, a TPNi é uma opção para ajudar a preparar uma ferida abdominal infectada e deiscente para fechamento primário retardado.[8]

REFERÊNCIAS

1. Ferreira MC, Wada A, Tuma P Jr. The vacuum assisted closure of complex wounds: report of 3 cases. Rev Hosp Clin Fac Med Sao Paulo. 2003;58(4):227-30.
2. Wolvos T. The evolution of negative pressure wound therapy: negative pressure wound therapy with instillation. J Wound Care. 2015;24(4 Suppl):15-20.
3. Morykwas MJ, Argenta LC, Shelton-Brown EI, Mc-Guirt W. Vacuum-assisted closure: a new method for wound control and treatment: animal studies and basic foundation. Ann Plast Surg. 1997;38(6):553-62.
4. Argenta LC, Morykwas MJ. Vacuum-assisted closure: a new method for wound control and treatment: clinical experience. Ann Plast Surg. 1997;38(6):563-76.
5. Milcheski DA, Portocarrero ML, Alvarez DM, Mazuca LGMP, Monteiro AA Jr, Gemperli R. Initial experience with negative-pressure wound therapy with instillation in complex wounds. Rev Col Bras Cir. 2017;44(4):348-53.
6. Ferreira MC, Tuma Jr P, Carvalho VF, Kamamoto F. Complex wounds. Clinics. 2006;61(6):571-8.
7. Kim PJ, Attinger CE, Crist BD, Gabriel A, Galiano RD, Gupta S et al. Negative pressure wound therapy with instillation: review of evidence and recommendations. Wounds. 2015;27(12):S2-S19.
8. Gupta S, Gabriel A, Lantis J, Téot L. Clinical recommendations and practical guide for negative pressure wound therapy with instillation. Int Wound J. 2016;13(2):159-74.
9. Vig S, Dowsett C, Berg L, Caravaggi C, Rome P, Birke-Sorensen H et al.; International Expert Panel on Negative Pressure Wound Therapy [NPWT-EP], Martin R, Smith J. Evidence-based recommendations for the use of negative pressure wound therapy in chronic wounds: steps towards an international consensus. J Tissue Viability. 2011;20 Suppl 1:S1-18.
10. Kim PJ, Attinger CE, Steinberg JS, Evans KK, Powers KA, Hung RW et al. The impact of negative-pressure wound therapy with instillation compared with standard negative-pressure wound therapy: a retrospective, historical, cohort, controlled study. Plast Reconstr Surg. 2014;133(3):709-16.

11. Raad W, Lantis JC 2nd, Tyrie L, Gendics C, Todd G. Vacuum-assisted closure instill as a method of sterilizing massive venous stasis wounds prior to split thickness skin graft placement. Int Wound J. 2010;7(2):81-5.

12. Kim PJ, Attinger CE, Steinberg JS, Evans KK, Lehner B, Willy C et al. Negative-pressure wound therapy with instillation: international consensus guidelines. Plast Reconstr Surg. 2013;132(6):1569-79.

13. Kim PJ, Attinger CE, Oliver N, Garwood C, Evans KK, Steinberg JS et al. Comparison of outcomes for normal saline and an antiseptic solution for negative-pressure wound therapy with instillation. Plast Reconstr Surg. 2015;136(5):657e-64e.

14. Ford CN, Reinhard ER, Yeh D, Syrek D, Las Morenas A, Bergman SB et al. Interim analysis of a prospective, randomized trial of vacuum-assisted closure versus the healthpoint system in the management of pressure ulcers. Ann Plast Surg. 2002;49:55e61.

15. Stannard JP, Volgas DA, Stewart R, McGwin Jr G, Alonso JE. Negative pressure wound therapy after severe open fractures: a prospective randomized study. J Orthop Trauma. 2009;23:552e7.

16. Allen D, LaBarbera LA, Bondre IL, Lessing MC, Rycerz AM, Kilpadi DV et al. Comparison of tissue damage, cleansing and cross-contamination potential during wound cleansing via two methods: lavage and negative pressure wound therapy with instillation [published on-line ahead of print August 21, 2012]. Int Wound J. 2014;11(2):198-209.

17. Yang C, Goss SG, Alcantara S, Schultz G, Lantis JC II. Effect of negative pressure wound therapy with instillation on bioburden in chronically infected. Wounds. 2017;29(8):240-6.

18. Wheeler CB, Rodeheaver GT, Thacker JG, Edgerton MT, Edlich RF. Side-effects of high pressure irrigation. Surg Gynecol Obstet. 1976;143(5):775-8.

19. Wolcott RD, Kennedy JP, Dowd SE. Regular debridement is the main tool for maintaining a healthy wound bed in most chronic wounds. J Wound Care. 2009;18(2):54-6.

20. Hoiby N, Bjarnsholt T, Moser C, Bassi GL, Coenye T, Donelli G et al; ESCMID Study Group for Biofilms and Consulting External Expert Werner Zimmerli. ESCMID guideline for the diagnosis and treatment of biofilm infections 2014. Clin Microbiol Infect. 2015;21(Suppl 1):S1-S25.

21. Warriner R, Burrell R. Infection and the chronic wound: a focus on silver. Adv Skin Wound Care. 2005;18:2-12.

22. Kim PJ, Attinger CE, Steinberg JS, Evans KK, Powers KA, Hung RW et al. The impact of negative pressure wound therapy with instillation compared with standard negative pressure wound therapy: a retrospective, historical, cohort, controlled study. Plast Reconstr Surg. 2014;133(3):709-16.

23. Lessing MC, James RB, Ingram SC. Comparison of the effects of different negative pressure wound therapy modes – continuous, noncontinuous, and with instillation on porcine excisional wounds. Eplasty. 2013;13:e51.

24. Deleyto E, Garcia-Ruano A, Gonzalez-Lopez JR. Negative pressure wound therapy with instillation, a cost-effective treatment for abdominal mesh exposure. Hernia. 2018;22:311-8.

CAPÍTULO 40

INDICAÇÕES DA OXIGENOTERAPIA HIPERBÁRICA (COM EXEMPLOS DE CIRURGIA PLÁSTICA)

Mendy Hatibie Oley
Maximilian Christian Oley
Deanette Michelle Rosemary Aling

RESUMO

A terapia com oxigênio hiperbárico (HBOT, do inglês *hyperbaric oxygen therapy*), consolidada no manejo da doença da descompressão dos mergulhadores, tem sido empregada como auxiliar em múltiplas entidades cirúrgicas agudas e crônicas, a saber: queimaduras, feridas de difícil cicatrização, síndrome do esmagamento, infecções por bactérias anaeróbias e síndrome da isquemia-reperfusão. Consiste em respirar oxigênio a 100% em um ambiente com pressão acima da atmosférica, o que facilita a difusão direta do oxigênio para o interior das células. Isso poderá acelerar a angiogênese por conta de maiores níveis do fator de crescimento vascular endotelial, potencializar a ação de espécies reativas de oxigênio e suprimir o crescimento bacteriano em tecidos lesionados, resultando em cicatrização mais rápida.

INTRODUÇÃO

A oxigenoterapia hiperbárica baseia-se na inalação de oxigênio a 100% em pressões superiores a 1 atm. A pressão na câmara de tratamento costuma alcançar até 2 a 2,5 ATA (atmosferas absolutas), e a duração de cada sessão estende-se por 90 a 120 minutos, dependendo da afecção-alvo.[1]

FERIDAS INFECTADAS E DE DIFÍCIL TRATAMENTO

Esta é uma indicação bastante satisfatória.[2-4] Há três mecanismos subjacentes aos benefícios: aumento da pressão parcial de oxigênio nos tecidos, efeitos vasculares favoráveis e maior pressão física sobre a lesão. Como o oxigênio é carreado por difusão endotelial, dependendo pouco do transporte pela hemoglobina, os tecidos se tornam bem oxigenados.[5] Isso acarreta vantagens para a cicatrização e ameniza as infecções, mediante impactos como neovascularização, maior liberação de radicais livres (ROS) pelos leucócitos e menor adesão destes ao endotélio.[1]

Os radicais livres ou espécies reativas de oxigênio (ROS) abrangem superóxidos (O_2-), peróxidos (O_2-2), peróxido de hidrogênio (H_2O_2), radicais hidroxila (OH') e íons hidroxila (OH–).[6] São dotados da propriedade de aumentar o recrutamento de leucócitos, de mediar a expressão de moléculas pró-inflamatórias, de resolver a inflamação e de reparar as feridas, reforçando as defesas imunológicas.[7] Ainda que atuem dessa forma em condições fisiológicas, há igualmente efeitos adversos a eles atribuídos em longo prazo, tais como danos ao DNA e proteínas, além de ações no envelhecimento e no câncer.

Agudamente, participam de forma negativa na síndrome da isquemia-reperfusão. Quando o aporte de circulação a uma área está comprometido, o mesmo sucede com os antioxidantes, que atuam intracelularmente, limitando o papel dos ROS. Uma vez restaurado o fluxo sanguíneo, os ROS acumulados no período isquêmico poderão inundar o organismo, precipitando anormalidades e disfunções em diversos órgãos e sistemas.[8]

Note-se que a HBOT não desencadeia síndrome da isquemia-reperfusão, posto que também ativa a catalase do plasma, uma enzima do grupo das peroxidases que degrada ROS e impede o desequilíbrio entre oxidantes e antioxidantes.[9] As ações dos radicais livres derivados do oxigênio e do nitrogênio (ROS e RNS) podem ser acompanhadas na Figura 1. Ao contrário, a HBOT é anti-inflamatória e potencialmente atenua o dano celular e o progresso das infecções.[2,9]

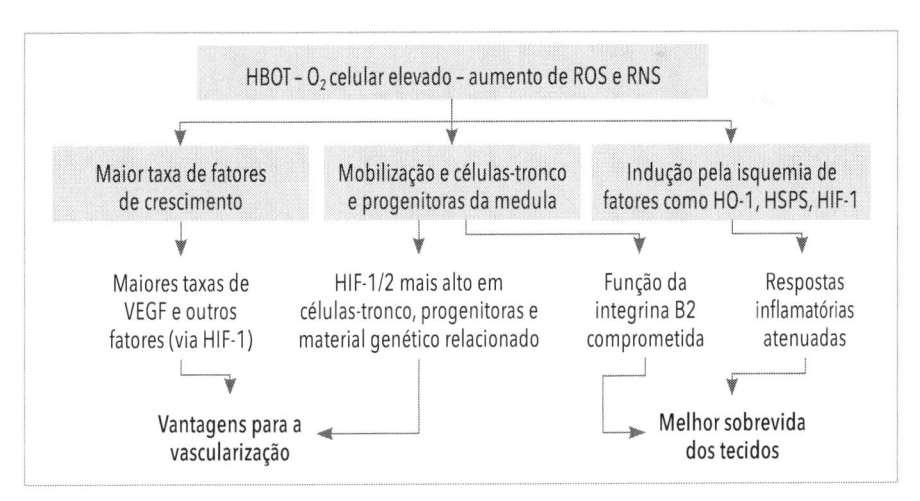

Figura 1   A terapia com oxigênio hiperbárico (HBOT). Os efeitos iniciais emanam da maior produção de espécies reativas de oxigênio (ROS) e nitrogênio (RNS).
HIF-1: fator indutível por hipóxia; HO-1: heme-oxigenase; HSPs: proteínas do choque térmico; VEGF: fator de crescimento endotelial vascular.
Fonte: adaptação de Thom.[10]

O incentivo à síntese de fator de crescimento endotelial vascular (VEGF, do inglês *vascular endothelial growth factor*) propicia migração de células endoteliais, formação de tecido de granulação e reepitelização mais rápida.[3]

PRINCIPAIS UTILIZAÇÕES

Dentre as indicações dessa modalidade, sempre combinada com os antibióticos apropriados, destaca-se a fascite necrotizante causada pelo estreptococo do grupo A, associado ou não a estafilococo e a flora mista de anaeróbios (gangrena de Fournier). Também osteomielites e outras infecções profundas rebeldes ao tratamento convencional, e algumas endocardites bacterianas, têm sido abordadas com sucesso pela técnica.[11,12]

MAL PERFURANTE PLANTAR DO DIABÉTICO

O mal perfurante plantar do diabético (DFU, do inglês *diabetic foot ulcer*) é uma afecção complexa dos diabéticos que combina microvasculopatia, neuropatia, imunodepressão e retardo na cicatrização, com morbidade de 40 a 80%; 14 a 20% dos casos demandam amputação.[13] A propósito, 70 a 80% das amputações não traumáticas de membros inferiores sucedem em diabéticos.[14]

Em uma série de 30 casos de DFU em conjunto com portadores de úlceras varicosas analogamente refratárias, a área ulcerada reduziu em 62% após 30 dias de HBOT (95% IC 41,91 a 81,85, $p < 0,00001$). As taxas de IL-6 e VEGF elevaram-se, coadunando-se com seu papel na cicatrização.[15] Sabe-se que a interleucina-6 é dotada de ações tanto pró como anti-inflamatórias. Entre suas ações está abrangida a indução de macrófagos, que removem fragmentos celulares desvitalizados e germes, acelerando a cicatrização. As sessões de HBOT asseguram uma produção contínua de IL-6, o que poderia ser crucial no fechamento das feridas[16] (Figura 2).

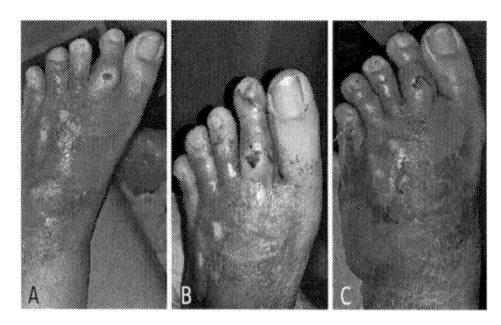

Figura 2   Ferida infectada com flegmão no pé de enfermo diabético (não se trata do mal perfurante plantar). A) Avaliação inicial. B) Após a primeira sessão de HBOT. C) Após a terceira aplicação surgem indícios de que a inflamação está regredindo e a cicatrização iniciando, o que de fato ocorreu.
HBOT: terapia com oxigênio hiperbárico.
Fonte: acervo dos autores.

Outros biomoduladores liberados pela HBOT foram identificados como fator 1 induzível por hipóxia (HIF-1), fator de crescimento derivado de plaquetas (PDGF), fator de crescimento transformador beta (TGF-beta), fator de necrose tumoral alfa (TNF-alfa), preproendotelina-1 (PPET-1) e fator derivado de células estromais-1 (SDF-1). Demonstra-se que o tratamento é ainda capaz de deprimir a síntese de diversos agentes pró-inflamatórios, como interleucinas IL-1 e IL-10, interferon gama (IFN-gama) e algumas prostaglandinas.[4,17]

A classificação e pontuação correta da DFU embasam a avaliação da dinâmica evolutiva dessas lesões, segundo o escore Pedis (*Perfusion, Extent, Depth, Infection and Sensation*) criado pelo International Working Group of the Diabetic Foot (IWG-DF). Na experiência de Li et al., achados de Pedis > 7 apontam para lesões de pior prognóstico, incluindo risco de persistência da úlcera e de amputação.[18]

LESÕES UROGENITAIS E PERINEAIS

A gangrena de Fournier é incomum, todavia de onerosa hospitalização, pontuada por expressiva morbidade e mortalidade. Grande parcela sucede em diabéticos, alcoólatras, assim como portadores de imunossupresão ou em tratamento com corticosteroides. A abordagem inicial é sempre debridamento cirúrgico agressivo e antibioticoterapia. No entanto, em muitos casos a perfusão local está reduzida, comprometendo a cicatrização, além de criar nichos isquêmicos favoráveis à sobrevivência dos germes anaeróbios. Recorre-se com razoável frequência à HBOT quando esses e outros fatores de fracasso estão presentes, o que beneficia as taxas de oxigênio teciduais, a proliferação de fibroblastos e a regeneração tecidual.[19]

Com a ativação de cascatas de transdutores de sinais por radicais livres (ROS, RNS) gerados na HBOT, há expressão de prostaglandinas, óxido nítrico e citocinas essenciais para os fenômenos da cicatrização. Em paralelo, a HBOT configura-se bacteriostática ou bactericida para anaeróbios como clostrídios, desencadeando a lise bacteriana induzida por leucócitos.[20] Dependendo da natureza, local e extensão da lesão, curativos com pressão negativa e instilação (ver Capítulo 39) poderão ser combinados.[20] Na fase de restauração de casos complexos, quase sempre demandando enxertos e retalhos dérmicos, a HBOT contribui para o combate à infecção e o sucesso da enxertia[1,20] (Figuras 3 e 4).

Amputações de pênis eletivas por câncer tornaram-se incomuns e costumam evoluir sem intercorrências. Casos de autoamputação, especialmente em pacientes psiquiátricos, são ainda mais raros, todavia podem evoluir com graves infecções e dificuldade de restauração. A HBOT beneficia a enxertia de pele e a cicatrização geral, quando associada aos antibióticos apropriados.[21,22]

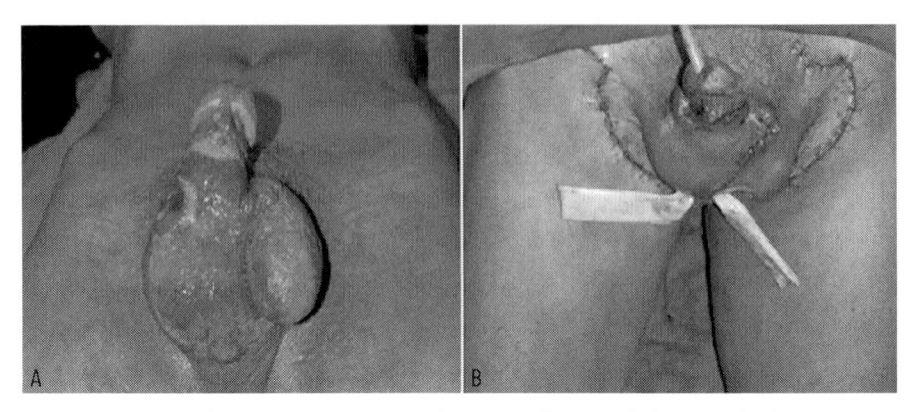

Figura 3   A) Paciente de 61 anos com gangrena de Fournier de pênis e bolsa escrotal já limpa e granu-
lando após debridamento inicial e HBOT. B) Retalho inguinal bilateral possibilitou recobrir a lesão.
HBOT: terapia com oxigênio hiperbárico.
Fonte: acervo dos autores.

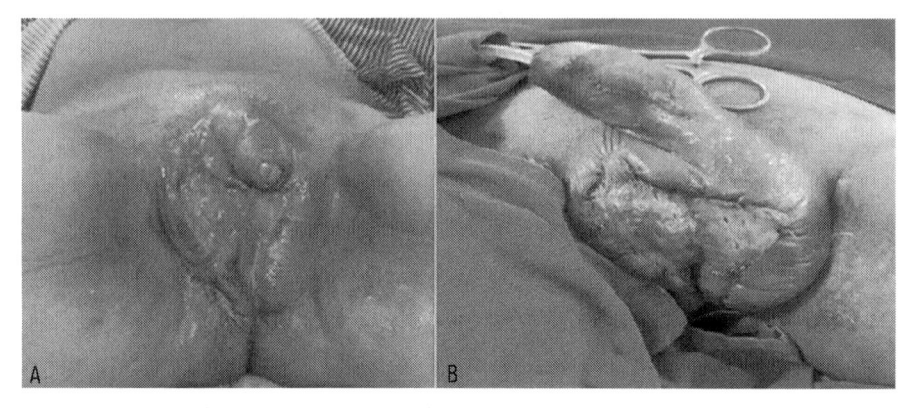

Figura 4   A) Paciente de 48 anos com gangrena de Fournier de bolsa escrotal já limpa e granulando após
debridamento inicial e antibióticos. B) Sete dias após enxerto de pele parcial e 6 sessões de HBOT, a
cicatrização se confirma satisfatória.
HBOT: terapia com oxigênio hiperbárico.
Fonte: acervo dos autores.

REIMPLANTE DE MEMBROS E SÍNDROME DA ISQUEMIA E REPERFUSÃO

Classicamente reconhecida em associação com a síndrome do esmagamento
(*crush injury*) e muitas vezes confundida com ela, a síndrome da isquemia e reperfusão (IRI, do inglês *ischemia-reperfusion injury*) na realidade é muito mais

difundida, sucedendo em dezenas de contextos cirúrgicos, tanto eletivos como emergenciais. Um destes é o reimplante de membros traumaticamente amputados (superiores e, de ocorrência mais excepcional, inferiores), mesmo com pouco ou nenhum componente de esmagamento (*crush injury*). Ele é capaz de deflagrar IRI no momento em que as anastomoses vasculares são completadas e o fluxo se restaura. A inundação do sistema circulatório com radicais livres (ROS) e múltiplos mediadores inflamatórios fabricados e represados nos tecidos no decurso da isquemia poderia ensejar IRI, abrangendo adesão de leucócitos à membrana endotelial, vasoconstrição arterial e tromboses. Seria um perigoso incentivador de síndrome da resposta inflamatória sistêmica (Sirs, do inglês *systemic inflammatory response syndrome*), com chances de falências orgânicas sequenciais e óbito (Figura 5).

A prevenção primária da IRI é a redução ou atenuação do período de isquemia, apelando-se, inclusive, para resfriamento do membro decepado ou *shunts* intravasculares temporários, bem como o restabelecimento de perfusão celular eficiente o quanto antes. Ainda assim, a HBOT, quando prontamente disponível, poderá constituir-se em um adjunto valioso, acelerando e otimizando o aporte de oxigênio intracelular e a recuperação dos tecidos.[1] A HBOT reduz a atividade de fosforilase após a isquemia, um marcador sensível de destruição muscular. Alguns aconselham HBOT a 2,5 ATA por 45 minutos com 3 sessões consecutivas, e a normatização da Undersea and Hyperbaric Medical Society (UHMS) é mais robusta, sendo factível apenas quando a câmara hiperbárica existe dentro da instituição. Consiste em 2 ATA por 90 a 120 minutos, 2 vezes ao dia, reduzindo-se para 1 vez ao dia quando o reimplante se demonstra estável[1] (Figura 6).

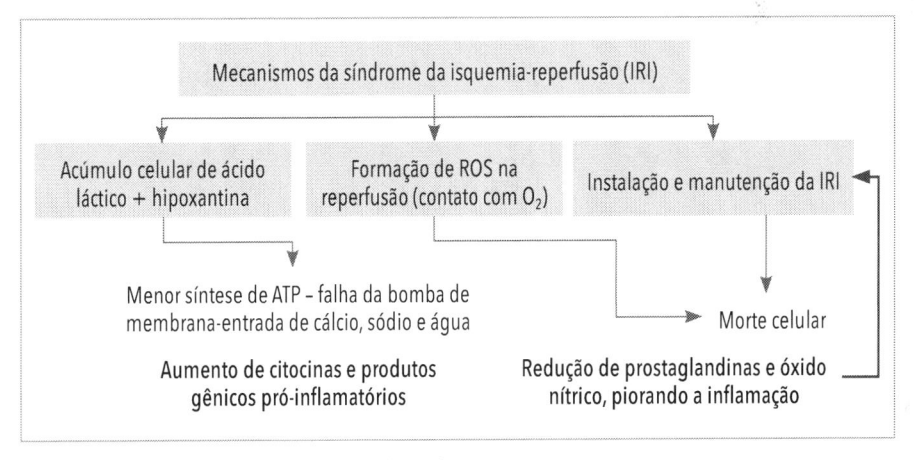

Figura 5 Efeitos celulares da isquemia prolongada.
ATP: adenosina trifosfato; IRI: síndrome da isquemia-reperfusão; ROS: espécies reativas de oxigênio.
Fonte: adaptação de Requião-Moura et al.[24]

SÍNDROME DO ESMAGAMENTO (*CRUSH INJURY*)

O contato direto com grandes objetos ou superfícies envolvendo forte choque mecânico ou energia cinética, nominalmente durante quedas, desabamentos, acidentes de trânsito e industriais, acarreta danos à pele e subcutâneo, vasos, nervos, tendões, fáscias, ossos e articulações, bem como vísceras internas. O interesse da HBOT nessas circunstâncias se prenderia à elevação das taxas de VEGF com maior angiogênese, além de proliferação incrementada de osteoblastos.[21,22]

No decurso da síndrome sucede hipóxia celular nos tecidos lesionados por menor aporte de oxigênio, com expressão de HIF-1 alfa, que por sua vez estimula a síntese de VEGF e VEGF mRNA (RNA mensageiro do fator de crescimento endo-

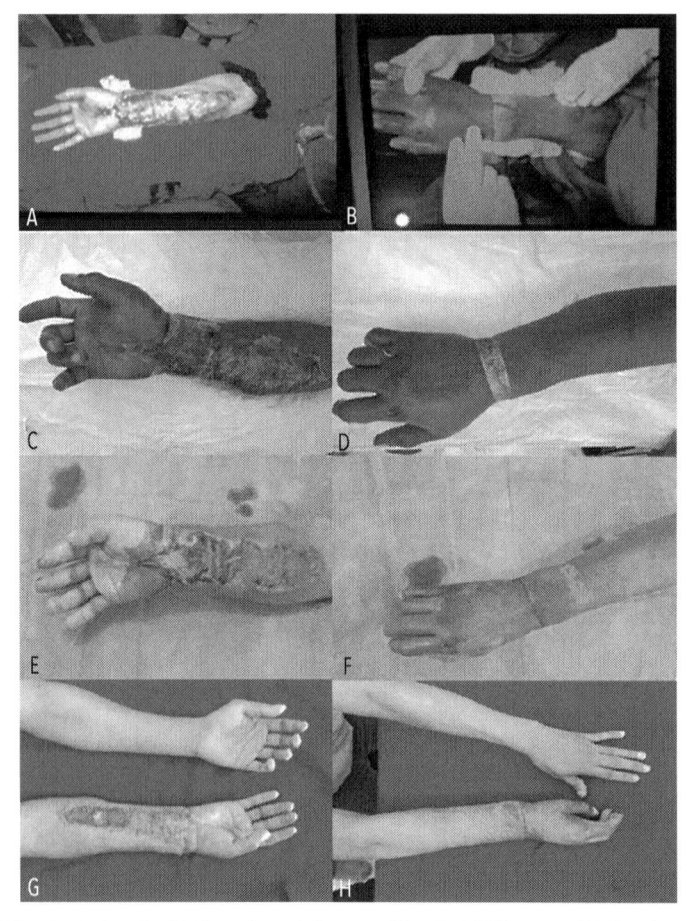

Figura 6   Reimplante de mão direita após avulsão traumática. A e B) Pós-operatório imediato. C e D) Após 3 sessões de HBOT. E e F) Um mês após a cirurgia. G e H) Dois meses de seguimento.
Fonte: acervo dos autores.

telial vascular). A HBOT otimizaria tal fenômeno, gerando uma sinergia para maior angiogênese.[22] Sabe-se que em casos de fraturas a regeneração vascular depende de duas vias, a do VEGF e a da angiopoietina. A primeira é considerada mais crítica, por sua potente ação incentivadora sobre as células endoteliais.[21,22]

GRANDES TUMORES INTRAÓSSEOS (CARCINOMA PLANOCELULAR ODONTOGÊNICO)

Este carcinoma é raríssimo,[23] contudo ilustra as vantagens da HBOT na cicatrização de ressecções profundas com osso, especialmente em localizações sensíveis como na face (região da maxila). No caso clínico em tela, sessões diárias de 90 mi-

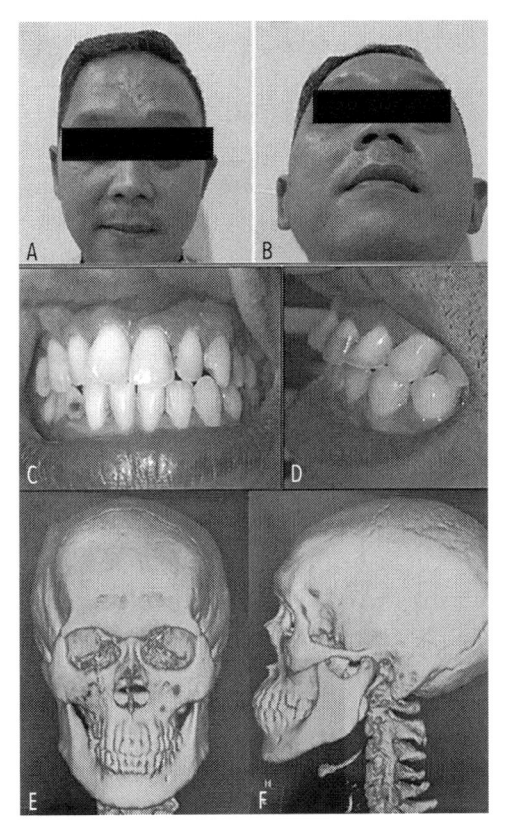

Figura 7   Ressecção de carcinoma planocelular odontogênico de maxila. A e B) O paciente recuperado após a remoção cirúrgica e 5 sessões de HBOT. C e D) Ferida gengival cicatrizada e ausência de tumor oral na mesma ocasião. E e F) Reconstrução em 3D do crânio, confirmando o desaparecimento do tumor na região maxilar.
HBOT: terapia com oxigênio hiperbárico.
Fonte: acervo dos autores.

nutos com 2 ATA foram aplicadas por 7 dias, iniciando 3 dias após a ablação cirúrgica. Os objetivos específicos foram redução do edema local e prevenção da infecção.[25] Duas semanas após a alta constatou-se perfeita restauração dos tecidos sem sangramento, deiscência ou infecção (Figura 7).

GRANDES QUEIMADOS

As queimaduras são classificadas em superficiais (epidérmicas), de espessura parcial (dermoepidérmicas) e profundas (toda a derme e possivelmente outros tecidos, como músculos e ossos). A lesão inicial é de natureza física, química ou mista (calor úmido ou seco, gases aquecidos, eletricidade, radioatividade, ácidos e bases fortes). Ela se potencializa mediante a ativação de citocinas citotóxicas, radicais livres e oclusão de vênulas dérmicas por acúmulo de neutrófilos nos domínios traumatizados. A produção da molécula de adesão intercelular Icam-1 pelo endotélio favorece a permeabilidade capilar, com edema e congestão local. Somam-se hipercoagulabilidade vascular com chances de tromboses e estresse oxidativo, que de forma análoga lesiona o endotélio, potencialmente interferindo na permeabilidade dos vasos. O quadro nosológico se fecha com a carência de oxigênio e nutrientes essenciais para a cicatrização das feridas pouco perfundidas.[26,27]

Os pilares terapêuticos voltam-se para a sustentação das condições hemodinâmicas, respiratórias e nutricionais, assim como do funcionamento dos principais órgãos e sistemas, ao lado do combate à infecção. Não devem ser negligenciadas as condições locais, buscando redução do edema, proteção da circulação microvascular e das condições imunológicas. Caso contrário, uma reepitelização retardada ou ausente com excessiva formação de cicatrizes seria a consequência.[26]

As infecções são nocivas não apenas pelas repercussões sistêmicas (falências orgânicas, óbito) e locais (perda de enxertos, epitelização dificultada) como também por agir em detrimento do balanço energético (hipermetabolismo), precipitando desnutrição (em todos) ou parada do crescimento (em crianças), resistência insulínica e disfunções orgânicas. Há evidências de que a fartura de oxigênio proporcionada pela HBOT seria positiva para a evolução das feridas dérmicas e, consequentemente, para a recuperação geral,[28,29] nomeadamente por conta de menor edema regional em razão da inibição da vasodilatação, maior formação de colágeno a partir da síntese e hidroxilação do precursor glicosaminoglicano, ao lado de maior fagocitose e eliminação de bactérias.

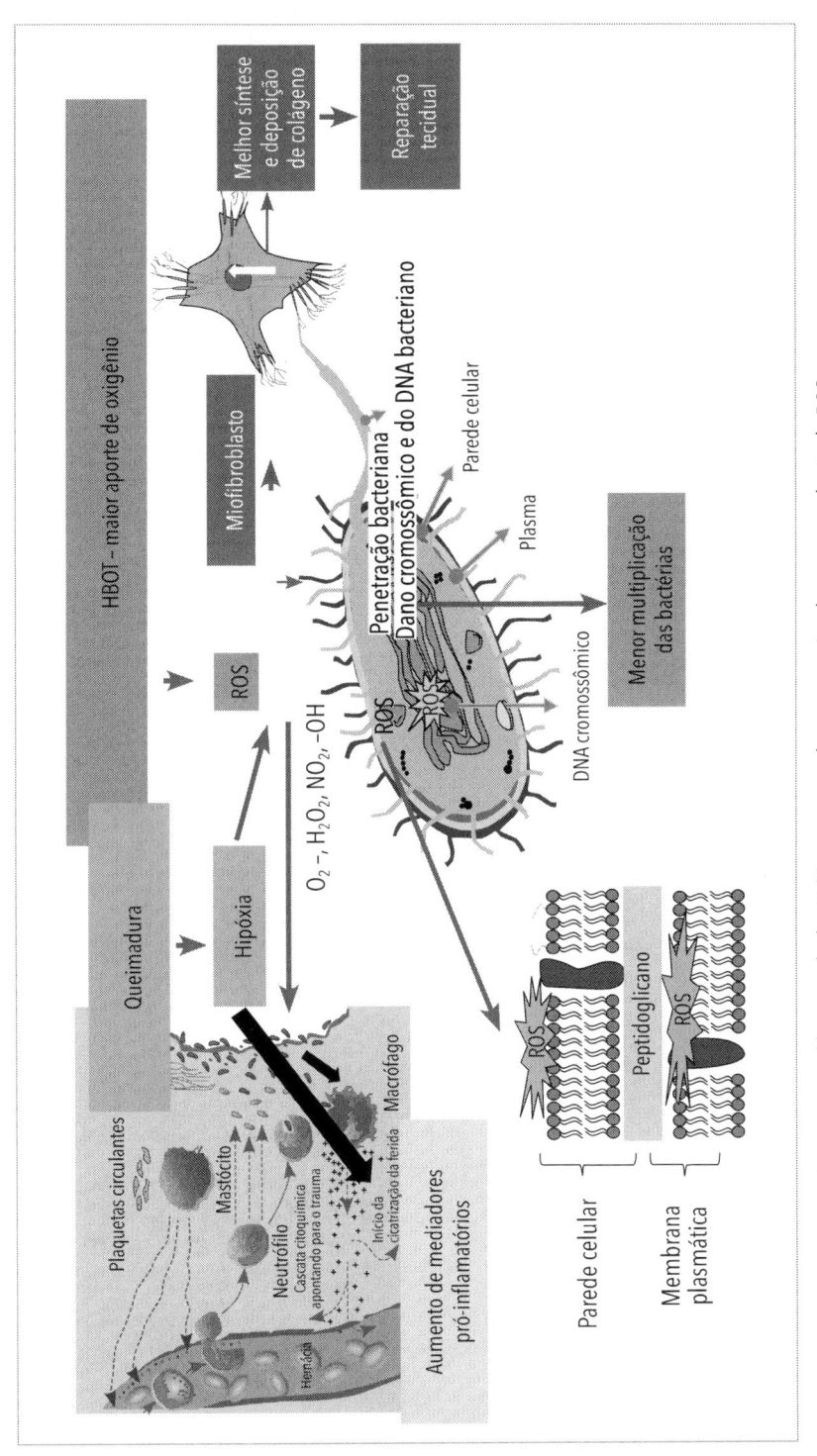

Figura 8   Patofisiologia sugerida para o papel bactericida da HBOT nas queimaduras e seu vínculo com a produção de ROS.
HBOT: terapia com oxigênio hiperbárico; ROS: espécies reativas de oxigênio.
Fonte: adaptação de Oley et al.[31]

A partir do aporte mais abundante de oxigênio, radicais livres (ROS) seriam produzidos, o que também seria vantajoso para a formação de colágeno a partir da proliferação de miofibroblastos. Os radicais livres são tóxicos para as bactérias, pois, à medida que penetram no interior de suas células, comprometem seu DNA, limitando a proliferação.[30] A ação de neutrófilos circulantes, que igualmente liberam ROS, e dos antibióticos seria sinergizada[9,12] (Figura 8).

REFERÊNCIAS

1. Shinomiya N, Asai Y. Hyperbaric oxygenation therapy: molecular mechanisms and clinical applications. Singapore: Springer Nature; 2020. Chapter 1. p.6-10, Chapter 6. p.85-8.
2. Stoekenbroek RM, Santema TB, Legemate DA, Ubbink DT, van den Brink A, Koelemay MJW. Hyperbaric oxygen for the treatment of diabetic foot ulcers: a systematic review. Eur J Vasc Endovasc Surg. 2014;47:647-55.
3. Hatibie M, Oley MC, Noersasongko AD, Hatta M. Effects of hyperbaric oxygen therapy on vascular endothelial growth factor protein and mRNA in crush injury patients: a randomized controlled trial study. Int J Surg Open. 2021;29:33-9.
4. Johnston BR, Ha AY, Brea B, Liu PY. The mechanism of hyperbaric oxygen therapy in the treatment of chronic wounds and diabetic foot ulcers. R I Med J (2013). 2016;99(2):26-9.
5. Camporesi EM, Bosco G. Mechanisms of action of hyperbaric oxygen therapy, Undersea Hyperb. Med J. 2014;41:247-52.
6. Fazal N. T cell suppression in burn and septic injuries. In: Kapur S, Portela MB. Immunosuppression. IntechOpen; 2012. Chapter 9.
7. Dryden M, Cooke J, Salib R, Holding R, Pender SLF, Brooks J. Hot topics in reactive oxygen therapy: antimicrobial and immunological mechanisms, safety and clinical applications. J Glob Antimicrob Resist. 2017;8:194-8.
8. Soares R, Losada D, Jordani M, Évora P, Castro-E-Silva O. Ischemia/reperfusion injury revisited: an overview of the latest pharmacological strategies. Int J Mol Sci. 2019;20(20):5034.
9. Bhutani S, Vishwanath G. Hyperbaric oxygen and wound healing. Indian J Plast Surg. 2012;45:316-24.
10. Thom SR. Hyperbaric oxygen: its mechanisms and efficacy. Plast Reconstr Surg. 2011 Jan;127(Suppl 1):131S-141S.
11. Almzaiel AJ, Billington R, Smerdon G, Moody AJ. Effects of hyperbaric oxygen treatment on antimicrobial function and apoptosis of differentiated HL-60 (neutrophil-like) cells. Life Sci. 2013;93:125-31.
12. Shah J. Hyperbaric oxygen therapy. J Am Col Certif Wound Spec. 2010;2:9-13.
13. Pemayun TGD, Naibaho RM, Novitasari D, Amin N, Minuljo TT. Risk factors for lower extremity amputation in patients with diabetic footulcers: a hospital-based case-control study. Diabet Foot Ankle. 2015;6:29629.
14. Armstrong DG, Boulton AJM, Bus SA. Diabetic foot ulcers and their recurrence. N Engl J Med. 2017;376(24):2367-75.
15. Kranke P, Bennett MH, Martyn-St James M, Schnabel A, Debus SE, Weibel S. Hyperbaric oxygen therapy for chronic wounds. Cochrane Database Syst Rev. 2015;2015:CD004123.
16. Sallam AAW, El-Sharawy A. Role of interleukin-6 (IL-6) and indicators of inflammation in the pathogenesis of diabetic foot ulcers. Aust J Basic Appl Sci. 2012;6(6):430-5.
17. Sunkari VG, Lind F, Botusan IR, Kashif A, Liu Z-J, Ylä-Herttuala S et al. Hyperbaric oxygen therapy activates hypoxia-inducible factor 1 (HIF- 1), which contributes to improved wound healing in diabetic mice. Wound Repair Regen. 2015;23(1):98-103.
18. Li N, Meng X-E, Guo D-Z, Fan D-F, Pan S-Y. Wound healing process and related laboratory indexes in patients with type 2 diabetes mellitus after hyperbaric oxygen intervention. Biomed Res. 2017;28(20):8838-43.
19. Rosa I, Guerreiro F. Hyperbaric oxygen therapy for the treatment of fournier's gangrene: a review of 34 cases. Acta Med Port. 2015;28:619.

20. Pastore AL, Palleschi G, Ripoli A, Silvestri L, Leto A, Autieri D et al. A multistep approach to manage fournier's gangrene in a patient with unknown type II diabetes: surgery, hyperbaric oxygen, and vacuum-assisted closure therapy: a case report. J Med Case Rep. 2013;7:1.

21. Kang T, Gorti K, Quan S, Ho M, Koch R. Effect of hyperbaric oxygen on the growth factor profile of fibroblasts. Arch Facial Plast Surg. 2004;6(1):31-5.

22. Flegg J, Mcelwain S, Long R. The use of hyperbaric oxygen therapy to treat chronic wounds: a review. Wound Repair Regen. 2008;16(3):321-30.

23. Pullon PA, Shafer WG, Elzay RP, Kerr DA, Corio RL. Squamous odontogenic tumor. Oral Surg Oral Med Oral Pathol. 1975;40(5):616-30.

24. Requião-Moura LR, Durão MS Jr, Matos ACC, Pacheco-Silva A. Ischemia and reperfusion injury in renal transplantation: hemodynamic and immunological paradigms. Einstein. 2015;13(1):129-35.

25. Hollander MHJ, Boonstra O, Timmenga NM, Schortinghuis J. Hyperbaric oxygen therapy for wound dehiscence after intraoral bone grafting in the nonirradiated patient: a case series. J Oral Maxillofac Surg. 2017;75:2334-9.

26. Shupp JW, Nasabzadeh TJ, Rosenthal DS, Jordan MH, Fidler P, Jeng JC. A review of the local pathophysiologic bases of burn wound progression. J Burn Care Res. 2010;31(6):849-73.

27. Roshangar L, Soleimani Rad J, Kheirjou R, Reza Ranjkesh M, Ferdowsi Khosroshahi A. Skin burns: review of molecular mechanisms and therapeutic approaches. Clin Res Pract. 2019;31:308-15.

28. Lam B, Rocky C, Fontaine FAM, Loss ES, Chiu M. Clinical management, hyperbaric oxygen therapy. Explor Clin Evid. 2012;25:38-44.

29. Jensen P, Møller SA, Lerche CJ, Moser C, Bjarnsholt T, Ciofu O et al. Improving antibiotic treatment of bacterial biofilm by hyperbaric oxygen therapy: not just hot air. Biofilms. 2019;1:100008.

30. Memar MY, Yekani M, Alizadeh N, Baghi HB. Hyperbaric oxygen therapy: antimicrobial mechanisms and clinical application for infections. Biomed Pharmacother. 2019;109:440-7.

31. Oley MH, Oley MC, Noersasongko AD, Islam AA, Tulong MT, Siwabessy M, et al. Hyperbaric oxygen therapy in low extremity trauma: A case series. Ann Med Surg. 2022;78:103896.

CAPÍTULO 41

A DIETA NA PREVENÇÃO DA INSUFICIÊNCIA CARDÍACA (E OUTRAS ENFERMIDADES CARDIOMETABÓLICAS NO PACIENTE CIRÚRGICO)

Gabriela Corrêa Souza
Édina C. Ternus Ribeiro
Suena Medeiros Parahiba

RESUMO

O aconselhamento nutricional vem cada vez mais se estabelecendo como um importante pilar na prevenção secundária da insuficiência cardíaca (IC), objetivando a melhora nos parâmetros de progressão da doença e qualidade de vida. Ao considerar o planejamento e aconselhamento dietético, o mais importante é focar uma dieta saudável, utilizando padrões alimentares recomendados, como a dieta Dash e a dieta mediterrânea. Entretanto, o redimensionamento de alguns componentes dietéticos de forma isolada também é importante para pacientes com IC, como sódio, ingestão hídrica, ácidos graxos poli-insaturados ômega-3, café e bebidas alcoólicas.

PREVENÇÃO PRIMÁRIA E SECUNDÁRIA NA INSUFICIÊNCIA CARDÍACA

No que engloba a prevenção primária para o desenvolvimento de IC, ou seja, indivíduos com alto risco cardiovascular porém sem doença cardíaca estrutural ou sinais e sintomas de IC, a dieta pode atuar no controle de fatores de risco como dislipidemia, hipertensão arterial sistêmica (HAS), diabetes *mellitus* do tipo II e obesidade.

Para os indivíduos que já têm IC (prevenção secundária), a dieta aparece na literatura associada à progressão da doença, qualidade de vida, reinternações por descompensação da IC e mortalidade.

PADRÕES DIETÉTICOS NA INSUFICIÊNCIA CARDÍACA

Ao longo das décadas em comunidades com menor incidência de doenças cardiovasculares (DCV), observou-se um estilo de vida semelhante entre elas, que englobava um conjunto específico de alimentos e hábitos alimentares, como consumo de alimentos *in natura* (frutas e verduras), ricos em fibras, gorduras poli-insaturadas (oleaginosas e azeite de oliva), e preparações culinárias caseiras, além de baixo consumo de alimentos ricos em açúcar, sal, gorduras saturadas e trans. Após não observar resultados robustos em estudos clínicos de intervenção sobre o efeito isolado desses alimentos e seus elementos nutricionais isolados, o foco começou a se voltar aos padrões alimentares mais completos, bem como ao desenvolvimento de novos modelos para o tratamento específico de doenças crônicas.[1]

DIETA DASH

A dieta Dash (*Dietary Approaches to Stop Hypertension* – abordagem dietética para parar a hipertensão) é um padrão caracterizado pelo baixo teor de sódio, rico em potássio, frutas e vegetais, moderado em laticínios com baixo teor de gordura e baixo em carne vermelha, além de uma quantidade substancial de proteína vegetal advinda de legumes e sementes. Foi desenvolvida para prevenção primária e secundária da HAS, mas sua aplicação foi expandida para diferentes DCV.

Em revisão sistemática associou-se à melhora da capacidade funcional, qualidade de vida, função cardíaca, redução da pressão arterial sistólica e diastólica, estresse oxidativo, bem como menor risco de mortalidade.[2] Esse é um dos padrões alimentares recomendados em pacientes com IC.[3-6]

DIETA MEDITERRÂNEA

Consiste em ingestão limitada de carnes vermelhas e produtos lácteos, tendo como base da alimentação vegetais, frutas, legumes e cereais integrais, azeite de oliva extravirgem, associado a consumo moderado de peixe. Embora a adesão à dieta mediterrânea venha sendo correlacionada a fatores associados à prevenção secundária na IC,[2] alguns resultados têm sido controversos, principalmente em populações e culturas não mediterrâneas e europeias, uma vez que esse padrão de dieta, além de recomendações dietéticas, também engloba estilo de vida e cadeia de produção alimentar.[7-10] Assim como a Dash, sugere-se um acompanhamento nutricional no manejo da IC.[3]

DIETA CARDIOPROTETORA BRASILEIRA

A dieta cardioprotetora brasileira (Dica Br) é baseada na dieta mediterrânea, adaptada com alimentos acessíveis de baixa densidade calórica e ricos em vitaminas, minerais e fibras. A cartilha completa da Dica Br pode ser encontrada na biblioteca do Ministério da Saúde, acessível aos profissionais de saúde e à população em geral (bvsms.saude.gov.br).

O primeiro estudo desenvolvido com a Dica Br mostrou que, quando comparada a uma intervenção nutricional convencional, não foi encontrado benefício para o desfecho combinado de morbimortalidade, marcadores bioquímicos e antropométricos e níveis pressóricos.[11] Entretanto, esse padrão alimentar ainda não foi testado na população com IC.

OUTROS PADRÕES DIETÉTICOS

A elucidação dos potenciais benefícios e possíveis implicações da dieta hiperproteica[12] e da *plant based*[13] ainda precisa ser estabelecida.

SÓDIO DIETÉTICO

Podemos analisá-lo em dois cenários principais: 1) o teor de sódio presente nos alimentos comercializados pela indústria, bem como aqueles provenientes de serviços de alimentação como *fast-food*; 2) o sal de cozinha (cloreto de sódio) utilizado no preparo e tempero dos alimentos e refeições.

Carnes industrializadas (salames, presuntos e seus análogos) e alimentos ultraprocessados com alto teor de sódio (salgadinhos de pacote, *snacks*) estão associados ao aumento da incidência de IC.[6] O consumo desses alimentos aparece como restrito ou até mesmo contraindicado nos padrões dietéticos anteriormente descritos, podendo contribuir para a explicação da sua efetividade no tratamento da IC[3,6] (Quadro 1).

QUADRO 1   Conceito de alimento hipersódico (100 g sal = 38,8 g sódio)

- ≥ 400 mg de sódio a cada 100 g de produto sólido
- ≥ 200 mg a cada 100 mL de produto líquido

Fonte: Anvisa.[14]

Sabe-se que uma dieta muito restrita em sódio pode prejudicar a ingestão adequada de energia, carboidratos, cálcio, tiamina e folato. Dessa forma, desde 2016 observa-se uma mudança na recomendação nas diretrizes de IC iniciada pela Sociedade Europeia de Cardiologia (ESC), que substituiu a indicação convencional de dieta hipossódica pela orientação de evitar "o consumo excessivo de sal (> 5 g/dia)".[1,15,16] Seguindo esse padrão, a Diretriz Brasileira de Insuficiência Cardíaca Aguda e Crônica recomenda aos pacientes crônicos que não utilizem mais de 7 g/dia de sal de cozinha, o que equivale a cerca de 2,8 g de sódio.[15]

Essa limitação ocorre pelo risco de descompensação da IC. Um eventual período de internação deve ser usado para educação dos pacientes, seguido de acompanhamento ambulatorial.[1,4,17]

INGESTÃO HÍDRICA

É igualmente descrita como fator de risco que pode levar à descompensação da IC.[11,15,17] A ESC recomenda entre 1,5 e 2 L/dia.[1] Em casos específicos, como IC grave ou hiponatremia, por exemplo, uma restrição hídrica mais drástica se impõe para alívio dos sintomas de congestão.[1,5,17] É fundamental monitorar alterações, como rápido ganho de peso associado a sinais e sintomas de descompensação.

ÁCIDOS GRAXOS POLI-INSATURADOS ÔMEGA-3

A suplementação de ômega-3 marinhos (ácido eicosapentaenoico – EPA e docosa--hexaenoico – DHA) é indicada, até o momento, somente em pacientes com IC e hipertrigliceridemia grave.[18] Essa recomendação se baseia nos resultados de um único ensaio clínico randomizado multicêntrico, em que 1 g de EPA + DHA por dia em pacientes com IC sugeriram pequenos benefícios em termos de mortalidade e internação por razões cardiovasculares.[19] Logo, as justificativas ainda precisam ser mais bem estabelecidas.[20]

VINHO, RESVERATROL E CONSUMO DE BEBIDAS ALCOÓLICAS

Os antioxidantes do vinho, em especial o resveratrol, poderiam contribuir para reduzir, principalmente, o perfil inflamatório associado à IC. Os potenciais benefícios cardioprotetores do consumo de vinho tinto sofrem influência de uma série de fatores como sexo, etnia, genética, hábitos de vida, idade e dose consumida.[21,22] Em síntese, o consumo de bebidas alcoólicas (entre elas o vinho tinto) não deve ser incentivado para essa população.[1,15,16,23] Na cardiomiopatia alcoólica seu uso é obviamente proibido. No caso de pacientes com IC de etiologias não relacionadas ao álcool, o consumo diário de ≤ 10 mL de álcool para mulheres e ≤ 20 mL de álcool para homens[15] seria o máximo aceitável. A propósito, uma lata de cerveja de 350 mL, uma taça de vinho com 150 mL ou uma dose de destilado (cachaça, vodca, uísque) com 40 mL contêm 15 a 20 mL de álcool. A total abstinência, contudo, é a recomendação da vasta maioria das sociedades científicas.

CAFÉ E CAFEÍNA

Em razão de o café ser uma das bebidas mais consumidas no mundo, e por ser rico em substâncias bioativas, entre elas a cafeína, são relevantes os questionamentos sobre os efeitos de seu consumo na população com IC, uma vez que estudos têm demonstrado potenciais benefícios cardioprotetores, incluindo menor incidência de doenças cardiovasculares (inclusive a IC),[24] diabetes tipo 2 e obesidade,[25] além de menor risco de mortalidade.[26]

Uma metanálise demonstrou que o consumo de cafeína em humanos não está associado à ocorrência de arritmias ventriculares.[27] Outro estudo, que comparou o efeito de altas doses de cafeína (500 mg) ou placebo na frequência de arritmias supraventriculares e ventriculares, também afastou arritmias em pacientes com IC sistólica e alto risco de arritmias ventriculares.[28]

Ainda em casos não afetados, uma análise secundária de três grandes estudos voltados primariamente para IC, enfermidade coronariana e acidente vascular encefálico foi tranquilizadora para a primeira. Não se detectaram perigos perceptíveis para as outras duas entidades, e o consumo mais robusto de café em pessoas sem IC associou-se com menor risco de adquiri-la em uma fase subsequente da vida.[29]

Protocolos de café/cafeína em pacientes com diagnóstico de IC já estabelecido ainda são raros e não há um ponto de corte (limite superior) definido para essa população. Neste ínterim convém evitar ingestões imoderadas: até 3 a 4 pequenas xícaras/dia (400 a 500 mg/cafeína), sem deixar de computar nesse total chá preto, chocolate amargo e refrigerantes tipo "cola" (Quadro 2).

QUADRO 2 Recomendações dietéticas na prevenção secundária na insuficiência cardíaca

Assunto	Recomendação	Nível da evidência	Referências
Padrão dietético	Rico em fibras, frutas, legumes e verduras, moderado em carnes brancas e limitado em gorduras saturadas, gorduras *trans*, açúcar e alimentos industrializados	Classe I Nível B	1-13
Sódio	Evitar o consumo excessivo	Classe IIA Nível B	1,3,6,14,16,17
Ingestão hídrica	Individualizar	Classe IIA Nível B	1,5,14
	Não realizar restrição severa (< 800 mL/dia)	Classe IIA Nível B	
Ácidos graxos ômega-3	Hipertrigliceridemia e outras situações especiais	Classe IIA Nível B	18-20
Bebidas alcoólicas	Etiologias da IC não relacionadas ao álcool ≤ 20 mL para homens e ≤ 10 mL para mulheres	Classe II Nível C	1,14,16,21-23
Café/cafeína	Evitar o consumo excessivo	Classe IIB Nível C	24-28

IC: insuficiência cardíaca.

REFERÊNCIAS

1. McDonagh TA, Metra M, Adamo M, Gardner RS, Baumbach A, ESC Scientific Document Group et al. 2021 ESC guidelines for the diagnosis and treatment of acute and chronic heart failure. Eur Heart J. 2021;42(36):3599-726.
2. Padilha GR, d'Almeida KSM, Spillere SR, Souza GC. Dietary patterns in secondary prevention of heart failure: a systematic review. Nutrients. 2018;10(7):828.
3. Vest AR, Chan M, Deswal A, Givertz MM, Lekavich C, Lennie T et al. Nutrition, obesity, and cachexia in patients with heart failure: a consensus statement from the Heart Failure Society of America Scientific Statements Committee. J Card Fail. 2019;25(5):380-400.
4. Abu-Sawwa R, Dunbar SB, Quyyumi AA, Sattler EL. Nutrition intervention in heart failure: should consumption of the DASH eating pattern be recommended to improve outcomes? Heart Fail Rev. 2019;24(4):565-73.
5. Wickman BE, Enkhmaa B, Ridberg R, Romero E, Cadeiras M, Meyers F et al. Dietary management of heart failure: DASH diet and precision nutrition perspectives. Nutrients. 2021;13(12):4424.
6. Kerley CP. Dietary patterns and components to prevent and treat heart failure: a comprehensive review of human studies. Nutr Res Ver. 2019;32(1):1-27.
7. Chrysohoou C, Metallinos G, Aggelopoulos P, Kastorini C, Athanasopoulou S, Pitsavos C et al. Long--term adherence to the traditional Mediterranean diet is associated with improved biventricular systolic function, in chronic heart failure patients. Circulation. 2009;120(suppl_18):739.
8. Chrysohoou C, Kotrogiannis I, Vasiliadou C, Kastorini C, Aggelopoulos P, Metallinos G et al. The role of Mediterranean diet on subclinical inflammation and quality of life in patients with newly diagnosed systolic heart failure (The Hellenic heart failure study). Eur Heart J. 2009;30:1032.
9. Tuttolomondo A, Di Raimondo D, Casuccio A, Velardo M, Salamone G, Cataldi M et al. Mediterranean diet adherence and congestive heart failure: Relationship with clinical severity and ischemic pathogenesis. Nutrition. 2020;70:110584.
10. Miró Ò, Estruch R, Martín-Sánchez FJ, Gil V, Jacob J, Herrero-Puente P et al. Adherence to Mediterranean diet and all-cause mortality after an episode of acute heart failure: results of the Medit-AHF study. JACC Heart Fail. 2018;6(1):52-62.
11. Weber B, Bersch-Ferreir ÂC, Torreglosa CR, Marcadenti A, Lara ES, da Silva JT et al. Implementation of a Brazilian Cardioprotective Nutritional (BALANCE) Program for improvement on quality of diet and secondary prevention of cardiovascular events: A randomized, multicenter trial. Am Heart J. 2019;215:187-97.
12. Razavi AC, Bazzano LA, He J, Whelton SP, Fernandez C, Ley S et al. Consumption of animal and plant foods and risk of left ventricular diastolic dysfunction: the Bogalusa Heart Study. ESC Heart Fail. 2020;7(5):2700-10.
13. Alasmre FA, Alotaibi HA. Plant-based diet: a potential intervention for heart failure. Cureus. 2020;12(5).
14. Agência Nacional de Vigilância Sanitária & Gerência Geral de Alimentos. Relatório preliminar de análise de impacto regulatório sobre rotulagem nutricional. 2018. Disponível em: http://antigo.anvisa.gov.br/documents/33880/2977862/An%C3%A1lise+de+Impacto+Regulat%C3%B3rio+sobre+Rotulagem+Nutricional_vers%C3%A3o+final+3.pdf/2c094688-aeee-441d-a7f1-218336995337. Acesso em: 17 out. 2022.
15. Rohde LEP, Montera MW, Bocchi EA, Clausell NO, Albuquerque DCD, Rassi S et al. Diretriz brasileira de insuficiência cardíaca crônica e aguda. Arq Bras Cardiol. 2018;111(3):436-539.
16. Ponikowski P, Voors AA, Anker SD, Bueno H, Cleland JG, Coats AJ et al. 2016 ESC guidelines for the diagnosis and treatment of acute and chronic heart failure. Eur Heart J. 2016;74(10):1037-147.
17. Hollenberg SM, Warner Stevenson L, Ahmad T, Amin VJ, Bozkurt B, Butler J et al. 2019 ACC Expert Consensus Decision Pathway on Risk Assessment, Management, and Clinical Trajectory of Patients Hospitalized With Heart Failure: a report of the American College of Cardiology Solution Set Oversight Committee. J Am Coll Cardiol. 2019;74(15):1966-2011.
18. Précoma DB, Oliveira GMMD, Simão AF, Dutra OP, Coelho OR, Izar MCDO et al. Atualização da diretriz de prevenção cardiovascular da Sociedade Brasileira de Cardiologia-2019. Arq Bras Cardiol. 2019;113(4):787-891.

19. Tavazzi L, Maggioni AP, Marchioli R, Barlera S, Franzosi MG, Latini R et al. Effect of n-3 polyunsaturated fatty acids in patients with chronic heart failure (the GISSI-HF trial): a randomised, double-blind, placebo-controlled trial. Lancet. 2008;372(9645):1223-30.

20. Siscovick DS, Barringer TA, Fretts AM, Wu JH, Lichtenstein AH, Costello RB et al. Omega-3 polyunsaturated fatty acid (fish oil) supplementation and the prevention of clinical cardiovascular disease: a science advisory from the American Heart Association. Circulation. 2017;135(15):e867-e884.

21. Gal R, Deres L, Horvath O, Eros K, Sandor B, Urban P et al. Resveratrol improves heart function by moderating inflammatory processes in patients with systolic heart failure. Antioxidants. 2020;9(11):1108.

22. Rodrigues P, Santos-Ribeiro S, Teodoro T, Gomes FV, Leal I, Reis JP et al. Association between alcohol intake and cardiac remodeling. J Am Coll Cardiol. 2018;72(13):1452-62.

23. Yancy CW, Jessup M, Bozkurt B, Butler J, Casey DE, Drazner MH et al. 2013 ACCF/AHA guideline for the management of heart failure: a report of the American College of Cardiology Foundation/American Heart Association Task Force on Practice Guidelines. J Am Coll Cardiol. 2013;62(16):e147-e239.

24. Stevens LM, Linstead E, Hall JL, Kao DP. Association between coffee intake and incident heart failure risk: a machine learning analysis of the FHS, the ARIC Study, and the CHS. Circ Heart Fail. 2021;14(2):e006799.

25. Poole R, Kennedy OJ, Roderick P, Fallowfield JA, Hayes PC, Parkes J. Coffee consumption and health: umbrella review of meta-analyses of multiple health outcomes. BMJ. 2017;359:j5024.

26. Kim Y, Je Y, Giovannucci E. Coffee consumption and all-cause and cause-specific mortality: a meta-analysis by potential modifiers. Eur J Epidemiol. 2019;34:731-52.

27. Zuchinali P, Ribeiro PA, Pimentel M, da Rosa PR, Zimerman LI, Rohde LE. Effect of caffeine on ventricular arrhythmia: a systematic review and meta-analysis of experimental and clinical studies. Europace. 2016;18(2):257-66.

28. Zuchinali P, Souza GC, Pimentel M, Chemello D, Zimerman A, Giaretta V et al. Short-term effects of high-dose caffeine on cardiac arrhythmias in patients with heart failure: a randomized clinical trial. JAMA Intern Med. 2016;176(12):1752-9.

29. Stevens LM, Linstead E, Hall JE, Kao DP. Association between coffee intake and incident heart failure risk. a machine learning analysis of the FHS, the ARIC Study, and the CHS. Circulation: Heart Failure. 2021;14:e006799.

CAPÍTULO 42

DESAFIOS E DEVERES ÉTICOS ESSENCIAIS NO TREINAMENTO CIRÚRGICO

Julie Aultman
Todd Hultman
Michael S. Firstenberg

RESUMO

Deveres éticos diante de situações cirúrgicas comuns são examinados neste capítulo, centrados em torno de apresentação de caso. Enfatizam-se as superposições de conceitos e dilemas clínicos e éticos, baseados em um erro médico cometido por um residente fatigado. Profissionais da saúde que analisarem o texto se identificarão com a situação, seja à beira do leito, seja em âmbito institucional. A meta é suscitar o debate sobre as melhores práticas, políticas e diretrizes, objetivando evitar a repetição de tais falhas. Mais ainda, serão abordadas lacunas na comunicação profissional, bem como alternativas para fortalecer o treinamento e a tutoria dos residentes, aprimorar o atendimento em equipe e distribuir os recursos disponíveis na instituição de forma justa e precisa, no intuito de beneficiar o enfermo.

A IMPORTÂNCIA DA EDUCAÇÃO E DO TREINAMENTO ÉTICO CIRÚRGICO

A cirurgia incorpora muitos conceitos e questões éticas comuns a outras especialidades, como a necessidade de termo de consentimento, naturalmente com peculiaridades de aplicação. Esta, como outras áreas, ressente-se da falta de normativas éticas universais, o que se torna potencialmente crítico para a segurança e os resultados dos cuidados médicos, a redução do risco de litígios judiciais e a construção de um alicerce sólido e sustentável para programas cirúrgicos inovadores.

Na cirurgia não são raras situações com risco de vida ou outras graves consequências envolvendo dúvidas éticas. McCullough, Jones e Brody destacaram: "Ainda que a meta seja curar com um mínimo de morbidade e mortalidade, o cirurgião deve aceitar concomitantemente o papel de eticista. Isso implica compartilhar o direito de tomar decisões clínicas com os pacientes, seus familiares, colegas envolvidos no caso e os proprietários e gerentes dos recursos necessários, sempre restringindo seus próprios interesses e defendendo suas habilidades com honestidade".[1]

Em muitas circunstâncias dispõe-se de escasso tempo para apreciar os riscos e benefícios cirúrgicos, discutir as opções com pacientes, familiares e outros especialistas, bem como consultar equipes externas e inclusive especialistas em ética sobre as melhores condutas e seus prováveis impactos. Namm e Cardenas pontuam que "o cerne da ética cirúrgica é a relação cirurgião-paciente e a responsabilidade do cirurgião de assegurar da melhor forma possível a boa evolução daquele enfermo".[2,3]

Os cirurgiões, analogamente a outros profissionais da saúde, não devem atuar apenas como advogados, defendendo os interesses do paciente, seus familiares e a equipe que os encaminhou. Suas obrigações éticas se ampliam para o patamar das instituições clínicas e do próprio sistema de saúde. Isso abrange a utilização judiciosa e equilibrada dos recursos disponíveis, assim como a obediência aos padrões e à legislação, sempre colocando o paciente em primeiro lugar.

COMPETÊNCIAS ÉTICAS

O cirurgião deve adquirir, sob o prisma ético, pensamento crítico, comunicação, liderança e capacidade para tomar decisões, não negligenciando as qualidades pessoais pertinentes à questão, notadamente a humildade cultural e a maturidade emocional, primordiais para uma comunicação adequada com pacientes, outros cirurgiões e demais colegas.

Quanto mais intrincada a situação sob o prisma ético, mais é preciso atentar para os detalhes, considerar múltiplas opções e resultados e dirigir-se ao paciente com honestidade e transparência. Cabe informar de forma abrangente as decisões para as quais ele deve proporcionar consentimento, transmitindo com igual exatidão as informações para outras partes envolvidas, tais como os responsáveis por cuidados subsequentes ou terapia paliativa. O cirurgião não pode deixar de levar em conta que ele também está sujeito a vieses e motivações pessoais envolvendo os tratamentos recomendados, além da influência de seu próprio ego, esforçando-se para agir de forma objetiva e sem deslizes.

Na perspectiva de Peter Angelos, "uma das diferenças primordiais entre cirurgiões e não cirurgiões reside na maneira como a experiência prática molda a visão de responsabilidade do cirurgião".[4]

DEVERES ÉTICOS IMEDIATOS DIANTE DO PACIENTE E OUTROS

A ética é o estudo da moralidade pelo qual exploramos os traços de caráter das pessoas ("ser") e seus comportamentos ou ações ("agir"). No caso dos cirurgiões, buscam-se as virtudes morais, identificando aquelas mais decisivas para o cumprimento de obrigações com os outros e perante si próprio. Mediante a análise da atuação dos cirurgiões e de suas reações em face dos direitos dos pacientes, não apenas se adquirem condições de definir se eles se pautaram de modo "correto" ou "falho" e por que tal sucedeu como se coligem subsídios para educação, treinamento e elaboração de guias e diretrizes éticas.

Para McCullough, Jones, e Brody, "A ética cirúrgica se estriba no reconhecimento dos direitos do paciente que requer atenção cirúrgica... O desempenho ético e a natureza ética desse profissional devem ser compatíveis com o reconhecimento de tais direitos".[1] Isso abrange privacidade, consentimento livre e informado e o direito a não sofrer danos intencionais (não maleficência), configurando os poderes, porém também os limites, da atuação cirúrgica, a qual deverá gerar relacionamentos médico-paciente confiáveis e condizentes com a melhor evolução terapêutica.

CONFLITO PACIENTE-SISTEMA

Cabe ao cirurgião respeitar de forma concomitante os interesses das instituições e sistemas de saúde, alertando-se, porém, que não raramente tal lealdade poderá conflitar com as legítimas necessidades de pacientes e familiares. Eventuais problemas deverão ser conciliados de forma a atender às duas partes, sempre mirando o melhor desfecho ético possível.

EXIGÊNCIAS PRIMORDIAIS

Na obra de 1930 *The right and the good* (O correto e o bom), o filósofo moral escocês W. D. Ross estabeleceu regras mandatórias que deveriam sempre ser obedecidas, desde que as circunstâncias permanecessem inalteradas.[5] Note-se que essas obrigações poderão conflitar entre si, criando incertezas; entretanto, esse cenário deveria servir de oportunidade para reavaliar de novo todas as perspectivas e opções. Seriam elas: fidelidade, reparação, gratidão, não maleficência, beneficência, aprimoramento pessoal e justiça.

A fidelidade deve ser direcionada para as promessas assumidas, como também para o compromisso de ser honesto e verdadeiro. A reparação ou indenização diz respeito aos legítimos direitos da vítima que sofreu algum prejuízo. A gratidão é bastante óbvia, voltando-se para todos os que nos auxiliaram ou beneficiaram. A não maleficência é um pilar central da ética que protege os vulneráveis de danos físicos ou psicológicos. A beneficência reitera que o máximo de saúde, bem-estar e segurança deve ser proporcionado. O aprimoramento pessoal vale, logicamente, para o cirurgião no sentido de adquirir o máximo de conhecimentos e habilidades técnicas para o bom cumprimento de seu trabalho. A justiça é outro princípio clássico da ética e do direito, significando que benefícios e também problemas devem ser repartidos da forma mais equitativa e apropriada.

Na moderna prática e na educação médica ocidental, as propostas de Ross convergiram para os conceitos de autonomia, beneficência, não maleficência e justiça, conforme publicados em 1979 na obra *Principles of biomedical ethics* (Princípios de ética biomédica), de Beauchamp e Childress.[6] Em que pese a valiosa e exata síntese mencionada, não se devem descartar as ideias originais de Ross, em particular a prioridade do aprimoramento pessoal e da reparação dos danos. Esses e outros princípios serão invocados a propósito do relato de caso exposto a seguir.

Relato de caso

O equívoco do residente cirúrgico no tocante à medicação

O Sr. Silva era um paciente de 68 anos com múltiplas comorbidades, incluindo hipertensão arterial, hiperlipidemia, diabetes *mellitus* não insulino-dependente e obesidade. Foi atendido no pronto-socorro com dor precordial, marcadores de lesão miocárdica elevados e um eletrocardiograma sugestivo de infarto do miocárdio sem alteração do segmento ST. O cardiologista de plantão aplicou o protocolo da instituição, que contemplava o agente antiplaquetário clopidogrel diariamente, internando o enfermo na clínica médica com solicitação de cateterismo cardíaco. Este foi executado na manhã seguinte, confirmando grave doença arterial coronariana, envolvendo todos os ramos principais do miocárdio. A equipe cirúrgica consultada recomendou *bypass* urgente (CABG ou ponte de safena), em consonância com as diretrizes atuais.

Como o paciente recebeu clopidogrel antes do cateterismo e se encontrava estável sob o ângulo cardíaco, a equipe mista (cirurgia e cardiologista) recomendou suspender a droga por vários dias, a fim de baixar o risco de coagulopatia e sangramento excessivo no decurso da subsequente intervenção cirúrgica. Isso foi registrado no prontuário e comunicado não somente à enfermeira como também em especial ao paciente e seus familiares, que entenderam e concordaram com a interrupção.

A operação foi programada para uma segunda-feira pela manhã, depois de 4 dias sem clopidogrel. No fim de semana o cirurgião e o cardiologista iniciais não se encontravam no hospital, e o paciente foi atendido por outra equipe. Esta foi informada de que o paciente encontrava-se "estável, aguardando cirurgia de ponte de safena para a segunda, e com todos exames pré-operatórios solicitados e encaminhados". O enfermo passou bem o sábado e o domingo, apenas ansioso por conta da operação.

Um dos cardiologistas do fim de semana percebeu que o Sr. Silva havia recebido clopidogrel na admissão, porém a prescrição fora subsequentemente suspensa, ainda no laboratório de hemodinâmica. Preocupado com a extensão das lesões coronarianas, ele procurou o residente cirúrgico de plantão para indagar se a droga deveria ser reiniciada ou não. O residente estava assoberbado de trabalho, com vários pacientes na fila aguardando internação. Examinou apressadamente o prontuário do Sr. Silva, notou a grave coronariopatia constatada e concluiu que o clopidogrel era necessário. A medicação foi prontamente prescrita e aplicada.

Na segunda-feira cedo o doente foi preparado para encaminhamento ao centro cirúrgico e a enfermagem procedeu à revisão rotineira. Não havia nada de anormal naquele momento, e ninguém percebeu que o clopidogrel havia sido reintroduzido. Tampouco no centro cirúrgico nada foi assinalado, e a operação foi conduzida no horário e sem complicações. Ao término desta, a equipe se deparou com tendência a sangramento por todas as partes e levantou-se a suspeita de coagulopatia. Os cirurgiões desconheciam que o clopidogrel havia sido reiniciado, pois haviam ordenado sua eliminação diversos dias antes.

O cirurgião prescreveu um concentrado de plaquetas e uma bolsa de plasma. O banco de sangue não possuía esses produtos à mão e eles foram ligados mais tarde, na unidade de terapia intensiva (UTI), para onde o paciente foi transferido. Mesmo após essas transfusões, o sangramento não cessou, optando-se por reabrir o paciente, com o propósito de averiguar alguma causa técnica para as perdas hemáticas.

No decurso da reoperação, a pressão arterial começou a diminuir progressivamente, e múltiplas transfusões necessitaram ser administradas. A exploração do tórax não confirmou qualquer justificativa para a hemorragia, no entanto a coagulopatia foi eventualmente controlada e o sangramento melhorou, realizando-se apenas a evacuação de um grande hematoma torácico.

Na segunda admissão à UTI, não havia mais perdas sanguíneas e as condições hemodinâmicas se estabilizaram. Contudo, o grande número de unidades de sangue requeridas precipitou uma lesão pulmonar aguda relacionada à transfusão e um dano renal transitório. Seguiram-se intubação, pneumonia associada ao ventilador e dificuldade de desmame da ventilação mecânica, demandando uma traqueostomia.

A esposa do Sr. Silva, uma católica devota, ficou profundamente abalada pelas intercorrências inesperadas. Começou a demonstrar preocupação com as decisões médicas que cabiam a ela, agora que o marido estava em estado grave e incapaz de se manifestar. Ela acreditava que as decisões deveriam ser tomadas nos céus, não por ela. Nesse ínterim, o quadro clínico se agravou com novo surto de pneumonia, que evoluiu para sepse generalizada.

O quadro emocional da Sra. Silva se descompensou completamente, em que pesasse o benefício do forte apoio psicológico e espiritual que ela passou a receber da equipe de cuidados paliativos. Afinal, ela se compenetrou na deterioração progressiva da situação e recordou-se de que, em conversas antigas com o esposo, este havia deixado claro que não apreciaria viver na dependência de um ventilador. Em consonância com as recomendações da equipe paliativa, ela acabou assinando uma ordem de não ressuscitação, com cuidados de conforto apenas. O óbito sucedeu 28 dias após a operação coronariana.

Na revisão do caso do Sr. Silva, chamaram a atenção numerosos pontos delicados que repercutiram nas métricas de desempenho do serviço, tais como reoperação precoce por sangramento, reoperação para traqueostomia, ventilação mecânica prolongada, dano renal agudo, hospitalização prolongada e desfecho fatal após *bypass* coronariano. Essas condutas e evoluções não são intrinsecamente incorretas, mostrando-se perfeitamente defensáveis. No seu conjunto, porém, arranham a imagem dos relatórios de desempenho acessíveis ao público divulgados periodicamente pelo programa, podendo no futuro impactar o encaminhamento de novos pacientes ao hospital, em especial daqueles que pesquisam na internet o melhor serviço para se internar e ser operado. Também negociações e reembolsos junto ao seguro-saúde, e até mesmo a empregabilidade dos médicos da área cardiocirúrgica, abrangendo logicamente a equipe envolvida. Não houve infringência dos protocolos da instituição, que foram cumpridos, todavia a reintrodução do clopidogrel sobressaiu como conduta questionável.

ERRO MÉDICO E DEVER DE NÃO MALEFICÊNCIA

O residente que introduziu novamente o agente inibidor da coagulação deixou de analisar a documentação do prontuário que justificava a remoção do fármaco por conta do risco de coagulopatia e disfunção plaquetária. Tampouco comunicou sua decisão à enfermagem, aos profissionais que executaram o primeiro atendimento ou ao paciente e seus familiares, todos cientes da importância de eliminar o clopidogrel. Nessas condições, entrou em choque com o princípio da não maleficência.

Sempre que prescreve um medicamento novo, repete um que já está em curso, ou remove outro, cabe ao profissional da saúde aferir os riscos e benefícios envolvidos. Para tanto é imprescindível revisar cuidadosamente o prontuário com o objetivo de entender as peculiaridades do caso, registrando naquele as suas justificativas para a opção selecionada. Mais ainda, se ocorreram mudanças, estas devem ser informadas aos demais membros da equipe de atendimento.

Lamentavelmente, essas normas são negligenciadas com frequência, por inúmeros fatores. Caem portanto na vala comum da "falha humana". Alguns serviços procuraram adotar *checklists* para múltiplos contextos da rotina hospitalar, com o fito de reduzir ao mínimo esses lapsos. A despeito disso, um residente fatigado e sobrecarregado de tarefas poderá se desviar em um ou mais aspectos, como se aludiu anteriormente.[4-7]

A PRESSÃO DO SISTEMA

Em nenhuma parte do mundo os recursos disponíveis para a atenção à saúde, sejam eles materiais ou humanos, são plenamente suficientes, gerando gargalos, ineficiência e conflitos. É incontestável ainda que os pacientes que buscam atenção hospitalar são cada vez mais idosos ou com maior carga de comorbidades, o que se traduz em maior demanda nos atendimentos e gravidade crescente. Ao mesmo tempo, os sistemas de saúde pressionam por hospitalizações cada vez mais curtas, com uso restrito ou interditado de recursos escassos ou dispendiosos e crescente acúmulo de tarefas. A consequência inelutável é que o médico, especialmente nas fases de treinamento, é esmagado pelas condições de trabalho, uma circunstância em nada favorável para a prevenção de falhas e incorreções.[7]

Os seguros, convênios e outros provedores de saúde deveriam ser parte integrante da rede ética de boas práticas e de proteção ao paciente, em conjunto com as equipes de profissionais engajadas no atendimento. Contudo, é um equívoco confiar que "o sistema" se incumbirá de prevenir deslizes e corrigir lacunas. O mais frequente é o oposto, intervindo somente para aumentar as cobranças. Cabe aos médicos assumir uma parcela cada vez maior, senão exclusiva, das responsabilidades não apenas de não fracassar como também de cumprir integralmente normas e regras éticas direcionadas para seu cotidiano. Evidentemente, eventos adversos sempre existirão. Como frisado por Peter Angelos, "mesmo quando tudo é conduzido com extremas precauções, o cirurgião poderá ocasionar danos para o paciente que demandarão tratamento adicional".[8] Esses e outros aspectos são enfocados no Quadro 1.

QUADRO 1   Princípios profissionais básicos para otimizar o atendimento e a segurança do paciente

- Confira sempre seu trabalho (siga ou introduza *checklists*)
- Comunique aos outros suas ações e solicite resposta para confirmar
- Ao prescrever uma droga, releia dose e duração, eventos adversos, interações, alergias e parâmetros para introdução e suspensão

(Continua)

QUADRO 1 Princípios profissionais básicos para otimizar o atendimento e a segurança do paciente (*continuação*)

* Certifique-se de que suas iniciativas são éticas e pragmáticas, não apenas baseadas em diretrizes muitas vezes vagas e ensejando erros

* Documente por escrito seus planos e objetivos

* Averigue se os objetivos estão sendo alcançados

* Não presuma que outros verificarão suas condutas, planos e objetivos sem informá-los diretamente

Fonte: elaboração dos autores.

FALHAS DE COMUNICAÇÃO E O DEVER DA BENEFICÊNCIA

Um dos maiores desafios do profissional em fase de treinamento é calibrar seus desejos e necessidades de autonomia, face à alternativa de total dependência da equipe, do preceptor ou supervisor para suas decisões e iniciativas. Não há parâmetros claros que definam quando o residente deve atuar sozinho e quando deve apelar por ajuda. Os próprios chefes muitas vezes hesitam em intervir quando suspeitam de que um residente necessita de orientação, todavia segue em frente e não a solicita. É clássico o aforismo de que "pedir socorro dos mais velhos é sinal de fraqueza".

Nos hospitais mais atualizados essas limitações foram de certa forma supercorrigidas por excesso de documentação e comunicação. Plantonistas que assumem um turno ou médicos ambulatoriais que iniciam seu horário costumam receber resumos eletrônicos, com detalhes operacionais de cada um dos casos internados ou agendados. Pacientes que serão encaminhados para o centro cirúrgico ou transferidos para outro serviço passam por revisões escritas e padronizadas. Numerosas internações ou intervenções especializadas possuem *checklist* prévio obrigatório. Para diversas finalidades exige-se que o paciente seja avaliado por uma equipe multiprofissional. Somente com as apreciações de todos os especialistas o atendimento prossegue.

A COMUNICAÇÃO NUNCA É EXCESSIVA

São cansativas e consomem muito tempo, entretanto as normas elencadas vêm ao encontro do preceito de beneficência. Robustecem a cultura da comunicação entre equipes e profissionais, evitando os hiatos e pontos cegos, que podem pôr em risco a segurança do enfermo. Para o profissional em treinamento, é uma assistência que auxilia no combate ao medo, embaraço ou insegurança.

RELATO DE CASO – A AUTONOMIA DO RESIDENTE

No caso aqui trazido o residente estava assoberbado de trabalho e não entrou em contato com ninguém, antes ou depois de tomar sua decisão. Uma comunicação apropriada aos diretamente envolvidos no caso teria eliminado a sequência de catástrofes que se seguiu. Foi uma demonstração da autonomia que se espera de um residente devidamente capacitado, ou excesso de autoconfiança?

Somente passar a informação adiante já solucionaria a questão. Melhor ainda seria justificar no prontuário sua iniciativa, indicando por que considerou apropriado reintroduzir um medicamento suspenso. Sua falha de julgamento ficaria bem visível e favoreceria ainda mais a pronta correção. A autonomia é elogiável e até indispensável em certas oportunidades, entretanto não se deve esquecer a importância do trabalho em equipe.[9] Esse conceito em parte originou-se na aviação, onde se percebeu que alguns aviões se espatifavam no solo por conta da decisão isolada e não comunicada de um piloto. Mesmo que aparentemente lógicos e defensáveis, para um elevado padrão de segurança todos os desvios da rotina devem ser informados aos outros interessados.

O DEVER DO APRIMORAMENTO PESSOAL

A busca da boa performance pessoal não se limita aos estudos e atualizações técnicas. Evidentemente, participar de cursos, congressos, pesquisas e publicações é digno de encômios. Sociedades profissionais e científicas muitas vezes reconhecem e premiam tal contribuição em forma de créditos ou pontuações, conhecidos como *Continuing Medical Education* (CME). Todavia, na esfera da ética, dois passos adicionais se recomendam: 1) estar ciente das suas limitações em circunstâncias de extremo cansaço, sono insuficiente ou esgotamento profissional (*burnout*). Cumpre informar aos superiores e à instituição esses problemas, e não assumir responsabilidades até que após uma folga ou licença de duração compatível com uma recuperação suceda; 2) os estudos e atualizações não podem deixar de lado aspectos éticos, notadamente aqueles subordinados aos erros médicos e equívocos de medicação. Somente aprendendo em publicações e cursos sobre a experiência dos outros e a forma adequada de enfrentá-los haverá condições de controlar seus próprios deslizes.[8,9]

MEDIDAS ANTIESTRESSE

Note-se que programas de residência cirúrgica tipicamente demandam extensas horas de trabalho e pesados plantões, que muitas vezes varam a noite. Faz parte, portanto, da formação do cirurgião aprender a trabalhar fatigado e estressado. Entretanto, cabe ao residente agir com prudência quando os excessos começam a ameaçar seu discernimento e seu equilíbrio profissional e emocional. Essa responsabilidade de autorregulação profissional também diz respeito à equipe, pois esta deve tomar iniciativas rápidas sempre que perceber sinais de esgotamento ou descompensação em um dos seus membros.

Algumas instituições começam a atentar para o bem-estar dos residentes, abrindo espaço para folgas sistemáticas pós-plantão e até mesmo confraternizações e eventos sociais para melhorar as interações pessoais, quebrando a frieza e impessoalidade do ambiente de trabalho. Trata-se, entretanto, de iniciativas pontuais que carecem de generalização.

Retornando ao relato de caso deste capítulo, torna-se patente que nem o residente cirúrgico nem seus superiores se deram conta da carga de trabalho excessiva. Se acaso notaram algo, nada providenciaram de concreto no sentido de prevenir que isso interferisse na capacidade de raciocínio clínico e profissional, de sorte que uma catástrofe acabou ocorrendo.

OS DEVERES DE GRATIDÃO E JUSTIÇA

Idealmente o diálogo pré-operatório com um candidato cirúrgico deveria ser extenso e abrangente, não deixando de contemplar aspectos negativos, como o fracasso da intervenção, e expectativas pessoais de longo prazo do enfermo. O objetivo primário seria acatar os seus direitos de autonomia, incluindo decisões delicadas como uma possível instrução prévia de "não ressuscitação", para a eventualidade de um curso clínico desfavorável, e também sobre quando revogar tal ordem, se acaso chegou a ser registrada. Em outras palavras, cabe ao cirurgião não apenas familiarizar o paciente e sua família com o resultado cirúrgico usual, mas também com tudo de melhor e de pior que poderá lhe suceder, escutando e documentando atentamente as respostas.

OBJETIVOS PLANEJADOS E IMPREVISTOS DA TERAPÊUTICA

Faz parte desse contexto analisar alternativas pouco frequentes, que no entanto poderão ser cogitadas em um pós-operatório excepcionalmente complicado, como oxigenação extracorpórea por membrana (ECMO) para insuficiências respiratórias refratárias, aparelho de assistência ventricular (VAD) para insuficiências cardíacas graves e outras medidas não rotineiras.

Leigos têm noções vagas ou nulas do vasto arsenal de aparelhos e dispositivos disponíveis em um hospital moderno, ignorando não só os benefícios como principalmente os custos, incômodos e mesmo sofrimentos potencialmente acarretados por eles. Muitas famílias sentem remorso por haver concordado com um esquema de resgate que se demonstrou mais complexo e oneroso do que parecia inicialmente. Nas palavras de Wear et al., "em situações críticas muitos pacientes acabam recebendo tratamento em excesso, seu sofrimento não é devidamente contabilizado, e a família só ficará concretamente informada da iminência da morte de forma tardia e chocante".[10]

TRATAMENTOS FÚTEIS E IMPRODUTIVOS

Vale reforçar uma vez mais a relevância dos diálogos em profundidade, precedendo a cirurgia na abordagem e possível prevenção de tratamentos fúteis, que só aumentam o desconforto mental e físico, resultando em uma qualidade de vida inaceitável.[11] Isso tangencia a premissa ética de não maleficência. Uma das estratégias consiste em definir, sempre que tratamentos complementares avançados são discutidos, também em que circunstâncias o cirurgião recomendará sua interrupção e retirada, caso seus benefícios não se demonstrem claros.

Naturalmente, há eventualidades contrárias, em que a família está ciente de que nenhum tratamento está surtindo efeito e mesmo assim insiste em sua continuidade. Todavia, essa é outra questão. Retornando ao caso clínico aqui relatado, a esposa do Sr. Silva encontrava-se emocionalmente descontrolada. No entanto, graças ao apoio e orientação da equipe de cuidados paliativos, não insistiu em tratamentos fúteis e aprovou a ordem de não ressuscitação, com medicação de conforto apenas.

JUSTIÇA NO ACESSO À MEDICINA

Paralelamente, para médicos e instituições, tratamentos improdutivos muitas vezes ocasionam sérios constrangimentos, pois recursos valiosos e escassos que poderiam beneficiar casos com melhores perspectivas são muitas vezes vilipendiados e consumidos em quadros irreversíveis. Enquadra-se aqui o dever ético de justiça, ou seja, de tratar com equidade pacientes com iguais chances. A mesma diretriz requer que se fuja dessa equidade se um tratamento limitado e dispendioso se reveste de total possibilidade de salvar a vida em determinada situação. Contudo, esse mesmo tratamento acaba desviado e desperdiçado, por pressão de uma família, para outro em estado francamente terminal.

CULTURA E RELIGIÃO

Não é raro que atitudes insistentes e inflexíveis por parte de certos pacientes ou familiares derivem de crenças e normas espirituais profundamente arraigadas de que suspender uma terapia, ainda que comprovada sua futilidade, seria uma privação e uma crueldade, quase análoga ao assassinato daquela criatura. Consequentemente, sempre que o cirurgião perceber que há condições, deverá abordar tais aspectos ainda antes da programação operatória, registrando as respostas e opiniões em prontuário.

DIÁLOGOS PÓS-OPERATÓRIOS

Na eventualidade de inexistência dessa troca de ideias prévia, seja pela falta de tempo ou de clima psicológico, resta ao cirurgião abordar o tema após a intervenção, muitas vezes quando uma crise já está configurada. Não é incomum que a essa altura o paciente não reúna mais condições de expor suas preferências, e um familiar ou responsável necessite ser convocado, como descrito a propósito da Sra. Silva.[10-12] Em tais circunstâncias, deve-se frisar bastante que é a opinião do Sr. Silva que se está tentando discernir, não a do parente que responde em seu nome. Um dilema que vez ou outra emerge ocorre quando o familiar se opõe à suspensão das medidas terapêuticas por razões religiosas, como já assinalado. Caberá então ao cirurgião formular sua recomendação com base na evolução e nos achados atuais do paciente, sem contudo ofender ou menosprezar as crenças e os valores que norteiam a família.

Decisões de "fim da vida" são efetivamente muito sensíveis e delicadas. Caso o cirurgião não se sinta confortável para resolver individualmente a situação, é aconselhável que solicite o auxílio de colegas, ou de uma equipe experiente como a de cuidados paliativos, aqui já mencionada.

MEDIDAS SUBSEQUENTES

Não é fácil para nenhum profissional da saúde admitir suas falhas e imperfeições, tanto mais quando disso poderão advir prejuízos financeiros, punições e consequências para a carreira. Tragédias como a morte súbita do paciente durante a internação não podem ser dissimuladas, e é inevitável enfrentá-las. Contudo, muitos desfechos fatais iniciam com pequenos e silenciosos desacertos, como a reintrodução do clopidogrel no atual contexto. Segue-se uma espiral de eventos, uns previsíveis e outros inesperados, todavia precipitados por estes, que como aqui acabam acarretando a morte.

FIDELIDADE

Sob a égide da fidelidade, todos os fatos, decisões e evoluções concernentes a um paciente, incluindo erros intencionais ou não, assim como possíveis repercussões desfavoráveis e fatais, necessitam ser honestamente transmitidos para o paciente e/ou seus familiares. Isso abrange ainda colegas participantes e a própria instituição. Obviamente, relatar atitudes errôneas nunca é trivial, pois suas reverberações poderão ser incalculáveis.

Pontuam Lipira e Gallagher que, "comparativamente a outras especialidades, prestar contas para o paciente acarreta para o cirurgião desafios específicos, a chave do progresso no âmbito da segurança do enfermo alicerça-se em relatórios regulares e completos, notadamente quando sucedem erros e eventos adversos.[13] As barreiras evidentemente relacionam-se à tendência natural de classificar as falhas como menos graves do que são, ou mais difíceis de reverter, acopladas à vergonha, embaraço, receio de litígio na justiça e falta de treino para lidar com tais situações".

REPARAÇÃO

Todos os cursos clínicos desfavoráveis em princípio devem ser analisados sob esse prisma. A maior perda, inquestionavelmente, foi a da Sra. Silva, pois a vida de seu marido se extinguiu em provável decorrência de um erro de prescrição e de uma falha de comunicação. Em segundo plano, também a equipe médica e a instituição sofreram prejuízos, pois suas reputações foram afetadas. Todos merecem satisfações e, possivelmente, indenizações.

PROVIDÊNCIAS CORRETIVAS

De modo ideal, deveria haver mecanismos em cada hospital para discutir e reconciliar tais situações de forma construtiva, educativa e preventiva, não explicitamente punitiva. A valorização por parte das lideranças institucionais dos *checklists*, das ferramentas de alerta e da revisão de todos os casos que progridem com complicações é um passo nessa direção. Mais ainda, a implementação de uma cultura de supervisão e prestação de contas permanentes impediria a ocorrência de muitos eventos, ou interromperia sua progressão.

Retornando a Lipira e Gallagher, "cirurgiões informarão seus pacientes cada vez mais e melhor na proporção em que se disponham de programas de comunicação e resolução, uma cultura de justiça, relatórios cirúrgicos planejados, termos de consentimento detalhados e de fácil entendimento, procedimentos de revisão para morbidade e mortalidade, padrões profissionais definidos para as especialidades cirúrgicas, e o conhecimento de como informar satisfatoriamente o paciente de erros próprios e alheios".[13]

ANÁLISE SISTEMÁTICA DOS CASOS

As reuniões de complicações e óbitos constituem um instrumento antigo que merece ser cada vez mais revitalizado e expandido. Estas devem ser oficiais em cada centro, quando apropriado multidisciplinares, e confidenciais o suficiente para possibilitar debates amplos e irrestritos. Uma premissa importante é que intercorrências cirúrgicas raramente emanam do ato de um indivíduo. É inegável que um cirurgião pode pessoalmente romper um vaso importante, lacerar uma víscera ou efetuar de forma precária ou tecnicamente inaceitável uma sutura ou anastomose, que logo se romperá e se abrirá. Ainda assim, há outros profissionais em campo e fora dele, supostamente experientes e responsáveis a ponto de perceber a falha e de pronto tomar providências.

O PAPEL DA EQUIPE

O time ainda poderá abranger diversos residentes, anestesista, clínico, intensivista, enfermeiros e outros. Admite-se, destarte, que atrelado a cada erro primário existe um desdobramento de gravidade comparável conhecido como falha de resgate (*failure to rescue*). Um ou mais integrantes do pessoal de atendimento teve acesso imediato à irregularidade, ou deveria albergar suspeitas em função de suas atribuições, prerrogativas e experiências prévias. No entanto, nada fez para confirmá-la e remediá-la, ou ao menos para comunicar a terceiros suas dúvidas. Tal debate deve ser levantado sempre que apropriado, e as reuniões de complicações representam um excelente foro para isso.

CLIMA ORGANIZACIONAL

Para prevenção de eventos danosos é indispensável que as ocorrências sejam analisadas de forma completa, transparente e conclusiva, com a participação ampla de todos os interessados, em especial do pessoal em fase de treinamento. Isso pressupõe um ambiente onde a moral e a ética não constituem um discurso bonito, mas um pilar abraçado por todos. Uma mentalidade unicamente de "caça às bruxas" acaba gerando uma autodefesa exacerbada, na qual ninguém assume ("não fiz nada de errado"), e a culpa é diluída perante o maior número possível de pessoas, o que dificilmente contribuirá para a eliminação do problema. Resvala-se para a escusa estéril e evasiva de que, "quando todos são responsáveis, ninguém é responsável".

Não é por outra razão que alicerces como não maleficência, beneficência, justiça e autoaprimoramento necessitam ser incorporados e exemplificados na prática, de forma explícita e proativa, por todo o corpo clínico. Um roteiro de ações e normativas é exposto no Quadro 2.

QUADRO 2 Roteiro para admitir e prevenir erros e danos ao paciente

- Se uma falha ocorreu, analise se é possível revertê-la ou anulá-la de forma segura, com o fito de minimizar as consequências
- Incluem-se aqui consulta a especialistas, testes e imagens adicionais, monitorização do enfermo, correções da prescrição e programação ou adiamento de cirurgias de urgência conforme as circunstâncias
- Todos os erros e eventos danosos necessitam ser registrados por extenso
- Preceptores, médicos assistentes e chefes necessitam ser engajados no gerenciamento do erro, incluindo comunicação ao paciente e familiares
- Providências legais junto à instituição e ao sistema de saúde devem ser adotadas quando apropriadas, incluindo preparação para possível litígio deflagrado pelo paciente
- Os autores das falhas devem responder por elas, dentro de limites razoáveis e adequados. Residentes devem ser alertados sobre seus deslizes e instruídos sobre como evitá-los no futuro
- Controle de qualidade é uma preocupação do serviço que necessita ser implementada, reforçada e revisada constantemente
- Os indicadores de qualidade devem ser regularmente monitorados e divulgados pela instituição e pelo sistema

Fonte: elaboração dos autores.

REFERÊNCIAS

1. McCullough LB, Jones JW, Brody BA (eds.). Surgical ethics. New York: Oxford University Press; 1998. p.9-10.
2. Namm JP, Siegler M, Brander C, Kim TY, Lowe C, Angelos P. History and evolution of surgical ethics: John Gregory to the twenty-first century. World J Surg. 2014;38(7):1568-73.
3. Cardenas D. Surgical ethics: a framework for surgeons, patients, and society. Rev Col Bras Cir. 2020;47:e20202519.
4. Angelos P. Surgical ethics and the future of surgical practice. Surgery. 2018;163(1):1-5.
5. Ross WD. The right and the good. Oxford: Clarendon Press; 1930.
6. Beauchamp TL, Childress JF. Principles of biomedical ethics. New York: Oxford University Press; 1979.
7. Orlando JP, Firstenberg MS, Stawicki SP. Introductory chapter: patient safety and quality of care – inextricably linked and absolutely essential components of modern healthcare. In: Stawicki SP, Firstenberg MS (eds.). Contemporary topics in patient safety – volume 1. London: IntechOpen; 2022.
8. Angelos P. Clinical surgical ethics. J Clin Ethics. 2019;30(1):49-55.
9. Gross B, Rusin L, Kiesewetter J, Zottmann JM, Fischer MR, Prückner S et al. Crew resource management training in healthcare: a systematic review of intervention design, training conditions and evaluation. BMJ Open. 2019;9(2):e025247.
10. Wear S, Milch R, Weaver WL. Care of dying patients. In: McCullough LB, Jones JW, Brody BA (eds.). Surgical ethics. New York: Oxford University Press; 1998. p.171-97.
11. Grant SB, Modi PK, Singer EA. Futility and the care of surgical patients: ethical dilemmas. World J Surg. 2014;38(7):1631-7.
12. Sade RM, Kavarana MN. Surgical ethics: today and tomorrow. Future Cardiol. 2017;13(6):567-78.
13. Lipira LE, Gallagher TH. Disclosure of adverse events and errors in surgical care: challenges and strategies for improvement. World J Surg. 2014;38(7):1614-21.

CAPÍTULO 43

NÃO FAÇA NENHUM MAL: UM CURRÍCULO DE BIOÉTICA PARA RESIDENTES DE NEUROCIRURGIA

Nebras M. Warsi
Mark Bernstein

RESUMO

O neurocirurgião, mais que outros, desfruta do privilégio e da confiança dos pacientes para curar o mais vital dos órgãos. De fato, essa é a sede do pensamento, do amor e da própria humanidade das pessoas. Como decorrência, é dever moral do neurocirurgião priorizar a atenção ao paciente em face de quaisquer outros interesses conflitantes, inclusive do seu próprio interesse. No currículo compacto aqui exposto busca-se assegurar o treinamento bioético que deve complementar a atenção profissional nesse contexto.

INTRODUÇÃO

A neurocirurgia é uma especialidade bastante recente (início do século XX), e uma das mais vulneráveis a desdobramentos éticos que impactam o paciente, o cirurgião e a própria sociedade.[1] Seu caráter único foi sintetizado em 1965 pelo neurocientista Wilder Penfield, de Montreal (recomendado seis vezes para o prêmio Nobel), como o esforço "para entender o próprio homem".[2] Penfield foi discípulo de outros gigantes da área, como Charles Sherrington e Santiago Ramón y Cajal. Passou a apreciar, destarte, a intersecção entre as ciências exatas e as humanas, o que na sua ótica traduzia a essência da neurocirurgia.[3]

Os princípios da bioética e o contexto ético da disciplina, indispensáveis em todas as especialidades, não poderiam faltar, portanto, em uma residência de neurocirurgia. Serão particularmente frisados o termo de consentimento em situações ameaçadoras para a vida e para operações neurocirúrgicas; a interrupção do tratamento em eventualidades irreversíveis de morte cerebral e estados vegetativos; as prioridades na utilização de recursos hospitalares concernentes a atrasos de tratamento e acesso ao centro cirúrgico ou unidade de terapia intensiva (UTI); como ainda a capacitação profissional para aqueles situados em localidades rurais ou afastadas dos grandes centros.

ROTEIRO CURRICULAR

Ainda que elaborado de forma lógica e racional, entendemos que ferramentas pedagógicas variam conforme o programa, o ambiente e a população-alvo (os residentes). Consequentemente, adaptações poderão se impor na medida em que este roteiro é implantado dentro de programas de residência já em curso. Sua síntese pode ser acompanhada no Quadro 1.

QUADRO 1   Plano curricular das 9 sessões e dos objetivos respectivos

Sessão 1. Princípios de bioética	Conceitos e aplicações da bioética, nominalmente autonomia, beneficência, não maleficência e justiça, ao lado das teorias éticas utilitária e deontológica
Sessão 2. Termo de consentimento	Desafios aos consentimentos na neurocirurgia A capacidade do paciente para consentir, e as decisões adotadas por substitutos legais O consentimento formal e as alternativas indiretas no contexto de emergências
Sessão 3. Erros e complicações	Prevenção e manejo de complicações Notificação de erros cirúrgicos Como gerenciar emoções e reações pessoais em uma situação de complicação cirúrgica
Sessão 4. Cuidados com o paciente terminal	Abordagem de enfermidades irreversíveis e terminais Tratamentos fúteis Suspensão de tratamento e medidas apenas de conforto
Sessão 5. Acesso a recursos escassos e de alto custo	O arcabouço A4R para triagem e alocação de recursos (situações de escassez ou emergenciais) As consequências do tratamento tardio A administração do acesso à UTI e ao centro cirúrgico
Sessão 6. Ensino e capacitação em neurocirurgia	Estratégias efetivas para ensino de residentes Técnicas para dirimir conflitos residente-assistente Comunicação efetiva com outras especialidades e com profissionais não médicos
Sessão 7. Ética na pesquisa científica	O consentimento informado nos ensaios clínicos A "falsa concepção terapêutica" e como mitigá-la
Sessão 8. Relacionamento com a indústria farmacêutica e conflitos de interesse	A declaração dos conflitos de interesse em aulas e publicações As utilidades e as limitações do relacionamento cirurgião-indústria A assistência ao paciente objetiva e isenta
Sessão 9. Neurocirurgia global	Disparidades entre centros bem equipados e instituições mais modestas Os conceitos de turismo médico e de capacitação de profissionais de pequenos centros

A4R: razoabilidade devidamente gerenciada; UTI: unidade de terapia intensiva.
Fonte: elaboração dos autores.

Nove sessões são elencadas. Elas poderão se encaixar quando já existirem reuniões didáticas semanais com meio período de duração, substituindo igual número delas. Uma alternativa nesta era pós-pandêmica, em que quase todo aprendizado se tornou híbrido ou remoto,[4-7] seria informatizar os módulos, incluindo ou não sessões interativas de debates. A mesma opção se aplicaria para programas em que todas as lacunas presenciais já foram preenchidas. O autoaprendizado seria individual em horário livre, todavia fiscalizado mediante algum instrumento de avaliação.

Tampouco é obrigatório que todas as sessões ocorram de forma compacta e consecutiva, podendo ser distribuídas em intervalos maiores, embora nossa preferência seja pelo modelo em bloco. Idealmente, os coordenadores de cada sessão deveriam incluir um neurocirurgião, bem como um não cirurgião com experiência em bioética.

Sessão 1: Princípios de bioética

Justificativa

Um alicerce geral de bioética é vantajoso para todas as especialidades cirúrgicas, servindo de embasamento para peculiaridades de cada área.

Objetivos

Introduzir os pilares da autonomia, beneficência, não maleficência e justiça. Familiarizar os residentes com a teoria deontológica (princípio das normas e deveres fundamentais, independentemente dos desdobramentos práticos) e a utilitária (regra do maior número possível de beneficiários) na ética médica.

Referências específicas: 1,8 e 9

Estudo de casos

1. Em 1896, o Dr. Arthur Wentworth, renomado pediatra do Children's Hospital de Boston (MA, USA) executou punção lombar em 29 crianças, com o objetivo de estudar a segurança da nova técnica por ele criada e de aprimorar sua utilização. Pais não foram comunicados nem concederam autorização para o procedimento. Quais desdobramentos éticos poderiam ser invocados nessas circunstâncias?

2. Há fortes rumores de que um colega de seu departamento abusa de substâncias ilícitas, entretanto ele continua operando regularmente. Quais os deveres dos colegas no sentido de contatá-lo e abordar a questão?

Sessão 2: Termo de consentimento

Justificativa

O termo de consentimento converteu-se em um dos instrumentos obrigatórios que pautam a relação médico-paciente. Essa situação se consolida mais ainda na eventualidade de populações vulneráveis, sujeitas a intercorrências debilitantes ou ameaçadoras da vida, e candidatas a operações de elevado risco. Por outro lado, a própria enfermidade de base, no caso neurológica, poderá limitar o entendimento e a capacidade de consentir. Um estudo dos elementos que constituem o termo de consentimento, da obtenção da decisão por meio de substitutos legais ou de terceiros e das normas locais aplicáveis deve ser intrínseco à bagagem de qualquer residente.

Objetivos

A. Declinar os desafios do termo de consentimento na neurocirurgia.

B. Compreender o significado da competência para consentir e dos substitutos legais eventualmente convocados no seu lugar.

C. Enfocar o consentimento no contexto de emergências, assim como a possibilidade de consentimento indireto ou implícito.

Referências específicas: 10-12

Estudo de casos

1. Uma criança será submetida à derivação ventrículo-peritoneal por hidrocefalia. Como você informa sobre o procedimento e como providencia termos de consentimento (pai ou responsável), bem como de assentimento (da própria criança, sempre que dotada de capacidade de compreensão)?

2. Um idoso de 65 anos é recebido na sala de emergência profundamente obnubilado. A tomografia de crânio assinala extensa hemorragia intraparenquimatosa, causando desvio da linha média do cérebro (10 mm) e herniação parcial do lobo temporal pela fenda tentorial, por grave hipertensão intracraniana. Não há acompanhantes disponíveis. Que procedimento adotar? Imagine agora que, assim que você discutiu com o chefe de plantão, registrou todos os detalhes no prontuário e agendou cirurgia de emergência, aparece um familiar (responsável), insistindo que o paciente jamais aprovaria uma operação e preferiria falecer tranquilamente. E agora, como agir?

3. Um adulto de 36 anos sem história de epilepsia sofre uma convulsão, e a investigação do caso demonstra um glioblastoma multiforme do cérebro (câncer extremamente invasivo). O caso é exposto em detalhes ao paciente, assim como a necessidade de urgente intervenção. Ele responde que entendeu tudo, todavia recusa qualquer tratamento e deseja retornar para casa. Qual a sua conduta?

Sessão 3: Erros e complicações

Justificativa

A mitigação e tratamento de complicações cirúrgicas é uma competência e uma obrigação, tanto cirúrgica quanto ética e legal, ainda mais numa especialidade de alto risco e tecnologia de ponta, como é o caso da neurocirurgia.

Objetivos

A. Entender os princípios da prevenção e do manejo das complicações.

B. Familiarizar-se com a notificação formal de todas as intercorrências, particularmente para o paciente e familiares.

C. Aprender a controlar suas reações e emoções perante esse delicado momento.

Referências específicas: 13-17

Estudo de casos

1. A prevenção de erros em medicina e cirurgia já foi comparada ao queijo suíço, na proporção em que há muitos buracos à nossa frente, que requerem toda uma orquestração de atitudes para uma profilaxia efetiva. Pacientes de cirurgia de coluna, bem como em outras especialidades, ocasionalmente são operados em nível vertebral diferente daquele que necessitam, uma grave falha de localização que demanda reintervenção e pode precipitar sequelas. Que estratégias para evitá-la você aconselha em âmbito de sistema ou de instituição? E quais seriam as providências diretamente a cargo do residente e da equipe de cirurgia?

2. Você é um residente de terceiro ano conduzindo uma craniotomia enquanto o cirurgião responsável se ausentou da sala. De repente ocorre uma hemorragia significativa que obriga ao tamponamento do campo e impede o prosseguimento das dissecções. Provavelmente um seio venoso da *dura-máter* foi inadvertidamente lacerado, algo que poderia ter sido evitado. Você tentará prosseguir ou convocará o neurocirurgião? O que informará sobre o acidente? Transmitirá o fato ao paciente ou familiares depois que a operação for finalizada?

3. Receia que as emoções relacionadas ao seu envolvimento na complicação interferirão nas atitudes adotadas? Consultar a referência 17 para uma reflexão mais profunda.

Sessão 4: Cuidados com o paciente terminal

Justificativa

Não é infrequente precisar assumir decisões de natureza paliativa ou terminal na prática neurocirúrgica (tal como em outros domínios). Exemplos abrangem extensa e progressiva destruição cerebral por trauma, hemorragia, acidente encefálico ou edema de qualquer natureza. Isso poderá emergir no curso de um câncer disseminado, como o glioblastoma multiforme. O treinamento do residente deveria contemplar não apenas a experiência acumulada do serviço e da literatura como também leis, regulamentos e costumes do país ou região.

Objetivos

A. Tomar ciência das decisões aplicáveis em casos de natureza paliativa ou terminal.
B. Entender o conceito e as implicações de tratamento fútil.
C. Aprofundar-se no tema da suspensão do tratamento em casos irreversíveis.

Referências específicas: 18-20

Estudo de casos

1. Você é o residente de um paciente de 30 anos que sofreu catastrófico traumatismo cranioencefálico e ficou comprovadamente descerebrado. Você informa à família que o protocolo nesses casos é atenção paliativa apenas, com vistas à possível doação de órgãos, caso os familiares aprovem. Os parentes recusam terminantemente e insistem que o paciente seja tratado com todos os recursos médicos possíveis. Como você se posiciona?
2. Uma paciente de 45 anos sofre maciça hemorragia subaracnóidea (grau 4) seguida de extenso vasoespasmo cerebral. Suas chances de recuperação são péssimas, e a família opta por cuidados hospitalares "de conforto" apenas. Quais são os pormenores éticos a serem lembrados nessas circunstâncias?
3. Um paciente que você operou de hemorragia de tronco cerebral não só permaneceu com uma traqueostomia como se revela completamente dependente e sem qualquer função intelectual. Os familiares pedem morte assistida (suicídio assistido). Quais são os riscos éticos e legais e qual postura adotar nas circunstâncias?

Sessão 5: Acesso a recursos escassos e de alto custo

Justificativa

As prioridades no acesso a recursos notadamente dispendiosos geram dilemas em todas as especialidades. Uma regra ética geralmente invocada nessas eventualidades é a da "razoabilidade devidamente gerenciada" (A4R). Os pilares desse raciocínio são: a) relevância do tratamento; b) transparência e ampla comunicação das decisões; c) canal disponível para apelos e recursos; d) vigilância e supervisão de todo o processo decisório.[21] A falta de leitos e de equipamentos críticos no decurso da pandemia de Covid-19 ilustra a relevância universal dessas questões.

Objetivos

A. Ser capaz de aplicar princípios de triagem e de acesso a recursos escassos dentro de um arcabouço do tipo A4R.
B. Assimilar as implicações de ser remanejado para o fim da fila de atendimento.
C. Aplicar esses raciocínios para os critérios de encaminhamento ao centro cirúrgico e à UTI.

Referências específicas: 21-25

Estudo de casos

1. O centro cirúrgico do seu hospital está terrivelmente sobrecarregado por um problema (da ordem de grandeza de uma pandemia), e uma determinação é anunciada para que a duração das operações seja encurtada. Mais ainda, todas as

marcações de operações julgadas adiáveis serão recusadas. Em quais critérios tais alterações deveriam se fundamentar? Quem seria o responsável pelas decisões?

2. Em sua instituição só há uma unidade de terapia intensiva com um total de 30 leitos, dos quais 10 estão alocados para pacientes encaminhados do centro cirúrgico (recém-operados), e os demais para situações gerais. Quem precisaria dar a palavra final sobre as admissões e quem supervisionaria tal política?

Sessão 6: Ensino e capacitação em neurocirurgia

Justificativa

Uma rede de comunicação e intercâmbio de informações é aceita como um dos principais alicerces do desempenho profissional, em todos os campos da cirurgia.[26] Isso abarca as trocas de dados e opiniões nos âmbitos: a) residente-residente; b) residente-cirurgiões da equipe; c) residente-outros profissionais da saúde. Que conflitos éticos poderão emanar dessa troca no decurso do treinamento de cirurgiões, e como solucionar potenciais divergências?

Objetivos

A. Traçar estratégias para o ensino de residentes bem-sucedido.
B. Entender os mecanismos por trás dos desentendimentos entre residentes e assistentes.
C. Criar estratégias de comunicação com outras especialidades e profissionais não médicos da instituição.

Referências específicas: 27-30

Estudo de casos

1. Você é o residente mais velho incumbido de orientar os recém-chegados residentes de primeiro ano. Um destes parece meio perdido no atendimento aos pacientes internados e tampouco se sai bem no centro cirúrgico. Que medidas você aplicaria para guiar o residente para fora do atoleiro?

2. Um dos cirurgiões titulares internou um paciente que você receia que não será adequadamente tratado, pois se encontra fora da subespecialidade daquele serviço. Você se manifestaria de alguma forma? Comunicando o quê? E para quem?

3. Você está de plantão e é chamado para avaliar um paciente não responsivo com uma hidrocefalia obstrutiva que acabou de ser detectada. O caso parece devido a uma hemorragia cerebral e requer exploração cirúrgica imediata. Pode ocorrer parada cardíaca a qualquer momento. Há falta de funcionários e o centro cirúrgico avisa que há muitos casos urgentes na fila. O que você diz à enfermeira-chefe do centro cirúrgico para conseguir passar à frente dos demais pacientes?

Sessão 7: Ética na pesquisa científica

Justificativa

A pesquisa científica avança em todas as especialidades, principalmente na forma de ensaios clínicos. O cirurgião que cuida de pacientes vulneráveis se reveste de grande responsabilidade ao encaminhá-los a esses protocolos. É fundamental cientificar-se dos aspectos éticos pertinentes a essas pesquisas. Um dos riscos mais frequentes é o da "falsa concepção terapêutica", na medida em que pacientes confundem técnicas novas e experimentais com tratamentos comprovados.[31]

Objetivos

A. Entender as nuances do termo de consentimento para ensaios clínicos.
B. Definir "falsa concepção terapêutica" e apontar medidas para mitigá-la.

Referências específicas: 32-35

Estudo de casos

1. Um paciente seu de 45 anos com glioblastoma multiforme (câncer invasivo) pergunta se há ensaios clínicos em andamento com novas drogas e abordagens. Seu serviço está conduzindo três protocolos experimentais nesse domínio, e você tem conhecimento de mais estudos em outros centros. Que informações você transmite ao enfermo?

2. Você está engajado na equipe de avaliação terapêutica da estimulação cerebral profunda para casos de demência precoce e recebe uma paciente encaminhada por um colega. À proporção que você começa a explicar os riscos e benefícios do estudo, a paciente enfatiza que não aguenta mais seus problemas e quer se curar rapidamente. O que você responde?

3. Neste último caso citado, o marido da candidata o procura e pede para ser recrutado para o mesmo protocolo. Ele não sofre de qualquer transtorno mental, porém é advogado e desejaria estimular o cérebro no intuito de melhorar seu desempenho nas atividades profissionais. Que conduta você adota?

Sessão 8: Relacionamento com a indústria farmacêutica e conflitos de interesse

Justificativa

Em todas as especialidades cirúrgicas, não apenas na neurocirurgia, estão sendo investidas grandes somas para a criação de aparelhos, dispositivos e medicamentos inovadores. O acesso a esses produtos é frequentemente dispendioso e poderá tardar longos anos para chegar ao seu alcance. Um relacionamento próximo com a indústria poderá render chances para ser um dos primeiros a se familiarizar e a utilizá-los na prática.

As questões de obtenção de fundos e de cessão de aparelhos e produtos provenientes da indústria, eticamente, nem sempre são claras e transparentes, e esse é um problema em todos os países. O desafio não é condenar a interação entre cirurgiões e fabricantes, que envolve aspectos positivos e relevantes, mas equacionar as barreiras e armadilhas éticas que poderão emergir.

Objetivos

A. Reconhecer a utilidade e as limitações do relacionamento cirurgião-indústria.
B. Entender e relatar os vínculos farmacêuticos na publicação de artigos, palestras e apresentações em congressos.
C. Apreciar a importância da objetividade e da isenção no manejo de pesquisas e tratamentos.

Referências específicas: 36-38

Estudo de casos

1. Você foi convidado pelo comitê organizador para expor as aplicações de um novo dispositivo em um congresso. A empresa que o manufatura se ofereceu para pagar a viagem e disponibilizou um *pen drive* completo, já contendo resultados e conclusões. Você aceita?
2. Você faz parte da equipe que testa novas aplicações de um medicamento para glioblastoma multiforme. O produto não é propriamente experimental, já sendo comercializado por diversos laboratórios. No entanto, um deles forneceu extenso apoio monetário para viabilizar o projeto. Na hipótese de o ensaio confirmar as novas indicações, você informaria aos pacientes sobre o financiamento recebido? No momento de prescrever, qual a sua opção: produtos genéricos bem mais baratos ou o medicamento da marca?
3. Ainda no mesmo cenário, vamos supor que o alvo do ensaio não foi atingido e as novas indicações não se sustentaram. A empresa solicita aos pesquisadores que nada publiquem sobre o fracasso, pois está desenvolvendo uma versão mais avançada do produto, com grandes chances de ser bem-sucedida. Um artigo agora seria inoportuno. Você é favorável à publicação ou não?

Sessão 9: Neurocirurgia global

Justificativa

Nesta era da telemedicina e da conectividade, a interação é cada vez mais preconizada, não somente entre serviços afastados e grandes centros no mesmo país como também em âmbito internacional. Ainda assim, emergem dúvidas éticas sobre o grau de competência exigido do cirurgião para conduzir o tratamento de situações neurocirúrgicas complexas, considerando que os profissionais experientes estão quase sempre concentrados nas metrópoles das regiões mais abastadas.[39] Cabe estar em dia, portanto, com as vantagens, assim como as limitações, do atendimento remoto e dos projetos cooperativos internacionais.

Objetivos

A. Aprofundar-se sobre as disparidades que separam instituições rurais ou situadas em zonas remotas daquelas localizadas nos grandes centros urbanos.

B. Entender o que é turismo médico (viagens comerciais para cirurgia em outros países, sem acompanhamento estruturado subsequente) e diferenciá-lo de intercâmbios acadêmicos e profissionais legítimos.

Referências específicas: 39-41

Estudo de casos

1. Você está atendendo uma criança com hidrocefalia candidata a derivação ventrículo-peritoneal, que precisará de acompanhamento especializado de longo prazo. Os pais estão preocupados porque residem em local distante e desprovido de recursos, sem serviço neurocirúrgico, nem mesmo hospital geral nas proximidades. Que orientação você proporcionaria aos familiares?

2. Você foi convidado para ministrar uma aula e realizar uma demonstração cirúrgica em outro país. É sobre uma técnica elegante e pouco invasiva utilizada no seu serviço, porém não isenta de riscos significativos, que é a cirurgia cerebral endoscópica com acesso nasal. Que precauções você adota para que a técnica não seja banalizada ou executada por profissionais não capacitados?

REFERÊNCIAS

1. Ammar A. Brief history of bioethics. In: Ammar Ahmed MB (ed.). Neurosurgical ethics in practice: value-based medicine. Springer Press; 2014. p.3-10.
2. Prkachin Y. Wired together: The Montreal Neurological Institute and the origins of modern neuroscience, 1928-1965. 2018. Disponível em: dash.harvard.edu/handle/1/41129148. Acesso em: 13 set. 2022.
3. Lipsman N, Bernstein M. Ethical issues in functional neurosurgery: emerging applications and controversies. In: Sahakian JIAB (ed.). Oxford handbook of neuroethics. Oxford University Press; 2011.
4. Ashry AH, Soffar HM, Alsawy MF. Neurosurgical education during COVID-19: challenges and lessons learned in Egypt. Egypt J Neurol Psychiatr Neurosurg. 2020;56(1):110.
5. Kortz MW, Shlobin NA, Radwanski RE, Mureb M, DiGiorgio AM. Virtual neurosurgery education for medical students without home residency programs: a survey of 2020 virtual neurosurgery training camp attendees. World Neurosurg. 2022;157:e148-55.
6. Anônimo. A new world of residency education: game changers and proven practices: 2021 Virtual International Conference on Residency Education. Can Med Educ J. 2021;12(4):157-246.
7. Chénard-Roy J, Guitton MJ, Thuot F. Online residency training during the COVID-19 pandemic: a national survey of otolaryngology head and neck surgery program directors. J Otolaryngol Head Neck Surg. 2021;50(1):65.
8. AANS Code of Ethics. American Association of Neurological Surgeons. 2014. Disponível em: aans. org/-/media/Images/AANS/Header/Govenance/AANS_Code_of_Ethics_11-22-2014.ashx. Acesso em: 13 set. 2022.

9. Malomo AO, Bernstein M. Ethics principles and theories. In: Ammar A, Bernstein M (eds.). Neurosurgical ethics in practice: value-based medicine. Springer; 2014. p.11-21.
10. Varkey B. Principles of clinical ethics and their application to practice. Med Princ Pract. 2021;30(1):17-28.
11. Shlobin NA, Sheldon M, Lam S. Informed consent in neurosurgery: a systematic review. Neurosurg Focus. 2020;49(5):E6.
12. McDonald P. Informed consent. In: Ammar A, Bernstein M (eds.). Neurosurgical ethics in practice: value-based medicine. Springer; 2014. p.53-61.
13. Chan DK, Gallagher TH, Reznick R, Levinson W. How surgeons disclose medical errors to patients: a study using standardized patients. Surgery. 2005;138(5):851-8.
14. Hartley BR, Elowitz E. Barriers to the enhancement of effective communication in neurosurgery. World Neurosurg. 2020;133:466-73.
15. Bernstein M, Hebert PC, Etchells E. Patient safety in neurosurgery: detection of errors, prevention of errors, and disclosure of errors. Neurosurg Q. 2003;13(2):125.
16. Rolston JD, Bernstein M. Errors in neurosurgery. Neurosurg Clin N Am. 2015;26(2):149-55, vii.
17. Balogun JA, Bramall AN, Bernstein M. How surgical trainees handle catastrophic errors: A qualitative study. J Surg Educ. 2015;72(6):1179-84.
18. Campbell CS. Mortal responsibilities: bioethics and medical-assisted dying. Yale J Biol Med. 2019;92(4):733-9.
19. Black A, McGlinchey T, Gambles M, Ellershaw J, Mayland CR. The "lived experience" of palliative care patients in one acute hospital setting – a qualitative study. BMC Palliat Care. 2018;17(1):91.
20. Yefimova M, Aslakson RA, Yang L, Garcia A, Boothroyd D, Gale RC et al. Palliative care and end-of-life outcomes following high-risk surgery. JAMA Surg. 2020;155(2):138-46.
21. Daniels N, Sabin JE. Accountability for reasonableness: an update. BMJ. 2008;337:a1850.
22. Ibrahim GM, Tymianski M, Bernstein M. Priority setting in neurosurgery as exemplified by an everyday challenge. Can J Neurol Sci. 2013;40(3):378-83.
23. Bernstein M. Editorial. Neurosurgical priority setting during a pandemic: COVID-19. J Neurosurg. 2020;1-2.
24. Gunaratnam C, Bernstein M. Patients' views on priority setting in neurosurgery: A qualitative study. Br J Neurosurg. 2016;30(1):16-22.
25. Ibrahim GM, Bernstein M. Priority setting. In: Ammar A, Bernstein M (eds.). Neurosurgical ethics in practice: value-based medicine. Springer; 2014. p.233-42.
26. Snell L, Frank JR, Sherbino J. CanMEDS 2015 Physician competency framework. Disponível em: canmeds.royalcollege.ca/uploads/en/framework/CanMEDS%202015%20Framework_EN_Reduced.pdf. Acesso em: 13 set. 2022.
27. Bernstein M. Surgical teaching: how should neurosurgeons handle the conflict of duty to today's patients with the duty to tomorrow's? Br J Neurosurg. 2003;17(2):121-3.
28. Jensen RL, Alzhrani G, Kestle JRW, Brockmeyer DL, Lamb SM, Couldwell WT. Neurosurgeon as educator: a review of principles of adult education and assessment applied to neurosurgery. J Neurosurg. 2017;127(4):949-57.
29. Hartley BR, Hong C, Elowitz E. Communication in neurosurgery –The Tower of Babel. World Neurosurg. 2020;133:457-65.
30. Epstein NE. Ghost surgery, including neurosurgery and other surgical subspecialties. Surg Neurol Int. 2019;10:157.
31. Lipsman N, Giacobbe P, Bernstein M, Lozano AM. Informed consent for clinical trials of deep brain stimulation in psychiatric disease: challenges and implications for trial design. J Med Ethics. 2012;38(2):107-11.
32. Ibrahim GM, Chung C, Bernstein M. Competing for patients: an ethical framework for recruiting patients with brain tumors into clinical trials. J Neurooncol. 2011;104(3):623-7.
33. Lidz CW, Albert K, Appelbaum P, Dunn LB, Overton E, Pivovarova E. Why is therapeutic misconception so prevalent? Camb Q Healthc Ethics. 2015;24(2):231-41.
34. Leykin Y, Christopher PP, Holtzheimer PE, Appelbaum PS, Mayberg HS, Lisanby SH et al. Participants' perceptions of deep brain stimulation research for treatment-resistant depression: risks, benefits, and therapeutic misconception. AJOB Prim Res. 2011;2(4):33-41.
35. Lipsman N, Zener R, Bernstein M. Personal identity, enhancement and neurosurgery: a qualitative study in applied neuroethics. Bioethics. 2009;23(6):375-83.

36. Waldstreicher J, Johns ME. Managing conflicts of interest in industry-sponsored clinical research: more physician engagement is required. JAMA. 2017;317(17):1751-2.

37. Erickson-Davis C. Ethical concerns regarding commercialization of deep brain stimulation for obsessive compulsive disorder. Bioethics. 2012;26(8):440-6.

38. Johnson BS, Walters CG, Wayant C, Dull S, Vassar M. Evaluation of financial conflicts of interests among congress of neurological surgeon guideline authors. JAMA Surg. 2020;155(12):1168-9.

39. Wilson CR, Rourke J, Oandasan IF, Bosco C. Progress made on access to rural healthcare in Canada. Can J Rural Med. 2020;25(1):14-9.

40. Ibrahim GM, Bernstein M. Models of neurosurgery international aid and their potential ethical pitfalls. AMA Journal of Ethics. 2015;17(1):49-55.

41. Ammar A, Honeybul S, Stewart C, Rabadán A, Broekkman M. Ethical and legal consideration in global neurosurgery. In: Germano IM (ed.). Neurosurgery and global health. Cham: Springer International Publishing; 2022. p.157-70.

CAPÍTULO 44

QUADROS E PORTAIS ÚTEIS

Joel Faintuch
Jacob Jehuda Faintuch
Asher Mishaly

RESUMO

A internet tornou-se na atualidade um sábio e sempre disponível mestre, como também um mistificador sem quaisquer limites ou escrúpulos. Aqueles que fazem os dedos deslizar mecanicamente pelo teclado ou pelos ícones das telas correm o risco de ser impactados por mensagens estritamente comerciais ou pior, por *fake news* irresponsáveis, colocando em risco tanto sua reputação como sobretudo a vida de seus pacientes. Ainda assim, há conteúdo relevante, razão por que alguns portais foram incluídos neste capítulo. O mesmo se aplica para os quadros anexados, visando ao bom desempenho profissional e acadêmico do residente de cirurgia.

QUADROS ÚTEIS

QUADRO 1   *Checklist* pré-cirúrgico*

O paciente confirmou nome, tipo de operação, local e termo de consentimento?
O local da cirurgia foi demarcado?
O aparelho de anestesia e os medicamentos da sala cirúrgica foram conferidos?
O oxímetro de pulso foi colocado e está funcionando?
Foram interrogadas alergias a medicamentos e outros produtos?
O paciente tem via aérea de difícil intubação? Caso positivo, há equipamento ou equipe disponível para auxiliar, se necessário?
Há risco de sangramento > 500 mL (7 mL/kg para crianças)? Caso positivo, há dois acessos venosos inseridos e planejamento prévio de reposição de fluidos?
O antibiótico profilático foi administrado nos últimos 60 minutos?

(Continua)

QUADRO 1   *Checklist* pré-cirúrgico* *(continuação)*

A esterilidade do material cirúrgico foi confirmada por autoclavagem com os indicadores adequados?
As imagens necessárias (radiografias, tomografias, ressonâncias) estão expostas na sala?
Há cuidados não rotineiros previstos (circulação extracorpórea, raio X ou endoscopia intraoperatória, inserção de próteses ou outros dispositivos, coletas de fluidos ou outros materiais)?
Ao final do procedimento foram contados e conferidos instrumentos cirúrgicos, gases, compressas e agulhas? Anunciar o resultado em voz alta.
Todas as biópsias foram rotuladas e encaminhadas ao patologista? Ler o rótulo aplicado em voz alta.
Para o cirurgião: há tempos críticos ou não usuais nesta operação? Qual a duração e o sangramento previstos?
Para o anestesista: este paciente demandará cuidados ou monitores eletrônicos especiais durante a anestesia? Quais são eles?
Para a enfermagem de sala: há algum produto em falta ou aparelho quebrado/não disponível?
Para cirurgião, anestesista e enfermeira de sala: qual o encaminhamento (recuperação pós-anestésica, unidade de terapia intensiva, diretamente para o quarto)? Alguma recomendação ou cuidado especial é necessário?

* Alguns quesitos poderão não se aplicar a todas as intervenções, como antibiótico profilático, demarcação do local, métodos de imagem, providências adicionais ou não rotineiras.
Fonte: adaptação de OMS.[1]

QUADRO 2   Índice de risco nutricional para pacientes críticos Nutric modificado*

Idade (anos)	< 50: 0; 50-74: 1; 75+: 2
Apache II	< 15: 0; 15-19: 1; 20-28: 2; > 28: 3
Sofa (pontos)	< 6: 0; 6-9: 1; 10+: 2
Comorbidades	0-1: 0; 2+: 1
Hospitalização pré-UTI (dias)	0: 0; 1+: 1

Apache: *Acute Physiology and Chronic Health Evaluation*; Sofa: *Sequential Organ Failure Assessment*; UTI: unidade de terapia intensiva.
* Escore total 0-5: escassa necessidade de suporte nutricional; > 5: candidato à terapia nutricional.
Fonte: Rahman et al.[2]

QUADRO 3   Diagnóstico à beira do leito de hiper/hipovolemia

Hipovolemia	Baixa oferta hídrica por via oral + enteral + parenteral combinada com diurese inferior a 0,5 mL/kg/h, ou elevação da ureia/creatinina em mais de 50% sem outra causa, ou desidratação de pele e mucosas perceptível
Hipervolemia/edema pulmonar	Dispneia progressiva sem outra causa, ou sinais de edema pulmonar no raio X de tórax/ultrassonografia

Fonte: elaboração dos autores.

QUADRO 4   Critérios para seleção do porte da cirurgia com base nos desfechos antecipados

Grandes riscos*	Mortalidade estimada, taxa de complicações, necessidade de cuidados intensivos, qualidade de vida subsequente
Pós-operatório tumultuado**	Mais de uma admissão hospitalar, cirurgia cancelada/adiada, hospitalização prévia prolongada, paciente/família incapazes ou pouco cooperativos

* Consulta-se a literatura ou a experiência do serviço para averiguar os resultados usuais, à luz da idade, antecedentes e comorbidades do paciente. No caso de indicadores preocupantes, a conveniência da cirurgia deverá ser discutida com o paciente e, se possível, substituída, redimensionada ou postergada.
** Advertências análogas e complementares, agora baseadas não na literatura, mas na realidade do caso, aplicam-se para as estimativas de recuperação pós-cirúrgica, que também necessitam de diálogo transparente com paciente/familiares.
Fonte: Nice.[3]

QUADRO 5   Paciente de intubação difícil (Mallampati modificado)*

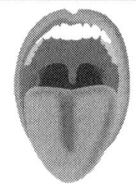 1. Úvula, pilares tonsilares e palato claramente visíveis

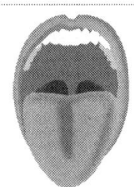 2. Palato e úvula evidentes, pilares tonsilares não

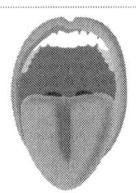 3. Apenas o palato mole (porção posterior do céu da boca) e a base da úvula são identificados

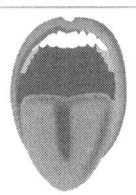 4. Palato mole e demais estruturas ocultas

* O paciente deve abrir a boca ao máximo, colocando a língua para fora, sem emitir qualquer som. Examina-se com lanterna ou fonte de luz, sem aplicar abaixador de língua. As pontuações 1 e 2 correspondem à normalidade (ausência de maiores desafios). Para o grau 3, e mais ainda para o 4, aconselha-se ter à mão endoscópio flexível de laringe e também material para cricotireotomia (intubação de alto risco).
Fonte: Samsoon e Young.[4]

PORTAIS ÚTEIS NA INTERNET

QUADRO 6   Portais de sociedades de cirurgia geral, bariátrica e metabólica

ifso.com	Técnicas operatórias, guias de manejo da International Federation for the Surgery of Obesity
facs.org	Recursos educacionais do American College of Surgeons
asmbs.org	Vídeos, *apps, webinars* e *guidelines* da American Society of Bariatric and Metabolic Surgery
fascrs.org	Diretrizes da American Society of Colon and Rectal Surgeons
aast.org	Escalas e diretrizes da American Association for the Surgery of Trauma
cbc.org.br	Diretrizes e guias do Colégio Brasileiro de Cirurgiões
sbcbm.org.br	Guias e consensos da Sociedade Brasileira de Cirurgia Bariátrica e Metabólica

Fonte: elaboração dos autores.

QUADRO 7   Portais gerais de vídeos e outras informações cirúrgicas*

websurg.com/pt/	Vídeos e recursos educacionais do Ircad (Institut de Recherche contre les Cancers de l'Appareil Digestif, Estrasburgo, França)
csurgeries.com	Revista científica de vídeos cirúrgicos
medprofvideos.mayoclinic.org	Portal educacional da Mayo Clinic (EUA)
aofoundation.org	Referência para manejo de fraturas ósseas (American Orthopedic Foundation)
touchsurgery.com	Vídeos e *apps* (associado à Medtronics); centenas de procedimentos; um dos mais acessados do mundo

* Diversos portais disponibilizam *apps* para celulares e *tablets*.
Fonte: elaboração dos autores.

QUADRO 8   Grandes portais clínicos (abrangendo informações cirúrgicas)*

webmd	Diagnóstico e tratamento de centenas de afecções
uptodate.com	Portal médico da renomada editora Wolters Kluwer
dynamed.com	Portal da Ebsco Industries cobrindo 40 especialidades
medtube.net	Milhares de vídeos e outros recursos profissionais
mdcalc.com	Portal gratuito para escores, equações e guias médicos
nice.org.uk	Recomendações oficiais do National Institute for Health and Care Excellence (UK)

* Alguns portais requerem subscrição para acesso geral e utilização de *apps*.
Fonte: elaboração dos autores.

QUADRO 9   Cálculo eletrônico de índices prognósticos e de gravidade do portal mdcalc

mdcalc.com/calc/1868	Apache II (Acute Physiology and Chronic Health Evaluation)
mdcalc.com/calc/10024/	Escore ASA (American Society of Anesthesiologists)
mdcalc.com/calc/691/	Sofa (Sequential Organ Failure Assessment)
mdcalc.com/calc/2654/	Quick Sofa
mdcalc.com/calc/3927/	Possum (Physiological and Operative Severity Score for the enUmeration of Mortality and Morbidity)
mdcalc.com/calc/64/	Glasgow coma score
mdcalc.com/calc/4044/	Saps II (Simplified Acute Physiology Score)

Fonte: elaboração dos autores.

QUADRO 10   Cálculo eletrônico de outros índices prognósticos relevantes

riskcalculator.facs.org/RiskCalculator/	NSQIP (American College of Surgeons) universal surgical risk calculator
riskprediction.org.uk/index-pp.php	P-Possum (Portsmouth Possum)
thecalculator.co/health/MODS-Score-For-Multiple-Organ-Failure-Calculator-1106.html	Mods (Multiple Organs Dysfunction Score)

Fonte: elaboração dos autores.

QUADRO 11   Informações para a compensação do candidato cirúrgico diabético

cdc.gov/diabetes	Normativas do Center for Disease Prevention and Control (EUA)
who.int/health-topics/diabetes	Portal da Organização Mundial da Saúde
joslin.org	Informações da Clínica Joslin (Harvard)
niddk.nih.gov/health-information/diabetes	Guias do National Institutes of Health (EUA)
professional.diabetes.org/content-page/practice-guidelines-resources	Recursos da American Diabetes Association
idf.org/e-library/guidelines/165-idf-dar-practical-guidelines-2021.html	Guias da International Diabetes Federation
diretriz.diabetes.org.br/	Diretriz da Sociedade Brasileira de Diabetes

Fonte: elaboração dos autores.

QUADRO 12   Advertências sobre vídeos cirúrgicos no YouTube, MEDtube e outros portais independentes (não endossados por sociedades cirúrgicas)

- Há mais de 3 mil vídeos cirúrgicos disponíveis somente no YouTube
- Além de milhares em outros portais eletrônicos
- Cobrem a vasta maioria dos procedimentos e especialidades
- Drenagens, estomias e manobras endoscópicas também se encontram
- Podem ser buscados pelo nome da intervenção (em inglês)
- A quase totalidade nunca foi validada por revisão de comitê
- Podem incluir sérios erros que colocam em risco o paciente
- Sua utilidade é proporcionar uma ideia inicial de vias de acesso e técnicas
- Caso se opte por consultar, preferir cirurgiões de universidades conhecidas
- Buscar sempre confirmação em outros vídeos, artigos e livros

Fonte: elaboração dos autores.

REFERÊNCIAS

1. Organização Mundial da Saúde. 2009. Disponível em: apps.who.int/iris/bitstream/handle/10665/44186/9789241598590_eng_Checklist.pdf;jsessionid=C492819173645C468B7E377D53234413?-sequence=2. Acesso em: 20 set. 2022.
2. Rahman A, Hasan RM, Agarwala R, Martin C, Day AG, Heyland DK. Identifying critically-ill patients who will benefit most from nutritional therapy: further validation of the "modified NUTRIC" nutritional risk assessment tool. Clin Nutr. 2016;35(1):158-62.
3. National Institute for Health and Care Excellence. 2020. Disponível em: nice.org.uk/guidance/ng180/evidence/m-postoperative-recovery-in-specialist-areas-pdf-317993437912. Acesso em: 20 set. 2022.
4. Samsoon GL, Young JR. Difficult tracheal intubation: a retrospective study. Anaesthesia. 1987;42:487-90.

ÍNDICE REMISSIVO